Nair, Balakrishnan Kichu R.

Geriatric Medicine
A Problem–Based Approach

증례 중심으로 배우는
노인의학

편역자
원장원 · 정은진

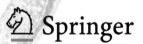

증례 중심으로 배우는
노인의학

1판 1쇄 인쇄 | 2021 년 09 월 17 일
1판 1쇄 발행 | 2021 년 10 월 04 일

저　　　자　Balakrishnan Kichu R. Nair
옮 긴 이　원장원 , 정은진
발 행 인　장주연
출 판 기 획　조형석
책 임 편 집　강미연
편집디자인　주은미
표지디자인　김재욱
제 작 담 당　이순호
발 행 처　군자출판사 (주)
　　　　　등록 제 4-139 호 (1991. 6. 24)
　　　　　본사 (10881) **파주출판단지** 경기도 파주시 회동길 338(서패동 474-1)
　　　　　전화 (031) 943-1888 팩스 (031) 955-9545
　　　　　홈페이지 | www.koonja.co.kr

First published in English under the title
Geriatric Medicine; A Problem-Based Approach
edited by Balakrishnan Kichu R. Nair, edition: 1
Copyright ⓒ The Editor(s), 2018
The edition has been translated and published under licence from
Springer Nature Singapore Pte Ltd..
Springer Nature Singapore Pte Ltd. takes no responsibility and shall not be made liable
for the accuracy of the translation.

ISBN　979-11-5955-762-0
정가　40,000원

증 례 중 심 으 로 배 우 는

노인의학

머리말

노인의학의 전문 분야는 1930년대 런던의 탁월한 Marjory Winsome Warren(1897-1960) 박사의 선구적인 연구에서 그 기원을 추적할 수 있습니다. Warren 박사는 West Middlesex County 병원의 일부인 오래된 구빈원의 수백 명의 '입소자'에 대한 임상 감독을 제공하는 임무를 맡았을 때, 이 사람들을 임상적으로 평가하는 혁신적인 조치를 취했고, 진단하고 치료할 수 있는 다양한 임상 질환들을 발견함으로써 의학계를 놀라게 했습니다. 그녀의 업무를 기록하고, 다른 사람들과 공유하면서 노인의학(geriatrics, 여기서 'geron'은 노인을 의미함)이 전문 분야로 탄생했습니다.

Warren 박사가 교통사고로 갑작스럽게 사망한 후 노인의학의 성화는 그녀가 가르치고 영감을 준 헌신적인 임상의에 의해 계속 이어졌습니다. 20세기 후반에 걸쳐 노인의학에 과학적 엄격함이 추가되었고, 서구 세계에서 이 전문과목이 점차적으로 인정받게 되었고 나아가 주류로 자리잡았습니다. 노인의학을 임상 전공으로 받아들이는 것은 병든 노인들이 사회의 어느 누구 못지 않게 수준 높은 의료 및 사회서비스 혜택을 받을 자격이 있다는 폭넓은 인식과 병행되었습니다.

21세기에는 노인의학의 전문 분야가 계속해서 발전하고 있습니다. 과제를 해결하는 새로운 방법으로 인해 새로운 도전이 발생합니다. 이러한 진화하는 도전과 전략은 본문의 중심 초점을 형성합니다. Marjorie Warren이라면 현재 이 모든 과제들을 과연 어떻게 처리했을지 궁금해집니다. 우선, 그녀는 이 현대 노인의학의 본문이 포함하고 있는 내용의 많은 부분을 확실히 잘 알고 있을 것입니다. 1960년대 Warren 박사의 동료인 Bernard Isaacs에 의해 제안된 'geriatric giants'(부동성, 불안정, 요실금, 지적장애)가 이 책의 두드러진 특징이지만, 오랫동안 인정되어온 이들 임상 문제들에 대한 새로운 통찰력과 진단 및 치료 접근법에 대해 배울 것이 많다고 할 것입니다.

그녀는 선구자 정신으로, 심방세동, 우울증, 심부전, 골다공증 및 뇌졸중과 같은 '새로운' 임상 문제들, 패러다임 및 의료행위들에 대한 현대적 접근법을 파악하는 데 관심을 보일 것입니다. 그리고 노쇠(frailty)의 개념, 노년기의 도전과제들에 대한 윤리 원칙의 적용, 그리고 그녀가 새로 만드는데 중요한 역할을 한 노인의학의 사전돌봄지침에 대한 관련성과 같은 내용을 배우는 것에 매료될 수 밖에 없을 것입니다. 노인을 위한 더 나은 외래 진료 및 주거 요양 서비스 개발에 관한 본문의 각 장을 확실히 이해하고 박수를 보낼 것이며, 노년의 문제에 대한 완화 의료의 역할이 확대되는 내용을 기쁘게 읽을 것입니다. 요컨대, 이 글은 노인의학의 전문성의 지속적인 발전, 노인의 건강에 영향을 미치는 현재의 과제, 그리고 이러한 문제를 다루기 위해 존재하거나 개발 중인 전략에 대한 최신 정보를 제공할 것입니다. 이 본문은 그녀가 안심할 수 있도록 노인의학의 미래를 확신시켜 줄 것입니다.

이와 함께 Warren 박사는 이 본문에서 사용된 문제 기반 학습(PBL) 접근 방식, 즉 그녀가 사망한 후 수십 년 만에 의학에 도입된 교육 및 학습 방법에 큰 관심을 가질 가능성이 높습니다. 실천적인 사람이었고 열정적인 교육자이었기 때문에, 이 책에서 논의된 각 주제가 특정 임상 맥락에서 제시되고 분석됨으로써, 제공된 정보가 임상적으로 적절하며 이론적 지식이 실제 임상에서 적용되는 것을 확인하게 해주는 이 책의 접근 방식을 그녀는 높이 평가했을 것입니다.

또한 PBL에서 각 개별 환자가 최우선임을 강조하는 방식에 만족할 것입니다. 이는 Warren 박사의 다음 인용문에 잘 나타나 있듯이 그녀가 중요하게 생각했던 철학이며, 오늘날에도 여전히 강조되고 있습니다.

'현대 의학에서 환자의 고통을 수학 방정식으로 접근하는 경향이 있습니다. 그 결과 의사들은 이환율과 사망률, 질병 발병률, 생존 시간에 대해 이야기합니다. 이러한 용어로 질병을 평가하는 것은 향후 연구 방향을 제시하고 그 긴급성을 나타내 줄 수 있습니다. 그러나 우리가 결국 치료해야 할 대상은 질병이 아니라 사람이라는 사실을 잊은 채 계산된 해결책을 치료제로 착각할 위험이 있습니다.'

Paul Finucane
노인의학 고문 전문의
재단 학장, 아일랜드 리머릭 대학교

서문

'지식 같은 부(富)도 없고 무지와 같은 가난도 없다'

– 부처 (기원전 400 – 500년경)

우리는 의학 및 공중 보건의 큰 발전 덕분에 전 세계적으로 노인 인구가 증가하는 승리의 시대에 살고 있습니다. 노인은 각 개인에게 맞춤화되고 과학적 지식으로 뒷받침되는 의학적 치료를 필요로 하는 이질적인 사람들로 구성되어 있습니다. 전 세계의 의료서비스 제공자들은 노인의 복잡성과 취약성을 인식하고 있으며, 많은 이들이 실용적인 최신 정보를 찾고 있습니다. 전문적으로 작성되고 증거에 기반한 이 노인의학 책에 관심 가져 주시기를 바랍니다.

저자들은 호주, 뉴질랜드, 미국, 캐나다 및 인도의 노인의학 전문가들로 주제에 대한 전문성과 열정을 바탕으로 선정되었습니다. 각 장은 하나의 임상문제로 시작하여 이를 논의하고 정리하는 방법으로 끝납니다. 복합 만성질환(multiple morbidity)의 문제를 탐구하게 됩니다. 예를 들어, 심방세동과 치매가 동시에 있는 경우가 흔한 예입니다. 다양한 방식으로 건강과 회복을 증진할 수 있도록 여러 영역에 개입하는 방법들을 강조하고 제시하고 있습니다.

이 책은 노화의 역학으로 시작하여 생리, 노쇠, 약리학으로 이어집니다. 그런 다음 급성 병원, 외래 및 시설 케어를 포함하여 노인 환자를 위한 다양한 환경에서의 치료 및 관리에 대해 논의합니다. 특별히 일부 장에서는 심방세동, 골관절염, 수축기 고혈압, 이완기 기능장애, 치매 및 치매의 행동정신증상과 같은 일반적인 문제를 다룹니다. 이 책에서는 섬망, 낙상 및 요실금과 같이 종종 진단이 제대로 이루어지지 않고, 제대로 치료되지 않는 증후군에 주의를 기울입니다. 윤리, 완화 치료 및 사전돌봄계획과 같은 중요한 주제가 강조됩니다.

노인을 치료하기 위해 모든 의료 서비스 제공자는 노인증후군, 약물 효과 및 여러 동반 질환의 상호 작용에 대한 최신 지식을 보유해야 합니다. 우리는 이 책이 노인의학에 대한 지식과 기술을 습득하는 실용적이고 독자 친화적인 방법을 제공하기를 바랍니다. 노인 환자에게 최상의 의료 서비스를 제공할 수 있는 능력을 강화하기 위해 이 책 전체를 읽어보시기를 권유합니다. 전문 지식을 연마함에 따라 노인을 돌보는 데 대한 개인 만족도가 기하급수적으로 증가할 것으로 예상합니다!

책에 언급된 사례들이 '실제' 환자가 아닌 전형적인 사례들이며, 유사점은 우연의 일치일 수 있다는 '면책조항'을 추가하고 싶습니다.

협조와 인내를 보여준 저자들에게 감사의 말씀을 전하고 싶습니다. 특히 Elizabeth Cobbs의 지속적인 지원과 격려에 감사드립니다.

Francis Peabody는 '환자를 돌보는 비결은 환자를 돌보는 데 있다(The secret of caring for the patient is caring for the patient)'고 말했습니다. 이 책은 돌보는(caring) 전문가들이 돌보는(caring) 의사와 학생을 위해 작성되었습니다.

뉴캐슬, NSW, 호주
Balakrishnan Kichu R. Nair
2016년 9월

편역자의 말

이 책을 읽은 분들이 노인 진료에서 작은 기적을 경험하기를 기대하며

이 책은 노인의학 전문의들이 실제 어떻게 노인환자를 평가하고 치료하고 관리하는지를 잘 설명하고 있습니다. 특히, 증례로 시작해서 문제를 제기하고 내용 구성에 맞게 증례의 경과와 실제 관리방법을 제시하고 마지막에 치료(관리) 결과를 증례에 제시함으로써 노인의학적 지식이 실제 어떻게 구현되는지를 보여줌으로써 한층 이해를 높이고 있습니다.

주변에 노인의학 관련 책들이 많이 나와 있지만, 많은 경우 노인에 흔한 질환들을 중심으로 구성된 것들이 많아서 노인의학 정신을 배우기는 쉽지 않습니다. 노인의학이란 노인의 질병에 초점을 맞추는 것과 더불어 각 노인 개인의 특성, 삶의 질을 고려해야하는 학문이기 때문입니다. 그런데 이 책은 바로 노인의학의 철학이 무엇인지, 노인의학이 왜 단순히 내과학문의 연장선이 아닌지를 잘 보여주고 있습니다. 특히, 이 책에서는 질병으로 분리되지 않지만 노인에 흔하고 중요한 문제인 여러 노인증후군(노쇠, 낙상, 거동장애, 실금, 섬망, 인지기능 저하)에 대해 자세히 기술함으로써 다른 의학서적에서는 배우기 어려운 노인의학 핵심을 잘 다루고 있습니다. 이러한 노인증후군은 일반의사들이 잘 진단하지 못하고 잘 관리하지 못하는 문제이며, 흔히 '나이가 들어서 그런 것'이라고 치부해버리고 관리를 포기하는 경우가 많은데, 이들 노인증후군을 어떻게 관리하는가에 따라 환자의 기능과 예후가 크게 달라지게 됩니다. 물론 이 책에서 약물 부작용, 치매의 행동정신증상(BPSD), 뇌졸중, 우울증, 심방세동, 수축기 고혈압, 심부전, 골관절염 등과 같이 노인에서 흔한 임상문제에 대해서도 다루고 있어서 임상의로서는 매우 반갑고 유익합니다. 그리고 노인환자를 만나게 되는 다양한 환경, 즉, 급성기 병원, 외래진료, 요양시설, 그리고 재활시설에서 어떻게 노인환자를 평가하고 다학제 팀을 구성하며, 환자를 관리하는지를 상황별로 제시하고 있어서 노인진료의 넓은 스펙트럼을 잘 소개하고 있습니다. 마지막으로 이 책에는 노인윤리, 사전돌봄계획, 완화의료에 대해 각각 다른 장에서 자세히 설명하고 있는데, 일반적으로 의사들이 크게 관심을 갖지 않는 부분이지만 노인의학에서는 매우 중요시 다루고 있는 분야입니다.

현재 대학병원에서 어르신진료센터를 운영하면서 많은 노인들이 여러 병원에서 검사와 진료를 받았음에도 불구하고 특별한 원인이 없다거나 좋아지지 않는다고 오시곤 합니다. 많은 경우 휠체어에 실려서 힘없고 무기력하며 희망이 없는 표정으로 오시는 경우가 흔합니다. 물론 진행성 악성종양이 발견되어 특별한 치료가 불가능한 경우도 있지만, 위에서 말한 여러 노인증후군 문제들을 찾아서 그에 따른 포괄평가를 통해 하나 혹은 여러 개의 위험요인들을 찾아 하나씩 해결하거나 그 문제를 최소화하다 보면 어느새 환자는 얼굴에 생기가 돌고 기능도 좋아지며, 요양시설이 아닌 집으로 걸어서 돌아가는 '기적'을 꽤 자주 경험하게 됩니다. 이러한 기적은 첨단 치료장비나 의료기기 때문이 아니며, 그 동안 공부하고 경험해왔던 노인의학에 대한 지식을 활용하였기 때문입니다.

따라서, 많은 의사들이 이 책을 읽고 노인의학의 철학과 지식을 이해하고 노인 환자를 개개인마다 다르게 접근하고 포괄적으로 평가하며 다른 직역의 전문가들과 협력하는 방법을 배움으로써 각자 작은 기적을 경험하고 노인환자의 진료에서 보람을 느끼기를 희망합니다.

이 책을 편역하면서 노인의학에 대해 일찍 관심을 갖게 해주시고 노인의학 진료를 할 수 있게 장을 만들어 주신 여러 분들에게 고마움을 생각하게 되었습니다. 특히 유형준 원로 교수님께는 노인의학에 대해 관심을 갖고 정진하게 늘 격려해 주심에 감사를 드리고자 합니다. 임영진 전 경희의료원장님께는 경희대학교병원에 어르신진료센터를 개설하게 해 주셔서 임상적으로 더 발전할 수 있었음에 감사드리고자 합니다. 이 책 편역에 꼼꼼히 함께 해준 정은진 선생에게도 감사하며, 마지막으로 책을 편역하는데 내조를 아끼지 않은 부인 황미연 여사에게도 감사를 전합니다.

2021년 8월. 기록적인 폭염을 이겨내며,

원 장 원

편역자의 말

노인의학은 비단 연세가 많은 분들만을 위한 학문이 아니라 언젠가 노인이 될 우리 모두에게, 그리고 고령사회로 진입한 우리 사회에 반드시 필요한 의학의 한 전문 분야로 성장하였습니다. 기존 의학의 다른 전문 분야들과 달리, 포괄적 의료를 제공하고 다학제 팀을 통해 환자들을 평가 및 진단하여 중재하는 것이 노인의학의 핵심이라 할 수 있습니다.

이 책은 노인의학을 처음 접하는 분들에게 노화의 개념, 이에 따른 신체적 변화 및 임상적 의의를 소개하고, 노인 환자의 평가와 치료까지 살펴볼 수 있는 친절한 입문서로서 의미가 있습니다. 또한 고혈압, 심부전, 골다공증 등 만성질환뿐만 아니라 노쇠, 노인증후군에 대해 심도 있게 다루며, 완화의료, 연명의료결정 등 관련 의료체계 및 법률 등을 언급하고 있습니다. 매일 다양한 환경에서 수많은 환자들을 진료하시는 의료진분들이 이 책을 통해 필요한 의학 지식을 얻고 각 장에 제시된 사례를 고찰하면서, 양질의 노인 진료를 위한 역량 향상에 도움이 되시길 바랍니다.

편역 과정에 많은 배려와 도움을 주신 서울대학교 가정의학교실 조비룡 교수님께 감사 인사를 올립니다. 그리고 늘 배움의 기회를 주시고, 노인의학의 새로운 지평을 여는 폭넓은 연구로 언제나 저를 비롯한 후학들의 한결같은 등불이 되어주시는 대표 편역자 원장원 교수님께 마음 속 깊은 존경을 표합니다. 마지막으로 사랑하는 아버지, 어머니, 그리고 가족들에게 감사를 전합니다.

2021년 8월. 감사 기도를 드리며,

정 은 진

Contents

Contents

저자 소개

Balakrishnan Kichu R. Nair, AM, MBBS, MD (Newcastle)
노인의학 분야에서 국제적으로 존경받는 수상 경력이 있는 의사이다. 의학 교육, 혁신 및 의학 리더십에 열정적이며, 그의 연구는 수많은 저널에 발표되었다. 의학 교육에 대한 공헌을 인정받아 그는 2009년에 호주 훈장(the Order of Australia)의 회원으로 임명되었다. 현재 호주 뉴캐슬 대학교에서 의학 교수이자 교감으로 재직하고 있다. 또한 Hunter New England Health의 선임 전문가이자 의료 전문 개발 센터 소장이다.

편역자 소개

원 장 원

경희의대 가정의학교실 교수이며, 경희의료원 어르신진료센터장, 경희대학교 노인노쇠
연구센터장을 맡고 있다. 2021년 현재 대한노인병학회 이사장으로 활동 중이다.

정 은 진

경희대학교 의과대학/의학전문대학원 졸업, 경희의료원 가정의학과 임상강사, 현재
서울대학교병원 가정의학과 임상강사로 근무 중이다.

노령화되어 가는 지구촌
Our Ageing World

Julie Byles

Key Points

- 전 세계의 많은 사람들이 고령까지 건강하게 잘 사는 것을 기대할 수 있다.
- 기대여명(life expectancy) 증가는 인류의 가장 큰 성과 중 하나이며, 이는 영아 생존율의 증가, 출산력 조절 및 생애에 걸친 건강관리의 향상으로 인한 것이다.
- 노인들은 가족과 지역 사회에 생산적인 기여를 한다.
- 노인의 독립성과 지역 사회에 기여할 수 있는 잠재력은 예방 가능한 질병 및 장애, 그리고 적절한 건강관리의 부족으로 인해 제한될 수 있다.
- 성별은 노년기의 기능적 능력(functional capacity)과 안녕(well-being)을 결정하는 중요한 요인이다.

1.1 문제 기반 접근 방식(Problem-Based Approach)

"21세기를 거치면서 개발과 발전으로 전반적인 삶의 질과 건강이 개선되었다. 기대여명(life expectancy)이 증가함에 따라 사람들은 더 오래 살고 있고, 그 결과 전체 인구에서 노인의 비율이 계속 증가하고 있다. 이러한 빠른 인구 변화는 대부분의 국가, 특히 개발도상국의 능력과 용량을 훨씬 능가하는 속도와 규모로 일어나고 있다. 고령화 사회가 직면하는 문제는 다양하고 복잡하다. 사회의 전통적인 규범과 패턴은 급속한 변화를 겪고 있으며, 사회가 노인들을 돌보는 방식에 영향을 미친다. 수명의 연장으로 장기요양서비스(long-term care) 및 생애 말기 돌봄(end-of-life care)이 필요하게 되는 만성질환들이 증가하며, 그로 인해 기존의 건강 및 관련된 사회적 및 경제적 돌봄 서비스에 대한 수요가 증가하게 된다."

Poonam Khetrapal Singh [1]

1.2   개요

60세 이상 인구의 비율이 증가함에 따라 세계는 점점 늙어가고 있다. 유엔조달본부(United Nations Population Division, UNPD)에 따르면 2015년 60세 이상 인구는 9억명 이상이었으며 2030년에는 14억명으로 증가할 것으로 예상된다. 2050년에는 전세계 60세 이상 인구가 18억명을 넘어설 것으로 보인다. 이후 60세 이상 연령 그룹은 인구의 약 21%를 차지하며 15세 이하 인구수를 초과할 것이다. 세계 인구의 중위연령(median age)은 2015년 29.6세에서 2050년 36.1세로 증가할 것이다[2].

노인도 더 오래 산다. 현재 남성의 약 52%와 2000-2005년 사이에 태어난 여성의 60%는 최소 80세까지 살 것으로 예상되며, 많은 이들이 이 나이를 훨씬 넘어설 것으로 보인다. 세계 기대여명은 2050년까지 77년(선진국은 83년, 개발도상국은 75년)에 이를 것으로 예상된다. 60세의 기대여명은 현재 20.2년에서 2050년에는 23.2년으로 증가할 것으로 예상된다[2].

이러한 고령화 속도는 전례 없는 것으로, 일부 최연소 국가에서는 가장 빠른 인구 노령화를 겪고 있다. 이 장에서 우리는 급속한 역학 및 인구학적 변화를 겪고 있는 5개국의 인구 고령화 속도와 영향을 조사한다. 그림 1-1은 1980년과 2015년에 이 5개국의 60세 이상 인구의 비율을 나타낸 것으로 2050년까지 예측하였다. 1980년에 인도, 중국, 가나, 브라질은 모두 이탈리아에 비해, 그리고 세계에 비해 매우 젊은 인구를 가지고 있었다. 2015년까지 중국과 브라질의 노년층의 비율은 전세계 인구 비율과 비슷하거나 초과하였다. 이 그림은 1980년에 비교적 젊었던 국가에서도 고령화의 빠른 속도를 보여준다. 향후 수십 년 동안 이들 국가의 고령화 속도는 2015-2030년에 걸쳐 중국 인구가 71% 증가할 것으로 예상됨에 따라 가속화될 예정이다[3]. 인도의 노인 인구 비율은 중국, 브라질 또는 이탈리아보다 적지만 2015년에서 2030년 사이에 노인의 수가 64% 증가할 것으로 예상되는 등 고령화 속도가 빠르다. 이탈리아는 초기 인구학적 전환이 있었지만 여전히 엄청난 속도의 고령화가 진행되고 있다.

표 1-1은 전세계와 5개국(인도, 중국, 브라질, 이탈리아 및 가나)의 중위 연령 변화를 보여준다. 중위 연령은 고령화 사회를 측정하는 또 다른 방법이다. 중위 연령 30세라고 하면 인구가 젊어 보일 수 있지만 이 수치는 노년층의 비율이 높음을 반영한다는 점에 유의해야 한다.

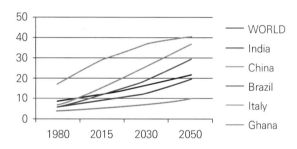

그림 1-1. 2015년에서 2050년까지 60세 이상 인구의 비율
출처: 유엔조달본부(UNPD) 2015. http://esa.un.org/unpd/popdev/Profilesofageing2015/index.html

표 1-1. 세계 인구와 일부 국가의 중위 연령, 1980년-2050년

	1980	2015	2030	2050
전세계	22.5	29.6	33.1	36.1
인도	20.5	26.6	31.2	37.3
중국	21.7	37.0	43.2	49.6
브라질	20.2	31.3	37.4	44.8
이탈리아	34.1	45.9	50.8	51.7
가나	17.0	20.6	22.7	26.8

출처: 유엔조달본부(UNPD) 2015. http://esa.un.org/unpd/popdev/Profilesofageing2015/index.html

1.3   인구 고령화의 결정 요인

인구 고령화(population ageing)는 출산력(fertility)의 성공적 감소, 영아 및 아동 생존
의 증가 및 최근 노년 기대여명 증가의 결과물이다. 출산율(fertility rate)은 전 세계적으
로 급격히 감소했다(그림 1-2). 전 세계 인구의 50% 이상이 출산율이 성인 여성 1인당
2.1명 미만인 지역에 살고 있다[4]. 인도에서는 출산율이 1970-1975년 여성 5.4명에서
2015년 여성 2.5명으로 떨어졌다.

출산율 감소 및 아동 생존 증가와 더불어 인간의 기대여명도 20세기에 걸쳐 급격히
증가했다[5]. 보다 최근의 기대여명 증가는 60세와 80세에 기대여명이 증가함에 따라 성
인의 생존율 향상에 기인한다[6]. 이러한 노년기 기대여명의 증가는 최고령층의 구조를
더 변화시킨다.

일부 인구에서, 국제 이민은 연령(및 성별) 분포의 변화에도 영향을 주지만 일반적으
로 이민은 출산율과 사망률(mortality rate)의 감소보다 영향이 적다[7].

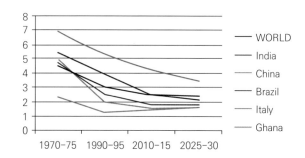

그림 1-2. 출산율 '1970-1975' ~ '2025-2030'

출처: 유엔조달본부(UNPD) 2015. http://www.un.org/en/development/
desa/population/publications/pdf/fertility/worldfertilitypatterns-2015.pdf

1.3.1   기대여명(life expectancy)

기대여명[1]은 연령별 사망률 수준이 변하지 않는다는 가정하에 특정 연령의 사람이 앞으로 더 살 수 있다고 예상되는 평균 년수이다. 표 1-2는 5개국의 남성과 여성의 출생 시, 60세 및 80세의 기대여명을 대조한다. 2015년 세계 인구의 평균 기대여명은 남성의 경우 68.3세, 여성의 경우 72.7세였다. 유년기를 지나 '노인'이 된 사람들의 기대여명은 평균 기대여명보다 훨씬 더 길다. 60세까지 살아남은 사람의 기대여명은 약 20년이고 80세가 된 사람의 기대여명은 약 8년이다. 2010-2015년 인도에서 남자 신생아의 기대여명은 66.1세이지만 60세 성인 남성의 기대여명은 17년 더 남았으며(총 77세의 평균기대여명), 80세 성인 남성의 기대여명은 평균 6.8년 더 남아서 총 86.8세에 이른다. 이것은 평균이므로 많은 80세 사람들이 이 나이를 훨씬 넘어서 살 것이다. 모든 연령대의 기대여명은 앞으로 수십 년간 증가할 것으로 예상된다.

0세의 기대여명에 가장 큰 영향을 미치는 것은 아동 및 영아 사망률의 감소이다. 최근 몇 년간 흡연율 감소와 심혈관 질환 치료의 발전으로 인해 많은 국가에서 성인의 기대여명이 개선되었다[9]. 그러나 기대여명의 증가는 전 세계적으로 균일하지 않았다. HIV/AIDS는 사하라 사막 이남 아프리카와 같은 지역의 기대여명 감소와 관련이 있다[9].

성별, 사회 경제적 불이익, 거주 지역, 직업 및 문화 집단에 따라 기대여명의 국가별 차이가 관찰된다. 여성은 출생 시나 60세에 모두 남성보다 기대여명이 길다. 전 세계적으로 2010-2015년 여성의 기대여명은 남성보다 4.5년 더 길었다[3]. 이러한 기대여명의 성별 차이는 일반적으로 기대여명이 높고 여성의 산모 사망 위험이 낮은 유럽 지역과 아메리카에서 가장 두드러진다. 남성들이 갈등과 폭력으로 인해, 흡연과 과도한 알코올 소비와 같은 건강에 해로운 행동으로 인해 더 높은 건강 위험에 직면한 국가에서는 기대여명의 차이가 특히 크다[10].

원주민들은 기대여명이 더 낮은 경향이 있다. 호주 원주민과 토레스 해협 섬 주민은 전체 호주 인구보다 기대여명이 약 10년 짧다[11]. 캐나다의 경우, 원주민 남성의 25세

---

1   '기대여명'은 특정 연령의 사람이 앞으로 살 것으로 기대되는 연수를 말하며, 그 해 출생아(연령 0세의 사람)의 기대여명은 '기대수명'이라고 한다.

표 1-2. 출생 시 그리고 60세의 기대여명

	At birth		At age 60		At age 80	
	2010-2015	2045-2050	2010-2015	2045-2050	2010-2015	2045-2050
World						
Male	68.3	75.1	18.7	21.9	7.3	8.9
Female	72.7	79.1	21.5	24.4	8.5	10.2
India						
Male	66.1	74.1	17.0	19.8	6.8	7.9
Female	68.9	77.8	18.4	21.9	7.3	8.6
China						
Male	74.0	81.7	18.3	23.7	6.6	9.0
Female	77.0	83.4	20.6	25.4	7.4	10.0
Brazil						
Male	70.3	79.7	19.4	23.9	7.4	9.2
Female	77.9	84.5	23.0	27.2	9.1	11.4
Italy						
Male	80.3	85.7	23.0	27.4	8.8	11.2
Female	85.2	90.3	27.0	31.4	10.7	13.8
Ghana						
Male	60.1	65.2	15.0	16.0	4.6	5.0
Female	62.0	68.4	16.0	17.3	4.8	5.3

출처: 유엔조달본부(UNPD) 2015
http://esa.un.org/unpd/popdev/Profilesofageing2015/index.html

에서의 기대여명은 더 짧으며, 25세의 기대여명은 등록된 인디언의 경우 46.9세, 비등록 인디언의 경우 48.1세, Metis(원주민과 유럽인 사이에서 난 사람)의 경우 48.5세로 추정된다[12]. 사회 경제적 지위도 기대여명에 큰 영향을 미친다. 캐나다에서 25세 남성의 기대여명은 소득이 가장 높은 5분위에 있는 경우 55.3세이며 가장 낮은 5분위에 있는 경우 48.2세이다[12].

기대여명을 보는 또 다른 방법은 연령대별로 사망의 절대 위험도(absolute risk)[2] 를 조사하는 것이다. Dobson[13]은 호주의 노인 남녀의 평균 사망 위험을 조사했다. 71−73세의 남성의 경우, 체질량 지수가 건강한 범위 내에 있고 술을 적당히 마시고 신체활동이 활발한 비흡연자인 경우 향후 10년 이내에 사망할 확률은 19%였다. 반면, 비만하고 신체활동이 적고 음주를 하지 않는 자는 향후 10년간 사망할 확률이 29%였다. 여성의 해당 확률은 10%와 18%였다. 절대 위험도는 http://bmcpublichealth.biomedcentral.com/articles/10.1186/1471−2458−12−669에서 온라인으로 제공된다.

세계 질병 부담에 관한 연구[9]에 따르면, 50세에서 75세 사이의 사망 확률은 안도라의 여성의 경우 10.3%에서 레소토의 여성의 경우 76.3%에 이른다. 인도 여성들은 50세에서 75세 사이에 사망할 확률이 약 45%였다.

1.4　　인구학 및 질병역학적 전환기

인구 고령화와 기대여명의 증가는 유행하는 질병과 새로 발생하는 질병들의 패턴 변화를 동반한다. 인구가 고령화되면서 국가들은 질병의 주요 원인과 질병의 부담에 주요한 변화를 겪으며, 비전염성 질병(non−communicable disease)에 대한 부담이 증가하고 있다. 2013년 세계 질병 부담 연구(Global Burden of Disease Study 2013)에 따르면, 사망의 거의 65%가 비전염성 질병으로 인한 것이다. 이러한 질병 중 많은 수가 노년기에 가장 흔하다. 그러나 질병 프로파일의 모든 변화가 노화로 인한 것은 아니다. 많은 국가들이 막대한 경제 발전과 도시화를 경험하고 있으며, 생활방식의 상당한 변화와 함께 건강하지 못한 식생활, 신체활동의 감소, 비만, 고혈압 및 흡연과 같은 위험 요인의 증가를 보이고 있다[14]. 이러한 역학적 경향은 인도, 중국, 중남미 및 아프리카 일부 지역에서 관찰되었다[15]. 예를 들어, 전세계 당뇨병 부담의 약 15%가 인도의 3500만 명의 환자

2　 전체 대상 인구수 중 사건이나 질병이 발생한 사람 수의 분율을 말한다.

들이 차지하고 있는 것으로 추정된다[16]. 빈곤 지역에서, 비전염성 질병은 '전환기[3] 이전(pre-transitional)의 환경에서의 전환기 이후(post-transitional)의 질병'의 패턴으로 이른 나이에 발생하기 시작한다. 이들은 성인기의 대부분을 만성 질환에 시달리게 될 것이며, 노년기에 장애를 가질 확률이 매우 높아지게 된다[17]. 비전염성 질병의 증가와 더불어, 급속하게 고령화되는 많은 국가들은 소아 감염, HIV/AIDS 및 높은 영아 및 모성 사망률을 포함한 높은 수준의 전염병을 계속 경험하고 있다[15].

표 1-3은 가장 일반적인 사망 원인을 보여준다[18]. 전 세계적으로 사망의 가장 흔한 원인은 심혈관 질환, 암 및 만성 폐쇄성 폐질환이다.

심혈관 질환의 원인에는 주로 허혈성 심장질환 및 뇌혈관 질환이 있으며, 이는 노인성 질환이다. 신경정신과 질환으로 인한 사망은 대부분 알츠하이머 및 기타 치매로 인한 것이다. 65세 이상 사람들의 사고사의 대부분은 낙상으로 인한 것이다[19].

1.5 인구학적 건강과 건강기대여명(healthy life expectancy)

그동안 노인의 인구수에 많은 관심이 집중되었지만, 정말로 중요한 것은 그들의 체력(fitness)이다. 허약하고 의존적인 노인들은 자신이 속한 지역 사회로부터 충분한 지원과 보살핌을 제공받아야 하지만, 건강하고 활동적인 노인들은 지역 사회의 자산이자 힘이다.

"수명기간을 연장하는 것도 중요하지만, 늘어난 수명에 삶을 더하는 것도 중요하다." (JF Kennedy)[4] [20]

건강은 단순한 질병의 부재가 아니라 완전한 안녕의 상태를 말한다. 건강은 청각과 시각, 이동 능력, 인지 능력, 평안함과 행복을 포함한 많은 영역에서 제대로 수행하는 능력(capacity)을 갖는 것을 포함한다. 이러한 기능(function)은 개인의 내재적 능력

---

3 전환기란 전염성 질환에서 비전염성 질환으로 전환되는 시기를 말한다.

4 *"As well as adding years to life, it is also important to add life to years."*

표 1-3. 가장 흔한 사망 원인 20가지

Cause	Deaths (000s)	% Deaths	Deaths per 100,000 population
All causes	55.859	100.0	789.5
Ischaemic heart disease	7356	13.2	104.0
Stroke	6671	11.9	94.3
Chronic obstructive pulmonary disease	3104	5.6	43.9
Lower respiratory infections	3052	5.5	43.1
Trachea, bronchus, lung cancers	1600	2.9	22.6
HIV/AIDS	1534	2.8	21.7
Diarrhoeal diseases	1498	2.7	21.2
Diabetes mellitus	1497	2.7	21.2
Road injury	1255	2.3	17.7
Hypertensive heart disease	1141	2.0	16.1
Preterm birth complications	1135	2.0	16.0
Cirrhosis of the liver	1021	1.8	14.4
Tuberculosis	935	1.7	13.2
Kidney diseases	864	1.6	12.2
Self-harm	804	1.4	11.4
Birth asphyxia and birth trauma	744	1.3	10.5
Liver cancer	740	1.3	10.5
Stomach cancer	733	1.3	10.4
Colon and rectum cancers	724	1.3	10.2
Alzheimer's disease and other dementias	701	1.3	9.9

출처: 세계 보건 기구(World Health Organization, WHO). Global health esimates 2014.
요약표: 2000-2012년 WHO 지역별 원인, 연령 및 성별에 따른 사망.
http://www.who.int/healthinfo/global_burden_disease/estimates/en/index2.html

(intrinsic capacity)뿐만 아니라 물리적, 사회적 환경이 지원하거나 방해하는 정도에 따라 달라진다.

노인들의 기능(capability)[5]은 흔히 일상생활 수행 능력(activities of daily living, ADL)과 도구적 일상생활 수행 능력(instrumental activities of daily living, IADL)으로 측정한다. ADL은 이동하기, 목욕하기 및 화장실 가기, 식사하기와 같은 기본 기능이다. IADL에는 쇼핑하기 및 요리하기, 청소하기 및 이동하기와 같은 더 높은 수준의 기능을 포함한다. ADL과 IADL의 장애는 나이가 들면서 증가하고 남자보다 여자에서 더 많다. ADL과 IADL의 연령에 따른 감소는 고소득 5분위 그룹보다 저소득 5분위 그룹에서 더 크게 나타나서, 전자의 건강 상태는 후자의 건강 상태에 비해 최소한 10년 뒤쳐져 있다. 실제로, 고소득 국가의 가장 낮은 5분위 그룹의 건강은 저소득 국가의 고소득 그룹의 건강과 유사하다. 마찬가지로, 교육 수준이 가장 낮은 사람들은 건강 상태가 좋지 않은데, 특히 이동성, 자기 관리, 통증, 인지, 대인 관계 활동 및 시력과 관련된 점수가 낮다[17].

건강기대여명(healthy life expectancy) 또는 건강보정기대여명(health−adjusted life expectancy, HALE)[6]은 장애 및 기타 건강에 손상이 있었던 시간을 보정하여 기대여명을 추정한다(표 1-4).

건강기대여명과 기대여명의 두 추정치를 비교하는 것은 우리에게 남은 삶의 시간을 건강이 좋은 혹은 좋지 않은 상태로 보내고 있는지를 말해 준다. 기대여명과 비교해 건강기대여명이 증가하면 사람들은 인생의 더 많은 부분을 건강하게 보낼 것이다. 이 시나리오는 '유병상태 압축설(compression of morbidity)[7]'로 알려져 있다. 노년층의 장애 유병률이 감소할 수 있다는 증거가 있는 일부 인구 집단에서는 유병상태 압축설이 적용될 수 있지만 다른 연구에서는 장애가 증가하는 것으로 나타났다[21].

반대로 치명적인 질병(급성심근 경색 및 일부 암)이 줄어들지만, 치명적이지 않은 질병(뇌졸중, 관절염, 낙상, 치매)의 유병률 및 관련 장애가 증가하면 '유병상태 팽창(ex-

---

5   앞 문장의 기능(function)과 같은 의미로 사용하였다.

6   질병과 사고 등으로 인해 일찍 죽거나 건강하고 생산적인 삶이 손상된 기간을 빼고 계산한 '건강한 인간으로서 살아가는 기간'을 말한다. 앞서 말한 질병이나 사고 등으로 인해 건강수명이 줄어드는 정도를 건강수명손실(disability-adjusted life year, DALY)이라고 한다. 즉 건강수명 = 0세 기대여명 − 건강수명손실(DALY) 이다.

7   죽음에 이르는 여러 질환들이 임종 전 짧은 시간에 압축적으로 발생하는 것을 말한다. 즉, 암이나 폐렴, 심장병, 뇌경색 등을 막판에 짧게 앓고 생을 마감한다는 것이다.

표 1-4. 출생 시 및 50세의 건강조정기대여명, 남성과 여성, 일부 국가, 2010년

Country	HALE at birth, 2020 (years)		HALE at age 50, 2010 (years)	
	Men	Women	Men	Women
Brazil	61.1	66.6	21.3	24.5
China	65.5	70.4	22.4	26.2
France	67.0	71.9	23.7	28.1
Ghana	54.5	56.1	19.5	20.7
India	54.9	57.7	17.8	20.1
Japan	70.6	75.5	25.6	30.4
Mexico	64.7	69.1	23.1	25.7
Russia	55.4	64.5	16.6	22.4
South Africa	49.1	52.7	18.7	22.3
United Kingdom	67.1	70.1	23.8	26.4
United States of America	66.2	69.5	23.3	26.0

출처: Salomon JA, Wang H, Freeman MK, Vos T, Flaxman AD, Lopez AD 등. 187 개국, 1990-2010년의 건강기대여명: 2010년 세계 질병 부담에 관한 연구에 대한 체계적인 분석. Lancet. 2012년 12월 15일: 380 (9859): 2144-62; 및 Salomon 등의 보충 부록. 2012; 표 2

pansion of morbidity)'이 나타난다. 1990년부터 2010년까지 전세계 건강기대여명은 기대여명보다 느리게 증가했다. 50세에 기대여명이 1년 증가할 때 건강기대여명은 남성의 경우 매년 0.75년, 여성의 경우 0.77년 증가에 불과했다[22].

인구 고령화에 따라 장애 유병률이 증가하더라도 여전히 좋은 소식이 있다. 경증장애 유병률이 증가하는 반면, 중증장애 비율은 감소하는 것으로 보인다[23]. 경미한 수준의 장애를 가진 많은 노인들은 지원을 받으면서 지역 사회에서 계속해서 기능을 하고 참여하면서 높은 삶의 질을 달성할 수 있다.

1.6   성별과 노화

세계적으로 노인 남성보다 노인 여성인구가 더 많다. 2015년에는 60세 이상 여성 100명당 86명이 남성이었고 80세 이상 여성 100명당 63명이 남성이었다[2]. 이미 언급했듯이 여성은 남성보다 더 오래 사는 경향이 있으며, 남성은 관상동맥질환과 같은 일반적인 만성 질환이 조기에 발생하는 경향이 있다. 역설적으로 여성은 더 오래 살면서도 노쇠와 기능적장애를 더 많이 경험한다. 노인 여성은 남성보다 관절염, 골다공증, 천식, 우울증 및 인지장애의 유병률이 더 높다고 보고된다. 이러한 차이가 여성의 장애(disability)가 더 많은 것을 부분적으로 설명하며, 남성이 조기에 치명적인 질병의 비율이 높은 경향이 있는데 반해 여성은 치명적이지 않지만 장애가 남는 질병의 비율이 더 높다. 남성에 비해 여성은 나이가 들수록 심리적 고통이 더 높은 경향이 있다. 그러나 남성은 약물 남용, 반사회적 행동 및 자살률이 더 높다.

2002-2004년 세계건강조사에서 57개국의 데이터를 분석한 결과, 여성의 건강이 남성의 건강보다 훨씬 악화되어 있었다[24]. 6개국(중국, 가나, 인도, 멕시코, 러시아 및 남아프리카)의 전세계 노화 및 성인 건강에 관한 연구(study on global ageing and adult health, SAGE)의 데이터는 남성과 여성의 자가 평가한 건강의 차이를 보여준다(그림 1-3). 각 연령 그룹(60-79세 및 80세 이상)에서 여성은 자가 평가가 나쁘다고(나쁘거나

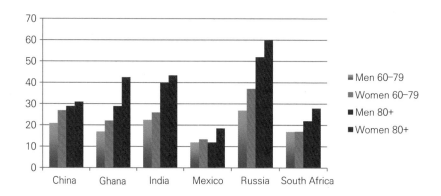

그림 1-3. SAGE 국가에서 자가 평가한 건강이 나쁘거나 매우 나쁜 남성과 여성의 비율

참고: 80세 이상 연령 그룹의 작은 숫자는 추정치를 부정확하게 만들 수 있다.
출처: WHO 다국적 연구 데이터 아카이브 [인터넷]. 전세계 노화 및 성인 건강 (SAGE), 1차 연구[2015년 3월 22일 인용]. http://apps.who.int/healthinfo/systems/surveydata/index.php/catalog/sage에서 사용 가능

또는 매우 나쁨) 보고할 가능성이 높다. 이러한 남녀 간의 질병 부담에 대한 성별 차이 가 변하고 있다.

예를 들어, 남성의 심혈관 질환으로 인한 사망을 예방하는데 상당한 진전이 있었기 때문에 기대여명이 증가했다. 반면 폐암과 같은 일부 치명적인 질병은 여성들 사이에 서 증가하고 있으나 남성들 사이에서는 감소하고 있다.

1.7   직업 및 기타 지역 사회 참여

1.7.1   부양비(Dependency Ratios)

부양비[8]는 '일하는' 성인 인구의 크기와 그 노동인구에 의존할 것으로 보이는 인구의 크 기를 비교하는 것으로, 잠재적으로 유용한 또 다른 인구 통계다. 부양비는 노동인구 100명당 15세 미만(아동)과 65세 이상(노인)의 수로 표시된다. 아동 및 노인 부양비는 표 1-5에 나와 있다.

인구 노령화는 부양 자녀 수가 적기 때문에 때때로 총 부양비를 감소시킬 수 있지만 이는 결국 65세 이상 인구의 증가로 인해 결국 증가한다(그림 1-4). 그러나 15-64세의 모 든 사람들이 '독립적'인 것은 아니며 64세 이상의 모든 사람들이 '의존적'인 것은 아니다. 사실, 이 노년층 대부분의 사람들은 활동에 대한 제한이 거의 없고, 대부분 지역 사회와 경제에 기여하며, 많은 사람들이 유급 직장에 다니며 가족의 생계를 책임질 수도 있다.

---

8   총부양비는 생산가능인구(15-64세)에 대한 유소년 인구(0-14세)와 고령 인구(65세 이상)의 합의 백분비를 말한다.

표 1-5. 15-64세의 100명당 노인 부양비

	1980	2015	2030	2050
전세계	9.9	12.6	18.1	25.6
인도	6.4	8.6	12.5	20.5
중국	7.6	13.0	25.3	46.7
브라질	6.4	11.3	19.9	36.6
이탈리아	20.6	35.1	48.6	67.6
가나	5.0	5.9	6.5	9.8

출처: 유엔조달본부(UNPD) 2015
http://esa.un.org/unpd/popdev/Profilesofageing2015/index.html

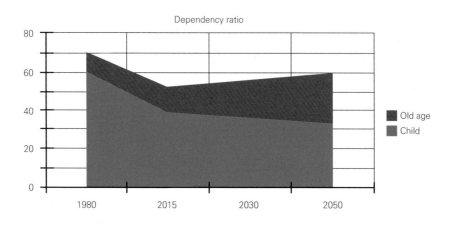

그림 1-4. 15-64세의 100명당 부양비(전세계)
출처: 유엔조달본부(UNPD) 2015. http://esa.un.org/unpd/popdev/Profilesofageing2015/index.html

1.7.2   노동력 참여(Workforce Participation)

대부분의 국가에서 노인들은 65세를 훨씬 넘어서까지 비교적 높은 비율로 유급 노동에 계속 참여할 뿐만 아니라 자원 봉사, 육아, 노인 간호 및 유산과 문화에 대한 기여 등의 측면에서 큰 기여를 하고 있다. 그러나 인력의 참여 범위는 국가마다 국가의 사

표 1-6. 65세 이상의 노동력 참여(2015)

World	World	India	China	Brazil	Ghana	Italy
A11	21.5	26.1	21.9	22.9	50.2	4.7
Males	30.3	43.2	28.2	33.8	59.4	7.5
Females	14.5	11.4	16.1	14.5	42.5	2.7

출처: 유엔조달본부(UNPD) 2015
http://esa.un.org/unpd/popdev/Profilesofageing2015/index.html

회 경제적 요인에 따라 크게 다르다(표 1-6). 예를 들어, 농촌 지역의 노인들은 도시 지역의 사람들보다 노동력 참여가 더 클 것이다.

노인들은 또한 무급 노동과 기여에 대해 인정받아야 한다:
- 노인들을 돌보는 일의 대부분은 노인들이 제공한다.
- 유급 업무와 자원 봉사 활동을 제공하고 가족을 돌보면서 지역 사회에 소중한 기여를 한다.
- 미래 세대에게 교육을 제공하고 중요한 리더십 역할을 한다.
- 식량 생산과 가정 생활에 기여한다.

노인들은 또한 역사적, 영적, 문화적 지식, 전통 및 언어의 귀중한 원천이며 젊은 세대에게 중요한 역할 모델과 전문 지식을 제공할 수 있다.

1.8 인구학적 및 역학적 변화에 대응

60세에서의 기대여명 연장은 건강서비스 및 사회구조에 큰 영향을 미치며, 사람들이 평생 동안 배우고 일하고 서로를 돌보는 방법에 급격한 변화가 필요하다. 결과적으로 많은 국가들이 현재 노인들의 건강 및 사회적 요구에 더 잘 부응하며 더 건강하고 더 활동적이고 독립적인 노년을 장려하기 위해 정책적 대응방법을 모색하고 조치를 취하고 있다. 건강노화(healthy ageing)[9]를 위한 WHO 동남아시아 지역 사무소 프레임워크(2013-2018)[25] 및 노화와 건강에 대한 조치를 위한 WHO 서태평양 지역 프레임워크(2014-2019)[26]는 인구 노화에 대한 대응을 안내하기 위해 개발되었다. 두 지역 프레임워크 모두 노인의 건강과 안녕을 유지하는 데 있어 질병 예방에 대해 생애 전 과정에 걸친 대처와 생활습관과 환경 요인의 중요성에 대해 강조한다.

또한 두 지역 프레임 워크 모두 1차 진료 및 서비스 통합에 중점을 두고 노인들을 위한 의료 시스템의 방향을 바꿀 필요성을 강조한다. 대부분의 기존 의료시스템은 단일 급성 질환을 치료하도록 설계되었다. 그러나 질병의 가장 큰 부담은 노인에서 흔히 동반되는 만성 질환이다. 노인의 효과적인 건강 관리를 위해서는, 그 사회적 상황 안에서, 노인과 간병인의 다양한 요구를 충족시키기 위해 의료와 사회 서비스를 통합해야 한다.

건강노화를 위한 다른 주요 활동 영역으로는 건강을 증진시키고 지속적인 사회참여를 가능하게 하며, 활동기능(functional abilities)[10]을 유지하게 하는 노인 친화적인 환경을 조성하는 것이다. 또한 그들의 가족들을 지원하고, 스스로 돌볼 수 없는 사람들을 케어하며, 존엄과 복지를 보장할 수 있게 하기 위한 장기요양서비스의 시스템을 개발하는 것이 포함되어 있다[27].

노인들이 최적의 건강 상태로 사회활동에 참여하도록 장려하고, 미래 세대가 노화를 잘 준비할 수 있는 잠재력을 극대화할 수 있는 기회가 많이 존재한다. 의료서비스는 장애를 예방하고 동반된 만성 질환들에 대한 효과적인 관리를 제공하는데 매우 중요한 역할을 한다. 그러나 인구고령화에 대한 대응은 건강, 장애 및 간병의 필요성에 대한 우려를 넘어서야 한다. 인구고령화는 또한 재앙이라기보다는 위협과 승리만큼이나 많은 기회를 대변하며, 사회적, 경제적, 정치적, 문화적으로도 중요한 영향을 미친다. 노

---

9   2020년 10월 1일 WHO는 Decade of Healthy Aging 2020-2030 사업을 회원국가들의 서명으로 발표하였다. 건강노화란 질병이 있고 없고의 문제가 아니라 노인들이 가치있게 생각하는 활동기능(functional abilities)이 유지될 수 있는 상태로 정의하고 있다. 이를 위해서는 노인들의 각종 신체 기능(intrinsic capacity) 감소를 예방하고 관리하는 것이 중요하며, 신체 기능이 감소된 경우라도 노인들이 편하게 활동할 수 있는 환경 조성 혹은 불편한 노인들이 이용할 수 있는 장비(도구)들의 제공들을 통해 건강노화를 이룰 수 있다. 이러한 건강노화는 노인의 케어에서 기존의 질병중심의 정책에서 기능 중심으로 변해야 하는 것을 의미한다. 건강노화를 실천하기 위해서는 의료서비스와 사회서비스 등이 통합되어 제공되어야 하며 일차의료의 역할이 강조되고 있다.

10   기능적 능력, 생활기능 등으로 번역되기도 한다.

인들은 가족과 지역 사회에 크게 기여하는 생존 집단이며 중요한 사회적 및 경제적 자원이다.

　국가가 인구 고령화 문제의 도전에 대응하고 인구학적 배당금[11]을 수확하기 위해서는 노인들의 사회 참여가 필수적이다. 기대여명의 연장으로 노년이 되어도 사회에 계속 참여하고 기여할 수 있는 기회가 제공되는데, 이것이 실현되기 위한 열쇠가 바로 건강노화이다. 우리는 또한 노쇠해진 노년기에 보살핌을 받을 권리 및 요구와 함께, 노인들이 지역 사회에서 일하고 기여할 수 있는 권리와 요구의 균형을 맞추도록 노력해야 한다.

Reference

1.　Poonam KS. Regional Strategy for Health Ageing (2013 – 2018). World Health Organization. Regional Office South-East Asia. ISBN 978-92-9022-454-9.
2.　United Nations. Department of Economic and Social Affairs Population Division. http://www.un.org/en/development/desa/population/publications/pdf/ageing/WorldPopulationAgeing2015_InfoChart.pdf. Accessed 13 Jan 2015.
3.　United Nations. Department of Economic and Social Affairs. Population Division. World population ageing 2015 (ST/ESA/SER.A/390); 2015.
4.　United Nations. World Fertility Patterns 2015. Data book. http://www.un.org/en/development/ desa/population/publications/pdf/fertility/worldfertility-patterns-2015.pdf. Accessed 17 Jan 2016.
5.　Christensen K, Doblhammer G, Rau R, Vaupel JW. Ageing populations: the challenges ahead. Lancet. 2009;374:1196 – 208.
6.　Rau R, Soroko E, Jasilionis D, Vaupel JW. Continued reductions in mortality at advanced ages. Popul Dev Rev. 2008;34(4):747 – 68.
7.　Lesthaeghe R, Moors G. Recent trends in fertility and household formation in the industri- alised world. Rev Popul Soc Policy. 2000;9:121 – 70.
8.　UNAIDS. Report on the global HIV/AIDS epidemic. July 2002. Geneva: Joint United Nations Programme on HIV/AIDS; 2002.
9.　GBD 2013 Mortality and Causes of Death Collaborators. Global, regional, and national age – sex specific all-cause and cause-specific mortality for 240 causes of death, 1990 – 2013: a systematic analysis for the Global Burden of Disease Study. Lancet. 2013;385(9963):117 – 71.
10.　Clark R, Peck BM. Examining the gender gap in life expectancy: a cross-national analysis, 1980 – 2005. Soc Sci Q. 2012;93:820 – 37.
11.　Australian Institute of Health and Welfare. The health and welfare of Australia's Aboriginal and Torres Strait Islander peoples 2015. Cat. no. IHW 147. Canberra: AIHW; 2015.

11　노인인구의 증가로 인한 사회적 이득을 의미한다.

12. Tjepkema M, Wilkins R. Remaining life expectancy at age 25 and probability of survival to age 75, by socio-economic status and Aboriginal ancestry (No. 82 – 003-X). Ottowa: Statistics Canada; 2011.
13. Dobson A, McLaughlin D, Almeida O, Brown W, Byles J, Flicker L, Leung J, Lopez D, McCaul K, Hankey GJ. Impact of behavioural risk factors on death within 10 years for women and men in their 70s: absolute risk charts. BMC Public Health. 2012;12:669.
14. Godfrey R, Julien M. Urbanisation and health. Clin Med. 2005;5(2):137 – 41.
15. World Health Organisation. Global status report on noncommunicable diseases 2010. Geneva: WHO; 2011.
16. Siegel K, Narayan KMV, Kinra S. Finding a policy solution to India's diabetes epidemic. Health Aff. 2008;27(4):1077 – 90.
17. Chatterji S, Byles J, Cutler D, Seeman T, Verdes E. Health, functioning, and disability in older adults- present status and future implications. Lancet. 2014;385(9967):563 – 75.
18. World Health Organization. Global health estimates 2014 summary tables: deaths by cause, age and sex, by WHO region, 2000 – 2012. Geneva, Switzerland: World Health Organization;2014.
19. Rubenstein LZ. Falls in older people: epidemiology, risk factors and strategies for prevention. Age Ageing. 2006;35(suppl 2):ii37 – 41.
20. World Health Organisation. Good health adds life to years: Global brief for World Health Day, 2012. Geneva: WHO; 2012a.
21. Vaupel JW. Biodemography of human ageing. Nature. 2010;464:536 – 42.
22. Salomon JA, Wang H, Freeman MK, et al. Healthy life expectancy for 187 countries, 1990 – 2010: a systematic analysis for the Global Burden Disease Study 2010. Lancet. 2012;380:2144 – 62.
23. Christensen K, et al. Ageing populations: the challenges ahead. Lancet. 2009;374(9696):1196 – 208.
24. Hosseinpoor AR, Stewart Williams J, Amin A, Araujo de Carvalho I, Beard J, et al. Social determinants of self-reported health in women and men: understanding the role of gender in population health. PLoS One. 2012;7(4):e34799. doi:10.1371/journal.pone.0034799.
25. World Health Organization Regional Office for South-East Asia. Regionals strategy for healthy ageing: 2013 – 2018; 2014. ISBN 978-92-9022-454-9.
26. World Health Organization Western Pacific Regional Office. Regional framework for action on ageing and health in the Western Pacific (2014-2019). Manila: WHO Regional Office for the Western Pacific; 2014. ISBN 978-92-9061-656-6
27. Beard JR, Officer A, Cassels A, editors. World report on ageing and health. Geneva: World Health Organization; 2015.

노화의 생리
Physiology of Ageing

William Browne and Balarkrishnan Kichu R. Nair

Key Points

- 생리적 노화는 모든 장기 시스템에서 발생하는 점진적 기능 감소의 복잡한 과정이다. 이는 '항상성 협착(Homeostenosis)'이라는 용어로 요약할 수 있다.
- 노화에 영향을 미치는 과정에는 유전자 변이 및 발현의 차이, 환경 요인이 포함된다. 이 요소들 간의 상호 작용은 잘 알려져 있지 않다.
- 병리학적 과정은 '생리적 노화(physiological ageing)'와 쉽게 구별되지 않을 수 있는데, 나이에 따른 장기 변화의 속도와 특성에 큰 영향을 미친다.
- 모든 장기 시스템의 조직들은 나이가 들어감에 따라 결합 조직 구성의 변화, 세포 수와 신경 호르몬 신호 전달의 기능 감소라는 변화를 겪는다.
- 노화의 전형적인 생리학적 변화를 이해하면 노인 환자를 치료하는 임상의의 능력이 향상된다.

Case Study

92세 남성 Jack은 단기간 입원 후에 자신의 주치의를 찾아갔다. 은퇴한 군인으로 최근 몇 년까지 활동적인 삶을 살았다. 고인이 된 아내와 함께 거주했던 2층 집에 홀로 살고 있으며, 두 명의 성인 자녀가 있다. 딸은 가족과 함께 근처에 살고 있으며, 아들은 해외에 살고 있다. 오늘 그는 대기실에서 지팡이를 짚고 천천히 걸었다. 그가 말하길 지난 밤 이유도 없이 넘어져 구급차를 타고 근처 응급실에 갔다고 했다.

몇 시간 후 그는 추적관찰을 위해 1차 의원에 방문해보라는 얘기를 듣고 귀가하였다. 전완부에 피부 봉합용 클립으로 드레싱된 표층 피부 열상이 있었다. 또한 왼쪽 두부에 혈종이 생겼으며 발목에 찰과상을 입었다. 응급실 의사가 작성한 퇴원기록지에는 Jack이 증상을 말하는 동안 얼빠진 듯 보였다고 기록되어 있었다.

Jack의 과거 병력으로는 고혈압, 식이요법으로 조절해오고 있는 2형 당뇨병, 그리고 변비가 있으며, 현재 복용 약물은 metformin, perindopril, amlodipine, aspirin 등이다.

오늘 의학적 평가에서 그는 장소와 사람에 대한 지남력이 있었으나 날짜나 요일에 대해서는 확실하지 않았다. 그는 5분 뒤에 3개의 항목을 회상하지 못했다. 보행은 느렸으나 안정적이었고, 균형을 잡기 위해 지팡이를 사용하였다. 진료실 의자에 앉고 일어나는 데 불편함이 있었고, 돌아설 때는 불안정해 보였다. 혈당은 혈당측정기로 14 mmol/L[1] 였다. 주치의는 추가 낙상의 위험성과 함께 운동 및 인지 능력 저하에 대해 걱정하였다.

2.1   노화, 하나의 과정

노화와 질병은 밀접하게 연관된 현상이다. 의사를 찾는 대다수의 환자들은 노인이다. 따라서 외래든 입원이든 Jack과 비슷한 환자들은 매우 흔하다. 노인들은 다양한 생리적 과정을 거쳐 예측 가능하고 점진적 변화를 겪기 때문에, 이러한 변화를 이해하는 것은 환자 케어와 그 결과를 향상시키는 데 있어 유용한 수단이다. 그러한 이해는 안정적인 환자 케어를 확고히 하고자 할 때 더욱 가치가 있다. 노인의학은 흔히 젊은 사람들에서 보이는 바와 달리, 일반적인 장기 기능의 지표들이 다르고 장애를 보상하기 위한 능력이 떨어져 있는 사람들에 대한 의학적 케어를 말한다. Jack과 같은 환자의 케어에서, 앞으로 있을 도전과제들을 예측하는 것은 낙상의 감소, 선별 검사, 예방접종, 처방과 같은 중재들의 지침이 될 수 있다(그림 2-1).

---

1   공복혈당 수치를 표기할 때 한국, 캐나다에서는 mg/dL를 사용하고, 미국, 유럽, 일본, 인도에서는 mmol/L를 사용한다. 14 mmol/L는 대략 252 mg/dL에 해당한다.

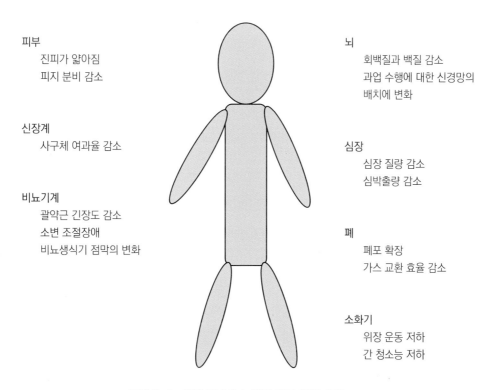

피부
진피가 얇아짐
피지 분비 감소

신장계
사구체 여과율 감소

비뇨기계
괄약근 긴장도 감소
소변 조절장애
비뇨생식기 점막의 변화

뇌
회백질과 백질 감소
과업 수행에 대한 신경망의
배치에 변화

심장
심장 질량 감소
심박출량 감소

폐
폐포 확장
가스 교환 효율 감소

소화기
위장 운동 저하
간 청소능 저하

그림 2-1. 일부 기관의 노화에 따른 변화 요약

2.1.1 노화냐 질병이냐

'정상적 노화' 또는 '생리적 노화'의 개념을 의논할 때, 일반적으로 노화는 시간에 따른 장기의 구조나 기능의 변화를 일컬으며 여기에는 노화에 따라 병발하는 질병의 과정은 포함되어 있지 않다. 이는 일부 저자들에 의해 일차 노화(primary ageing)라고 불린다. 이차 노화(secondary ageing)는 질병에 기인하는 노령 상태의 측면을 말한다. 순수하게 노화에 따른 변화만 있고 질병은 없는 일차 노화의 개념에 해당되는 사람은 존재하지도 않고, 현실적으로 존재할 수도 없다. 더욱이, 노화에 동반되는 수많은 장기의 변화는 임상적으로 인지할만한 지점에 다다르면 임의적으로 질병으로 정의된다. 이러한 퇴행성 질환의 영향과 '생리적 노화/일차 노화'를 구별하는 것이 많은 경우에서 선호되는 정의들 중 하나이다.

2.1.2   의료에 있어 노화의 영향

대사장애, 병리, 그리고 수술적 혹은 약물적 치료에 노인이 대응하는 방식의 변화와 더불어 질병에 대한 취약성의 변화는 노인의학의 원칙(철학)이 나오게 했다. 노화에 따른 생리적 변화는 이 책 전반에 걸쳐 구성되어 있다.

　　노화에 따른 생리 변화 중 두드러진 것은 '항상성 협착(homeostenosis)'이라는 단어로 요약될 수 있다. 이는 저명한 생리학자인 Walter Cannon이 만든 말로, 생리적 예비 능력의 진행적인 상실을 의미한다.

2.1.3   우리는 왜 늙는가?

노화는 수많은 기관계의 누적되는 변화를 나타낸다. 이는 단일 과정이라기보다는, 세포와 조직의 축적된 퇴행의 순효과라는 표현이 적절한 개념이다. 노화의 기저에 있는 기전에 대한 탐구는 최근 수십 년 동안 생화학적, 세포적 측면에 초점이 맞춰져 왔으며, 이는 노화의 과정을 다소 더 잘 이해할 수 있도록 하는 원동력이 되었다. 모든 사람들이 늙는다는 사실은 의심의 여지가 없지만, 노화 속도는 현저한 변이성을 보인다. 이 변이성은 인구 전체에서 관찰되는 수명의 광범위한 개인차에 기여하며, 노화의 생리적 변화 중 최소한 일부 측면은 개인의 환경폭로와 독특한 유전자 구성에 의해 영향을 받는다.

2.1.3.1   노화에 대한 칼로리 제한과 기타 중재의 영향

특정 환경적 인자들이 노화에 영향을 줄 수 있다는 잠재성에 대한 초기의 통찰은 실험실의 쥐나 다른 동물종에서 보인 칼로리 제한의 효과로부터 기원하였다. 이들 연구에서 저칼로리 식이를 섭취한 동물은 자유롭게 식이를 하도록 한 동물에 비해 총 수명이 더 길었다.

칼로리 제한은 분명 대사율의 변화를 포함한 생리적 적응 과정과 관련이 있다. 시르투인(sirtuin) 유전자 발현은 칼로리 제한에 의해 영향을 받으며 아마도 칼로리를 제한한 동물에서 확인된 생리적 활동 변화의 일부 측면에서 원인이 될 수 있다. 실험실 동물에서 보인 칼로리 제한의 효과를 사람에서 재현하려는 노력들이 있어왔지만, 인간종의 긴 수명과 장기간 유지해야 하는 식이 중재의 어려움은 임상 시험에 있어 엄청난 장애물로 남아있다. 그나마 노화의 영향을 반영하는 대리 지표들을 사용하여 단기간의 효과를 볼 수 있다.

사람에서 칼로리 제한의 이익과 위험이 불분명하지만, 영양불량의 부작용들에 대한 강력한 근거들이 존재한다는 것도 기억해야 한다. 영양불량은 세계적으로 주요한 임상적 관심사이며 심지어 선진국 노인에서도 만연하다.

2.1.4   세포 과정과 노화

2.1.4.1   유전적 요소

유전자는 수명과 노화 모두에 영향을 미친다. 특정 유전자가 노화의 요소 중 하나인 세포노화에 영향을 미친다는 흥미로운 근거가 많은 유기체들에서 발견되며, 아마도 사람에서도 그러하다.

조로증후군(progeroid syndromes)[2] 으로 불리는 일련의 질환들과 같이 사람에서 나타나는 드문 유전질환들은, 빨리 늙게 되는 상태가 특정 유전자들의 돌연변이에 의해 발생할 수 있음을 시사한다. 워너 증후군(Werner's syndrome)[3] 과 허치슨-길포드 증후군(Hutchinson-Gilford syndrome)[4]은 바로 이런 흔치 않은 질환군들의 대표적인 두 가지 사례이다. 이러한 질환들은 매우 흥미롭긴 하지만, 이들 질병이 생리적인 노화를 가속화

---

2   어린 아이들에게 조기 노화현상이 나타나는 치명적이고 희귀한 유전질환이다.

3   성인 조로증으로 불리며 상염색체 열성 유전질환으로 노화증상이 조기에 나타나며 암의 발생률이 증가한다. 10대에 급성장이 없어 키가 작고 20대에 머리카락이 빠지고, 30대에 백내장, 당뇨병, 골다공증이 발생하며, 40-50대에 사망에 이르는 질환이다.

4   조로증(progeria)과 동일한 의미로 쓰인다. 정상으로 성장하는 것은 생후 수개월까지로 5세 전후부터 골조송증, 동맥경화 등의 노화현상이 진행하고 대부분은 10세 전후로 사망한다.

시킨 것인지 아니면 단순히 그 상태와 비슷하기만 한 것인지는 불분명하다.

　수많은 **돌연변이**들이 실험실 동물 모델에서의 수명 연장과 관련되어 있다. 그러한 유전자들 중 가장 많이 연구된 것들 중에는 앞서 언급한 **시르투인 단백질군**[5]이 있다[3]. 본래 맥주 효모에서 동정된 이들 유전자는 현재는 많은 종에서 노화과정과 관련된 것으로 생각되고 있다. 시르투인은 심혈관계의 노화 관련 변화와 관련이 있다. 환경적 스트레스원에 대한 반응으로 활성화된 시르투인 유전자 발현은 세포분열과 대사 변화를 촉발하는 것으로 보이며, 일부 종에서 더 긴 수명과 관련되어 있다.

　NF-kappa B는 염증 반응과 노화과정에서의 유전자 발현에 모두 영향을 준다. 따라서 이 유전자는 "노화" 유전자에 포함되며, 아마도 이들의 발현은 노화 생리의 일부 측면을 조절하는 것으로 보인다.

　개체의 유전적 코드와 노화 특성의 전개 사이의 복잡한 관계는 분명히 매우 복합적이다. 이같은 복잡성에 더해, 후성유전학적 요소들이 노화의 생리에 있어 일부 측면에 영향을 미친다는 것이 제시되어 왔는데[5], 이 후성유전학[6]적 요소들이란 체세포적으로 획득되거나 세대를 넘어 유전되며 DNA 서열에 구애받지 않는, DNA가 조절되는 방식의 변화들이다[5].

2.1.4.2　텔로미어(telomere)와 노화(senescence)[7]

세포노화는 스트레스에 대한 반응으로 세포분열이 중단되는 것을 말한다. 세포노화의 활성화는 영구적으로 추가적인 세포분열을 막게 되는데 텔로미어 단축과 DNA 손상을 포함한 세포에 대한 여러 공격들에 의해 촉발된다[6].

　텔로미어[8]라는 용어는 염색체 끝의 DNA 서열을 말하는데, 체세포분열에 의해 점진적

5　시르투인의 활성이 식이제한(dietary restriction)의 효과와 유사하게 수명 증진 효과가 있다는 보고들이 있다.

6　**후성유전학**(epigenetics)은 DNA의 염기서열이 변화하지 않는 상태에서 이루어지는 유전자 발현의 변화를 연구하는 학문이다. 후성유전학적 요소로는, 일반적으로 CpG 염기서열(cytosine과 guanine이 phosphate로 연결된 것) 가운데 사이토신 염기에 특이적으로 일어나는 DNA 메틸화와 히스톤 단백질의 변형에 의해 조절되는 크로마틴(염색질) 구조의 변화가 주요한 역할을 하는 것으로 알려져 있다.

7　Senescence는 ageing(노화)과 비슷한 의미이지만 생물학적인 측면에서의 ageing이라고 정의할 수 있다.

8　텔로미어는 염색체의 양팔 각각의 말단부에 존재하는 반복적인 염기서열을 가지는 DNA 조각으로서 염색체 말단의 손상 혹은 근접한 염색체와의 융합으로부터 보호하는 역할을 한다. 세포분열이 반복될수록 텔로미어는 점점 짧아져서 결국 소실되며 되는데, 이는 세포 노화 등을 유발하는 원인의 하나로 추측된다.

으로 짧아진다. 결국 이러한 과정은 세포노화를 유발하고 체세포가 분열할 수 있는 횟수를 제한(Hayflick limit)[9]함으로써 세포의 추가분열을 막게 된다. 이러한 제한은 분명 많은 인자들 중 한 가지일 뿐이지만, 노화의 요소 중 하나인 것으로 여겨진다[9](그림 2-2).

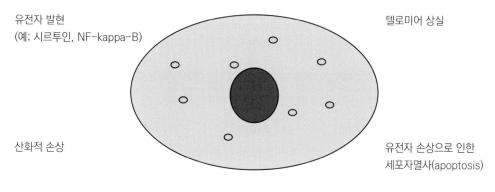

유전자 발현
(예; 시르투인, NF-kappa-B)

텔로미어 상실

산화적 손상

유전자 손상으로 인한
세포자멸사(apoptosis)

그림 2-2. 노화에 영향을 주는 세포 과정

2.2　각 신체기관에서의 노화

2.2.1　심혈관계

노화는 심혈관계 질환의 가장 중요한 위험인자로 나타난다. 심혈관계의 변화는 운동 내구력(exercise tolerance) 감소 및 질병 발생 가능성 증가에 기여한다. 노화 생리의 다른 측면과 마찬가지로, 생애 전반에 걸친 '정상 기능'의 측정은 임상적 및 무증상 질환의 영향과 구별하기 어렵다.

9　1961년 미국의 레오나드 헤이플릭(Leonard Hayflick)이 배양중인 세포는 약 50세대 동안 분열한 후 세포가 노쇠기에 들어가 결국 모두 죽게 된다고 주장한 내용이다. 한편 암세포는 반복 분열에도 죽지 않는다.

변화는 다음과 같은 일반적인 범주로 분류될 수 있다: 구조적 질환, 기능장애 그리고 노인에서 더 흔히 발생하는 질환[8].

노화가 진행되면서, 심근 세포의 크기가 증가하고, 이로 인해 상대적으로 심벽 두께가 증가한다[9]. 동시에, 심근 세포 수가 줄면서 심장 질량이 감소한다. 따라서 심장 비대(cardiac hypertrophy)[10]는 생리적 노화로 인해 반드시 나타나는 결과가 아니다. 앞서 설명한 것처럼, 노화가 심장과 혈관계에 미치는 영향은 시르투인 유전자 발현에 의해 어느 정도 영향을 받는다.

2.2.2 호흡기계

노화로 인한 흉부 구조 변화는 폐 기능 감소와 관련 있으며 이 변화에는 늑골, 척추 및 근육의 변화들도 포함한다. 연골−늑골 인접부의 석회화 및 척추 높이의 변화로 인해 노인에서 흉벽 순응도가 점차 감소한다. 노화로 인한 골다공증[11]과 동반된 척추후만증(kyphosis)은 노력성 폐활량(FVC) 및 1초간 노력성 호기량(FEV1)을 감소시키고, 흉강의 전후 직경을 증가시켜 횡격막의 실질적 약화를 초래할 수 있다.

가스 교환 감소와 폐의 강직성 증가는 호흡예비량에 영향을 미치며, 그 양은 나이가 들면서 점차 감소한다. 이러한 변화는 폐활량 측정을 추적조사함으로써 쉽게 입증할 수 있다. 노화에 따른 폐 실질 변화 중 하나는 폐포의 확장이며, 이는 결합조직 성분의 변화[12]를 의미한다[11].

노화에 따른 폐 탄력성의 감소는 예측 가능한데, 이는 폐기능에 영향을 미친다. 이러한 변화는 콜라겐과 엘라스틴(elastin)의 손실보다는 이들 사이의 교차결합(cross−links)과 더 관련 있어 보인다. 결합 조직 배열의 변화는 폐기종과 유사한 상태를 만드는 폐포 및 폐포관의 확장을 일으키는데, 임상의는 이를 "노년성 폐기종(senile emphysema)"이라

---

10 심근섬유가 비대한 결과, 심중량의 증가, 심실벽이 비후된 상태를 말한다.

11 척추 압박골절을 의미한다.

12 섬유화로 위축된 상태를 말한다.

고 부르기도 한다. 계면 활성제(surfactant)[13]의 생성은 나이에 따라 크게 변하지 않는다 [11].

노화로 인한 골격근 세포의 특성, 미오신(myosin)[14]생성, 근섬유 유형의 패턴 및 근세 포 수의 변화 등은 모두 횡격막 수축 강도의 감소로 나타나는 호흡 기능 저하에 잠재적 으로 기여할 수 있다.

수면 중 호흡 기능장애는 특별한 문제이며 병리학적인 결과와 관련 있는 경우가 많다.

2.2.3   신장 및 비뇨기계

비뇨기계는 노화에 따른 구조 및 기능의 변화를 겪는데 이는 본문의 요실금 챕터에서 다 루고 있다.

노화로 인해 신장의 크기와 사구체 수가 감소한다. 다른 장기와 마찬가지로 생리적 노화로 인한 변화는 질병에 의한 그것과 구별하기가 어렵다. 고혈압 및 심지어 정상 범 위에서의 혈압 상승은 신기능이 노화현상 이상으로 더 감소하게 한다[12]. 사구체 여과 율(glomerular filteration rate, GFR)의 감소가 노화에 의한 정상 생리적 결과인지 아닌 지는 논란의 여지가 있다. 신혈관 확장에 따른 신장 혈류의 감소는 정상노화에 의한 현 상이다. 신기능 상실은 나이에 따라 어느 정도 예측할 수 있기 때문에, Cockroft−Gault[15] 및 MDRD[16] 공식과 같은 사구체 여과율을 추정하는 계산식으로 그 측정값을 구할 수 있다.

노인 환자에서 배뇨장애는 주 관심사다. 나이가 들면서 방광의 용량은 감소하고, 방 광 배뇨근의 수축 빈도는 증가한다. 그럼에도 효과적인 소변 배출이 감소하면서 잔뇨가

---

13 Type 2 pneumocyte에서 생성되는 물질로 폐의 표면장력을 감소시켜 적은 힘으로도 폐가 수축과 이완을 할 수 있 게 도와준다.

14 미오신이 액틴을 잡아당겨서 근육 수축이 일어난다.

15 CCr (mL/min) = (140 − age) x lean body weight [kg]/Cr [mg/dL] x 72 x [0.85 if female]

16 Modification of Diet in Renal Disease, GFR, in mL/min per 1.73 m^2 = 186 x SCr [exp (−1.154) x age [exp (−0.203)] x [0.742 if female] x [1.21 if black]

증가하고 요류속도는 감소한다. 방광 내 신경 전달 물질 민감도가 상당히 증가하는데, 이로 인해 콜린성 약물과 같은 신경 전달 물질 경로에 작용하는 약물 사용을 할 때 비교적 높은 비율로 방광 기능에 대한 부작용이 발생한다. 방광 국소 허혈이 일부 노인의 배뇨근 기능 약화의 중요한 요인일 수 있다. 허혈로 인해 방광벽의 섬유화가 발생할 수 있다. 방광벽이 더 얇아지고 방광의 근육량이 감소한다.

내, 외요도괄약근은 정상적인 배뇨 제어를 유지하는 데 중요하다. 내부 괄약근의 경우 교감 신경 및 부교감 신경계에 의해, 그리고 외부 괄약근의 경우 척추에서 나오는 운동신경에 의해 주로 지배받는다. 노인에서 이 제어 메커니즘의 손상 또는 악화는 요실금의 위험을 높이는 요인들 중 하나이다.

남성의 경우 노화에 의한 전립선의 크기 변화로 인해 하부요로 기능장애가 자주 발생한다. 대부분의 남성은 노화와 함께 전립선의 크기가 양성으로 증가하여 종종 요정체 (urinary retention) 및 요실금 증상이 나타난다.

항이뇨 호르몬(antidiuretic hormone, ADH)[17]은 체액 균형을 조절하는데 중요하며, 특히 나이들면서 앙와위에서의 분비 양상이 변화하는데 이로 인해 기립성 저혈압을 유발할 수 있다.

2.2.4   신경계

노화 질환에 있어 신경계보다 더 중요한 것은 없다. 신경 기능의 변화는 이 장에서 설명한 거의 모든 주요 생리적 변화에 기여한다. 신경계의 기능장애는 모든 주요 노인증후군(geriatric syndromes, 대표적인 예로 섬망, 요실금, 낙상 및 노쇠)의 구성 요소이다. 특히 뇌기능장애는 독립성을 잃게 되는 주요 원인이며 사회 전반에 미치는 영향이 커지고 있다.

---

17 항이뇨 호르몬은 누워 잘 때에는 분비가 증가하여 소변을 만들지 않아야 하는데 노인에서는 이 기능이 잘 작동하지 않아 야뇨증의 원인이 될 수 있고 그 결과 체액 수분 부족으로 기립성 저혈압이 유발될 수 있다.

2.2.4.1 뇌

뇌의 무게와 뉴런[18] 및 시냅스[19]의 수는 노화에 의해 점차 감소한다. 이것은 대뇌 피질의 회백질(cortical gray matter)이 얇아지는 것으로 관찰된다. 백질 신경로(white matter tract)의 변화도 있다. 생리적 노화에 의한 뉴런 밀도의 손실은 새로운 뉴런 연결들의 발달에 의해 어느 정도 보상된다. 뇌와 다른 신경 조직에 줄기 세포가 존재하며 이를 통해 평생 동안 신경 조직을 대체할 수 있다. 이 보상 기전이 손상되게 되면 결국 점진적인 변화들을 초래한다.

기능적 자기공명영상(Functional MRI)[20]을 통해 노화에 따른 신경 손실 및 기능장애에 대한 보상적 적응을 보여주는 뇌신경망의 보충 현상이 확인되어 왔다[14].

인지기능의 일부 측면은 질병이 없는 상태에서는 나이가 들어도 보존된다. 의미 기억력, '세계정세에 대한 지식(world knowledge)' 및 감정 조절 능력은 비교적 보존되는 영역에 속한다[14]. 단기 기억과 새로운 자료에 대한 학습은 청년기에 비해 신뢰성이 떨어진다.

알츠하이머병과 파킨슨병은 여러 영역에서 뇌기능을 저하시키는 중요한 질병이며 다른 장에서 논의될 것이다.

2.2.4.2 척수

척수의 노화에 따른 변화에 대해서는 알려진 바가 거의 없지만, 알려진 한 가지 사실은 중추 신경계 조직에 영향을 미치는 재수초화(remyelination)[21] 능력의 감소이다[15]. 수초의 복구 및 교체 능력의 상실은 다발성 경화증과 같은 척수 질환에서 중요하다. 임상적으로 노화에 따른 자율 신경계의 기능에 중요한 변화가 있는데, 이는 노인이 경험하는 심각한 자율 기능장애의 일부 원인이 될 수 있다.

---

18 신경계의 단위로 자극과 흥분을 전달하는 신경세포를 의미한다.

19 한 뉴런의 축삭돌기 말단과 다음 뉴런의 수상돌기 사이의 연접 부위를 말한다.

20 두뇌 신경 조직의 자기적 영상신호를 통해 두뇌 활성화를 시각화하는 기법이다. 신경활동이 증가할 때 국소부위의 혈류 및 산소 소비량의 증가 때문에 상대적으로 강해진 자기적 영상신호를 관찰하고 이를 통해 특정 인지과정 수행과 특정 두뇌영역의 연관성을 밝힐 수 있다.

21 중추신경계에서 demyelinated axons에 새로운 myelin sheath를 생성하는 과정이다.

2.2.4.3 말초신경

노화에 따른 말초 감각의 민감도 감소는 임상의에 의해 흔히 관찰된다. 당연히 말초 신경계의 변화는 여러 수준으로 나타나며, 이는 Wickremarauchi에 의해 검토되었다[16]. 척수근에서 수초신경의 수가 감소한다. 얇은다발(fasciculus gracilis)[22] 내의 구심성 섬유(afferent fiber)[23]의 밀도는 환자가 호소하는 말초 감각 정보의 감소 정도와 일치한다.

2.2.5 근골격계

근력 약화는 노쇠로 인해 자기 관리 활동을 완수할 수 있는 능력이 상실될 위험이 높은 노인의 삶의 질에 있어 중요한 제한 요인이다.

노화는 보행 속도의 점진적인 감소와 관련이 있다[17]. 보행 속도 감소는 상당부분 관절의(관절염 같은) 퇴행성 변화 및(근감소증 및 근육 사용 감소로 인한) 근력 약화와 관련이 있다. 일반적으로 이런 변화들과 파킨슨증(parkinsonism) 발생 같은 다른 변화들로 인해 보행 속도가 감소되는데 이 장에서 논의 중인 구조물의 진단 가능한 질환들에 기인할 수 있다.

노화에 따른 골밀도의 변화는 골절 위험 증가와 연관되어 노인의 이환율과 사망률에 기여한다. 골 손실의 정도는 다양하며 폐경 후의 호르몬 변화와 같은 생리적 과정과 환경 노출 및 질병에 의해 영향을 받는다.

노화에 따라 점진적으로 발생하는 근육량의 손실은 운동 습관에 의해 그 속도와 정도가 크게 영향을 받는다. 근감소증(sarcopenia)[24]은 노화에 의한 근육량의 손실을 말한다.근감소증의 위험인자들로는 손상된 근육 섬유의 교체 능력 감소가 포함되는데, 손상된 근섬유를 대신하여 지지 세포로 채워지는 과정[25]이 포함된다.

---

22 dorsal root ganglia에 있는 감각신경을 말한다.

23 감각기관에서 일어난 자극을 중추 신경계로 전달하는 신경섬유를 말한다.

24 현재 근감소증의 정의는 '근육량 감소뿐 아니라 근력이나 보행 속도와 같은 근기능감퇴가 동반되어 있는 경우'를 말한다.

25 근육에 섬유조직(결체조직)이 채워지면서 근육의 기능이 감퇴한다.

2.2.6   내분비계

시상하부(hypothalamus)는 전신 노화의 일반적 과정에 영향을 미칠 수 있으며[18], 더 나아가 부가적으로 임상적으로 관련된 뇌하수체 호르몬의 생산에 변화가 있다.

중년 후반에 성호르몬 분비에 있어 중요하고 예측 가능한 변화로 인해 대사 기능의 여러 측면에 중요한 영향을 미친다.

여성의 폐경은 내분비계의 중요한 생리적 노화 과정을 나타내며, 골밀도 및 비뇨 생식기 기능을 포함한 다양한 시스템에 중요한 영향을 미친다. 폐경기로의 이행은 에스트라디올(oestradiol) 및 프로게스테론(progesterone)의 혈중 수치 감소로 나타난다.

남성의 경우 테스토스테론(testosterone) 수치가 노년기에 걸쳐 지속적으로 감소하고 때때로 피로, 과민함, 성욕 감소와 같은 증상을 유발할 수 있으며, 이로 인해 골격근의 손실에도 영향을 줄 수 있다.

내당력(glucose tolerance)의 변화는 노화로 인해 흔한 일이며 당 조절장애(특히, 제2형 당뇨병)의 발병에 중요한 영향을 미친다. 노화에 의해 β-cell[26]의 기능이 감소하며 이것이 2형 당뇨병 발생에 기여한다[19]. 당뇨병이 없는 사람들의 경우에도 포도당 흡수에 대한 인슐린 분비 반응이 점진적으로 감소한다.

노화에 따른 갑상선 기능 변화에는 갑상선 자극 호르몬(thyroid stimulating hormone, TSH) 수치 상승이 있는데, 이는 갑상선 호르몬(T4) 생산의 설정점(set point) 및 갑상선 자극 호르몬에 대한 민감도의 변화에 기인한 것이다[20].

2.2.7   피부 노화

노화로 인한 피부 변화는 의사들이 종종 간과하는 문제인 반면, 환자에게는 미용적 변화 및 노화 과정의 진행 상황을 시각적으로 상기시켜주는 주된 관심사이다. 피부 노화로 인한 실질적인 문제는 피부 장벽 기능 감소, 악성 질환 발병, 요실금 및 감염 위험 증가 등

---

26 췌장에서 인슐린을 분비하는 세포를 말한다.

이 있다.

　노인의 피부는 젊은 사람보다 얇고 건조하다. 진피 두께 및 결합 조직의 비율에 변화가 있다. 특히, 세포외 기질(extracellular matrix)[27]의 변화는 피부 탄력 및 장벽 기능에 중요한 영향을 미친다. 피지 생성 세포 수의 감소는 피부건조를 초래할 수 있다.

2.2.8　소화기계

위장관 일부 기능은 노화에 의해 감소한다.

　노년기에 미뢰(taste bud)의 수는 감소하며 이것이 미각과 음식 섭취의 즐거움의 감소에 기여하는 것으로 생각된다[22].

　나이가 들면서 장 운동성 및 위 배출의 속도가 감소하며, 그 결과 노쇠한 노인의 영양적 요구를 충족시키기 더욱 어렵게 만든다.

　간은 나이가 들면서 형태학적 변화, 특히 크기가 감소하는데 이는 관류량(perfusion)의 저하와 일부 관련이 있다[23]. 간세포의 특성은 비교적 잘 보존되는데, 이는 간세포의 상당한 재생력을 반영한다고 볼 수 있다.

　간 관류, 내피 세포 기능, 혈청 단백질에 대한 약물 결합 정도 및 간 효소 유도(induction)[28] 등의 변화(감소)는 모두 노인에서 간 청소율을 잠재적으로 감소시킬 수 있는 요인들이며[24], 그 감소 정도는 매우 다양하다.

27　세포에 의해 생성되는 물질로, 세포와 조직 사이의 공간을 채워주면서 세포를 보호하고 지지해주는 역할을 한다. 주성분은 탄성력과 신장력을 도와주는 콜라겐, 엘라스틴 등의 단백질과 세포 간의 결합을 유지하는 프로테오글리칸 단백질이다.

28　어떤 종류의 약물로 인해서 간의 약물대사 효소의 활성이 증가하는 것을 말한다. 잘 알려진 예로서는 phenobarbital의 사용이 장기화되면서 차츰 효력이 저하가 발생하는 경우 혹은 술을 반복해서 먹는 경우 알코올 대사 효소의 활성이 증가하여 술에 강해지게 만드는 현상 등이 있다.

2.3 노쇠

노쇠는 진행된 노화의 생리적 변화의 최종 결과로 여겨질 수 있다. 노쇠의 발생은 흔히 관련 질병의 영향을 받는데, 이는 다른 장에서 다룰 주제이다. 여러 측면에서 노쇠는 생체 연령보다는 생리적 잔존 능력의 항상성 감소 정도에 대한 보다 신뢰할만한 지표를 제공한다. 노쇠의 영향은 매우 중요하므로 다음 장에서 자세히 설명할 것이다.

2.3.1 Jack은 어떻게 되었는가?

지난 밤 발생한 Jack의 낙상에 대해 그의 딸에게 알리기 위해, 주치의는 그의 동의를 구했다. 딸은 몇 주 동안 자신의 집에서 Jack과 함께 지낼 수 있게 준비하였고, 주치의는 가족들에게 그가 식이 보충제를 잘 섭취하고 재오리엔테이션 훈련을 받을 수 있도록 도와주고, 그가 이동할 때 잘 감독해주기를 당부하였다. 낙상 후 수주 간 지속될 것으로 보이는 섬망에 의해 Jack의 경과가 엉클어졌다. 피부 열상 부위에 감염이 발생하여 1주일간 경구 flucloxacillin을 복용하였고, 이후 호전되었다. 혈당은 1주일 동안 개선되었으며, 전문가의 운동 프로그램을 제공받을 수 있게 지역 물리치료사를 소개해주었다. 몇 주 후 Jack의 보행과 의식이 다시 원래대로 돌아온 것처럼 보였고, 매일 가족들이 방문하면서 독립적인 생활을 시작했다. 그와 그의 가족은 단층 집으로 옮기거나 모두 함께 살 수 있는 방법들을 찾고 있다. 그는 정기적으로 영양 보충제를 복용하고 매일 운동을 한다.

2.4 요약

1. 생리적 노화는 모든 장기 시스템에서 발생하는 기능의 점진적 감소의 복잡한 과정이다. 이 과정은 'homeostenosis(항상성 협착)'라는 용어로 요약할 수 있다.

2. 노화에 영향을 미치는 과정에는 유전자 변이 및 발현과 환경적 요인의 차이가 포함된다. 이 요인들 간의 상호 작용은 잘 밝혀지지 않았다.

3. 병리학적 과정은 '생리적 노화'와 쉽게 구별되지 않을 수 있으며 나이에 따른 장

기의 변화의 속도와 특성에 큰 영향을 미친다.

4. 심혈관계는 노화에 의해 심장 크기 및 심박출을 유지하는 심장의 능력이 감소
   한다.

5. 노력성 폐활량 및 1초간 노력성 호기량 감소, 폐포 크기 및 폐 탄력성의 변화로
   호흡 예비량 및 호흡 기능이 감소한다.

6. 신기능이 저하되어 사구체 여과율이 예측 가능한 범위로 감소한다.

7. 노화에 의해 뇌의 크기는 줄어들고 인지기능에 약간의 변화가 있다. 말초신경계
   에는 많은 변화가 일어나며, 이는 임상적으로 자율신경장애, 말초 감각 감소 및
   자세 반사(postural reflex)의 손상으로 나타난다.

8. 피부와 점막 표면은 환경에 대한 장벽으로서의 기능이 감소하고, 더 얇고 건조해
   지며, 탄력이 줄어드는 경향이 있다.

9. 위장관 변화는 미각 상실, 위 운동성 감소 및 장 운동성 감소를 포함한다. 간 기
   능의 변화는 약물 대사에 영향을 미친다.

10. 노화의 전형적인 생리적 변화를 이해하면 노인 환자를 치료하는 임상의의 능력
    이 향상된다.

Reference

1. Taffett GE. Physiology of aging. In: Cassel CK, Leipzig R, Cohen HJ, Larson EB, Meier DE, editors. Geriatric medicine: an evidence-based approach. 4th ed. New York: Springer; 2003. http://link.springer.com/content/pdf/10.1007/b97639.pdf#page=50.
2. Mair W, Goymer P, Pletcher SD, Partridge L. Demography of dietary restriction and death in Drosophila. Science. 2003;301(5640):1731–3. sciencemag.org
3. Cencioni C, Spallotta F, Mai A, Martelli F, Farsetti A, Zeiher AM, Gaetano C. Sirtuin function in aging heart and vessels. J Mol Cell Cardiol. 2015;83(June):55–61. researchgate.net
4. Adler AS, SaurabhSinha TLAK, Zhang JY, Segal E, Chang HY. Motif module map reveals enforcement of aging by continual NF-κB activity. Genes Dev. 2007;21(24):3244–57. genesdevcshlporg
5. Cencioni C, Spallotta F, Martelli F, Valente S, Mai A, Zeiher AM, Gaetano C. Oxidative stress and epigenetic regulation in ageing and age-related diseases. Int J Mol Sci. 2013;14(9): 17643–63.
6. Collado M, Blasco MA, Serrano M. Cellular senescence in cancer and aging. Cell. 2007;130(2):223–33. Elsevier
7. Shay JW, Wright WE. Hayflick, his limit, and cellular ageing. Nat Rev Mol Cell Biol. 2000;1(1):72–6. nature.com

8. Strait JB, Lakatta EG. Aging-associated cardiovascular changes and their relationship to heart failure. Heart Fail Clin. 2012;8(1):143 – 64.

9. Olivetti G, Melissari M, Capasso JM, Anversa P. Cardiomyopathy of the aging human heart. Myocyte loss and reactive cellular hypertrophy. Circ Res. 1991;68(6):1560 – 8.

10. Lieb W, Xanthakis V, Sullivan LM, JayashriAragam MJP, Larson MG, Benjamin EJ, Vasan RS. Longitudinal tracking of left ventricular mass over the adult life course: clinical correlates of short- and long-term change in the Framingham Offspring Study. Circulation. 2009;119(24):3085 – 92.

11. Janssens JP, Pache JC, Nicod LP. Physiological changes in respiratory function associated with ageing. Eur Resp J. 1999;13(1):197 – 205. Wiley Online Library

12. Lindeman RD, Tobin J, Shock NW. Longitudinal studies on the rate of decline in renal function with age. J Am Geriatr Soc. 1985;33(4):278 – 85. Wiley Online Library

13. Fuiano G, Sund S, Mazza G, Rosa M, Caglioti A, Gallo G, Natale G, et al. Renal hemodynamic response to maximal vasodilating stimulus in healthy older subjects. Kidney Int. 2001;59(3):1052 – 8. naturecom

14. Grady C. The cognitive neuroscience of ageing. Nat Rev Neurosci. 2012;13(7):491 – 505. nature.com

15. Ruckh JM, Zhao J-W, Shadrach JL, van Wijngaarden P, Nageswara Rao T, Wagers AJ, Franklin RJM. Rejuvenation of regeneration in the aging central nervous system. Cell Stem Cell. 2012;10(1):96 – 103. Elsevier

16. Wickremaratchi MM, Llewelyn JG. Effects of ageing on touch. Postgrad Med J. 2006; 82(967):301 – 4.

17. Patterson KK, Nadkarni NK, Black SE, McIlroy WE. Gait symmetry and velocity differ in their relationship to age. Gait Posture. 2012;35(4):590 – 4. Elsevier

18. Gabuzda D, Yankner BA. Physiology: inflammation links ageing to the brain. Nature. 2013;497(7448):197 – 8. nature.com

19. Szoke E, Shrayyef MZ, Messing S, Woerle HJ, Haeften TW v, Meyer C, AsiminaMitrakou WP, Gerich JE. Effect of Aging on glucose homeostasis: accelerated deterioration of β-cell function in individuals with impaired glucose tolerance. Diabetes Care. 2008;31(3):539 – 43.

20. Bremner AP, Feddema P, Leedman PJ, Brown SJ, Beilby JP, Lim EM, Wilson SG, O'Leary PC, Walsh JP. Age-related changes in thyroid function: a longitudinal study of a community-based cohort. J Clin Endocrinol Metab. 2012;97(5):1554 – 62. press.endocrine.org

21. Röck K, Tigges J, Sass S, Schütze A, Florea A-M, Fender AC, Theis FJ, et al. miR-23a-3p causes cellular senescence by targeting Hyaluronan synthase 2: possible implication for skin aging. J Invest Dermatol. 2015;135(2):369 – 77. naturecom

22. Toffanello ED, Inelmen EM, Imoscopi A, Perissinotto E, Coin A, Miotto F, Donini LM, et al. Taste loss in hospitalized multimorbid elderly subjects. Clin Interv Aging. 2013; 8(February):167 – 74. ncbi.nlm.nih.gov

23. Anantharaju A, Feller A, Chedid A. Aging liver. A review. Gerontology. 2002;48(6):343 – 53. karger.com

24. McLachlan AJ, Pont LG. Drug metabolism in older people—a key consideration in achieving optimal outcomes with medicines. J Gerontol A Biol Sci Med Sci. 2012;67A(2):175 – 80. biomedgerontology.oxfordjournals

노쇠(허약 노인)
Frailty in Older People

3

Shahrul Bahyah Kamaruzzaman

Key Points

- 노쇠를 확인하는 평가도구는 어떤 것이든 간에 노인에서 나쁜 결과를 예측하는 데 유용하다.
- 노쇠한 노인의 비특이적 증상들을 인식하고 해석하는 것이 노쇠 관리의 핵심이다.
- 노쇠를 의심하게 하는 노쇠 지표들이 하나라도 보이면 자세한 노인포괄평가(comprehensive geriatric assessment, CGA)해야 하며, 이 평가는 개인의 의료 서비스의 필요와 접근성에 기반하여 진행한다.
- 만성 질환의 치료와 관리를 결정할 때, 노쇠한 환자와 노쇠하지 않은 환자를 대상으로 서로 다른 전략을 고려한다면 좋은 결과를 기대할 수 있다.
- 노인에서 노쇠의 흔한 증상인 급성 낙상, 섬망, 부동성(immobility)을 시기 적절하고 쉽게 치료를 받을 수 있도록 임상지침 개발에 포함시켜야 한다.

Case Study

Case 1: 낙상 환자(The faller)

82세 남자로 다리의 정맥성 정체 궤양으로 상처소독을 위해 클리닉을 매주 방문하였다. 미혼이며 집에 혼자 산다. 독립적으로 일상 생활을 할 수 있으며, 지팡이 짚고 걸을 수 있다. 정식 간병인은 없으며 관심을 갖고 도움을 주는 이웃이 있는데, 가끔 그를 찾아와서 클리닉에 데려다주고 있다. 과거력상 파킨슨병, 신경감각성 난청(보청기 착용), 전립선 비대증, 고혈압을 비롯하여 수 차례의 낙상 경험이 있다.

37

몇 달 후, 환자가 놓친 진료의 예약 날짜를 변경하러 이웃이 클리닉에 내원하였고 환자가 최근에 낙상하게 되어 정기적인 상처소독을 받으러 올 수 없는 상황이라고 말하였다. 낙상 이후 환자는 집밖으로 나오는 것이 힘들어져 그 이웃이 정기적으로 찾아와 음식을 전달해주고 다리의 상처 소독을 도와주고 있었다.

몇 주 후 낙상이 또 발생하여 구급차를 타고 클리닉에 내원하였다. 다학제 팀 (multidisciplinary team, MDT)이 노인포괄평가(comprehensive geriatric assessment, CGA)를 시작하였다. 그 결과 기립성 저혈압의 의미 있는 징후들이 보였으며, 정맥 궤양의 감염으로 인한 봉와직염이 발생하였다. 복용 중인 약물을 조사한 결과, 전립선 비대증, 고혈압, 파킨슨병의 약물을 부정확하게 복용하고 있었다. 그는 사지 근력 강화, 균형 훈련을 위해 2주간 병원에 머물렀다. 현재 그는 집에 거주하면서 더 이상 낙상이 발생하지 않았고, 물리치료와 상처 소독을 위해 매주 클리닉을 방문하고 있다.

Case 2: 허약한 환자(The Brittle patient)

92세 여자 환자가 양측 엉덩이의 측면에 1주일 간 지속된 경련통(spasm)으로 응급실에 내원하였다. 경련통은 움직일 때만 발생하여서 일어서거나 침대 밖으로 못 나가고 있었다. 하복부에 복통이 있었고 이는 때로 등으로 방사되었다. 열, 구역, 구토감은 없었고 대변 간격은 규칙적이었다. MRI상 12번 흉추에 최근 발생한 척추 골절이 확인되었다. 과거력상 3년 전에 재발성 척추골절이 있었고 이후 침대나 휠체어에 의존하게 되었다.

약물력: 이번 골절이 발생하기 전까지 bisphosphonate를 처방받아왔으며 골절 발생 이후에는 18개월 동안 teriparatide 주사를 투여받아왔다. 이 기간 동안 무릎 아래의 심부정맥혈전증, 양측의 경동맥 협착증과 고혈압이 동반된 뇌졸중이 수차례 재발하였다. 요실금이 발생하였고, 재발되는 요로감염으로 항생제 치료를 받았다.

이번 발병 이전 3년 동안 계단식 양상으로 악화되는 인지기능 저하가 진행되어 왔는데, 이는 혈관성 치매를 시사하는 소견일 수 있다. 간병인들은 신체적, 정신적으로 악화된 그녀를 돌보기 어렵다고 호소하였고, 결국 추가 검사 및 치료를 위해 노인의학 병동으로 의뢰되었다. 입원 중에 그녀는 섬망 증상을 보이기 시작하였고, 식이, 통증 치료 및 위영양관 삽입을 거부하였다. 추가적인 치료 단계 설정을 위해 보호자와 면담하기로 하였다.

Case 3: 왜소해진 환자(The Shrinking Patient)

82세 여자 환자가 그녀의 주치의에게 자신이 일상적 사회 활동을 하지 못할 만큼 피곤하다는 것을 호소하며 찾아왔다. 이 일로 그녀는 우울하였고 좋아하는 음식도 먹고 싶지 않다고 했다. 과거 1년 동안 2파운드의 체중이 빠졌고 옷이 헐렁해졌다.

과거력상 제2형 당뇨, 고혈압, 셀리악병(celiac disease)[1]이 있다. 그녀의 체질량지수는 낮은 경계 수치이나 정상 범위이다. 신체진찰 이후 약물력과 식이력을 조사하였고 혈액 검사상 특이 소견은 없었다. 3개월 후 주치의에게 다시 찾아온 그녀는 피로감은 덜했지만 눈에 띄게 말라 보였다.

그녀는 1달 전부터 왼쪽 유방에 전에 보이지 않던 딱딱한 종괴가 만져지며, 계속 크기가 커진다고 호소하였다. 유방클리닉으로 바로 의뢰되었고 3기 유방암으로 진단되었다. 치료 방법을 놓고 환자 및 가족들과 논의하였고, 방사선 치료나 화학요법 없이 보존적 치료를 선택하였다. 빨리 자라는 침습성 악성 종양이어서 그녀는 자신의 신변을 정리하기를 원했고, 미래에 상태가 더 악화될 것을 대비해서 그녀와 의사, 그리고 가족들과 사전돌봄계획을 논의하였다.

위의 세 가지 증례들은 노쇠한 노인이 지역 사회체계, 응급 의료 서비스, 일반 병동이나 노인 병동에 어떠한 모습으로 올 수 있는지를 보여준다. 노쇠의 인식, 예방, 치료에 있어 어려운 점은 이 상황들을 더 잘 이해하고 상호 소통하는 것에 있다. 노쇠한 노인은 입원, 시설 입소, 사망과 같은 좋지 않은 결과로 이어질 위험이 증가하는 '잠재적 취약성(latent vulnerability)'의 특성을 가지고 있다. 이러한 좋지 않은 결과들은 낙상, 감염, 심지어는 복용 약물의 변화 등과 같이 사소한 사건들 이후에 신체적, 정신적 삶의 질에 갑작스러운 변화나 문제가 생긴 결과로 발생할 수 있다. 이 장의 목표는 노쇠한 노인에게 취해야 할 실천 전략이나 문제 해결방법들을 제공하고 앞서 말한 나쁜 결과들을 예방하여 더 나은 삶의 질을 보장하기 위한 방법을 제공하는 데 있다.

노쇠의 개념에 대해 먼저 설명하고 어떻게 노쇠한 노인을 찾아낼 수 있는지를 소개하고자 한다. 일부 노쇠한 노인들은 복합적이지 않은 요구나 문제가 있는 것처럼 보일 수도 있지만, 그보다는 나쁜 결과들이 발생할 위험성을 증가시키는 '잠재적인 취약성'을 갖고 있음을 이해해야 노쇠한 노인을 찾아낼 수 있다(증례 1, 2). 따라서 적극적으로 찾지 않으면 노쇠는 드러나지 않을 수 있다. 어떤 사람들은 '노쇠증후군(frailty syndromes)'[2]의 진단 기준 중 한 개 혹은 그 이상의 소견을 보일 수 있는데, 이는 이들의 취약성을 암시하는 것이다(증례 3). 이 장의 마지막에서는 위의 세 증례를 통해 어떻게 노쇠를 관리하는지를 모색해보겠다.

---

1   소장에서 발생하는 유전성 알레르기 질환으로, 장 내의 영양분 흡수를 저해하는 글루텐에 대한 감수성이 일어나면서 설사, 복부팽만, 체중감소, 쇠약 등의 증세가 나타난다.
2   노쇠의 진단 기준에는 보통 체중감소, 위약, 피로감, 활동량 감소, 잦은 낙상의 5가지가 제시된다.

3.1   개요

노쇠한 노인의 관리는 노인의학이 태생한 이후로 늘 노인의학 전문의(geriatrician)가 존재하는 이유의 핵심이었다. 노인의학 전문의는 이 취약한 노인들의 복합적인 케어를 다루면서 노인 건강 상태의 다양성을 인지해왔다[1]. 하지만 이 특정 노인 집단이 공중 보건 전문가(public health specialist)나 정책 입안자(policy-maker) 사이에서 중요한 '이슈'가 된 것은 몇십 년 되지 않았다. 이들은 '노쇠한 노인들(frail elderly)'로 불린다[2]. 한 개인의 차원이든 집단 수준의 차원이든 간에, 그들이 누구인지를 찾아내는 것이 노인 케어에 있어 중요한 도전이 되었다. 최근 몇 년 동안 발표된 다양한 노쇠평가도구는 이에 대한 접근 방법을 안내해준다. 그러나 이 집단을 더 정확히 정의하는 구체적인 방법들을 제공하도록 만든 추진력은 세계적으로 더욱 고령 인구가 증가하는 '인구 고령화(population ageing)'에 대한 우려에서 대두된 것이다. 따라서 의료인들은 향후 수십 년 동안 85세 이상의 초고령자들이 젊은 층에 비해 급성기 병원에서의 입원, 재원 기간, 병상 점유율이 더 높아질 거라는 것을 예측할 필요가 있다[3].

게다가 젊은이들에게 나타나는 전형적인 증상과 달리, 노인은 비특이적인 증상이나 노쇠증후군의 형태로 의사에게 호소할 가능성이 더 높다. 이러한 증상 표현은 다발성 질병, 장애, 그리고 의사 소통의 문제 때문일 수 있다. 따라서 비특이적인 증상을 인지하고 진단하는 것은 필수적인데, 그 이유는 노쇠가 이 인구집단에서 나쁜 사건과 좋지 않은 건강 결과를 촉발하기 때문이다.

따라서 노쇠를 인지하는 것의 중요성에 대한 관심을 유도하는 것 또한 중요하다. 이는 위험인자를 줄이는 데 도움을 주고, 보호 인자를 촉진시키는 방안들을 달성하는데 필요한 자원들을 할당할 수 있도록 만들 것이다. 이는 노쇠의 발생을 지연시켜 그 영향력을 완화시키고 취약한 노인 계층에서 좋지 못한 건강 상태의 발생을 줄이는 데 도움이 될 것이다.

3.2 　　누가 노쇠한 노인들인가?

'노쇠의 용어와 관리(language and management of frailty)'는 '취약성(vulnerability)'이나 '의 존성(dependency)'과 흔히 연관되어 있는 용어로서, 제 자신이 그렇게 불리우는 것을 원 하지 않는 노인들을 상대할 때에 잠재적 장벽이 될 수 있다[3]. '노쇠한 노인'은 다양한 형태와 수준의 도움이 필요할 뿐 아니라 '서로 다른 기대, 염려, 대처능력을 갖고 있는 다양한 인간군'을 포함하고 있다[3].

어느 정도는 일상 생활의 문맥에서 쓰이는 'frail' 그리고 'frailty'라는 단어의 일반적 인 의미가 노인학 그리고 임상에서 쓰이는 그것과 유사성을 지닌다. The Oxford English Dictionary [4]는 형용사 'frail' 그리고 명사 'frailty'의 일반적 의미를 다음과 같이 서술하 고 있다.

> *Frail*: 형용사, 약하고 섬세한, 쉽게 손상되거나 깨지는[3]
>
> *Frailty*: 명사, 허약한 상태, 성격이나 정신력에서의 약함[4]

The *Webster's Ninth New Collegiate Dictionary* 1985 [5]에서도 frailty를 유사하게 정의 한다.

> *Frail*: 형용사, 쉽게 악으로 인도되는, 쉽게 깨지거나 파괴되는, 깨지기 쉬운, 물리적으로 약 하고, 가느다란, 필수적이지 않은[5]
>
> *Frailty*: 허약한 상태, 도덕적 성격과 관련한 약함으로 인한 문제[6]

*Roger's International Thesarus 4th Edition*에서도 이런 부정적 관점의 의미를 찾을 수 있다[6].

> *Frail*: 가냘픈, 연약한, (동작이) 조심스러운, 작고 연약한, 저체중의, 여성 같은, 나약한, 유 약한, 깨지기 쉬운, 불안정한, 잘 부서지는[7]

3　Weak and delicate, easily damaged or broken.

4　The condition of being frail, weakness in character or morals.

5　Easily led into evil (~humanity), easily broken or destroyed; fragile, physically weak, slight, unsubstantial.

6　The quality or state of being frail, a fault due to weakness especially of moral character.

7　Slight, delicate, dainty weak, puny, lightweight, womanish, effeminate; (informal terms): namby-pamby, sissified, pansyish, fragile, breakable, destructible, shattery, crumbly, brittle etc.

영어를 사용하는 노인 여성들을 대상으로 노쇠와 관련된 경험을 조사한 캐나다 기반 연구에서 노쇠는 '작고 마른 체형'과 같이 관찰 가능한 신체적 상태뿐만 아니라 감정적 취약성도 의미한다고 보고하였다. 사회적으로 구조화된 개념으로서, 노쇠는 무기력과 의존성에 대한 판단과 부정적인 가정과 관련 있었다[7]. 이러한 의미들은 실제 일상에서 노쇠를, 그 단어가 내포하고 있는 사회적 평가절하를 유발하는 부정적인 상태로 묘사한다. 그렇기 때문에 노인들은 나이가 들었다는 점은 인정하면서도 그들의 건강 상태가 노쇠하다는 사실은 인정하지 않는 것이 놀랍지 않다[7]. 이러한 노쇠의 개념은 자율성의 관점에서 보면, 스스로를 돌보는 기본 능력의 상실로 타인의 도움이 필요하거나, 일상 활동을 계획하고 조정하는 인지 능력의 손실을 갖고 사는 것을 의미할 수도 있다.

임상에서는 오랫동안 노인들의 건강 상태의 복잡성을 받아들여왔던 노인의학 전문의에게 있어 노쇠한 노인들을 찾아내고 관리하는 것은 의무가 되었으며, 아마도 노인의학의 정신이 가장 잘 표현되는 것이 바로 노쇠의 관리일 것이다[8]. 하지만, 임상적/노인의학적 관점에서, 노쇠는 측정 가능한 도구로 쉽게 정량화되거나 해석될 수 있는 개념이 아니다. 어느 저자가 말했듯이, 노인의학 전문의들이 우리가 어떻게 노인 환자들의 복잡성을 받아들이는지를 분명히 표현하지 못한 것일 수 있다[9]. 이는 노쇠가 특정 임상적 분류에 딱 들어맞지 않는다는 점과 흔히 잘 드러나지 않거나 무증상이라는 사실에 기인한다. 따라서 대부분의 의사들은 이를 발견되지 못하는 경우가 흔하다.

노인과 그의 가족은 그들의 신체적 혹은 정신적 변화를 정상 노화과정과 관련 지으려는 경향이 있으며, 그로 인해 다발성 만성 질환들이 늦게 인지되어 그 관리가 지체된다. 이는 노화에 따른 기능 저하와 질병들이 노쇠와 뗄 수 없는 부분들이기 때문일 것이다[10]. 노화 현상과 마찬가지로 노쇠는 개인적이고 주관적인 경험이다. 정상 노화와 병적인 노화(노인성 질병) 사이의 구분이 불분명하기 때문에 노쇠의 경험이 개인별로 차이가 있게 된다. 실제로, 생물학적 연령과 실제 연령 사이에 차이가 나는 것은 각 개인의 노쇠에 대한 취약성 정도의 차이로 설명될 수 있다. 따라서 개입이 필요한 위험군을 선정할 때 실제 연령을 기반으로만 선택하는 방식보다는 노쇠 여부를 기준으로 선택하는 것이 더 좋다는 것이 제안되어왔다[11].

지난 수십 년간, 노쇠의 정의와 진단 기준의 근거들에 대한 커지는 불확실성은 노쇠의 진단 도구, 척도, 지표들이 매우 많다는 것을 보면 알 수 있다. 노쇠의 조작적 정의

(operational definition)는 어떤 개념적 프레임에서 기인한 것인가에 따라 다르다. 넓은 관점에서 노쇠를 생각하는 사람들은 여러 신체적, 사회적, 인지적, 정신적 요소들과 동반 질환을 모두 포함할 것이다(정량적 정의). 이 정의는 Rockwood가 캐나다 노인들을 위해 개발한 검증된 **노쇠 지수(frailty index)**에서 제안한 것이다. 이 개념은 노인포괄평가를 따른 것이다[13].

다른 이들은 노쇠를 제한적인 개념으로 정의하는데(정성적 정의), 잘 알려진 Fried의 **노쇠 신체 유형(physical phenotype of frailty)**이 이에 해당된다. 체중 감소, 에너지 섭취, 신체활동량뿐 아니라 악력, 보행 속도 등 근기능 척도에 주 초점을 맞추고 있다[14]. 노쇠를 한 가지 신체적 척도로 진단하는 다른 방법으로 악력 측정이나 보행 속도 측정이 있다. 노쇠의 사회적, 정신적 영역은 최근 수년간 그 중요성이 감소했음에도 불구하고 노쇠의 개념에서 완전히 배제되지는 않았다. 이는 전문적이고 표면상 좀 더 객관화된 측정 기술을 통해 신체적 노쇠를 더 정량적으로 측정하는 정의를 가능하게 하였다.

그러나 노쇠는 곧 신체적 노쇠라는 접근에 반대하는 사람들이 있다. 이들은 노쇠를 임상적 측정으로 정의하고자 하며, 신체적 측면을 넘어 인지적, 기능적, 사회적 측면 같은 다수의 특징들을 포함해 평가한다. 이 관점은 세계 보건 기구의 ICIDH (International Classification of Impairments, Disabilities and Handicaps, 국제장애분류)와 ICF (International Classification of Functioning, Disability and Health, 국제기능장애건강분류)의 목표와 일치한다[18]. ICF 분류는 신체 기능과 구조, 일상 활동, 사회 참여 등의 몇몇 영역으로 구성된 형태로 건강을 설명한다[19]. 이런 영역들은 개인 그리고 사회적 관점에 근거를 둔 분류들이다.

개인의 기능 작동과 장애가 특정 상황에서 일어나듯, ICF는 환경적 요소도 포함하는 개념이다. 환경적 요소에는 신체적, 사회적, 태도적 환경이 포함되며, 이들 환경이 사람들이 생존하고 삶을 영위할 수 있게 해준다. 온전한 건강 경험은 모든 요소들을 활용하여 설명되며, 특정영역에서의 개인의 기능은 건강 상태와 관련된 상황적 요소들(예를 들어, 환경과 개인적 요소)의 상호 작용이다. 손상(impairment), 장애(disability, 활동 제한)[8], 사회 참여(participation)와 핸디캡(handicap, 사회 참여 제한) 등이 이 연관성을 구

---

8   손상(impairmen)은 신체의 해부학적, 생리학적, 심리적 구조나 기능의 결손 내지 손상을 의미한다(예; 뇌졸중).

성하는 실체이다(그림 3-1).

개념적으로, 노쇠는 ICF의 프레임에 포함될 수 있다. 그림 3-2에 표현된 바와 같이, 노인에서의 노쇠는(신체 기능과 구조, 일상 활동, 사회적 참여) 세 가지 ICF 영역에서 건강 상태와 환경 요인의 상호 작용의 결과이다. 이는 노쇠에 대한 연구가 전인적인 노인의학의 개념으로 돌아가야 하는 것을 의미한다. 그렇게 되면 기존의 ICF가 노쇠를 정의하는 데 유용한 가이드/원형으로 작용할 수도 있다. 임상 상황에서 노인의학 전문의들은 이미 노인들에게 포괄적인 평가를 수행하고 있다. 이 노인포괄평가는 평가와 치료에서 질병과 관련된 측면뿐 아니라 다른 다면적인 부분들을 포함하고 있다. 노인 환자들에서 노쇠의 확인은 이런 평가의 추가적 보완도 가능하게 할 것이다[20].

노쇠한 노인을 찾아내는 데 있어, 노쇠와 질병 다발성(multiple morbidity)과 장애(disability)의 차이를 이해하는 것도 중요하다[3]. 다수의 만성 질환을 갖고 있는 사람들이나 의료 서비스를 자주 이용하는 사람들은 노쇠할 가능성이 있다. 반대로, 노쇠함에도 불구하고 급성으로 건강 상태 및 의식이 나빠지거나, 거동장애가 생길 때까지 의료 서비스를 이용하지 않는 사람들도 있다.

정의상, 장애는 장기의 손상으로 인해 기능적 제한이 유발된 경우를 의미하며, 이는 하나 혹은 다수의 신체조직의 손상에 기인할 수 있다. 노쇠와 장애는 나이가 들수록 더 겹쳐서 발생할 수 있다.

노쇠한 사람들이 장애를 동반할 수 있으나, 그렇다고 해서 장애를 가진 사람들이 모두 노쇠한 것은 아니다. 따라서, '노쇠는 어떤 사람에게 장애의 원인이 될 수 있으나 다른 사람에게는 장애의 결과일 수 있다'[3]. 이 세 영역[9]이 서로 겹친다는 사실이 노쇠한 노인들의 관리를 위한 접근에 있어 시사하는 바가 있다.

장애(disability)는 손상으로 인해 인간의 기본적인 특정 활동을 수행하는 능력이 제한되거나 부족한 경우(예; 뇌졸중으로 인해 스스로 목욕이 불가능한 상태)를 말한다. 핸디캡(handicap)은 손상과 장애로 인해 사회 활동을 하는 데 제한이 있는 경우(예; 뇌졸중으로 대중교통을 이용할 수 없거나 직업을 가질 수 없는 상태)이다.

9   노쇠, 질병 다발성, 장애

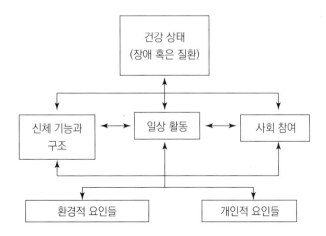

그림 3-1. ICF 구성 요소들의 상호 작용 모식도

출처: : International Classification of Functioning, Disability and Health,
World Health Organization; 2001 [18]

3.3   왜 노쇠에 초점을 둬야 하는가?

의료 서비스를 받으러 오거나 사회 구성원으로 살아가는 노인들 중 노쇠한 이들을 찾아
내는 것은 쉽지 않은 일이다. 이들을 선별하는 전략적 시도들은 그들의 건강과 사회적
상태에 초점을 둬야 한다. 이를 통해 개인적, 집단적 수준에서 나쁜 결과들을 피할 수
있도록 예방조치를 취하는 것이 가능해진다[35]. 이러한 목적을 달성하는 데 있어서 여
러 관점들을 하나로 통합할 수 있는 표준화된 척도를 개발하는 것이 하나의 도전과제이
다. 이들 관점에는 임상적 혹은 노화학적 연구 혹은 공중보건이 포함된다.

　노인의학 전문의의 관점에서 노쇠의 측정은 노인포괄평가를 세분화하고 의사 결정
과정을 더욱 개선할 수 있게 만든다. 이는 노쇠한 노인을 대상으로 치료를 할지 재활/완
화의료 서비스를 제공할지를 위해 편익 대 비용을 저울질하는 방법을 통해 결정한다.

　노화 연구자의 관점에서는 노쇠 전단계를 파악하여 노쇠로 진행의 예방이 가능하도
록 하기 위해 노쇠의 기저 원인들을 평가하기 위해 노쇠 측정을 하고자 할 것이다. 공중
보건학적 관점에서는 표준화된 노쇠 평가도구가 인구 집단 수준의 예방 방법과 중재를

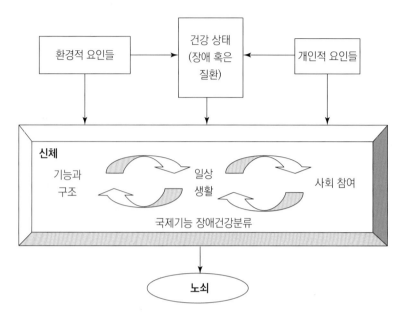

그림 3-2. ICF 구성 요소들의 상호 작용[18]

통해 자원을 더 비용-효과적으로 이용할 수 있게 하는 데 사용될 것이다.

간략하게 말해 노쇠 여부를 평가하는 것이 왜 도움이 되는지 세 가지 이유가 있다.

1. 노쇠와 관련된 의료서비스의 부담을 줄이기 위해서
2. 노쇠의 원인을 이해하기 위해서
3. 노쇠 전 단계이거나 노쇠 고위험군을 대상으로 개입하기 위해서

지역 사회 거주 인구집단에 대한 체계적인 노쇠의 선별 검사가 초기의 권장사항이었지만[21], 이는 많은 노력이 필요한 힘든 일일뿐 아니라, 결과가 개선된다는 근거가 없는 비용 높은 모험으로 판명 날 수 있다[3]. 어느 정도의 '대중적 비수용성' 가능성도 있을 뿐만 아니라 본인들이 노쇠하다고 여기는 노인 인구도 많지 않을 것이다. 몇몇 노인들은 노쇠하거나 허약해지는 순간이 있다고 느끼지만, 이를 만성적인 상태로 생각하거나 본인들을 노쇠하다고 정의하지는 않는다[3].

이런 이유로, 노쇠의 특정 증상이나 위험 요소가 있는 개인들을 대상으로 사례 관리적인 접근을 통해 노쇠 선별 검사를 하는 것이 비용 효과적이면서도 더 우수한 결과를 제공할 수 있다.

3.4   노쇠 측정 도구들의 유형

그림 3-3은 노인 인구에서 노쇠를 정의하는 절차를 보여준다.

'노쇠'는 심리적 혹은 사회적 요인들뿐 아니라 자가 보고한 건강 지표들과 웰빙, 동반 질환, 생리적 지표들 같은 신체적 요인들을 사용해 측정해 왔다[35]. 이러한 경험을 정량화 하기 위한 노력에도 불구하고, 노인에서 노쇠는 그 측정 도구에 대한 합의가 없는, 정의가 안 된 상태로 남아 있다[35]. 현재 수많은 노쇠 평가도구들이 존재하지만, 이들은 모두 노쇠로 인한 고통 부담을 줄이고자 하는 공통의 목적을 갖고 만들어졌다[35]. 표준화된 정의와 측정 방법은 노쇠의 조기 발견을 가능하게 하여 의료 비용을 감소시킬 뿐 아니라 입원[14], 낙상[22,23], 요양 시설 입소[9,13] 및 사망[13,14] 등의 나쁜 결과를 줄이고 노인의 건강과 사회 복지를 향상시킬 수 있게 된다. 노쇠로 이어지는 경로 [24]를 이해하는 것 또한 노쇠의 전단계이거나 노쇠의 고위험군에 처한 사람들을 대상으로 개입함으로써 노쇠의 발생을 방지하거나 지연시키는 방법을 발견해낼 수 있기 때문에 가치가 있다.

현재, 노쇠란 용어는 합의된 정의는 없으며, 여러 방법으로 서로 다른 목적을 가지고 측정하고 있다[25,35]. 노쇠 측정 도구는 기준 기반(rules based), 결함 축적 기반(deficit accumulation-based), 임상 판단 기반(clinical judgment-based), 이렇게 크게 3가지로 분류할 수 있다[26,35].

1) 기준 기반

Fried 박사가 제안한 노쇠 표현형(Fried's frailty phenotype)이 여기에 속하며 [23,27,28,35], 주로 신체적 요인으로 구성된 요인들 중에서 몇 가지 기준을 충족시키는

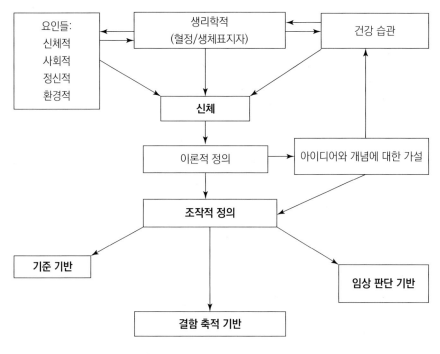

그림 3-3. 노쇠를 정의하는 절차

경우 노쇠로 정의한다. Fried의 노쇠 표현형 외에 다른 측정 도구로는 다면적인 형태의 측정 [11,17]이나 악력[15,16], 보행 속도[14], 기능적 팔 뻗기(functional reach)[29], 혈액학적 지표[30,31,35]와 같이 신체적/생리적인 한 가지 척도로 구성된 방식도 있다.

2) 임상 판단 기반

대상자의 개인력과 신체검진 결과를 조사하는 대신에 의사가 임상적 판단으로 노쇠 여부를 결정하는 것이다. 이는 의사마다 기준이 다를 수 있기 때문에 재현이 어렵고 연구나 검사에 이용되기 힘들다[8].

표 3-1. 노쇠의 임상증상들

불안정성(instability) 또는 낙상(falls)	실신과 동반될 수도 아닐 수도 있음
부동성(immobility)	'Off legs', 이동성의 급격한 변화를 보이는 것으로, 척추 골절에서 말기 파킨슨병 또는 치매에 이르는 다양한 원인 때문일 수 있음
실금(incontinence)	소변 또는 대변 제어 기능의 비전형적 급성 발현 혹은 갑작스러운 변화나 악화
지적 기능장애 (intellectual impairment) (섬망, 우울, 치매)	– 치매가 있는 사람에서 급성 혼란 상태 또는 인지기능의 갑작스러운 변화 또는 악화 – 간병인이 제공하는 정보는 최근의 인지 변화를 감지하는 데 중요; 섬망은 치매 환자에게 흔함 – 우울증은 인지기능의 변화와 집중력 저하로 나타날 수 있음
다약제 복용 (polypharmacy)	노쇠한 노인에서 급성 응급 상황이 발생하면 약물 때문이 아닌지 검토해야 함

3) 결함 축적 기반

결함 축적 기반, 즉 **노쇠 지수(frailty index)**는 개인의 나이와 관련되어 축적된 결함 개수의 비율로노쇠를 정의한다[32,35]. 노쇠 지수는 모든 변수들에 가중치를 주지 않으며 '암'과 '관절염' 같은 결함을 노쇠를 진단할 때 서로 같은 중요도로 본다. (40개 이상의) 많은 항목으로 구성된 노쇠 지수에서 적은 수의 항목만 무작위로 골라 분석해도 전체 변수를 이용한 것과 사망률 예측 면에서 큰 차이를 보이지 않았다[32,35]. 이는 변수의 개수를 더 많이 늘려도 사망률 예측능력이 증가하지 않는 것은 항목 수가 증가할수록 측정 오류와 결측 자료도 증가함을 의미한다. 노쇠 지수는 재현성이 높고[33] 사망률과 연관성도 높지만[32,34], 시간이 많이 걸리기 때문에 실제 임상현장에서 많이 사용되지 않는다[35].

또한, 위의 3가지 척도 모두 노쇠 만을 측정하는 것은 아니고 질병이나 장애와 같이 노쇠와 겹쳐서 발생할 수 있는 요소들을 포함해 측정하는 것일 수도 있다.

다른 노쇠 지수 모델인 영국 노쇠 지수(British frailty index, BFI)는 소수의 영역이나 요인들의 관찰된 변수들을 활용하여 광범위한 영역의 속성/다양성을 대표할 수 있도록 데이터 압축[10]의 방법을 이용하는 방식으로 잠재 변수들을 사용하는 것을 제안했다[35]. 이들 잠재 변수들은 직접적으로 측정[11]하는 것이 아니라 직접적으로 관측하거나 측정한 다른 변수들로부터 통계적으로 유추한 것이다. 이 모델은 노쇠의 개념을 노인에서 잠재 적 취약성으로 나타내려고 시도한 것인데, 노쇠가 감지하기 힘들고, 흔히 증상이 없으 며, 스트레스 원인(예; 급성 감염)에 대한 과도한 취약성이 항상성을 유지하거나 회복하 는 능력을 감소시키는 경우에만 분명하게 나타나기 때문이다. 다른 형태의 노쇠 척도와 비교하면 영국 노쇠 지수 모델의 장점은 측정 오류를 고려하고 노쇠와 관련된 변수들의 상대적인 가중치를 줌으로써 내적 타당도가 높다는 점이다[35].

정리하면, 어떤 노쇠 측정 도구이든 상관없이, 노쇠 척도는 부정적인 결과들을 예측 하는 데 유용하며, 노쇠를 다수의 서로 연관된 신체 기관들의 기능 저하로 인해 외부 스 트레스에 대한 취약성이 증가된 상태라고 정의하는 것에 다 동의하고 있다[36,37].

3.5   노인의 노쇠 관리

노쇠의 비특이적인 현상을 인식하고 해석하는 능력은 노인의 노쇠 관리의 핵심이다[3]. 고령자에게 하나 이상의 노쇠 의심 지표 또는 노쇠의 발현 양상이 존재하는 경우에는, 대상자의 요구 정도와 이용 가능한 시설 및 접근성에 맞추어, 개인의 가정, 지역 사회 보건 센터 또는 병원에서 노인포괄평가가 즉시 이루어져야 한다. 표 3-1은 노쇠의 발현 양상을 예시와 함께 보여주고 있는데, 이 발현 양상들은 노인의학의 주요 문제들(geriat-ric giants)로서[12] 노인의 좋지 않은 예후와 연관되어 있다.

노인의 노쇠 관리와 치료에 적용할 최적의 방법(gold standard)은 노인포괄평가이다. 노인포괄평가는 개인의 건강 상태와 사회적, 환경적 요구를 파악한다. 이를 통해 요구를

---

10 요인분석(factor analysis)을 통해 영역별 의미 있는 변수들을 뽑아낸다.

11 보행 속도, 악력 등을 측정한다.

12 1965년 Bernard Isaacs 교수가 노화와 관련된 주요 질병을 강조하기 위해 만든 용어이다. 노인 사망의 주요 원 인이 암, 심장 질환, 뇌혈관 질환이지만, 'geriatric giants'는 고통 받는 수많은 노인들을 향해 독립성 상실을 초래 하는 공격으로 표현한 주요 장애들이다.

해결하기 위한 가장 적절한 개입을 계획할 수 있다. 대상 고령자의 건강과 관련된 다양한 분야의 의료전문가들에 의하여 그 개인에 대한 전체적이고 다면적인 평가를 하는 것은 다양한 환경에서 명백하게 개선된 결과를 보여왔다[38].

본 장에서 제시된 세 가지 사례의 이력은 제공된 의료서비스 내에서 전체 치료 궤적의 다양한 단계에 존재하는 환자 사례들을 제공하고 있다. 이들 노쇠한 노인들의 관리에 필요한 케어 서비스의 제공은 필요도, 가용 자원, 그리고 다양한 상황에 걸친 정책에 따라 달라질 것이다. 응급실, 급성기 의료 기관 또는 지역 사회에서 이러한 서비스 제공의 신속성은 실행중인 현지 인프라와 전략에 달려 있다. 특정 전략들이 작동하도록 촉진하는 요인 또는 경고 신호는 제공된 사례를 통해 설명하고자 한다.

Case 1: 낙상 환자(The faller)

노인포괄평가를 통해 다학제 팀 평가가 필요한 여러 가지 노쇠의 증상/징후를 발견하였다. 그는 불안정성(instability)이 있었고, 그 결과 낙상이 발생하였다. 약물 검토에서 그가 가진 많은 질환에 기인한 다약제 복용을 확인하였다. 그러나 그의 고혈압 약물 및 전립선 약물로 인한 기립성 저혈압뿐만 아니라 파킨슨병 약물의 복용 시간에 대한 오해로 인해 낙상의 위험을 증가시켰다. 또 다른 낙상의 기여 요인은 다리에 생긴 정맥성 궤양을 뒤늦게 규칙적으로 소독을 시작했다는 것이었다. 이로 인해 다리 궤양 주위에 붓기와 염증(봉와직염)이 발생하였다.

첫 번째 낙상했을 때 다리 감염을 예방하고 그에 따른 두 번째 낙상을 예방하는 방향으로 이어져야 했다. 노인 주간 병동 또는 낮 병원에 의뢰했다면 노인의학 전문의 및 다학제 팀이 신속히 검토를 하였을 것이며, 이 취약한 노인에게 필요한 경우 노인의학 병실과 재활 병상을 이용하면서 입원의 필요성을 없앨 수 있었을 것이다[3]. 또한 그의 정맥성 궤양의 소독이 재개되었을 것이다. 신체 진찰과 약물 검토를 통해 기립성 저혈압을 더 잘 관리할 수 있을 것이고, 그의 다리 근력과 균형을 향상시키기 위해서 물리치료를 받게 할 것이다.

Case 2: 허약한 환자(The Brittle patient)

혈관성 치매로 인한 지적장애뿐만 아니라 요실금 및 거동장애의 소견을 보이는 노쇠와 다발성 질환을 가진 취약한 환자에서 새롭게 발병된 골절의 증례를 제시하였다. 그녀의 현재 상태와 누적된 노쇠 상태의 복잡성으로 인해 그녀가 도움이 필요한 영역들과 그 외 관리가 우선적으로 필요한 영역들을 찾아낼 노인포괄평가를 시행한 후에 다학제 팀 관리를 제공하는 것이 꼭 필요하다.

새로운 골절 발생 후의 재활뿐만 아니라 통증 관리, 간호 등에 관한 이러한 신체적인 문제들은 의사, 간호사들, 작업치료사, 물리치료사 및 그녀의 간병인들의 조직화된 노력이 필요했다. 기존의 치매에 더하여 그녀의 인지기능의 변화는 입원 환자 치료에 큰 어려움을 안겨주었다. 그녀의 섬망의 원인을 파악하는 것이 첫 번째 단계일 것이다. 그 원인들은 기존의 치매부터 골절로 인한 통증 및 처방된 진통제에 이르기까지 다양하다. 기저에 있는 요로감염 또한 인지기능 변화에 기여할 수 있으므로 이에 대한 선별 검사 및 치료가 필요하다.

의사, 간호사, 간병인 간의 충분한 논의를 통해 사전돌봄계획도 마련하였다. 그녀가 이전에는 본인 치료에 대해 결정을 내릴 능력이 있었지만, 현재는 섬망에 의한 상황이 딜레마를 야기했다는 것에 모두 동의했다. 추가 악화가 발생할 경우 어떻게 해야 하는지에 대한 만일의 사태를 대비하기 위한 악화 대비 계획이 제안되었다. 환자의 섬망은 항정신병약물, 진통제 그리고 기저의 요로감염에 대한 항생제의 동시 투여로 해결되었다. 퇴원 계획은 3주 후로 보았다. 병원 입원은 정기적으로 갱신되어야 하는 사전돌봄 계획을 논의할 수 있는 이상적인 기회를 제공했다. 퇴원 시 우선 계획은 가정 간호이며, 그녀의 노쇠 상태를 지지하는 환경과 사망할 때까지 돌볼 그녀의 간병인에 대한 적응과 함께 이동용 승강 장치(hoist)[13] 설치 등도 계획에 포함되었다.

Case 3: 왜소해진 환자(The Shrinking Patient)

비교적 건강하고 혼자 생활할 수 있지만 이유 없는 피로감과 주관적인, 나중에는 객관적으로 확인된 체중감소를 호소하는 환자이다. 여기에서의 '잠재적 취약성'은 겉으로 보기에도 단도직입적인 임상증상을 보였던, 침습적인 유방암의 형태로 제시되었다. 사전 돌봄계획은 그 역할과 목표에 대한 환자의 이해가 없다면 항상 가능한 것은 아니다. 이 경우, 그녀의 건강 상태의 급격한 시작과 갑작스러운 변화는 그녀를 허약하게 만들었다. 만성 질환이나 악성 종양의 치료와 관리에서 노쇠한 환자와 그렇지 않은 환자 간에 달리 고려해야 할 사항들이 있다. 예를 들어, 노쇠한 암환자는 노쇠하지 않은 암환자에 비해 암 자체와 그 치료에 따른 부정적인 결과가 더 많이 발생할 수 있다.

따라서, 그녀가 침습적인 종양에 대한 보존적 치료를 선택하는 것에 대한 명확한 결정을 앞에 두고, 그녀가 급격히 약해질 것을 예상하여, 그녀와 의사들, 가까운 친척들 또는 간병인들이 협의를 갖고 즉각적 치료와 장기적인 치료, 그리고 지지 계획을 상세히 논의하였다.

그 계획은 그녀가 독립성을 유지하기 위해 매일 필요한 모든 것을 제시할 것이다. 여기에는 그녀가 지속해야 할 약물, 영양 및 운동 계획이 포함되어 있다. 또한 임종기 계획도 포함되어 있는데, 거기에 그녀의 상태가 더 악화될 때 자신이 원하거나 원하지 않는 것들을 요약했다. 이것은 그녀가 가족에게 부담이 되지 않을 것이고 그녀에게 남은 시간의 질에 집중할 수 있게 해줄 것이다.

---

13 침대 밖으로 못나오는 거동이 불가능한 환자를 들어서 휠체어 등 옆 공간으로 옮겨주는 장치를 말한다.

3.6 노인의 노쇠 관리를 위한 권장사항

- 신체적/의학적, 기능적, 심리 사회적 요구에 대한 다차원적 검토를 통합한 노인 포괄평가를 통한 접근이 필요하다.
- 노쇠의 발생에 기여하는 단일 또는 가역적인 질병 이환뿐만 아니라 다중 이환 상태(multi-morbidity)에 대한 치료를 해야 한다.
- 노쇠 환자와 비노쇠 환자 사이의 만성 질환 치료, 목표 및 관리를 계획할 때는 두 군간에 치료 결과가 다르다는 것을 고려해야 한다.
- 진단 내리기 복잡한 상태, 결과를 예측하기 어렵거나 다루기 어려운 증상들 혹은 행동이나 인지의 변화가 있는 노쇠한 노인들은 노인의학 전문의에게 의뢰한다.
- 약물의 수와 종류에 대한 정기적인 약물 검토를 통해 노쇠한 노인들에 대한 다약제 복용의 부정적인 영향을 줄일 수 있다[3].
- 필요한 경우 치료 목표, 정기적인 관리 계획 및 응급 관리 계획을 문서화하는 정기적인 검토를 통해 사전돌봄계획을 시작한다. 적합한 경우, 생애 말기 돌봄(완화의료)이 포함될 수 있다[3].
- 급성 낙상, 섬망 및 거동장애와 같은 흔한 노쇠의 증후군들을 포함하는, 노쇠한 노인들이 치료에 적시에 쉽게 접근할 수 있는 임상진료지침을 개발한다.
- 노쇠한 노인들이 '사는 곳에서 늙어감(aging in place)'을 경험할 수 있도록 적합하고 안전한 환경을 제공하는 데 필요한 의료 및 기타 돌봄 요구를 충족시키는 지원 시스템을 개발한다.

결론

노쇠한 노인은 '잠재적인 취약성'이 있어서 부정적인 결과를 가져올 위험이 크다. 이러한 결과는 신체적, 정신적 또는 사회적 안녕에 대한 갑작스러운 변화 또는 도전의 결과로 나타날 수 있다. 노인의 노쇠를 진단하는 일은 복잡한데, 그 이유는 아주 다양한 도구들이 노쇠를 진단하는 데 사용되고 있으며, 그 도구들이 단순히 노쇠만을 측정하는 것이 아니라 흔히 노쇠와 겹쳐서 나타나는 공존 질환이나 장애도 측정하기 때문이다.

그러나 초기의 정확한 진단은 노쇠에 대한 최적화된 치료 및 관리 전략의 시작을 가능하게 한다. 다양한 환경의 임상 진료에서 노쇠에 대한 최적의 표준 관리방법은 노인포괄평가이다. 이 평가를 통해 노쇠한 노인과 그 간병인을 위한 포괄적인 케어 및 지원 계획의 토대를 마련할 수 있다.

Reference

1. Walston J, et al. Research agenda for frailty in older adults: toward a better understanding of physiology and etiology: summary from the American Geriatrics Society/National Institute on Aging Research Conference on Frailty in Older Adults. J Am Geriatr Soc. 2006;54(6): 991–1001.
2. Woodhouse KW, Wynne H, Baillie S, James OFW, Rawlins MD. Who are the frail elderly? Q J Med. 1988;28:505–6.
3. Fit for Frailty. Consensus best practice guidance for the care of older people living with frailty in community and outpatient settings. London: British Geriatrics Society; 2014. http://www.bgs.org.uk/campaigns/fff/fff_full.pdf
4. Soanes C, Stevenson A, editors. Oxford dictionary of English. Revised ed. Oxford University Press: Oxford; 2005.
5. Webster's ninth new collegiate dictionary. Markham: Thomas Allen and Son Limited; 1985.
6. Chapman R, editor. Roget's international thesaurus. New York: Harper and Row; 1977.
7. Greniere A. Constructions of frailty in the English language, care practice and the lived experience. Aging Soc. 2007;27:425–45.
8. Morley JE, Perry HM, Miller DK. Editorial: something about frailty. J Gerontol Med Sci. 2005;57(11):M698–704.
9. Mitnitski A, et al. Relative fitness and frailty of elderly men and women in developed countries and their relationship with mortality [see comment]. J Am Geriatr Soc. 2005;53(12):2184–9.
10. Fried LP, Walston J. Frailty and failure to thrive. In:Principles of geriatric medicine and gerontology. New York:McGraw-Hill; 1998. p. 1387–403.
11. Schuurmans H, et al. Old or frail: what tells us more? J Gerontol Med Sci. 2004;59(9): M562–5.
12. Rockwood K, et al. Frailty in elderly people: an evolving concept. Can Med Assoc J. 1994;150(4):489–95.
13. Jones DM, Song XW, Rockwood K. Operationalizing a frailty index from a standardized comprehensive geriatric assessment. J Am Geriatr Soc. 2004;52(11):1929–33.
14. Fried LP, et al. Frailty in older adults: evidence for a phenotype. J Gerontol Med Sci. 2001;56(3):M146–56.
15. Syddall H, et al. Is grip strength a useful single marker of frailty? Age Ageing. 2003;32(6):650–6.

16. Gill TM, et al. The development of insidious disability in activities of daily living among community-living older persons. Am J Med. 2004;117(7):484 – 91.

17. Studenski S, et al. Clinical global impression of change in physical frailty: development of a measure based on clinical judgment. J Am Geriatr Soc. 2004;52(9):1560 – 6.

18. Barrow F. The International Classification of Functioning, Disability, and Health (ICF), a new tool for social workers. J Soc Work Disabil Rehabil. 2008;5(1):65 – 73. 03/29/2006

19. Gill TM, et al. Two recruitment strategies for a clinical trial of physically frail community-living older persons. J Am Geriatr Soc. 2001;49(8):1039 – 45.

20. Martin FC, Brighton P. Frailty: different tools for different purposes? Age Ageing. 2008;37(2):129 – 31.

21. Morley JE, Vellas Doehner W, Evans J, Fried LP, Guralnik JM, Katz PR, Malmstrom TK, McCarter RJ, Gutierrez Robledo LM, Rockwood K, von Haehling S, Vandewoude MF, Walston JB, van Kan GA, Anker SD, Bauer JM, Bernabei R, Cesari M, Chumlea WC. Frailty consensus: a call to action. J Am Med Dir Assoc. 2013;14(6):392 – 7.

22. Nourhashemi F, et al. Instrumental activities of daily living as a potential marker of frailty: a study of 7364 community-dwelling elderly women (the EPIDOS study). J Gerontol Med Sci. 2001;56(7):M448 – 53.

23. Bandeen-Roche K, et al. Phenotype of frailty: characterization in the Women's Health and Aging Studies. J Gerontol Med Sci. 2006;61(3):262 – 6.

24. Walston J, et al. Frailty and activation of the inflammation and coagulation systems with and without clinical comorbidities: results from the Cardiovascular Health Study. Arch Intern Med. 2002;162(20):2333 – 41.

25. Brown I, Renwick R, Raphael D. Frailty: constructing a common meaning, definition, and conceptual framework. Int J Rehabil Res. 1995;18(2):93 – 102.

26. Rockwood K, Hogan DB, Macknight C. Conceptualisation and measurement of frailty in elderly people. Drugs Aging. 2000;17(4):295 – 302.

27. Cawthon PM, et al. Frailty in older men: prevalence, progression, and relationship with mortality. J Am Geriatr Soc. 2007;55(8):1216 – 23.

28. Ensrud KE, et al. Frailty and risk of falls, fracture, and mortality in older women: the study of osteoporotic fractures. J Gerontol Med Sci. 2007;62(7):744 – 51.

29. Weiner DK, et al. Functional reach: a marker of physical frailty. J Am Geriatr Soc. 1992;40(3):203 – 7.

30. Leng S, et al. Serum interleukin-6 and hemoglobin as physiological correlates in the geriatric syndrome of frailty: a pilot study. J Am Geriatr Soc. 2002;50(7):1268 – 71.

31. Ranieri P, et al. Serum cholesterol levels as a measure of frailty in elderly patients. Exp Aging Res. 1998;24(2):169 – 79.

32. Rockwood K, et al. Long-term risks of death and institutionalization of elderly people in relation to deficit accumulation at age 70. J Am Geriatr Soc. 2006;54(6):975 – 9.

33. Klein BEK, et al. Frailty, morbidity and survival. Arch Gerontol Geriatr. 2005;41(2):141 – 9.

34. Mitnitski AB, Song X, Rockwood K. The estimation of relative fitness and frailty in community-dwelling older adults using self-report data. J Gerontol Med Sci. 2004;59(6):M627 – 32.

35. Kamaruzzaman S, Ploubidis GB, Fletcher A, Ebrahim S. Health Qual Life Outcomes. 2010;8:123. http://www.hqlo.com/content/8/1/123

36. Bortz WM. A conceptual framework of frailty: a review. J Gerontol A Biol Sci Med Sci. 2002;57(5):M283 – 8.

37. Lipsitz LA. Dynamics of stability: the physiologic basis of functional health and frailty. J Gerontol Med Sci. 2002;57(3):B115 – 25.

38. Stuck AE, Iliffe S. Comprehensive geriatric assessment for older adults. BMJ. 2011;343:d6799.

약리학
Pharmacology

Jennifer H. Martin

> **Key Points**
> - 대부분의 치료제는 노년층에서의 안전성, 효능 및 용량에 대한 근거가 없다.
> - 나이에 따른 생리학적 변화와 동반 질환 및 병용 약물의 부가적인 부담이 약물의 체내 대사과정에 영향을 미친다.
> - 이러한 변화는 약물이 신체에 작용하는 방식에도 영향을 미친다.
> - 가능하다면 비약물적 치료법이 먼저 고려되어야 한다.
> - 가능한 최저 용량으로 약물을 시작하고 효과가 충분하지 않고 더 높은 용량이 허용되는 경우에만 증량한다.
> - 노인의 건강을 관리하는 모든 의사들은 매 진료 시 용량 감량을 포함한 약물 처방중단 (deprescribing)[1]을 고려해야한다.

4.1   서론

82세 비만 여성인 NG 부인은 집에서 혼자 지내며 고혈압, 심방세동 및 협심증의 오랜 병력이 있는 분으로, 최근 낙상으로 병원에 입원했다. 그녀의 복용약은 다음과 같다.

---

1   다약제를 처방 받고 있는 환자의 잠재적이고 부적절한 약제의 용량을 줄이거나 대체 혹은 중단하는 것을 말한다.

Atorvastatin	40 mg	Daily
Escitalopram	20 mg	Mane[2]
Frusemide[3]	40 mg	BD[4]
Metoprolol	50 mg	BD
Paracetamol	1 G	TDS[5]
Temazepam	10 mg	Nocte[6]
Warfarin	1 mg	Nocte
OxyContin	5 mg (shorting acting)	TDS
Allopurinol	50 mg	Every second day[7]
Isosorbide mononitrate	60 mg	Mane
Esomeprazole	20 mg	Mane
Nitrolingual spray	1 Puff	PRN[8]
Ramipril	1.25 mg	Nocte
Cetirizine	10 mg	Nocte
Digoxin	62.5 mcg	Mane
Metoclopramide	10 mg	1/2 h before meals[9]

가족들은 그녀의 사망 위험에 대해 우려하고 있으며 요양원 입소를 위한 평가를 의뢰하였다. 그러나 환자는 가능한 한 오래 집에서 살겠다고 요청하였다. 검사 결과 경미한 청각장애만 눈에 띄었고, 임상적으로 비대해진 심장, 증상을 유발하는 기립성 저혈압 (기립 시 수축기 혈압이 50 mmHg 저하), 경미한 감각성 말초신경병증이 있었다.

---

2   Morning 아침에
3   furosemide
4   Bis Die. Twice daily 하루 두 번
5   Three times a day 하루 세 번
6   Night 밤에
7   Every other day 하루 걸러
8   Pro Re Nata. When required 필요할 때
9   식전 30분

이는 일반의, 내과전문의와 노인의학 전문의가 볼 수 있는 전형적인 사례이다. 주호소와 자세한 과거력은 제시되지 않았지만 의학적 문제 목록(medical list)과 제시된 주호소와의 관계는 수많은 우려를 불러 일으킨다. 특히 이 사례는 다약제 복용, 약제복용 순응도, 그리고 환자, 전문의 및 일반의 간의 의사 소통 문제를 포함하여 노인을 대상으로 한 약물 처방과 관련된 여러 문제들을 잘 보여준다. 노인에서는 특정 약동학(pharmacokinetic, PK) 및 약력학(pharmacodynamics, PD) 지표들이 변하며, 이로 인해 환자들에게 증상을 유발하고 삶의 질 저하를 일으킬 수 있다. 이러한 변화된 PK 및 PD 과정은 있거나 없거나('all or nothing')의 양단간의 과정이 아니라 연령, 성별 및 동반 질환에 따라 달라지는 연속값이다. 따라서 이 장에서는 의사들이 노인에게 약을 처방할 때 고려해야 할 일반적인 원칙에 초점을 맞출 것이다.

진료 현장에 사용되는 대부분의 약물들은 노인을 대상으로 PD나 PK를 조사한 적이 없으며, 특히 75세 이상이거나 추가로 동반된 질환이 있는 노인에서는 더욱 그렇다는 것을 주의할 필요가 있다. 규제 당국의 요구 사항이 아니기 때문이다. 따라서 대부분의 연구는 70세 미만이면서 노인에서 흔히 동반되고, PD나 PK 변화를 유발할 수 있는, 동반 질환들을 앓지 않는 환자들을 등록하는 경향이 있다.

노인성 의약품에 대한 ICH[10]/European Guideline Clinical Investigation of Medicinal Products[11]은, 비록 임상에 사용 중인 기존의 약제에 대한 정보는 제공하지 않으며 노인의 실제 데이터들을 공개할 것을 의무화하지는 않고 있지만, 노인에게 사용될 가능성이 상당히 높은 새로운 약물의 등록에 관해 제약사에게 지침을 주고 있다. 치료 대상이 노화에 의한 특정 질환이거나 상당수의 노인 환자들을 포함하는 것으로 알려져 있는 경우 혹은 노인에게 흔한 상황들(예; 장기의 기능장애, 동반 질환 또는 다약제 복용)이 노인이 아닌 환자에서의 반응과 비교하여 노인 환자의(안전성/내약성 또는 효능과 관련된) 반응을 변경시킬 수 있는 경우 등을 다루고 있다. 이 1994년 문서에서 제 3상 임상 시험 자료(제 2상은 '제약사의 선택 사항')에 노인 환자가 충분한 숫자로 포함되어야 한다고 명시되어 있다. 그러나 많은 '새로운' 치료법, 예를 들어 항암 요법은 제 2상 데이터만으로도 사

---

10 International Council for Harmonisation of Technical Requirements for Pharmaceuticals for Human Use, 국제의약품조화위원회를 말한다.
11 유럽 노인 약물 임상연구 가이드라인을 말한다.

용 허가를 받을 수 있다. 실제로, 노인 임상 자료는 동반 질환이 있는 노인 집단의 실제 자료보다는 건강한 노인 지원자들을 대상으로 한 결과를 통해 해석하거나 노인이 아닌 집단의 결과를 노인 연령에 시뮬레이션하여 얻은 값인 경우가 많다. 특히 노인을 대상으로 한 PK 자료는, 설사 있다 하더라도, 일반적으로 노인에서 흔한 장기간의 사용이나 타 약제와의 병용에 대한 자료 보다는 대개 단일 약물 또는 단기 투여에 기초한 것들이다.

노인에서 이들 약물에 대한 임상 시험 자료가 흔히 제한적일 뿐만 아니라, 노인을 대상으로 한 시판 후 약물 감시 연구와 같은 조사자 주도의 연구들이 필요한 증거들을 제공하기 위해 기업 이외의 자금 지원을 받는 것은 어려울 수 있다. 이는 약리학적 문제와 더불어 40년(60-100세)에 걸쳐 있는 노인의 이질적인 인구의 복잡성 때문일 수 있다. 이러한 연구는 교란 요인을 줄이기 위해 많은 수의 동질의 노인들을 필요로 한다. 노인은 임상 시험 진행 중에 부작용과 철회가 건강한 젊은 인구보다 훨씬 많아서 등록 인원을 채우기 어렵기 때문에, 노인 환자를 대상으로 대규모 제약사 후원 무작위 대조 임상시험을 수행하기 어려울 수도 있다. 게다가 많은 노인 환자들은 여러 가지 다른 질병들을 동시에 앓고 있으며, 환자가 약물 연구에 참여하기 위해 중단할 수 없는 다양한 약물들을 복용한다. 따라서 약물을 더 잘 견딜 수 있는 균질하고 건강한 젊은 인구에 중점을 둔 임상연구를 하는 것이 스폰서 입장에서는 연구 참여 대상자 리스트가 충분하고 임상시험 규모가 훨씬 더 작아진다.

4.2   약동학(Pharmacokinetics)

약동학은 사람이 특정 약물을 투여 받은 후 체내에서 처리하는 과정을 보여준다. 정주나 경구 투여 후의 혈장 농도 차이에 대한 노인 인구집단의 일반적인 지식은 알려져 있기는 하지만, 특정 노인 환자에서 장의 기능과 관련된 동반 질환, 식이 유형, (위장운동촉진제와 같은) 장 통과 시간에 영향을 미치는 약물의 동시 복용 및 양성자펌프억제제 동시 투여와 같은 화학적 문제 등에 따라 그 혈중 농도가 다 다를 수 있기 때문에 투여 경로가 매우 중요하다. 복용 시기와 횟수 또한 목표 약물 농도에 영향을 줄 수 있다.

게다가 모든 치료제는 연령, 성별, 체중, 체질량 지수, 간 기능 및 신장 기능과 같은 특정 매개변수에 기초한 약동학적 특성을 갖는다. 성별의 효과는 실제로 성별 자체보다 체성분 차이와 더 관련이 있을 수 있다. 그러나 체성분을 매개변수로 사용할 수 없는 경우에는 성별이 중요한 공변량이 될 수 있다.

노인에서 대부분의 약물에 대한 약동학은 고령 또는 초고령 노인들에게 사용 여부나 정확한 복용량을 권장하기 위해서 충분히 상세하게 연구되지 않았다. 따라서 약동학의 일반적인 원리와 당신 앞의 특정 환자에 대한 원리(흡수, 분포, 대사 및 제거)에 대해 충분한 지식을 보유하고 있다면, 복용 용량 및 시간에 대한 적절한 결정을 내릴 수 있다.

4.2.1   경구 약물의 흡수(Absorption of Oral Medications)

노인에서 위장의 변화로 인해 최고 농도에 도달하는 시간이 달라지게 되는데, 이는 약의 효능에 영향을 줄 수 있다(예; 높은 Cmax[12]를 빠르게 달성해야하는 약물의 경우).

노인에서의 이러한 변화는 다음과 같다:

---

12 maximum concentration. 약물 투여 후 최고 혈중 농도를 의미한다.
13 Lipophilic. 물과의 친화력이 약하고 기름과 친화력이 높은 성질을 말한다. 지용성과 같은 의미로 사용.
14 First-pass metabolism. first pass effect라고도 한다. 경구약을 복용 후에 장에서 흡수되고 간에서 대사를 거치면서 약물의 혈중 농도가 매우 낮아지는 것으로, imipramine, morphine, propranolol, buprenorphine, diazepam, midazolam, nitroglycerin 등이 대표적이다.

1. 위장관 운동성 감소로 약물 흡수 증가함
2. 위장관 혈류 감소로 약물 흡수 감소함
3. 질산염 및 친유성[13] 베타 차단제(예; metoprolol)에서 볼 수 있는 초회통과대사[14]를 거치는 약물의 흡수 정도 증가
4. 위산 분비 감소로 인한 위 pH 알칼리화로 인해 약물 흡수 감소함
5. 삼킴 곤란 문제로 인해 약물 흡수가 불규칙함
6. 영양 부족 및 일정하지 않은 식사로 인해 지용성 및 수용성 약물의 흡수가 변함
7. 경장영양 또는 비위관영양으로 인해 흡수 속도 및 흡수 정도가 변함
8. 복용 중인 약물들이 이러한 변화에 크게 기여할 수 있음(예; 제산제의 동시 복용, 양성자 펌프 억제제의 남용)

이러한 변화들의 최종 결과는 예측하기 어렵고 처방 약물의 특성에 따라 달라질 수 있다.

4.2.2   분포(Distribution)

약물 분포란(정맥투여의 경우) 약물 주입 후 또는(경구 복용 후) 장에서 흡수되어 간을 통과한 후 약물이 분포하는 위치를 말한다. 약물의 겉보기 분포 용적(Volume of apparent drug distribution, Vd)이라는 매개 변수를 사용하여 추정한다. 이것은 체내 약물의 양을 생물학적 체액에서 측정된 약물의 농도로 나눈 값으로 계산된다.

$$\text{Volume of apparent drug distribution (L)} = \frac{\text{amount (mg)}}{\text{concentration (mg/L)}}$$

일부 약물은 장, 신장, 뇌 등에서 발견되는 확산(diffusion), P-glycoprotein 펌프나 기타 에너지 의존 펌프에 의한 능동수송(active transport)을 이용하여 조직이나 체액으로 넓게 분포하게 된다. 아편제와 같이 효과를 내기 위해 뇌에 분포해야하는 약물은 혈액-뇌 장벽을 가로질러야 한다.

약물의 분포 용적(V_d)은 약물의 지용성 또는 수용성 특성 및 특정 노인에 존재하는 수

분 및 지방의 양과 비율에 의해 영향을 받는다. 표준 인구에 대한 분포 용적 계산은 약물 허가 심사 과정에서 의약품 스폰서가 제공한다. 그러나 이들은 일반적으로 건강하고 젊은 사람들에게서 추출된 것이다. 대부분의 노인 환자는 젊은 사람들과 체성분이 다르므로 약물의 분포 용적 역시 다르다. 노인 집단 내에서도 간이나 신장장애가 있거나 심부전이 있는 경우 약물의 분포 용적은 다를 수 있다. 그러나 기본 약리학 원리를 사용하여 부피를 추정하면 작용 부위에서의 원하는 농도가 알려져 있다고 가정할 때, 보다 더 적절한 용량을 선택할 수 있다.

'건강한' 노인이라도 수분과 지방의 체성분 변화가 생긴다. 약물의 물리화학적 요인이 (예; 친유성 여부) 약물의 분포 방식에 영향을 줄 수 있다. 남성과 여성 모두 노화에 의해 근육량이 감소하고 체지방 비율이 증가한다. 따라서 지용성 약물은 젊은 사람에 비해 상대적으로 더 광범위하게 분포될 수 있다. 지용성인 benzodiazepine 계열의 약물들에서 이와 같은 현상이 나타나므로, 노인에서 사용시 그 투여량을 줄여야 한다. 반대로, 혈액에 분포되는 약물은 노인에서 그 분포 용적이 감소할 수 있다.

노화 과정은 또한 체수분의 이론적인 감소와 관련이 있으며, 이는 수용성 약물의 분포 용적에 영향을 줄 수 있다. 노인은 일반적으로 혈중 약물과 결합하는 알부민을 적게 생산한다. 합약물의 단백질 결합 감소(예; 낮은 알부민)는 유리 약물 농도를 증가시킬 수 있다. 유리 약물 농도가 증가함에 따라(결합된 약물과 비교하여) 더 많은 약물이 수용체에 결합하거나 세포막을 통과할 수 있게 되어 노인의 약리학적 효과가 증가한다. 그러나, 이러한 상황에서 유리 약물 분획의 증가는 또한 약물의 배설 증가를 초래하므로, 투약 간격 동안 유리분획은 정상 농도로 회복된다. 약물의 혈중 총 용량(종종 자동 실험실 분석에서 측정되는 것)이 적다는 것이 이를 반영한다. 이는 노인의 유리된 phenytoin 청소율(clearance)에 관한 잘 진행된 임상약리학 연구에 의해 잘 뒷받침된다. 노인에서 free phenytoin 청소율이 감소하는 경향이 있지만 큰 의미가 없었다[1]. 이것 또한 단백질 결합도가 높은 약물의 경우 유리 농도를 측정하는 것의 중요성을 보여준다.

이러한 효과들은 모두 약물의 분포 방식과 최종 혈장 농도에 영향을 줄 수 있다. 혈중 농도 변화를 설명할 수 있는 용량의 변동이 없다면, 분포 용적이 약리학적 작용 또는 부작용이 발생할 수 있는지를 결정한다. 예를 들어, 약물의 분포 용적이 감소하면 원하는 농도를 달성하는 데 필요한 부하 용량이 감소하고 약물의 반감기(혈중 농도가 50%

감소하는 데 걸리는 시간)는 바뀔 수 있다. 이러한 변화를 고려하지 않으면, 예를 들어 digoxin을 표준 부하용량으로 사용할 때에도 가끔 약물 독성이 발생할 수 있게 된다. 또한 특정 약물의 반감기 변화는 환자별로 다른 특정 투여량을 결정하게 해준다. 심부전에서처럼 친수성 약물(예; 헤파린)의 분포 용적이 증가하면 반대 효과가 발생한다.

$$t_{1/2} = \frac{0.693 \times V_d}{\text{clearance}}$$

노인 환자에서 약물의 분포 용적이 노화에 따라 어떻게 변하는지에 대한 고려를 하는 것이 개인에게 적절한 약물 복용량을 결정하는 데 도움이 되는 중요한 구성 요소이다. 노화에 의해 분포 용적이 어떻게 변하는지에 대한 연구가 있는 약물들은, 그런 연구가 거의 없지만, 노인에게 정확하게 용량을 투여될 수 있다. 이러한 정보가 없는 약물의 경우, 용량을 낮게 시작하여 임상적으로 적절한 목표에 도달할 때까지 또는 특정 효과의 증명된 대리지표에 도달할 때까지 천천히 증가시켜야 한다.

> **약물은 저용량으로 시작하고, 천천히 증량시킨다.**

4.2.3   대사(Metabolism)

약물 대사의 대부분은 간에서 진행된다. 그외 소장 장벽, 신장 피질, 심장, 폐와 같은 기타 기관에서 소량으로 대사과정이 일어난다. 따라서 혈류의 변화를 통한 이러한 장기들의 직·간접적인 변화, 특히 간의 변화는 약물 대사에 중요한 영향을 미치게 된다.

간에 미치는 효과는 다인성이다. 간은 약물에 결합하는 단백질을 합성하고, 효소를 합성하여 약물을 환원 또는 산화시켜 약물 대사를 유도하며, 지용성 약물에 다양한 수용성 화학 물질을 결합시켜 신장으로 제거(청소)를 가능하게 한다. 약물의 간 청소에 대한 영향은 간으로의 약물 전달을 반영하는 간 혈류량(Q), 혈장 단백질에 결합되지 않은,

그래서 간효소와 작용할 수 있는 약물들의 분획(f) 그리고 '내인성 청소율(intrinsic clearance, Cl$_{int}$)'으로 흔히 언급되는, 약물을 대사하는 간효소의 내인성 능력에 의해 결정된다. 내인성 청소율은, 혈류 제한과 혈액 내 세포나 단백질에 결합—둘 다 간의 합성장애와 간세포의 온전함의 영향을 받을 수 있다—이 없는 조건에서 약물들을 청소할 수 있는 간의 능력이다.

$$\text{Hepatic clearance: Cl (h)} = Q \left[(f \times Cl_{int}) / (Q + f \times Cl_{int}) \right]$$

4.2.3.1 단백 합성 기능의 중요성

질환에 관계없이 나이가 들어감에 따라 단백질 합성 능력이 감소한다. 만성 간질환이 발생하면 더욱 감소한다. 이 상태에서, 단백질 결합의 감소는 초기에는 높은 약물의 유리분획으로 이어지며, 이는 약물의 활성 성분으로 (뇌)혈액 장벽이나, 유리분획의 배설로 이어지는 신장막들을 통과할 수 있다. 그러나 위에서 논의한 바와 같이 대부분의 약물의 경우, 유리 농도가 높을수록 신장에서 제거되는 양이 더 많아진다. 또한 여과율 증가는 즉각적으로 이뤄지지 않는다; 따라서 노인은 간의 합성 능력이 손상되면 약물의 높은 유리분획으로 인한 독성의 위험에 단기적으로 처하게 된다.

4.2.3.2 간 대사 과정의 중요성

간은 대사적 변환 과정을 완료하기 위해 다양한 반응을 실행하며, 그 대사과정은 간의 손상이 있으면 감소하게 된다. 산화 반응(1단계)은 산화, 환원, 가수 분해 또는 다른 유형의 화학적 전환을 통해 발생할 수 있으며 활성 대사 산물과 비활성 대사 산물을 모두 생성한다. 따라서 1단계 기전이 손상되면 약물 활성이 증가 혹은 감소할 수 있다. 1단계 반응은 전형적으로 cytochrome P450 monooxygenase (CYP450) 효소와 관련되어 있으며, 그 효소들 중에 약물 대사에 역할을 하는 다양한 유형이 존재한다. 이 효소의 대부분은 간에 있지만 신장, 내장, 뇌 및 폐에도 조금씩 존재한다. CYP450 시스템은 많은 약물-약물상호 작용이 일어나는 곳인데, 이는 다양한 약물들이 대사 중인 다른 약물의 대사 유도제 또는 억제제로 작용할 수 있으며, 그 결과 예상보다 더 높거나 낮은 농도를 유발할 수 있다. 일부 약물은 간을 통해 활성 형태(전구 약물)로 전환되기도 한다.

2단계 반응은 포합(conjugation) 반응을 통해 일어난다. 이 반응의 생성물은 분자량이 증가하고, 대부분 비활성 상태가 되는데, 이는 흔히 활성 대사 물질을 생성하는 1단계 반응과 다르다. 일부 약물은 1단계 및 2단계 대사를 모두 거친다.

정상적인 대사 과정의 변경은 약물의 약동학에 큰 영향을 줄 수 있다. 정상적인 대사 경로가 어떤 식으로든 느려지게 되면 약물의 반감기가 연장되어 농도가 증가한다(특히 투약 간격이 동일하게 유지되면 제거 시간이 증가한다). 이러한 경로가 어떤 식으로든 빨라지면 약물의 반감기가 감소하고, 복용 빈도가 증가하지 않는 이상 약물의 효과가 감소하게 된다.

대사는 장기 기능장애뿐만 아니라 노인에서 흔히 일어나는 다른 변화들의 영향을 받는다. 여기에는 식이(알코올 및 영양 상태), 담배 같은 상호 작용 약물의 존재(또는 부재)가 포함된다. 또한 간 혈류량, 간 질량 및 고유 대사 활동(CYP450 효소 시스템 포함) 등의 감소와 같은 노화 자체에 의해 발생한다. 1단계 반응은 2단계 반응보다 훨씬 더 많은 영향을 받는다. 간으로의 혈류가 감소하고 대사 활동이 감소함에 따라 노인의 대사 과정이 크게 줄어든다. 간에서 주로 제거되는 활성 모약물(parent drug)[15]인 경우 그 제거율이 감소함을 의미한다.

이들 대사 효과들의 최종결과는 다양하게 나타난다. 따라서, 간 기능 감소의 정도를 측정한 다음 이를 기반으로 적정 약물 용량을 계산할 수 있도록 이 효과들을 정량화하는 것은 어렵다. 연령, 성별, 유전학 및 기타 변수가 대사 능력에서 중요한 역할을 하기 때문에 간기능만을 기반으로 한 용량 계산 공식은 정확하지 않다. 이것은 혈청 크레아티닌(creatinine)을 사용하여 신장 제거 약물의 제거율을 추정할 수 있는 신장장애와는 다르다. 간기능을 기반으로 정확한 공식을 확립할 수 없다고 말한 바 대로, 노인 환자에서는 간에서 제거되는 약물의 복용량을 일률적으로 줄여야 한다. 얼마나 약물 용량을 감소해야 하는지는 알려져 있지 않지만, 알려진 치료 유효 용량 범위(알려진 경우) 또는 측정 가능한 효능 또는 부작용에 따라 조정해야 할 것이다.

---

15 대사 과정을 겪기 전 상태의 약물을 의미한다.

4.2.4 배설(Excretion)

체내의 약물 제거는 주로 신장 배설과 대변을 통해 발생한다. 대변으로 청소되는 대부분의 약물들이 미리(간에서) 비활성 대사산물로 대사되기 때문에, 나이가 들어감에 따라 임상적으로 유의하게 배설이 감소하는 것은 주로 간 생리학(위에서 설명)과 신장 기능의 변화로 인해 발생한다. 신장의 배설 감소는 신장으로의 혈류 감소, 신장 질량 감소 및 기능하는 네프론(nephron)의 크기 및 수의 감소를 포함한 여러 가지 생리학적 변화의 결과이다. 간에서의 영향과 달리 이러한 변화들은 환자마다 일관되며, 연령, 체중 및 성별을 토대로 근육량에 대해 검증된 Cockcroft−Gault 방정식을 사용하여 추정할 수 있다.

$$\text{CrCl (CG)} = [(140 - age) \times wt\ (kg) \times F\ ] / (\text{plasma creatinine in } \mu Mol \times 0.8136)^{[16]}$$

여기서 F를 남자인 경우 1, 여자인 경우 0.85로 계산한다.

Cockcroft−Gault 방정식은 환자들의 체성분의 다양성으로 인한 부정확성에도 불구하고 거의 40년이 지난 후에도 여전히 표준으로 남아 있다. 이러한 계산법은 일반적인 약물 투약 용량 결정에 사용하던 추산 사구체 여과율(eGFR)보다 여전히 우수하다. Cockcroft−Gault는 실제 신기능을 추정하는 데 사용될 수 있으며, 따라서 용량 감소가 얼마나 필요한지에 대한 지침이 될 수 있다. 노인에서는 낮은 혈청 크레아티닌 농도가 근육량 감소로 인한 것일 수 있고 신장 기능이 정상임을 나타내지 않기 때문에 체중을 공식에 포함시키는 것이 중요하다는 것을 알 수 있다. 혈청 크레아티닌이 신장 기능의 정확한 지표가 아닐 수 있는 환자의 경우, 실제 24시간 크레아티닌 측정이 필요할 수 있다.

일부 약물은 변하지 않고, 즉 대사작용으로 비활성화되지 않고 그대로 배설되는 비율이 높다. 따라서 신장 기능이 손상된 환자가 이러한 약물을 감량하지 않거나 투여 간격을 늘리지 않을 경우, 고농도의 약물이 혈중에 그대로 남게 되고 독성 위험이 있다. 이 경로로 노인을 위험에 빠트리는 약물들로는 enoxaparin, digoxin, gentamycin, 일부 ACE

---

16 Cr이 mg/dL 단위인 경우는 0.8136 대신에 72를 곱한다.

억제제 및 morphine이 있다. 간대사와 마찬가지로 신기능이 감소함에 따라 약물의 반감기가 증가한다.

 나이가 들면서 주로 신장에서 제거되는 약물의 신장 제거율 감소는 임상적으로 매우 중요할 수 있다. 100% 소변으로 배설되는 allopurinol이 대표적이다. 많은 약물들이 간에서 무독성 화합물로 대사되지 않은 상태로 신장으로 완전히 혹은 부분적으로 배설된다. 다른 약물들은 먼저 대사과정을 거친 후 대사 산물들이 신장에서 배설된다. 만일 대사 산물이 활성 상태라면 신기능 저하 환자에서 심각한 독성이 발생할 수 있다. 대표적인 예가 모르핀이다. 따라서 어떤 약물이 주로 신장에서 배설되는지 인지하고 신장애 환자의 약물 복용량을 조정하는 방법을 이해하는 것은 모든 환자, 특히 노인에서 안전하고 효과적인 약물 투약을 보장하는 데 필수적이다.

 요약하면, 건강한 노인에서도 대부분 약동학의 변화가 관찰된다. 이는 약물의 특정 약동학에 현저한 영향을 미치는데, 그 약동학의 임상적 영향은 약물이 친유성(lipophilic)인지, 혹은 친수성(hydrophilic)인지 아니면 주로 변하지 않은 상태로 신장에서 배설되는지 등의 여부에 따라 달라진다. 이러한 변경 사항은 **표 4-1**에 요약되어 있다. 전반적으로 볼 때, 약동학의 변수들인 ADME[17] 중에서 약물 흡수가 노화에 의한 영향을 가장 적게 받는다. 그러나 장을 알칼리화 시키거나 전달(transport) 시간을 늦추는 약물[18]을 부가적으로 복용하면 임상적으로 약물 흡수에 상당한 영향을 미칠 수 있다. 간에 의해 제거되는 약물의 용량을 계산하는 것, 즉(신기능과 달리) 간 기능을 측정하는 것은 어려우므로, 복용량을 줄이고 임상적으로나 약물 농도 측정을 통해 환자를 면밀히 모니터링하는

표 4-1. 노화에 따른 약역학(PK) 과정의 변화 요약

	친유성	해당 약물	친수성	해당 약물
흡수	증가	Metoprolol	변화 없음	Amoxycillin
분포	감소	Diazepam	증가	Enoxaparin
대사	감소	Alcohol	변화 없음	Gentamycin
제거	변화 없음	Atorvastatin	감소	Allopurinol

---

17 Absorption(흡수), Distribution(분포), Metabolism(대사), Excretion(배설)을 의미한다.
18 위장 운동을 늦추는 약물이 이에 해당된다.

것이 바람직하고 중요하다. 기존의 약물 정보를 기반으로 신장에 의해 배설되는 약물의 용량을 보다 용이하게 조정할 수 있다. 신장에 의해 배설되는 약물은 특히 모니터링에 신경 써야 하고, 필요시 복용량을 조정해야 한다.

4.3 약력학(Pharmacodynamics)

약력학은 특정 약물이 신체에 미치는 효과에 대한 연구이다. 여기에는 수용체, 세포 신호 경로 또는 기타 특이적 또는 비특이적 표적에 대한 약물의 영향이 포함된다. 노화는 표적 및 위치에 따라 특정 약물에 다소간의 민감성을 유발할 수 있다. 심혈관 및 중추 신경계에 영향을 미치는 약물의 경우 민감성은 임상적으로 더욱 분명한데, 이는 아마도 항생제와 같은 다른 약물보다 치료 지수(therapeutic index)[19]가 더 작기 때문이다. 이 과정은 특정 약물이 수용체 부위에 미치는 영향으로 인해 발생할 수 있다. 수용체 부위의 숫자 역시 나이가 들면서 바뀔 수 있고, 특히 중추 신경계에서 그런 변화가 많으며 이는 약의 효능에 영향을 줄 수 있다.

하지만 약력학적 변화의 속도와 정도를 예측하는 것은 어려울 수 있는데, 그 이유로는 다수의 장기 계통들이 관계되고, 또 노화과정 자체가 다양한 속도로 변화하기 때문이다.

또한 일부 약력학적 효과는 동반 복용한 약물 및 기타 변수에 따라 약화되거나 과장된다. 그러나 노인은 질병을 다수 갖고 있을 수 있기 때문에 약물 처방을 처음 시작할 때마다 약력학적 상호 작용을 적극적으로 찾아야 한다. 또한 약물은 저용량으로 시작하고 천천히 적정해야 한다. 이것은 새로운 증상이 새로운 질병 때문인지(새로운 약물의 시작을 장려할 수 있는지) 또는 현재 치료법의 부작용(약물 감소 또는 중단을 조장할 수 있음) 때문인지에 대한 이해를 가능하게 한다.

---

19 원하는 반응을 나타내기 위한 약물 용량을 독성을 나타내는 해당 약물 용량으로 나눈 값. 치료지수가 크다는 것은 독성농도에 비해 유효농도가 크다는 것이므로 안전성이 큰 약물이라고 할 수 있다.

약물은 저용량으로 시작하고, 천천히 증량시킨다.

이것의 예로는 베타 차단제(beta blocker), metformin, 또는 일부 ACE 억제제가 있을 수 있다. 노인들은 새로운 치료법을 시작할 때 가능한 부작용에 대해 인지하고 적절한 예방 조치를 충분히 취할 수 있어야 한다.

4.3.1   약물 부작용(Adverse Drug Effects, ADEs)을 일으키는 약력학적 변화

나이에 따라 수용체의 밀도와 하강 신호전달들이 바뀌면서 노인은 특정 약물 부작용의 고위험군이 될 수 있다. 어지럼증, 진정, 발작, 착란 등을 포함하는 중추신경계의 증상 들은 흔히 여러 진통제, 항우울제, 저용량 항정신약물(antipsychotics)과 같은 '이상행동 조절(behavioural)' 약제들에 포함된 항콜린성(anticholinergic), 히스타민성(histaminergic), 도파민성(dopaminergic), 오피오이드(opioid) 효과에 의해 유발될 수 있다. 이러한 효과 들은 특히 중추신경계에 작용하는 어떤 약물에도 극도로 민감할 수 있는 노인 환자들에 게 어떤 문제를 일으키게 된다. 또한, 노인을 대상으로 약물들이 대개 공식적인 임상 시 험이 이뤄지지 않았기 때문에 상대적 이익 대비 위험을 가늠하기 어렵다. 흔히 약력학적 부작용을 일으키는 약물들은 항콜린성 혹은 항히스타민성 작용을 하는 경우가 많다. 이 약물들은 고령에서 요폐(urinary retention)와 착란 을 일으키는 경우가 흔하다. 동맥의 탄력성이 저하된 노인에게 갑자기 후부하(afterload)를 줄여주는 약물들을 사용하면 심각 한 관상동맥 또는 대뇌 동맥 증상을 유발할 수 있다.

노화에 의해 발생하는 다른 약물 유발 약력학적 영향에는 약물 유발 신독성이 있으 며, 이미 신장기능에 이상 있는 노인 환자에서 특히 주의해야 한다.

수용체의 민감도가 나이에 따라 감소하기도 한다; 예를 들어 베타 차단제는 수용체와 의 결합 친화력 상실로 인해 일부 노인에서 심장에 대한 효과가 감소한다고 알려져 있 다. 하지만 더 높은 용량에서는 비심장성(예; 혈관성) 독성을 나타낼 수 있다. 그러므로 점진적 용량 조절과 환자 모니터링을 통해 올바른 시작 용량을 처방할 수 있다.

4.3.1.1 약물유해반응(Adverse Drug Reactions, ADRs)

약물유해반응은 호주에서 6번째 주요 사망원인이다. 약물유해반응 발병 위험도는 일반 인구보다 노인에서 훨씬 더 높으며, 이는 노인 환자의 사망률 증가로 이어진다. 심각한 약물유해반응의 발병 확률은 입원환자의 6.7%로 추산되며[3] 전체 약물유해반응 발생 확률은 그보다 높은 수준이다. 노인에서의 약물유해반응 확률은 현재 더 높을 것으로 생각되며 심각한 약물유해반응은 노인 입원 환자의 15-24%에 달하고 있다[4]. 입원을 필요로 하는 대부분의 약물유해반응은 예방 가능하다. 미국에서 전체 약품 관련 문제에 대한 연간 직접 의료비용은 1,042억 달러로 추정된다. 이 비용의 대부분은 고령 환자에서 발생한다.

선진국에서 65세 이상 환자의 약 30%는 5개 이상의 처방 약물을 매주 복용한다. 노인 환자들이 사용하는 약물의 수는 약물유해반응의 발생에 크게 기여한다.

기능 상태에 영향을 미치는 약물유해반응은 노인 환자에서 자주 관찰된다. 다음의 반응이 흔하다:

- 항콜린성 증상
- 정신 상태 변화
- 기립성 저혈압
- 기분 및 행동 변화
- 소화기장애(변비, 설사)

노인에서 약물유해반응의 흔한 원인으로는 과대 반응(exaggerated effect)이 있다. 예를 들어, 항우울제[20] 를 복용하는 노인 세대의 많은 환자들은 자세 변화에 의한 저혈압 증상들을 경험한다. 하지만 비교적 젊은 환자들은 일반적으로 이러한 증상에 잘 보상을 하고 있다. 그러므로 약물 부작용의 표현 증상이 노인 환자에서 훨씬 심하게 나타난다.

---

20 예를 들면, amitriptyline이 있다.

4.3.1.2 약물상호 작용(Drug Interactions)

노인에서 약물유해반응의 다른 원인은 약물상호 작용이다. 노인 환자들이 복용하는 약물의 수가 많다는 점을 고려하면 이것은 놀랍지 않다. 다양한 연구들은 복용약물 수와 약물유해반응의 위험도의 직접적 연관성을 밝혀냈다. 이유들은 다인성이지만 다음을 포함한다.

1. 각 약물은 고유의 부작용 양상이 있다. 차단되는 수용체나 경로에 의한 작용이나 과장된 효과에 의한 결과이다.

2. 여러 효소들이나 기전들이 같은 시스템 내에서 차단된다(예를 들어 세로토닌, 히스타민, 콜린 작용을 중추신경계에서 모두 막아버린다면 기하급수적으로 부작용이 늘어나게 된다. 이를 약력학적 부작용이라고 한다).

3. 약동학적 부작용은 하나의 약물이 다른 약물의 대사를 유발하거나 차단하여 약물의 용량을 임상적으로 유의미하게 증가 혹은 감소시킨다.

더 나아가 여러 약물을 복용하는 경우 다른 질병의 치료 약물이 특정 질병 상태를 악화시켜 문제를 일으킬 수 있다. 비록 이런 문제점이 노인에게 국한되는 것은 아니지만, 부작용을 견딜 수 있는 역치가 낮고 다양한 기저질환이 있는 그들에게 약물상호 작용 위험성이 더 높으므로 더 자주 관찰된다.

4.3.2   다약제 복용(polypharmacy)과 과도-다약제 복용(hyper-polypharmacy)

다약제 복용[21]은 처방된 약물의 수(예; 여러 의사들로부터 처방 받은, 많은 약물들을 복용하고 있는 경우), 혹은 처방된 약물의 필요성이나 질병의 복잡성 등에 의해 정의될 수 있다. 정의가 무엇이든 다약제 복용은 노인 환자의 중요한 문제이다. 열 가지 이상의 약물 처방으로 정의되는 과도-다약제 복용은 기하급수적으로 증가하는 약물상호 작용 위험성으로 더욱 문제가 된다.

---

21 보통 다섯 가지 이상의 약물을 복용하고 있을 때를 다약제 복용이라고 한다.

다약제 복용의 원인은 다양하지만, 대부분은 명확한 치료 계획이 없거나 환자의 주치의와 의사 소통이 최신 정보로 잘 이루어지지 않았기 때문에 발생한다[6]. 특히 급성 질환으로 전문의를 장기간 방문해왔던 환자들이 만성기로 접어들면서 더 이상 전문의의 관리가 필요하지 않게 된 경우 문제가 발생한다.

마지막으로, 모든 의료인들(health care provider, HCP) 간의(특정 국가에서는 환자의 약물 처방을 진료협력 팀[allied health]이 처방함) 효과적인 의사 소통이 이 문제를 없앨 수 있는 열쇠이다. 한 가지 간단한 권장 사항은 모든 환자들이 현재 복용하고 있는 약물을 모두 가져오도록 요청하여 이를 의료진들이 꼼꼼히 검토하는 것이다. 약물 처방 주 결정자는 결정을 면밀하게 검토해야 하며, 환자의 뜻 혹은 향후 진료 계획과 일치하지 않는 경우 더욱 그러하다.

4.3.2.1 순응도(Compliance)

환자에게 제공되는 치료에 대한 순응도는 약물 처방에 대한 결과를 예측하는 데에 있어 중요한 장벽으로 작용하며, 노인 환자의 경우는 이해력, 의사 소통, 언어 장벽, 사회 문화적 문제, 경제적 문제와 의사에게 잘 알리지 않는 부작용 발생 등의 문제가 많아서 더욱 그러하다.

노인 환자의 낮은 순응도는 건강정보 이해 능력(health literacy)에 의한 결과물일 수 있다. 연구들을 통해 나이가 들면서 건강정보이해도가 낮아짐에 따라 사망률이 높아진다는 것이 밝혀졌다. 흐려지는 시야, 낮은 교육 수준, 언어적 장벽과 정신적 건강 문제(치매, 우울증, 불안 등) 등과 같은 건강정보이해도에 관련된 문제들이 노인들의 순응도에 영향을 끼친다. 노인의 치료 시에 이 모든 것들을 고려해야 하며 다루어야 한다. 가족 구성원들의 참여가 특히 노인과의 의사 소통 및 이해에 있어 징검다리 역할을 할 것이다.

4.3.3   적합한 약물 선택 지원

의사들은 노인 환자에게 적합한 약물을 처방하기 위해 여러 가지 도구들을 사용할 수 있다. 의사들이 약물치료를 시작하거나 멈추는 결정을 돕기 위한 알고리즘들이 최근 제시되었다[8]. 'Beers criteria'는 노인에게 부작용을 일으킬 수 있는 약물들의 목록이며, 약리학(작용 기전, 약동학, 부작용)을 기반으로 하였다. 이 목록은 25년 전에 만들어졌으며 미국 노인병 학회(American Geriatrics Society)가 2012년에 수정하였다.[22]

그러나 어떤 약물도 부적절하게 사용되는 경우 부작용이 발생할 수 있으며 의료인이 모든 약물 목록을 기억하기 어렵기 때문에 더 일반적인 지침이 필요하다.

이러한 도구와 유사하게, 노인 대상 처방전의 선별 도구는 다양한 환경에서 사용되었다. 단순 약물 체크리스트가 아니라 특정 동반 질환들을 가진 특정 환자에서의 약물 처방을 다루고 있다. 하지만 특정 약물의 비용-효과와 환자가 요청한 목표나 치료는 서로 별개이며 개별적 결정은 모든 환자에서 고려되어야 하고 정기적으로 검토되어야 한다.

어떤 도구를 사용하든 일차 목표는 모든 노인 환자에게 주의와 검토를 하고 약물 처방이 이뤄져야 한다는 점이다. 이를 통해 각 환자로 하여금 현 상황에 맞는 적합한 약물을 하고 있다는 사실을 확인시켜줄 수 있다.

4.4   요약

검토 결과, 이완성 심부전과 안정성 협심증을 앓고 있는 해당 82세의 노쇠한 여성 환자의 처방 약물의 대부분에서 이점을 찾지 못하였다. 특히 중간유효용량(ED50)[23] 보다 훨씬 더 고용량의 statin은 이점이 불명확하고 오히려 해가 되는 부분이 클 것으로 보였다[10]. 허리 통증으로 복용 중이었던 아편계 약물(opiate)을 중단한 이후 그녀는 물리치료사가 설

---

22 2019년 개정판이 발표되었다.
23 투여한 환자의 50%에게 약물의 효과가 나타나는 용량을 의미한다.

계한 운동 프로그램에 빠르게 반응하였으며 citalopram 또한 더이상 필요하지 않았다.

아편계 약물을 중단하면서 인지기능과 자발적 움직임이 향상되었다. 이뇨제는 유지하였고, paracetamol 복용은 중단하였다. 혈압은 노인에서 흔한 기립성 변화를 보여주었고 주호소인 낙상을 감안하여 metoprolol은 점진적으로 25 mg BD로 감량하였다. 이 용량으로 심방세동의 맥박수는 조절되었다. Digoxin을 중단하는 것과 점진적으로 temazepam을 감량하는 것에 대해 주치의와 논의하였다. INR (international normalized ratio, 국제표준화비율)[24]은 병원에서 모니터링하였으며 초기 불안정한 경구 섭취(식사/음료)로 불안정했던 INR 값이 이후 안정되었고, 매일 warfarin 2 mg을 유지하였다. ISMN (isosorbide mononitrate)는 60 mg으로 유지하였고, 추후 체위성 저혈압이 문제가 될 경우 이 약물을 감량하기로 계획하였다. Allopurinol은 매일 복용하는 것으로 증가시켰는데, 이는 다른 약물 중단으로 인한 신기능 상승과 격일로 복용하는 것에 대한 낮은 순응도를 고려한 결정이었다.

Esomeprazole은 2주에 걸쳐 감량하였고 결국 중단하였는데 그 이유는 임상 약동학 연구에서 낮은 pH가 다른 약물들을 흡수하는 데 도움을 준다는 점을 참고한 것이었다. Ramipril은 유지하였다. Cetirizine은 중단하였는데 이후 환자는 기능이 개선되었고 구역감이 감소하였다. 이유는 밝혀지지 않았지만, 위 약물들을 중단하면서 환자의 식욕이 돌

추적관찰 약물 차트

Frusemide	40 mg	매일 2회
Metoprolol	25 mg	매일 2회
Temazepam	5 mg	밤에 (감량 중)
Allopurinol	50 mg	매일
Isosorbide mononitrate	60 mg	아침에
Nitrolingual spray	1 puff (분사)	필요시
Ramipril	1.25 mg	밤에
Folate	5 mg	아침에

---

24 혈액응고시간의 지표가 되는 프로트롬빈시간(prothrombin time, PT)에 대해 검사기관 상호간의 차이를 보정하기 위한 PT의 국제적인 표준화비율을 말한다.

아왔고 이후 metoclopramide를 중단할 수 있었다. 말초신경병증(peripheral neuropathy)이 진단되었다; 추가 검사상 엽산 저하증(folate deficiency)만 확인되었다. 낙상의 원인으로 다약제 복용에 의한 체위성 저혈압과 인지기능 저하로 추정되었다. 고유감각(proprioceptive) 저하도 이에 해당될 것이다.

주치의를 위한 환자 정보는 2주에 걸쳐 완성되었다. 이 시점에서 환자와 치료의 목표에 대해 논의하였다. 환자는 증상 개선을 원하였으며 향후 낙상에 대한 두려움도 표현하였다. 그래서 순환기 내과와(통풍에 대한) 류마티스내과 진료는 취소되었다. 낙상은 이후 더 발생하지 않았고 환자의 체위성 혈압 감소량은 15 mmHg 감소했으나, 환자의 요청에 의해 warfarin은 중단하였다. 환자는 temazepam, ramipril, folate 약물에 대한 재검토를 위해 3-6개월 내로 방문하기로 동의하였다.

전반적으로 환자들이 현재 상황에 적절한 약물을 복용할 수 있게 보장된다면 그들의 질병은 더 잘 관리될 것이고, 더 행복할 것이며 더 적은 종류의 약물을 사용하게 되어 약물부작용도 적을 것이고 이로 인해 의료 비용도 감소할 것이다. 또한, 지역 사회 참여와 봉사활동 기회가 생길 것이고 요양 시설 입소 필요도와 불필요한 약물 비용도 감소할 것이다. 인간의 노화에 따른 복잡한 생리적, 약리적 변화를 이해하는 것이 노인 환자들에게 약물을 처방하는 과정에 필수적이다.

용어 풀이

ADE	Adverse drug event	약물부작용
ADR	Adverse drug reaction	약물유해반응
BD	Twice daily	하루 2회
Cl	Clearance	제거율
e.g.	For example	예를 들어
GP	General practitioners	일반의
i.e.	that is	즉
PD	Pharmacodynamic	약력학
PK	Pharmacokinetic	약동학
PPI	Proton pump inhibitor	양성자 펌프 억제제
PRN	As needed	필요에 따라
$t_{1/2}$	half−life	반감기
TDS	Three times daily	하루 3회
V_d	Volume of distribution	분포 용적

Reference

1. Wright D, Begg E. The 'apparent clearance' of free phenytoin in elderly vs. younger adults. Br J Clin Pharmacol. 2010;70:132 – 8.
2. Martin J, Fay M, Ungerer J. eGFR—use beyond the evidence. Med J Aust. 2009;190:197 – 9.
3. Lazarou J, Pomeranz B, Corey P. Incidence of adverse drug reactions in hospitalized patients: a meta-analysis of prospective studies. JAMA. 1998;279:1200 – 5.
4. Mannesse C, Derkx F, de Ridder MA, Man Veld in 't A, van der Cammen T. Contribution of adverse drug reactions to hospital admission of older patients. Age Ageing. 2000;29:35 – 9.
5. Qato D, Alexander G, Conti R, Johnson M, Schumm P, Lindau S. Use of prescription and over-the- counter medications and dietary supplements among older adults in the United States. JAMA. 2008;300:2867 – 78.
6. Scott IA, Hilmer SN, Reeve E, Potter K, Le Couteur D, Rigby D, Gnjidic D, Del Mar CB, Roughead EE, Page A, Jansen J, Martin JH. Reducing inappropriate polypharmacy: the process of deprescribing. JAMA Intern Med. 2015;175:827 – 34.
7. Hubbard R, Peel N, Scott I, Martin J, Smith A, Pillans P, Poudel A, Gray L. Polypharmacy among older inpatients in Australia. Med J Aust. 2015;202:373 – 7.
8. Scott I, Gray L, Martin J, Pillans P. Deciding when to stop: towards evidence-based deprescribing of drugs in older populations. Evid Based Med. 2013;18(4):121.
9. American Geriatrics Society 2012 Beers Criteria Update Expert Panel. American Geriatrics Society updated Beers Criteria for potentially inappropriate medication use in older adults. J Am Geriatr Soc. 2012;60:616 – 31.
10. Dimmitt S, Moran A, Scartozzi M, Stampfer H, Warren J. Excessive range of statin dose in Western Australian primary care. Intern Med J. 2015;45:860 – 3.

노인의 섬망 문제
The Problem of Delirium in the Elderly

5

Suzanne Wass

Key Points

- 노인에서 섬망(delirium)은 흔하며, 혼돈(confusion)을 보이는 모든 노인은 달리 확인될 때까지 섬망이 있는 것으로 간주해야 한다.
- 노인에서 섬망은 많은 요인들이 관여한다. 가능성 있는 요인들을 식별하기 위해 특별한 주의를 기울여야 하며 가역적 원인에 대해서는 원인별 치료를 실시해야 한다.
- 섬망 증상에 대한 1차 관리는 비약리학적 전략에 중점을 두어야 한다.
- 진정제는 최후의 수단으로 사용해야 하며, 행동장애가 자신이나 타인에게 위험을 초래할 수 있는 심한 초조(agitation) 또는 고통스런 증상이 있는 사람들을 위해서만 사용해야 한다.
- 섬망의 발생으로 유발되는 사망률 증가, 인지 및 기능 저하, 심리적 영향 등의 장기적 위험을 최소화하기 위해 섬망의 선별 및 예방 전략은 환자의 삶 전반에 걸쳐 유지되어야 한다.

Case Study

Mr. R은 86세 남성으로 이전에는 기본적 일상 생활 능력(activity of daily living, ADL)이 독립적 수준이었을 뿐 아니라 운전도 직접하고 심각한 신체장애가 있는 부인을 돌보고 있었으며 인지기능장애가 있다고 들은 적은 없었다. 그는 음낭의 봉와직염(cellulits)과 탈수, 경미한 신기능장애로 3차 병원에 입원하였다.

쳐져 있고 반복적인 질문을 하는 그의 모습이 나이와 기억력 저하에 의한 것으로 외과 병동 의료진은 생각했다. 입원한 지 일주일이 지나자 그는 점점 초조해하고 충동적인 모습을 보이며 병동에서 넘어지기까지 했다. 수면각성주기도 완전히 뒤바뀌어 있었으며 다른 환자들까지 불편하게 했다. 이 시점에서 노인의학 전문의에게 자문 의뢰하였고 협동 진료가 시작되었다. (Confusion assessment method를 이용하여) 섬망을 진단 받았고 그에 따른 비약물적인 관리를 시작했다. 시계와 의사소통판이 있는 조용한 방으로 옮겨졌다. 별도의 간호 감독을 통해 그는 수분 공급을 받았고, 적절히 통증 조절을 하였으며, 변비 관리를 시작하였다. 그럼에도 자기 방으로 돌아왔을 때 그는 계속해서 다른 환자들을 방해하고 초조한 모습을 보이며 괴로워하는 모습을 보였다. 이에 낮은 용량의 항정신약물(이 사례에서는 risperidone) 치료를 시작하였다. 며칠 후 초조해하는 모습은 안정됐지만 수면주기장애와 충동행동은 나아지지 않았고 일상 생활활동에 도움이 필요하였다. 그의 가족과 상의 후에 요양 시설로 옮겨졌으며 외래로 노인의학 전문의의 추적관찰 하에서 항정신약물 사용을 줄여나가기로 했다. 8주 후 항정신약물 사용을 중단하였고 3개월 뒤 섬망이 사라져서 집으로 돌아갈 수 있었다.

섬망은 노인증후군(geriatric syndrome)으로, 급성혼돈 상태, 기질성 뇌증후군, 수술 후 또는 중환자실 정신병, 급성 뇌기능 저하라고도 알려져 있다[1]. 섬망은 흔히 급성 질환의 첫 징후로 나타나며 내과적 응급상황에 해당된다. 섬망은 갑작스러운 혼돈의 시작과 함께, 수 시간 혹은 수 일 동안 의식수준, 주의력장애와 집중장애가 기복이 심한 특징을 갖고 있다. 원인은 다양하며, 조기 발견, 복합요인 관리 전략과 원인별 치료를 하면 회복될 가능성이 있다. 유병률은 흔해서 내과적 입원 환자의 10-40%에서 나타나며, 수술 후 환자(30-50%), 중환자실 환자(인공호흡기 부착 환자의 최대 80%), 암환자와 완화의료 환자 같은 특정 집단에서는 더 흔하다[2,3]. 지역 사회 조사에서 시점 유병률은 55세 이상에서 1.1%, 85세 이상에서 14% 이상으로 연령대가 올라갈수록 높아지며 노인요양 시설에서는 60%가 넘는다[4,5]. 진단이 늦어지는 경우에는 입원 기간이 길어지거나 사망률 증가, 요양 시설 입소 위험 증가 같은 심각한 결과로 이어질 수 있다[6]. 미국에서 추정 직접 의료비도 연간 US $150 billion ($1,500억) 정도로 상당하다.

(Leslie DL, Inouye SK. The Importance of Delirium: Economic and Societal Costs. J Am Geriatr Soc. 2011; 59(Suppl 2): S241 - S243.)

5.1   정의, 분류와 임상적 특징

DSM−V에 기술된 미국정신의학협회의 섬망의 정의는 다음과 같다[7].

- 주의력과 인식장애. 예를 들어, 지시하거나 집중하는 것, 주의력을 유지하거나 관심을 돌리는 능력의 감소

- 이런 장애가 단기간(수 시간에서 수 일)에 걸쳐 발전되고 평소보다 주의력과 의식의 변화가 있으며 하루 중에도 그 증상들이 좋아졌다 나빠졌다 하는 기복(fluctuation)을 보인다.

- 추가적인 인지장애가 존재한다. 예를 들어, 기억력 손실, 지남력장애, 언어장애, 시공간감각이나 인식장애

- 이런 장애는 다른 이전부터 있어온 신경 인지장애로 더 잘 설명되지 않으며 혼수상태같이 각성 수준의 심각한 저하 상태에서 발생되는 것이 아니어야 한다.

- 이런 장애가 특정 질병, 물질 중독이나 금단, 약물 부작용에 의한 것이 아니라는 병력, 신체 진찰과 검사실 검사소견과 같은 증거가 있다.

병인에 따라 분류할 수 있지만 세 가지 임상 아형으로 나누는 것이 더 유용하다.

<병인에 따른 분류>
1.   일반적인 질병에 따른 섬망
2.   물질 중독(약물 남용)에 의한 섬망
3.   물질 금단에 의한 섬망
4.   물질 유발(약물 중독 포함)에 의한 섬망
5.   여러 원인에 의한 섬망
6.   분류되지 않는 섬망

<아형에 따른 분류>

1. 과활동성 섬망 Hyperactive delirium (30%): 초조, 반복적 행동, 배회, 환각이나 공격성을 나타냄. 이 환자들은 지역 사회에 관리하기 힘들며 입원이 필요하다.

2. 저활동성 섬망 Hypoactive delirium (25%): 정신운동활동 저하, 의식 저하, 조용하고 쳐져있는 모습을 보임. 이 아형은 발견하기 더 어려워서 진단 지연으로 인한 나쁜 결과를 보이는 경우가 더 흔하다.

3. 혼합형 섬망 Mixed pattern delirium (45%): 가장 흔한 임상 형태이다. 행동과 의식 상태가 수시로 변동하며, 졸려하고 쳐져 있다가 때로는 과각성 상태를 보인다. 과각성 상태는 종종 '황혼 증후군(sun downing)' 패턴을 보이며 오전보다 늦은 오후와 저녁에 과격한 행동과 배회 현상을 보인다.

섬망과 관련된 기타 임상적 특징은 표 5-1에 명시되어 있다.

표 5-1. 섬망의 임상적 특징

핵심적인 특징	비핵심적인 특징
갑작스러운 발병	지각장애
경과가 좋아졌다 나빠졌다 하는 변동	과/저행동
집중장애	수면각성주기의 변화
혼돈스러운 생각과 언어	감정장애
계속해서 변동하는 의식수준	
의식 혼동	
가능한 진찰 소견	**자율신경 기능이상**
구음장애	빈맥
명칭실어증	고혈압
쓰기장애	발한
언어상실증	홍조
안진(nystagmus)	동공 확대
보행실조	
진전(떨림)	
간대성근경련	

Adapted from: Inouye SK. Delirium in Older Persons. N Eng J Med 2006; 354 (11): 1157 - 1165

섬망은 임상적으로 진단한다; 섬망 여부를 하나의 검사실 검사로 확진할 방법이 없다. 환자를 돌보아 왔던 간병인, 가족과 다른 의사들로부터 얻어진 병력이 중요하다. 섬망은 흔히 1–3일 정도의 전구기 증상이 선행한다[11]. 이 전구기에는 증상은 덜 심하고 집중장애가 핵심 증상이다[11]. 성격이나 감정의 미묘한 변화가 있을 수 있고 안절부절하거나 불안해하고 요실금이 생기기도 하며 평소와 다른 행동(예; 치료를 거부)을 보이기도 한다. 이런 전구기 증상은 흔히 가족이나 간병인이(섬망 진단 후에) 돌이켜보아 그랬던 것 같다고 보고되지만 임상적으로는 인지하기 매우 어렵다. 자기중심적이 되며 성격이나 기분의 변화가 생길 수 있다.

5.2 원인과 병태생리

섬망의 병태생리는 명확하게 알려져 있지 않다. 아세틸콜린 부족, 도파민 과다, 다른 신경전달물질의 변화와 염증반응, 대사장애, 전해질 이상과 유전적 요인 등 여러 기전이 있지만[12] 가장 중요한 가설은 중추신경계의 보상되지 않은 항콜린 작용이 섬망을 유발한다는 것이다. 수술 후 섬망을 보이는 환자에서 혈중 항콜린 활성 수준이 증가해 있음이 입증되었는데 이는 급성 생리적 스트레스, 열, 감염이나 약물에 의한 것으로 생각된다. 뇌의 **항콜린 활성** 수준 증가에 대한 보상이 불가능한 환자들, 예를 들면 기존의 인지기능장애나 치매가 있는 경우에는 섬망의 임상 징후가 나타나게 된다[13]. 섬망의 증상이 해소되면 혈중 항콜린 활성의 감소를 보이는 연구들이 있다. **신경염증**(Neuroinflammation)도 섬망 발생과 관련이 보고되는데, 대퇴골 골절 수술 후에 환자의 뇌척수액에서 interleukin–1B의 농도가 증가하고, 그 결과 코티솔도 증가하는 것이 발견된 바 있다[14]. 염증성 연쇄반응(Inflammatory cascade)이 혈액뇌장벽을 파괴하는 것으로 생각되며, 그 결과 cytokine 활성화와 신경전달물질의 조절장애를 유발한다. 이런 형태의 중추신경계 손상이 발생할 수 있기 때문에 섬망이 항상 완전히 회복되는 것이 아닌 이유가 될 수 있다[15].

노인에서의 섬망은 흔히 여러가지 요인에 의해 발생한다(표 5-2, 표 5-3). 선행하는 인지장애나 치매가 있을 때, 또는 나이가 많거나 기능 의존성, 다수의 동반 질환, 다수의 약물 복용이 있는 경우 위험이 증가한다. 입원 환자 중 섬망의 위험이 높은 환자를 찾아내서 복합적인 예방 전략을 시행해야 한다(표 5-4). 이 예방전략에는 수분공급, 감각장애[1]의 교정(안경, 보청기, 큰 글씨로 쓰인 안내 책자), 이동 보조기, 수면각성주기 유지(소음 감소, 이완 훈련), 인지자극(의사 소통용 게시판), 지남력 훈련(reorientation)[2], 단어 게임이나 현재 일어나는 사건들에 대한 토론 같은 인지자극훈련, 약물 감량과 재검토, 그리고 도뇨관과 정맥주사 튜브 같은 체내 삽입형 기기의 불필요한 사용 억제 등이 포함된다[16]. 복합적인 중재 전략은 효과적이어서, 입원 환자에서 섬망의 발생을 30% 감소시키는 것으로 보고되었다[22, 23]. 선제적인 노인포괄평가를 실시하는 것도 유사한 결과를 보였다[24].

5.3   발견

섬망을 발견해내기 위한 타당도가 검증된 진단 도구가 있음에도 불구하고 30–67%는 진단되지 않아 합병증이 발생하거나 입원일 수의 증가로 이어지고 있다. 최선의 진단 기준은 노인포괄평가와 DSM–V 진단 기준을 사용하는 것이지만 이것은 시간이 오래 걸리고 급박한 상황에서는 실용적이지 않다[9, 27]. 호주/뉴질랜드 노인의학회, 미국노인병학회, 영국노인병학회 모두 **혼돈평가도구(confusion assessment method, CAM)**를 섬망의 선별 검사에 타당한 방법으로 추천하고 있다(표 5-5). CAM은 섬망을 발견해내기 위해 특별히 고안된 것으로 평가자의 편의성이 좋으나 처음에는 훈련이 필요하다. 내과와 수술 후 환자들에서 82%의 민감도와 99%의 특이도를 보인다[31].

---

1   시력, 청력이 이에 해당한다.
2   시간, 장소, 사람 등에 대한 지남력 향상을 위한 훈련을 의미한다.

표 5-2. 섬망의 흔한 위험 요인들[16-19]

교정 불가능	교정 가능	잠재적으로 교정 가능
연령	영양장애	요독증
남성	탈수	우울
경도인지장애/치매	알부민 농도 감소	급성 뇌졸중
파킨슨병	사회적 고립	9일 초과하는 장기 입원
신장과 간 질환	수면 부족	급성 질병의 중증도
뇌졸중의 병력	병원 환경	요실금
낙상과 거동장애 병력	신체 구속	
섬망의 과거력	내재형 의료기기(캐뉼라, 요관)	
기능 의존의 과거력	다약제 복용	
	3개 이상의 새로운 약 추가	
	감각장애	

표 5-3. 섬망의 흔한 유발 요인[1,10]

1.	약물: 다약제 복용, 새로운 약물의 추가, 처방 약물의 중단, Benzodiazepine, 항콜린제, 일반의약품과 한약제, 물질 남용
2.	알콜 중독 또는 금단, 니코틴 금단[25]
3.	패혈증, 저혈압, 전신 질환
4.	저산소증, 저체온증, 저혈당증
5.	탈수, 빈혈
6.	전해질 불균형(칼슘, 나트륨, 인산, 마그네슘)
7.	영양결핍(티아민, B12, 엽산)
8.	급성 간손상 또는 신손상, *급성 심장병은 섬망과 관련성이 없었다[15].
9.	뇌혈관 질환, 경련, 혈관염, 뇌염, 뇌수막염
10.	통증, 진통제
11.	변비, 요저류
12.	수술(특히 심장, 정형외과), 중환자실 입원, 인공호흡
13.	암, 말기질환, 뇌 전이
14.	생소한 병원 환경에의 노출, 병원 내에서 잦은 이동[26]

표 5-4. 섬망의 예방 전략들[20-24]

환자 대상

- 감각장애 교정

- 수분공급, 영양공급

- 시간/장소/사람에 대한 지남력 보존(시계 배치)

- (비약물적 통증관리법을 포함한) 통증의 모니터

- 원인 조사와 치료

- 기능과 이동성을 유지하기 위한 계획들

- 신체구속, 요도관과 정맥 캐뉼라 같은 내재형 의료기기 피하기

- 문화적 종교적 민감사항들에 대한 인식과 존경

환경

- 병원 환경에 대한 오리엔테이션(설명), 병실 이동 최소화

- 환자에게 친숙한 개인 물건(예; 사진) 제공

- 소음 최소화

- 수면/각성 주기 유지

약물

- 약물 검토하고 가능하면 약물 개수를 줄임(de-prescribe)

- 고위험 약물(예; Benzodiazepine, 항콜린제)이 있는지 확인

- 잠재적인 약물 금단 여부 모니터

교정가능한 내과적 문제들을 찾아서 치료

- 탈수, 영양실조

- 전해질 불균형

- 저산소증, 저혈압

- 신기능장애

- 요저류, 변비

- 우울, 정서장애

교육

- 모든 의료진에게 섬망 위험이 높은 환자의 인지와 조기진단을 알리기 위한 교육

- 임상 가이드라인을 개발

- 예방전략의 실행을 이끌 챔피언(핵심 의료인)들을 지명

표 5-5. 혼돈평가도구(Confusion assessment method, CAM)

1. 급성이고 변동이 심한 경과
   - 환자의 인지기능이 평소와 다른 변화가 있는가?
   - 이 증상이 하루 중에도 변동이 심한가?

2. 집중장애
   - 환자가 주의집중하는 데 어려움이 있는가?
   - 산만해 보이는가?
   - 집중력이 떨어지는가?

3. 지리멸렬한 사고
   - 지리멸렬한 사고, 횡설수설, 혹은 앞뒤가 안 맞는 이야기를 하지는 않는가?

4. 의식 수준의 변화
   - 환자의 의식이 과각성상태인가(예; 배회, 초조, 공격성)?
   - 환자의 각성상태가 떨어졌는가(예; 졸림, 기면, 혼미, 혼수상태)?

1과 2에 모두 그렇다이고 3 또는 4 중 하나 이상의 양상을 보일 때 섬망으로 진단한다.

    10개국 이상의 언어로 편역되어 사용되고 있으며 병실 이외의 여러 상황에 따른 타당도기 검증되이 있다. 즉, 중환자실용 CAM-ICU, 응급실용 CAM-ED, 요양 시설용 nursing home CAM, 가정용 family CAM 등이 있다[33]. 흥미롭게도, 환자의 가족과 보호자에게 "환자가 최근 정신이 더 혼돈스러워졌는가?"라는 단순한 스크리닝 질문을 하는 것으로도 섬망 진단에 상당한 민감도와 특이도를 나타내었다. 종양환자를 대상으로 한 소규모 연구에서 그 한가지 질문으로 80%의 민감도와 71%의 특이도를 보였다. 이 단일 질문은 좋은 초기 선별 검사로서 잠재력이 있으며, 특히 시간적으로 열악한 환경(예; 응급실이나 수술)에서 더욱 그러하다. 이 질문에서 그렇다고 답변을 하면 추가적인 선별 검사와 평가를 해야 한다.

5.4　섬망, 치매, 그리고 우울증의 감별진단

섬망, 치매, 그리고 우울증은 임상적으로 비슷한 점이 많아서 감별해 진단 내리는 데 어려움이 있다. 우울증으로 의심되어 정신과 전문의에게 의뢰된 환자의 42%는 사실은 섬망 환자였고[35], 우울증으로 입원한 환자인데 실제로는 섬망 환자인 경우도 이와 비슷한 수준이었다[36]. 우울증은 섬망과 마찬가지로 노인들에서 흔한 질환이다. 즉, 노인인구의 9% 정도가 주요우울증을 가지고 있고, 경도 우울증까지 포함한다면 노인인구의 37%의 유병률을 보인다[37]. 섬망에서와 마찬가지로, 우울증의 위험도는 파킨슨병이나 뇌혈관 질환, 인지장애, 그리고 치매 등 다양한 동반 질환들에 의해 높아진다. 방금 언급하였듯이 치매는 우울증의 위험도를 높이는데, 역으로 우울증 또한 치매에 걸릴 확률을 두 배 정도 높인다고 한다[38].

　섬망, 치매, 그리고 우울증의 임상적인 특징들은 매우 많이 겹치기 때문에 정확한 진단을 위해서는 환자의 가족들과 간병인들, 다른 의료인들로부터 병력을 아주 세밀하게 조사해야 한다(표 5-6). 위 세 질환이 공통적으로 보일 수 있는 특징으로는 초조, 우울한 기분, 인지장애, 분노, 행복도취, 환각과 망상 등이 있다. 특히, 정신운동 지체(psychomotor retardation)[3]가 동반된 **저활동성 섬망**은 주요우울장애와 구별하기가 매우 어렵다. 증상이 시작되는 양상과 하루 중 그 증상들의 변동 패턴은 감별진단에 단서가 되는데, 예를 들어 증상이 갑자기 발현하고 급격한 변동을 보인다면 일차진단으로 섬망일 가능성이 높아진다. 우울증에서는 기분장애가 더 꾸준하게 나타날 가능성이 높다. 세 질환 모두 수면장애가 나타날 수 있으나 섬망과 치매는 수면/각성 주기를 완전히 반대로 뒤바꿔 놓을 수 있는 데에 반해[4], 우울증은 잠들기 어렵거나 일찍 잠에서 깨서 잠이 안오는 현상을 흔히 보인다.

　세 질환에서 나타나는 정신병증의 양상도 조금씩 다르다. 섬망에서 나타나는 전형적인 정신병증의 특징은 흔히 주변 환경과 관련된 단순한 망상(예; 간호사가 본인을 독살하려고 한다던지, 본인이 병원이 아닌 감옥에 있다고 하는 믿음)이거나 피부에 벌레가

3　정신질환으로 인해 사고나 행동, 감정 표현이나 말 등이 느려지는 현상을 말하며, 우울증이 대표적이다.
4　대개 낮밤이 바뀐다.

표 5-6. 섬망, 치매, 그리고 우울증

	섬망	치매	우울증
시작	갑자기	서서히	다양, 서서히
경과	좋아졌다 나빠졌다 반복	진행성	일중 변동 있음
		저녁에 심해지는 초조 (sundowning)	
의식	혼탁	명료	명료
	기면, 혼미, 혼수	후기에는 혼탁해질 수 있음	
집중력	주의산만성	정상	나쁠 수 있음
	집중장애		
기억력	단기기억 나쁨	단기기억 나쁨	단기기억 대개 정상
		치매의 병인에 따라 다양한 인지장애	
사고력	지리멸렬, 일정하지 않음	추상 사고에 어려움	정상
			무가치감, 죄책감, 절망감이 있을 수 있음
지각	지각장애	환각과 망상이 치매 후기나 루이체 치매에서 더 흔함	복합 망상
	단순 환각/망상		편집정신병
수면 형태	수면/각성 주기의 역전	수면/각성 주기의 역전이 나타나나 후기에 더 흔함	잠들기 어렵거나 일찍 잠을 깸
인지기능 평가	산만해서 시행이 어려움	평가에 응하고 답을 생각하려 애씀	동기부여가 없음
	MMSE 평가를 마치기 어려움		"몰라"라고 대답함
신체 증상	기저 원인을 의미하는 것일 수 있음	비특이적	피로, 식욕부진, 체중감소
		후기에는 피로, 체중감소, 식욕부진이 나타남	

Adapted from: Milisen K, Braes T, Fick DM, Foreman MD. Cognitive assessment and differentiating the 3 Ds (dementia, depression, delirium). Nurs Clin North Am 2006; 41: 1-22.

기어 다닌다는 식의 시각적 혹은 촉각적 환각이다. 반면, 우울증에서 나타나는 정신병증은 보다 더 복잡하다. 이는 대개 실제 그 우울증의 근본원인과 관련이 있고 죄책감과 무가치함을 특징으로 한다. 그렇지만 지속적으로 죽음에 대한 생각을 하거나 자해를 하는 것이 섬망 환자의 50% 이상에서도 발생하는 만큼, 이러한 증상으로 항상 우울증을 진단 내릴 수 있는 것은 아니다[35].

섬망과 우울증을 유발하는 병태생리학적 경로를 고려하면 이 두 질환의 임상상이 많이 겹치는 것은 전혀 놀랍지 않다. 두 질환 모두 신경전달물질의 변화, (뇌척수액 속 염증 표지자로 드러나는) 비정상적인 염증 반응, 그리고 아세틸콜린 활성에 대한 비정상적인 반응과 연관이 있다[38]. 이에 더해, 섬망, 우울증, 그리고 심한 치매 환자에서는 혈장 내 코티솔 농도가 높고, dexamethasone 투여에도 체내 코티솔 생산이 억제되지 않는데[39], 이는 이 세 질환에서 오랜 기간 지속된 스트레스 반응이 나타나는 것이라고 볼 수 있다.

위 세 질환은 각각 독립적으로 발생하지 않으며, 대부분의 환자는 동시에 두 질환 이상을 겪을 가능성이 높다. 섬망과 우울증 모두 가역적일 가능성이 있으며, 일부 환자에서는 두 질환 모두를 치료함으로써 효과를 볼 수도 있다. 정서장애에 대한 약물치료가 필요하다면, 섬망의 악화를 유발할 수 있는 항콜린 영향이 큰 항우울제[5]는 피해야 한다. 섬망의 치료에 전기경련요법(electroconvulsive therapy, ECT) 사용에 대한 증례보고가 있지만 충분한 증거가 없기 때문에 일상적인 사용은 추천할 수 없다. 그러나 치료에 반응이 없는 우울증의 치료 방법으로 선택할 수 있다[40]. 섬망과 우울증 모두를 앓는 사람은 각 질환을 단독으로 앓는 사람에 비해 사망률과 요양원 입소 확률이 5배 더 높고, 퇴원 한 달 후 기능 저하의 위험이 3배나 더 높다[41].

---

5   항콜린 성분이 강한 삼환계 항우울제가 이에 해당된다.

5.5 원인 조사와 비약물적 치료

섬망의 가능한 모든 원인을 찾아보아야 하고 그 중 되돌릴 수 있는 원인(표 5-3)에 대해서는 해당 원인에 맞는 치료가 이루어져야 한다. 가급적 빨리 가족들과 간병인, 그리고 담당 의사로부터 포괄적인 병력청취가 이루어져야 하고, 이 병력청취의 내용에는 과거의 인지기능 검사 결과를 포함한 환자의 평소의 기능과 인지 수준 등이 포함되어 있어야 한다. 또한 모든 환자에 대해서 복용중인 약물을 잘 확인해서 약물 사용을 적절하게 바꾸고 불필요한 약물을 처방에서 빼는 과정이 이루어져야 한다. 맥박, 혈압, 산소포화도, 혈당, 심전도 그리고 요검사 등의 기초검사도 모든 환자에서 실시해야 하며 의심되는 다른 원인들에 대한 추가적인 조사도 이루어져야 한다. 일상적인 검사인 일반혈액검사(CBC), 전해질 검사, 신장 기능 검사, 칼슘, 갑상선 기능 검사, 소변 배양, 간 기능 검사, 그리고 흉부 X선 촬영 등을 실시한다(그림 5-1). 국소적인 신경학적 소견이 있거나 낙상, 항응고제 사용, 또는 수막증의 징후가 보이면 뇌 전산단층촬영의 적응증에 해당한다. (특별한 촉발 요인 없이) 오래 지속되는 섬망 환자나, 암 환자 중 뇌에 전이가 난 것이 의심되는 환자, 그리고 국소적인 신경학적 징후를 보이는 환자에서는 CT에 이어 뇌 MRI를 찍어보는 것도 고려해보아야 한다[28]. 두통이 있거나 수막증 또는 원인을 알 수 없는 발열을 보이는 환자에서는 요추 천자를 해보아야 한다. 기억하면 좋을 것은 노인들은 종종 전형적인 수막염이나 뇌염의 증상을 보이지 않고 단지 급성 의식혼돈 증세만을 보이는 경우가 더러 있다는 것이다. 임상의는 요추 천자가 지연되면 정확한 진단을 내리기가 어렵다는 것을 염두에 두면서도 요추 천자가 가지는 환자에 대한 위험과 이득을 고려하면서, 요추 천자의 적응증을 가늠해야 한다[42]. 노인에서 뇌파검사는 섬망을 발견하는 데에 낮은 정확도를 갖기 때문에 일상적으로 뇌파검사를 하는 것은 권고되지 않지만 섬망의 원인으로 발작 질환이 의심이 될 때 그 발작을 진단해내는 데에는 유용하다. 섬망 환자에서 뇌파는, 특히 전두엽 영역에서, 전반적 서파의 발생, 후방 바탕 리듬(posterior background rhythm)과 간헐적 델타 활성(intermittent delta activity)의 상실 같은 비특이적인 소견을 보인다. 그러나 이러한 소견들은 치매에 병발한 섬망과 치매만 있는 경우를 감별하는 데 도움이 될 수 있는데, 후자의 경우는 앞에서 말한 뇌파 소견을 보이지 않는다[43]. 또한 뇌파검사는 비발작성 경련 지속 상태(non-convulsive status epilepticus)

의식 혼돈이 있는 노인은 달리 진단받은 것이 없다면 섬망이 있을 것으로 가정해야 한다.

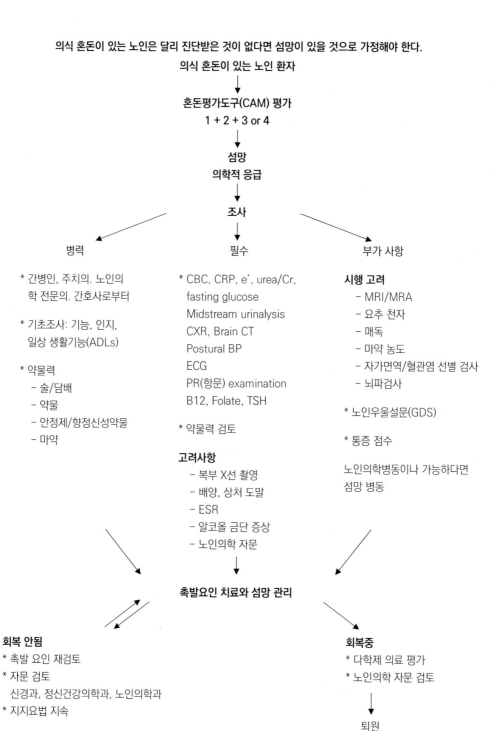

의식 혼돈이 있는 노인 환자

↓

혼돈평가도구(CAM) 평가
1 + 2 + 3 or 4

↓

섬망
의학적 응급

↓

조사

병력

* 간병인, 주치의. 노인의
  학 전문의. 간호사로부터

* 기초조사: 기능, 인지,
  일상 생활기능(ADLs)

* 약물력
  – 술/담배
  – 약물
  – 안정제/항정신성약물
  – 마약

필수

* CBC, CRP, e', urea/Cr,
  fasting glucose
  Midstream urinalysis
  CXR, Brain CT
  Postural BP
  ECG
  PR(항문) examination
  B12, Folate, TSH

* 약물력 검토

고려사항
  – 복부 X선 촬영
  – 배양, 상처 도말
  – ESR
  – 알코올 금단 증상
  – 노인의학 자문

부가 사항

시행 고려
  – MRI/MRA
  – 요추 천자
  – 매독
  – 마약 농도
  – 자가면역/혈관염 선별 검사
  – 뇌파검사

* 노인우울설문(GDS)

* 통증 점수

노인의학병동이나 가능하다면
섬망 병동

촉발요인 치료와 섬망 관리

회복 안됨
* 촉발 요인 재검토
* 자문 검토
  신경과, 정신건강의학과, 노인의학과
* 지지요법 지속

회복중
* 다학제 의료 평가
* 노인의학 자문 검토

↓

퇴원

그림 5-1. 섬망 조사 흐름도

를 긴장형 우울삽화(catatonic depressive episodes)와 감별하는 데 도움이 되는데, 후자의 경우 저활동성 섬망과 임상적으로 유사할 수 있다[44].

섬망 증세의 1차 치료는 섬망의 예방 전략과 유사하게 복합요인 관리 계획(그림 5-2)으로 실행해야 한다. 이 예방 전략이 많은 임상 시험에서 섬망 발생률을 낮추는 것으로 알려졌지만, 섬망이 일단 발병하면 이러한 중재 프로그램의 효과는 예방보다는 덜 효과적이다. 섬망 관리 프로그램의 연구 결과들은 다양하다: 어떤 연구 결과에서는 간호사-주도의 포괄적 섬망관리 프로그램이 섬망 증세의 중증도에서 호전을 보였다는 연구결과들이 있고[45,46] 낙상 발생의 감소와 입원 일수의 감소 경향을 보인다는 연구결과[47]가 있는 반면, 다른 연구 결과들에서는 병원내 사망률 감소나 6개월 사망률, 요양 시설 입소율을 줄이지 못했으며[48,49], 섬망의 빈도나 재발율에 영향을 주지 못했다[20,21].

그러나 좋은 결과들과 사망률 감소는 집중 관찰 병동(간호사 대 환자 비 증가와 노인포괄평가를 시행한 일반 내과 병동의 지정 병실들)[50]이나 정형외과-노인의학 병동(orthogeriatric unit)과 내과와 정신과 협진병동(joint medical and mental health unit)[51] 같은 특화된 병동에서 보였다. 그러한 특별 병동은 투자가 필요하기는 하지만, 비용 효과적이고 환자, 간병인뿐만 아니라 의료진의 만족도를 높이는 것으로 밝혀졌다[52].

5.6   약물치료(그림 5-2 참조)

섬망의 약물치료는 논란이 있지만 널리 인정되는 치료이다. Benzodiazepine이나 항정신병약 등의 진정제가 가장 흔히 처방되는 약물이며 노인에게는 상당한 위험을 가진다. 아직 섬망에 특화되어 사용허가를 받은 약물은 존재하지 않고, 어떠한 약물도 섬망의 정도나 지속기간, 그리고 재발을 줄이지는 못했다. 진정제는 심각한 초조나 공격성을 보이는 환자, 환각이나 망상으로 고통받는 환자, 그리고 이상행동으로 자신이나 타인에게 위험이 되는 환자들에게만 사용해야 한다. 저활동성 섬망에는 안정제나 항정신병제를 처방하지 않아야 한다.

전통적으로 haloperidol이 일차 선택약물로 사용되어 왔는데[53], 이는 haloperidol의
효과를 지지할 충분한 근거가 있어서라기 보다는 quetiapine, olanzapine, risperidone 등
의 2세대 항정신병 약물의 임상 시험 자료가 부족하기 때문이다. 이에 더해 Cochrane
Database for Systematic Reviews의 출간물에 의하면 haloperidol은 저용량에서는 진정 효
과가 좋지 않고 고용량에서는 추체외로 부작용의 위험도가 olanzapine이나 risperidone에
비해서 훨씬 높기 때문에, haloperidol 사용을 뒷받침할만한 임상 시험 근거는 없다고 결
론지었다. 보다 최근의 메타분석 또한 이러한 내용에 힘을 실어주는데, 2세대 항정신병
약물들이 haloperidol보다 반응하는 시간이 짧고 더 적은 추체외로 부작용을 보였다고
한다. 현재의 임상지침들은 haloperidol을 섬망의 예방이나 치료의 목적으로 노인에게
사용하는 것을 권고하지 않는다[56]. 심지어는 중환자실 환자에게 haloperidol을 사용하
면 섬망의 발생 위험을 5% 증가시킨다[57]. 그러나, 2세대 항정신병제도 위험이 없는 것
은 아니어서 잘못된 처방은 과진정, 낙상, 요실금과 병원 감염성 폐렴(hospital acquired
pneumonia, HAP)을 유발하며 기존에 치매가 있는 환자의 사망률 증가와 관련이 있었다
[58]. Lorazepam, oxazepam, midazolam 같은 단기작용 benzodiazepine은 알코올 금단 섬
망에 증명된 치료제이며[59] 항정신병제의 사용이 금기인 환자(예; 파킨슨병, 루이체 치
매)에게 사용될 수 있다. 다시 한번 강조하지만, benzodiazepine을 처방할 때는 매우 조
심해야 하는데, 진정, 낙상, 요실금, 병원획득 폐렴뿐 아니라 섬망 악화와 같은 부작용
의 위험이 있기 때문이다[60]. 섬망이 있을 때 뇌에서 항콜린 활성의 혼란이 있다는 가
설에도 불구하고 아세틸콜린 활성을 늘려주는 아세틸콜린분해 억제제가 섬망의 치료
에 어떤 역할을 할 것이란 증거는 없으며, 따라서 이들 약물의 사용을 지지하지 못한다
[61,62]. 멜라토닌 작용제[63]와 기분안정제[6][64]는 소규모 임상 시험에서 확실한 결과를
보이지 못했으며, 따라서 섬망에 추천되지 않는다.

섬망에 대한 약물치료를 선택할 때는, 다음의 처방 원칙을 고려해야 한다.
- 안정제와 항정신병제는 심한 초조, 공격성 혹은 행동장애로 인해 자신과 타인에
  위해를 주는 경우에만 사용

---

6   Lithium 같이 조울증에 사용하는 약물들이 해당된다.

의식 혼돈이 있는 노인은 달리 진단받은 것이 없다면 섬망이 있을 것으로 가정해야 한다.

의식 혼돈이 있는 노인 환자
↓
혼돈경가도구(CAM) 평가
1 + 2 + 3 or 4
↓
섬망
의학적 응급
↓
관리

지지요법

음식/수액 → 섭취량 모니터,
수액공급
치과의사, 틀니

감각 → 안경, 보청기,
통역사

거동장애 → 정기적 걷기 운동
물리치료

배설 → 규칙적 화장실 가기,
배변 기록, 유치 도뇨관 피할 것,
방광 초음파

환경 → 주/야간 주기
소음 최소화
조용한 시계/평화로운 달력

모니터 → 매일 CAM, 우울척도,
통증 평가

가족 → 교육, 소통 게시판

약물요법

고려할 것
약물 검토
Benzodiazepine 투약 중지
티아민, B12, 엽산, 티록신
전해질

수액공급, 영양공급

항정신병제
* 심한 초조나 행동 이상에 사용
  - Risperidone 500 mcg 매일
  - Olanzapine 5 mg 매일
혹은 - Midazolam 2.5 mg 피하주사
파킨슨병, 루이체 치매로 항정신병제를 사용할 수
없는 경우에는
  - Lorazepam 1 mg(최대 4 mg)

소량으로 시작
행동 매핑과 목표 용량 조정

노인의학 자문

명심!
섬망이 좋아지면 약물 감량

그림 5-2. 섬망 관리 흐름도

- 적절한 약물을 소량으로 시작하고 필요하면 혈액 농도 측정을 통해 적정 용량을 확인(titrate)한다.
- 다수의 약물을 사용하지 말 것; 이는 환자의 과진정과 관련 부작용의 위험을 증가시킨다.
- 행동 매핑 도구를 사용하여 환자의 행동과 약물에 대한 반응을 매핑한다. 황혼현상(sundowning)과 같은 행동의 증가가 문제라면 수면 시간 조절 약물[7] 을 처방한다.
- 약물은 급성기 의료, 요양 시설 같은 감독이 가능한 환경에서 혹은 지역 사회에서는 간병인의 감독하에 처방하는 것이 가장 좋다.
- 가능한 빨리 약물을 감량하고 중단한다. 섬망이 있는 노인 환자의 60% 이상에서 입원 중 섬망 발생기간이 지났음에도 항정신성 약물을 부적절하게 계속 복용하고 있었다는 보고가 있다[65].

5.7   특수 상황

5.7.1   수술 후 섬망

수술 후 섬망은 노인들에게 가장 흔한 수술 후 합병증으로, 최대 50%까지 보인다[66]. 그 위험인자로 연령의 증가, 섬망의 과거력, 인지기능 저하 또는 치매, 감각장애, 수술 전후 혈색소 감소, 개복수술, 응급 시술, 장시간의 마취 및 수술 전 Benzodiazepine의 장기 사용 등이 있다[67-69]. 수술 후 섬망은 중환자실 입원 기간의 연장(2일 이상) 및 재원기간의 연장(7.7일 증가)과 관련이 있다[67]. 수술 후 섬망은 또한 병원 내 낙상, 물리치료의 필요성 증가 및 기능 저하로 인한 퇴원 후 요양 시설 입소나 가정요양서비스 이용과 관련성이 있다[70,71]. 다시 한번 말하지만, 수술 후 섬망은 예방할 수 있다. 가능

---

7   멜라토닌을 예로 들 수 있다.

하다면 수술 전후 평가를 할 때는 인지 선별 검사 및 검증된 선별 검사도구를 사용해야 한다. 복합요인 섬망 예방 전략(multicomponent delirium prevention strategies)은 앞에서 언급한 대로 수술 병동에서 실시돼야 한다. 마취의 깊이를 줄이면 수술 후 섬망 위험을 줄일 수 있다는 3개의 소규모 비무작위 임상 시험들[72–74]이 있지만, 충분한 증거는 없어서 미국노인병학회에서는 이를 일상 진료로 추천하지는 않았다[75]. 무릎 인공관절 치환술과 같은 특정 수술에 국소마취제 사용을 포함한, 적절한 진통제를 수술 후에 사용하는 것은 섬망 발생률을 감소시키는 것으로 나타났다[76]. 진정제와 항정신병약은 극도로 주의 기울여 사용해야 하며 중증의 고통스러운 초조 증상이 있는 환자를 대상으로만 사용해야 한다. 수술 후 섬망을 예방하기 위해 항정신병제의 일상적 사용을 권장할 증거가 충분하지 않다[75,77,78].

5.7.2 중환자실

섬망은 중환자실에서 흔한 일이어서, 심각한 중병 환자의 30–60%에서 발생하며, 인공호흡 환자의 80%가 최소 1회의 섬망을 경험한다. 중환자실용 CAM–ICU 설문지는 중환자실 환자에서 섬망을 감지하는데 95%의 민감도와 89%의 특이도를 갖기 때문에 중환자실에서 섬망 진단을 위한 검증된 도구이다[80]. 중환자실 환경에서 복합요인 섬망 예방 전략을 적용하는 것은 어려울 수 있다. 그러나 기본적인 전략만 실행해도 중환자실 섬망의 발생률을 감소시키는 것으로 나타났다. 효과적이고 기본적인 전략에는 진단율 향상을 위한 구조화된 교육[81], 조기 거동, 지남력 재훈련, 소통 게시판, 자연광 노출 및 약물 개수 감소(de–prescribing)[82–84] 등이 포함된다. 최근 연구에서 덱스메데토미딘(**dexmedetomidine**)의 예방적 사용이 섬망 유병률, 중등도 개선과 관련이 있었다[85]. Dexmedetomidine은 진통 및 불안 완화 효과와 짧은 반감기(2시간 미만)를 갖는 진정제이며, benzodiazepine과 비교할 때 호흡 억제의 위험이 적으면서 가벼운 진정작용을 보인다. 중환자실에서 섬망의 예방은 필수적인데, 그 이유는 섬망이 중환자실 입원 기간의 증가뿐 아니라 입원 중 사망률과 6개월 후 사망률의 독립적인 위험인자이기 때문이다 [86–88].

5.7.3   응급실

섬망은 응급실에 오는 노인의 최대 17%에서 나타난다[89]. 내과 및 외과 병동에서 섬망이 급격히 증가(최대 50%의 환자에서)하는 것을 고려할 때, 응급실에서 섬망의 선별 검사와 예방을 실행하는 것이 병원 전체의 유병률 감소란 목적으로 볼 때 타당한 것처럼 보인다. 섬망은 80% 이상의 사례에서 응급실 의사가 진단을 놓쳤다는 보고가 있으며 [90], 섬망 진단을 받지 못한 많은 환자들에서 응급실 퇴원 후 3개월 사망률이 3배 증가 하였다[91]. 응급실을 방문한 모든 노인 환자는 ED-CAM과 같은 검증된 도구를 사용하여 섬망 및 잠재적 위험 요소를 검사해야 한다. 예방 전략은 시간/장소/사람에 대한 지남력 교육(orientation), 감각기능 개선, 통증 조절, 거동 유도, 요도 카테터 및 캐뉼라와 같은 유치 장치의 제거, 수분공급, 신체구속 회피, 약물 개수 감량 및 섬망을 유발할 수 있는 약물의 회피에 중점을 두어야 한다[92]. 시끄럽고 혼잡하며 종종 위협적인 응급실 환경을 개선하는 것이 유용할 수 있다. 응급실에서 이런 전략을 구현하기가 너무 어렵다고 흔히 생각되지만, 간단한 환경 개선 전략으로도 입원 중의 지속적인 섬망과 관련된 좋지 않은 결과들을 줄일 수 있다[93].

5.7.4   완화의료

완화의료 환경에서 섬망은 매우 흔하며, 임종 마지막 며칠 또는 몇 시간 동안에 환자의 최대 88%가 경험한다[94]. 섬망의 증상들, 특히 과활동성 섬망의 증상들은 환자뿐 아니라 임종의료를 제공하는 가족, 간병인, 의료진에게도 고통스러울 수 있다[95]. 완화의료 환경에서 경험하는 섬망의 최대 50%가 가역적이다. 그러나 원인을 조사하고 치료할 것인지의 여부는 환자의 예후와 치료 목표에 달려 있다. 약물 유발 섬망은 아편제, Benzo-diazepine, 항콜린제, 코르티코스테로이드 및 항정신병 약물의 사용 증가로 인해 흔히 나타나며 통증 완화를 위한 약물의 합리적 사용 및 아편제 교대(opioid rotation) 등으로 쉽게 가역적인 상태로 되돌릴 수도 있다. 그러나 말기 단계의 고통스러운 증상에는 진정이 흔히 필요하다[97]. 다른 임상 환경과 마찬가지로 비약물적 다요인 예방 및 관리 전략은 일차 관리로 우선시되지만 흔히 잘 활용되지 않는다[98].

5.8   지역 사회 및 요양 시설

지역 사회에서 섬망을 조사하고 다요인 예방 전략의 잠재적 영향을 조사하는 연구는 거의 없다. 인구조사에 따르면 85세 이상 노인 중 최대 20%가 적어도 한차례 섬망을 겪게 되며, 그 유병률은 나이가 들어감에 따라 그리고 혈관성 치매 또는 루이체 치매 환자에서 유병률이 증가한다. 장기요양 시설 거주자는 동반 질환과 치매로 인해 섬망 발생 위험이 높으며, 이들 질환들은 진정제 및 항정신병 약물의 부적절한 처방을 증가시킬 위험이 있다. 다요인 예방 전략, 특히 약물 조정 및 환경 개선은 섬망의 중증도를 줄이고 입원 위험을 줄이는 것으로 나타났지만 추가 연구가 필요하다[101, 102]. 가정 프로그램에서 병원의 역할과 가정에서 섬망의 관리에 지역 사회 노인의학 전문의의 역할에 대해 연구가 필요하다.

5.9   증례 추적조사

안타깝게도 12개월 후, 그는 MMSE에서 22/30점, Addenbrooke 인지 검사에서 65/100점으로 인지장애가 계속 유지되고 있었고 알츠하이머 치매를 진단받아 cholinesterase inhibitors 투여를 시작했다.

이 사례는 급성기 외과 병동에서 어떻게 하면 섬망을 예방할 수 있었을지를 보여준다. Mr. R은 섬망 전조기의 명백한 징후를 보였지만, 의료진이 발견하지 못했다. 응급실을 통한 입원 시 적절한 섬망 위험 검사도 실시되지 않았다. 다행히 Mr. R은 약물치료 및 비약물치료에 잘 반응했으며, 병동 의료진은 Mr. R의 요구에 따른 개별화된 관리 계획을 세울 수 있었다. 그러나, 섬망으로 인한 심리적 고통과 요양 시설로의 퇴원이라는 문제들이 그와 그의 가족에게 남았다. 이 상태는 12개월간 지속되었으며, 그는 집으로 돌아갈 수 있었지만 더 이상 운전할 수 없었고 가족들은 가정 간호 제공자의 지원을 필요로 했다.

결론

섬망은 환자, 간병인, 가족 및 의료 시스템에 심각한 영향을 미친다. 이 장에서 설명된 바와 같이, 섬망은 인지와 기능 저하 및 사망률 증가 등과 같이 신체적 증상으로 나타날 뿐만 아니라, 심리적 영향도 점점 더 인식되고 있다. 최대 50%의 환자가 섬망 발병 동안 경험한 혼돈과 두려움, 불안 및 고통을 기억하며[103], 수술 후 섬망은 수술 3개월 후의 외상 후 스트레스장애의 독립적인 위험인자라고 보고되었다. 가족, 간병인 및 직원은 섬망 환자를 돌볼 때, 특히 완화의료 환경에서, 스트레스와 불안을 경험한다. 임상의는 직원 교육 프로그램 수립, Clinical Innovation Confused Hospitalized Older Persons program (CHOPS)과 같은 다요인 예방 관리 전략 구현을 포함하여 실제 임상에서 최적의 관리를 위해 계속 노력해야 한다[105]. "예방이 치료보다 낫다."라는 말을 기억하며 섬망 스크리닝 및 예방 전략은 병원 정문에서부터 시작할 필요가 있으며, 환자가 입원 기간 및 퇴원 후 지역 사회에서도 계속되어야 한다.

용어 풀이

ADLs	Activities of daily living
BP	Blood pressure
BSL	Blood sugar level
CAM	Confusion assessment method
CNS	Central nervous system
CRP	C-reactive protein
CT	Computerized tomography
CVA	Cerebrovascular accident
CXR	Chest X-ray
ECG	Electrocardiogram
ECT	Electroconvulsive therapy
ED	Emergency department
EEG	Electroencephalogram
EUC	Electrolytes, urea and creatinine
FBC	Full blood count
GP	General practitioner
ICU	Intensive care unit
IDC	Indwelling catheter
LFT	Liver function tests
LP	Lumbar puncture
MCI	Mild cognitive impairment
MMSE	Mini Mental State Examination
MRI	Magnetic resonance imaging
OTC	Over the counter
STM	Short-term memory
TSH	Thyroid stimulating hormone

Reference

1. Josephson S, Miller BL. Confusion and delirium. In: Kasper D, Fauci A, Hauser S, Longo D, Jameson J, Loscalzo J, editors. Harrison's principles of internal medicine. New York, NY: McGraw-Hill; 2015. p. 19e. http://accessmedicine.mhmedical.com.acs.hcn.com.au/content. aspx?bookid=1130&Sectionid=79724923. Accessed Jan 2016.

2. Neufield KJ, Thomas C. Delirium: definition, epidemiology, and diagnosis. J Clin Neurophysiol. 2013;30(5):438–42.

3. Ryan DJ, O'Regan NA, Caoimh RO, et al. Delirium in an adult acute hospital population: predictors, prevalence and detection. BMJ Open. 2013;3(1):1–10. Available at British Medical Journal Open Access. Accessed January 2016

4. Delirium Clinical Guidelines Expert Working Group. Clinical practice guidelines for the management of delirium in older people. Melbourne, Victoria: Department of Health and Ageing (Canberra) and Department of Human services; 2006.

5. Roache V. Southwestern internal medicine conference, etiology and management of delirium. Am J Med Sci. 2003;325(1):20–30.

6. Brown TM, Boyle MF. Delirium. BMJ. 2002;325(7365):644–7.

7. American Psychiatric Association. Diagnostic and statistical manual. 5th ed. Washington, DC: APA Press; 2013.

8. McCusker J, Cole M, Denukuri N, Han L, Belzile E. The course of delirium in older medical inpatients: a prospective study. J Gen Intern Med. 2003;18(9):696–704.

9. O'Keeffe ST, Lavan JN. Clinical significance of delirium subtypes in older people. Age Ageing. 1999;28(2):115–9.

10. Cassel CK, Leipzig R, Cohen HJ, Larson EB, Meier DE, editors. Geriatric medicine: an evidence based approach. Part IV – neurologic and psychiatric disorders. Section 76, Delkirium (Inouye S). 4th ed. Spring-Verlag: New York; 2003.

11. Meagher D, O'Regan N, Ryan DJ, Connolly W, Boland R, et al. Frequency of delirium and subsyndromal delirium in an adult acute hospital population. Br J Psychiatry. 2014;205:478–85.

12. Mercantonio ER, Rudolph JL, Culley D, Crosby G, Alsop D, et al. Serum biomarkers for delirium. J Gerontol A Biol Sci Med Sci. 2006;61:1281–6.

13. Kitajima Y, Hori K, Konishi K, Tani M, Tomioka H, et al. A review of the role of anticholinergic activity in lewy body disease and delirium. Neurodegener Dis. 2015;15:162–7.

14. Cape E, Hall RJ, van Munster BC, de Vries A, Howie SEM, et al. Cerebrospinal fluid markers of neuroinflammation in delirium: a role for interleukin-1B in delirium after hip fracture. J Psychosom Res. 2014;77:219–25.

15. Androsova G, Krause R, Winterer G, Schneider R. Biomarkers of postoperative delirium and cognitive dysfunction. Front Aging Neurosci. 2015;7:112. doi:10.3389/fnagi.2015.00112.

16. Inouye SK. Prevention of delirium in hospitalised older patients: risk factors and targeted intervention strategies. Ann Med. 2000;32(4):257–63.

17. O'Keeffe ST, Lavan JN. Predicting delirium in elderly patients: development and validation of a risk-stratification model. Age Ageing. 1996;25(4):317–21.

18. Pendlebury ST, Lovett NG, Smith SC, Dutta N, Bendon C, et al. Observational, longitudinal study of delirium in consecutive unselected acute medical admissions: age-specific rates and associated factors, mortality and re-admission. BMJ Open. 2015;5:e007808. doi:10.1136/bmjopen-2015-007808.

19. Ahmed S, Leurent B, Sampson EL. Risk factors for incident delirium among older people in acute hospital medical units: a systemic review and meta-analysis. Age Ageing. 2014;43:326–33.

20. Inouye SK, Bogardus ST Jr, Charpentier PA et al. A multicomponent intervention to prevent delirium in hospitalised older patients. N Engl J Med 1999; 340: 669–676.

21. Holt R, Young J, Heseltine D. Effectiveness of a multi-component intervention to reduce delirium incidence in elderly care wards. Age Ageing. 2013;42:721–7.

22. Martinez F, Tobar C, Hill N. Preventing delirium: should non-pharmacological, multicomponent in-

terventions be used'? A systemic review and meta-analysis of the literature. Age Ageing. 2015;44:196 – 204.

23. Siddiqi N, Holt R, Britton AM, Holmes J. Interventions for preventing delirium in hospitalised patients. Cochrane Database Syst Rev 2007; 2:Art. No CD005563. Doi:10.1002/14651858. CD005563. pub2.

24. Marcantonio ER, Flacker JM, Wright RJ, Resnick NM. Reducing delirium after hip fracture:a randomised trial. J Am Geriatr Soc. 2001;49(5):516 – 22.

25. Hessler JB, Bronner M, Etgen T, Gotzler O, Forstl H, al s. Smoking increases the risk of delirium in older inpatients: a prospective population-based study. Gen Hosp Psychiatry. 2015;37(4):360 – 4.

26. Goldberg A, Straus SE, Hamid JS, Wong CL. Room transfers and the risk of delirium incidence amongst hospitalised elderly medical patients: a case control study. BMC Geriatr. 2015;15:69. doi:10.1186/s12877-015-0070-8.

27. Korevaar JC, van Munster BC, do Rooij SE. Risk factors for delirium in acutely admitted elderly patients: a prospective cohort study. BMC Geriatric. 2005;5:6.

28. Yew T, Maher S. Australian and New Zealand Society for Geriatric Medicine. Position statement 13: delirium in older people. Revised 2012. www.anzsgm.org/documents/PS13delirium statementrevised2012. Accessed Jan 2016.

29. The American Geriatrics Society expert Panel. Postoperative delirium in older adults: best practice statement from the American Geriatrics Society. J Am Coll Surg 2015; 220 (2):136 – 149.

30. British Geriatrics Society. Guidelines for the prevention, diagnosis and management of delirium in older people in hospital. www.bgs.org.uk. Accessed Jan 2016.

31. Shi Q, Warren L, Saposnik G, Macdermid JC. Confusion assessment method: a systematic review and meta-analysis of diagnostic accuracy. Neuropsychiatr Dis Treat. 2013;9:1359 – 70.

32. Wei LA, Fearing MA, Sternberg EJ, Inouye SK. The Confusion Assessment Method (CAM):a systematic review of current usage. J Am Geriatr Soc. 2008;56(5):823 – 30.

33. Steis MR, Evans L, Hirschman KB, et al. Screening for delirium using family caregivers:convergent validity of the Family Confusion Assessment Method and interviewer-rated Confusion Assessment Method. J Am Geriatr Soc. 2012;60:2121 – 6.

34. Sands MB, Dantoc BP, Hartshorn A, Ryan CJ, Lujic S. Single Question in Delirium (SQiD):testing its efficacy against psychiatrist interview, the Confusion Assessment Method and the Memorial Delirium Assessment Scale. Palliat Med. 2010 Sep;24(6):561 – 5.

35. Farrell KR, Ganzini L. Misdiagnosing delirium as depression in medically ill elderly patients. Arch Intern Med. 1995;155(22):2459 – 64.

36. Cepoiu M, McCusker J, Cole MG, Sewitch M, Ciampi A. recognition of depression in older medical inpatients. J Gen Intern Med. 2007;22:559 – 64.

37. Meeks TW, Vahia IV, Lavretsky H, Kulkarni G, Jeste DV. A tune in "a minor" and "b major":a review of epidemiology, illness course, and public health implications of subthreshold depression in older adults. J Affect Disord. 2011;129:126 – 42.

38. O'Sullivan R, Inouye SK, Meagher D. Delirium and depression: inter-relationships and clinical overlap in elderly people. Lancet. 2014;1:303 – 11.

39. O'Keeffe ST, Devlin JG. Delirium and the dexamethasone suppression test in the elderly. Neuropsychobiology. 1994;30:153 – 6.

40. Van den Berg KS, Marjinissen RM, van Waarde JA. Electroconvulsive therapy as a powerful treatment for delirium: a case report. J ECT. 2015;32:65 – 6.

41. Givens JL, Jones RN, Inouye SK. The overlap syndrome of depression and delirium in older hospitalised patients. J Am Geriatr Soc. 2009;57:1347 – 53.

42. Rasmussen HH, Sorensen HT, Moller-Petersen J, Mortensen FV, Nielsen B. Bacterial meningitis in elderly patients: Clinical picture and course. Age Ageing. 1992;21(3):216 – 20.

43. Thomas C, Hestermann U, Walther S, et al. Prolonged activation EEG differentiates dementia with and without delirium in frail elderly patients. J Neurol Neurosurg Psychiatry. 2008;79:119 – 25.

44. Meierkord DJ, Holkamp M. Non-convulsive status epilepticus in adults: clinical forms and treatment. Lancet Neurol. 2007;6:329 – 39.

45. Hasemann W, Tolson D, Godwin J, Sprig R, Frei IA, et al. A before and after study of a nurse led

comprehensive delirium management programme (DemDel) for older acute care inpatients with cognitive impairment. In J Nurs Stud. 2016;53:27 – 38.

46. Zaubler TS, Murphy K, Rizzuto L, Santos C, Giordano J, et al. Quality improvement and cost savings with multicomponent delirium interventions; replication of the Hospital Elder Life Program in a community hospital. Psychosomatics. 2013;54(3):219 – 26.

47. Hshieh TT, Yue J, Oh E, Puelle M, Dowal S, et al. Effectiveness of multicomponent non-pharmacological delirium interventions; a meta-analysis. JAMA Intern Med. 2015;175(4):512 – 20.

48. Bogardus ST, Desai MM, Williams CS, et al. the effects of targeted multicomponent delirium intervention on post discharge outcomes for hospitalised older adults. Am J Med. 2003;114:383 – 90.

49. Teale E, Young J. Multicomponent delirium prevention: not as effective as NICE suggest? Age Ageing. 2015;44:915 – 7.

50. Eeles E, Thompson L, McCrow J, Pandy S. Management of delirium in medicine: experience of a Close Observation unit. Aust J Ageing. 2013;32(1):60 – 3.

51. Galdman J, Harwood R, Conroy S, Logan P, Elliott R, et al. Medical crisis in older people. Southampton, UK: NIHR Journals Library; 2015.

52. Siddiqi N, young J, House AO, et al. Stop Delirium! A complex intervention to prevent delirium in care homes: a mixed methods feasibility study. Age Ageing. 2011;40:90 – 8.

53. Tropea J, Slee JA, Policy BCA, update p. clinical practice guidelines for the management of delirium in older people in Australia. Aust J Ageing. 2008;27:150 – 6.

54. Lonergan E, Britton AM, Luxenburg J. Antipsychotics for delirium. Cochrane Database Syst Rev 2007;2:CD005594.

55. Kishi T, Hirota T, Matsunaga S, Iwata N. Antipsychotic medications for the treatment of delirium; a systematic review and met-analysis of randomised controlled trials. J Neurol Neurosurg Psychiatry 2015; 0: 1 – 8 doi:10.1136/jnnp-2015-311049.

56. Barr J, Pandharipande PP. The pain, agitation, and delirium care bundle: synergistic benefits of implementing the 2013 pain, agitation, and delirium guidelines in an integrated and interdisciplinary fashion. Crit Care Med. 2013;41:S99 – 115.

57. Kiberd M, Hall R. Does haloperidol cause delirium? Crit Care Med. 2015;43(5):1143 – 4.

58. Maher AR, Maglione M, Bagley S, et al. Efficacy and comparative effectiveness of atypical antipsychotic medications for off-label uses in adults: a systematic review and meta-analysis. JAMA. 2011;306:1359 – 69.

59. Mayo-Smith MF. American Society for Addiction medicine Working Group on Pharmacological management of alcohol withdrawal: a meta-analysis and evidence based guidelines. JAMA. 1997;278:144 – 51.

60. Lonergan E, Luxenburg J, Areosa Sastre A. Benzodiazepines for delirium. Cochrane Database Syst Rev. 2009;4:Art. No. CD006379. Doi:10.1002/14651858.CD006379.pub3.

61. Overshott R, Karim S, Burns A. Cholinesterase inhibitors for delirium. Cochrane Database Syst Rev. 2008;1:Art. No. CD005317. Doi: 10.1002/14651858.CD005317.pub2.

62. Tampi RR, Tampi DJ, Ghori AK. Acetylcholinesterase inhibitors for delirium in older adults. Am J Alzheimers Dis Other Dem. 2016;81:287 – 92. doi:10.1177/1533317515619034.

63. Hatta K, Kishi Y, Wada K, Takeuchi T, Odawara T, et al. Preventative effects of ramelteon on delirium; a randomised placebo-controlled trial. JAMA Psychiat. 2014;71(4):397 – 403.

64. Sher Y, Miller-Cramer AC, Ament A, Lolak S, Maldonado JR. Valproatic acid for treatment of hypoactive or mixed delirium: rationale and literature review. Psychosomatics. 2015;56(6):615 – 25.

65. Flurie RW, Ganzales JP, Tata AL, Millstein LS, Gulati M. Hospital delirium treatment: continuation of antipsychotic therapy from the intensive care unit to discharge. Am J Health Syst Pharm. 2015;72(23 Suppl 3):S133 – 9.

66. Inouye SK, Westendorp RG, Saczynski JS. Delirium in elderly people. Lancet. 2014;383:911 – 22.

67. Raats JW, van Eijsden WA, Crolla R, Steyerberg EW, van der Laan L. Risk factors and outcomes for postoperative delirium after major surgery in elderly patients. PLoS One. 2015;10(8):e0136071. doi:10.1371/journal.pone.0136071.

68. National Institute for Health and Care Excellence (NICE). Clinical Guideline 103. Delirium: Diagnosis, Prevention and Management. London, UK: NICE; 2010.

69. Oh ES, Li M, Fafowora TM, Inouye SK, Chen CH, Rosman LM, et al. Preoperative risk factors for postoperative delirium following hip fracture repair: a systematic review. Int J Geraitr Psychiatry. 2015;30(9):900 – 10.

70. Mangusan RF, Hooper V, Denslow SA, Travis L. Outcomes associated with postoperative delirium after cardiac surgery. Am J Crit Care. 2015;24:156 – 63.

71. Gleason LJ, Schmitt EM, Kosar CM, Tabloski P, Saczynski JS, et al. Effects of delirium and other major complications on outcomes after elective surgery in older adults. JAMA. 2015;150(12):1134 – 40.

72. Santarpino G, Fasol r, Sirch J, et al. Impact of bispectral index monitoring on postoperative delirium in patients undergoing aortic surgery. HSR Proc Intensive Care Cardiovasc Anesth. 2011;3:47 – 58.

73. Chan MT, Cheng BC, Lee TM, Gin T, CODA Trial Group. BIS-guided anaesthesia decreases postoperative delirium and cognitive decline. J Neurosurg Anaesthesiol. 2013;25:33 – 42.

74. Radtke FM, Franck M, lendner J, et al. Monitoring depth of anaesthesia in a randomised trial decreases the rate of postoperative delirium but not postoperative cognitive dysfunction. Br J Anaesth. 2013;110(Suppl 1):i98 – 105.

75. The American Geriatrics Society Expert Panel on Postoperative Delirium in Older Adults. Abstracted clinical practice guideline for postoperative delirium in older adults. J Am Geraitr Soc. 2015;63:142 – 50.

76. Kinjo S, Lim E, Sands LP, et al. Does using femoral nerve block for total knee replacement decrease postoperative delirium? BMC Anaesthesiol. 2012;12:4.

77. The American Geriatrics Society Expert Panel on Postoperative Delirium in Older Adults. Postoperative delirium in older adults: best practice statement from the American geriatric Society. J Am Coll Surg. 2015;220(2):136 – 48.

78. Schrijver EJ, de Graaf K, de Vries OJ, Maier AB, Nanayakkara PW. Efficacy and safety of haloperidol for in-hospital delirium prevention and treatment: a systematic review of current evidence. Eur J Intern Med. 2016;27:14 – 23.

79. Van den Boogaard M, Pickkers P, Slooter AJ, Kulper MA, Spronk PE, et al. Development and validation of a PRE-DELIRIC (PREdiction of DELIRium in ICu patients) delirium prediction model for intensive care patients: observational multicentre study. BMJ. 2012;344:e420.

80. Ely EW, Margolin R, Francis J, et al. Evaluation of delirium in critically ill patients: validation of the Confusion assessment Method for the Intensive Care Unit (CAM-ICU). Crit Care Med. 2001;29:1370 – 9.

81. Glynn L, Corry M. Intensive cares nurses' opinions and current practice in relation to delirium in the intensive care setting. Intensive Crit Care Nurs. 2015;31(5):269 – 75.

82. Barr J, Fraser GL, Puntillo K, et al. clinical practice guidelines for the management of pain, agitation, and delirium in adult patients in the intensive care unit. Crit Care Med. 2013;41:278 – 80.

83. Hanison J, Conway D. A multifaceted approach to prevention of delirium on intensive care. BMJ Qual Improv Reports 2015;4(1). Doi:10.1136/bmjquality.u209656.w4000.

84. Rivosecchi RM, Kane-Gill SL, Svec S, Campbell S, Smithburger PL. The implementation of nonpharmacologic protocol to prevent intensive care delirium. J Crit Care. 2016;31(1):206 – 11.

85. Rosenweig AB, Sittambalam CD. A new approach to the prevention and treatment of delirium in elderly patients in the intensive care unit. J Community Hosp Intern Med Perspect. 2015;5:27950.

86. Abelha FJ, Luis C, Veiga D, Parente D, Fernandes V, et al. Outcome and quality of life in patients with postoperative delirium during ICU stay following major surgery. Crit Care. 2013;17:R257.

87. Klein Klouwenberg PMC, Zaal IJ, Spitoni C, Ong DSY, van der Kooi AW, et al. The attributable mortality of delirium in critically ill patients: prospective cohort study. BMJ. 2014;349:g6652. doi:10.1136/bmj.g6652.

88. Salluh JIF, Wang H, Schneider EB, Nagaraja N, Yenokyan G, et al. Outcome of delirium in critically ill patients: a systematic review and meta-analysis. BMJ. 2015;350:h2538. doi:10.1136/bmj.h2538.

89. Han JH, Wilson A, Ely EW. Delirium in the older emergency department patient—a quiet epidemic. Emerg Med Clin North Am. 2010;28(3):611 – 31.

90. Han JH, Wilson A, Vasilevskis EE, Shintani A, Schnelle JF, et al. Diagnosing delirium in older emergency department patients: validity and reliability of the delirium triage screen and the brief confusion assessment method. Ann Emerg Med. 2013;62(5):457 – 65.

91. Kakuma R, Fort D, Galbaud G, Arsenault L, Perrault A, et al. Delirium in older emergency depart-

ment patients discharged home: effect on survival. J Am Geraitr Soc. 2003;51(4):443 – 50.

92. Rosen T, Connors S, Clark S, Halpern A, Stern ME, et al. Assessment and management of delirium in older adults in the emergency department: literature review to inform development of a novel clinical protocol. Adv Emerg Nurs J. 2015;37(3):183 – 96.

93. Hsieh SJ, Madahar P, Hope AA, Zapata J, Gong MN. Clinical deterioration in older adults with delirium during early hospitalisation: a prospective cohort study. BMJ Open. 2015;5:e007496. doi:10.1136/bmjopen-2014-007496.

94. Hosie A, Davidson PM, Agar M, Sanderson CR, Phillips J. Delirium prevalence, incidence, and implications for screening in specialist palliative care inpatient settings: a systematic review. Palliat Med. 2013;27:486 – 98.

95. Partridge JS, Martin FC, Harari D, Dhesi JK. The delirium experience: what is the effect on patients, relatives and staff and what can be done to modify this? Int J Geraitr Psychiatry. 2013;28:804 – 12.

96. Lawlor PG, Gagnon B, Mancini IL, et al. Occurrence, causes, and outcomes of delirium in patients with advanced cancer: a prospective study. Arch Intern Med. 2000;160:786 – 94.

97. Bush SH, Leonard MM, Agar M, Spiller JA, Hosie A, et al. End-of-life delirium: issues regarding recognition, optimal management and the role of sedation in the dying phase. J Pain Symptom Manage. 2014;48(2):215 – 30.

98. Bush SH, Kanji S, Pereira JL, Davis DHL, Currow DC, et al. Treating and established episode of delirium in palliative care: expert opinion and review of current evidence bas e with recommendations for future development. J Pain Symptom Manag. 2014;48(2):231 – 48.

99. Mathillas J, olofsson B, lovheim H, Gustafson Y. Thirty day prevalence of delirium among very old people: a population-based study of very old people living at home and in institutions. Arch Gerontol Geriatr. 2013;57(3):298 – 304.

100. Hasegawa N, Hashimoto M, Yuuki S, Honda K, Yatabe Y et al. Prevalence of delirium among outpatients with dementia. Int Psychogeriatr 2013; 25 (11): 1877 – 1883.

101. Clegg A, Siddiqi N, Heaven A, Young J, Holt R. Interventions for preventing delirium in older people in institutional long term care. Cochrane Database Syst Rev 2014;1:Art.No. CD009537. Doi:10.1002/14651858.CD009537.pub2.

102. McCusker J, Cole MG, Voyer P, Vu M, Ciampi A, et al. Environmental factors predict the severity of delirium symptoms in long-term care residents with and without delirium. J Am Geraitr Soc. 2013;61(4):502 – 11.

103. Morandi A, Lucchi E, Turco R, Morghen S, Guerini F, et al. Delirium superimposed on dementia: a quantitative and qualitative evaluation of patient experience. J Psychosom Res. 2015;79(4):281 – 7.

104. Drews T, Franck M, Radtke FM, Weiss B, Krampe H, et al. Postoperative delirium is an independent risk factor for post-traumatic stress disorder in the elderly patient: a prospective observational study. Eur J Anaesthesiol. 2015;32(3):147 – 51.

105. Agency for Clinical Innovation. Care of Confused Hospitalised Older Persons (CHOPS). www.aci. health.nsw.gov.au/chops. Accessed Jan 2016.

치매: 진단과 행동정신증상 관리
Dementia: Making a Diagnosis and Managing Behavioural and Psychological Symptoms

6

Brendan Flynn

Key Points
- 치매 진단을 통해 미래에 대한 어느 정도의 확실성을 제시하고 중요한 개인적, 사회적, 그리고 법적 조치를 할 수 있도록 해준다.
- 치매 진단은 임상 병력, 확실한 정보, 인지 검사 및 기능감퇴의 증거에 근거한다.
- 진단은 임상적으로 이뤄지지만 확진은 신경 조직의 현미경 검사로만 가능하다.
- 인간 중심의 치료는 치매 치료의 중요한 원칙이다.
- 치매의 행동 및 정신적 증상을 치료할 때 비약물적 중재를 먼저 시도해야 한다.

이 장에서는 치매의 진단과 치매의 행동정신증상(behavioural and psychological symptoms of dementia, BPSD)에 대한 관리라는 치매 케어에서의 두 가지 흔한 임상적 문제에 대해 다루고 있으며 특히 행동 증상에 주안점을 두었다. 이 두 가지는 노인의학 전문의, 노인정신병전문의, 일반의, 그리고 때때로 신경과 전문의들에게 있어서 중요하고 흔한 임상적 문제점이다. 각 전문 영역별로 원칙은 다른 관점을 가질 수 있지만 치매 관리는 매우 다학제인 영역이기 때문에 그 공통점을 강조하기 위해 많은 노력을 하였다. 또한 이 내용은 나이가 많은 환자들에게 중점을 두고 있기 때문에 이 장에서 나오는 많은 접근법은 65세 미만인 환자들에게 적용하기 위해서 수정이 필요할 것이다. 비슷한 맥락에서 어린 나이에 시작된 치매에 대해서는 여기서는 다루지 않고 있다.

치매의 정의는 약간 다양할 수 있지만, 가장 최근에 갱신된 Diagnostic and Statistical Manual of Mental Disorders 5판(DSM-5)의 진단기준을 따르고 있다[1]. DSM-5는 치매란 용어를 **주요 신경 인지장애(major neurocognitive disorder)**로 바꾸었다. 이 새로운 용어는 여전히 임상의들과 환자들에게 익숙하지는 않다. 치매의 진단은 다음과 같은 조건이 만족될 때 내려진다.

(1) 당사자(혹은 정보제공자)가 걱정할 정도로 인지평가도구에서 한 가지 이상 인지영역(복잡한 주의력, 집행기능, 학습과 기억력, 언어, 지각력-운동 및 사회적 인지)에서 현저한 인지기능 저하가 있고,

(2) 일상 생활 기능의 장애가 있으며,

(3) 섬망이나 다른 정신적장애가 없는 경우이다.

전세계적으로 4,750만 명의 사람들이 치매를 진단 받았고, 매년 770만 개의 새로운 환자가 발생하고 있다[2].

Case Study

74세 Audery는 은퇴한 약사로 치매 전문의에게 평가를 위해 의뢰되었다. 주치의는 그녀가 골다공증 치료제 이름을 기억해내는 것을 점점 더 어려워하며, 최근 약속을 놓치기도 하고, 했던 말을 반복하는 증상에 대해 우려하고 있다. 그녀는 다른 것은 괜찮은데 최근 더 불안해 보인다. 정신과적 병력은 없다. 그녀의 상태를 말해줄 정보 제공자가 없다. 컴퓨터 엔지니어인 외동아들은 전화로 정기적으로 통화하지만 해외에 살고 있다. 그도 최근 몇 달 동안 가족 문제를 겪었고 한동안 방문하지 않았고, 자신의 어머니에 대해 걱정하지 않고 있으며, 다만 그녀가 외로울지 모른다는 생각은 했다고 말했다. Audrey는 4년 전 미망인이 되었다.

6.1   치매의 진단

치매 진단 과정 자체를 논하기 전에, 그 진단 가치를 살펴보는 것이 중요하다. 역사적으로 치료적 허무주의가 치매의 진단을 지배하고 있었다. 그 결과 일련의 증상을 가진 일부 환자들은 공식적인 진단을 받지 못했을 수 있다. 이들의 사망률을 낮출 수 있는 가역적인 병인을 제외할 기회(흔하지는 않지만)를 얻지 못했을 것이다. 치매를 진단하는 과정, 그 자체만으로 치료적인 가치를 가질 수 있다. 치매를 진단 받은 이후 당장은 괴롭지만 환자 본인 및 간병인은 질환의 원인과 예후에 대한 정보를 제공받을 수 있다. 어느 정도 예측 가능한 미래 상황들에 대해 받은 의학 정보를 토대로 환자들에게 중요한 개인적, 사회적 그리고 법적인 준비를 할 수 있게 만든다.

6.1.1   병력청취

외견상 인지장애가 있어 보일 때 병력을 청취함에 있어서 핵심은 인지적, 신체적, 정신적 증상의 특성과 기간을 이해하고, 기능적 감퇴에 대한 증거와 확실한 과거력을 얻는 것이다. 병력을 얻을 때는 인지적 감퇴의 증상을 보일 수 있는 신경학적, 내분비적, 대사적 또는 영양학적장애를 시사하는 신체 건강과 증상에 집중하여야 한다. 또한 치매의 위험인자에 대한 병력도 얻어야 한다. 대표적인 혈관성 위험인자인 고지혈증, 흡연, 고혈압 등이 알츠하이머 병리의 위험을 높인다는 사실을 염두에 두는 것이 중요하다[3].

가족력 또한 연관성이 있다. 1촌 가족이 치매에 걸렸을 경우 평생의 치매 발생 확률은 20%이며, 이는 일반인구에서 평생 치매 위험 확률이 10%인 것에 비해 높다[4].

복용 중인 약물 또한 검토해보아야 하며, 특히 항콜린제와 benzodiazepine과 같은 인지적장애를 초래할 수 있는 약물이 중요하다. 이러한 약물을 끊을 수 있다면 그 동안에는 인지 평가는 연기해야 한다.

정신과적 과거력 청취는 흔히 동반되어 있는(위험 요인이 되는) 정서장애와 불안장애의 가능성을 평가하는 데 중심을 둔다. 두 가지 모두 환자가 인지기능의 이상으로 평가를 처음 의뢰해왔을 때부터 보일 수 있다. 정신병증은 치매에 이차적으로 나타날 수 있지만, 대개는 중등도나 중증의 치매에서 나타난다. 환시는 루이체 치매에서의 특징적인 증상이다.

인지적 병력을 청취하는 것은 중요하다. 기억 문제와 관련된 주관적인 염려, 문제 해결능력 혹은 생활기능을 평가하는 것이 필요하다. 유용한 원칙(항상 맞는 것은 아니지만)은 (전두엽을 제외한)대뇌 피질의 병변에 의한 초기 손실이 대개 환자가 초기 인지기능장애에 대해 인식하고 있으며 그로 인해 불안, 당황, 그리고 증상을 최소화하려는 시도 등이 동반된다는 것이다. 피질하 병변은 흔히 실행능력의 장애를 유발하는데 그 특징으로 자신의 인지장애에 대한 인식의 상실이 있다. 그 결과 피질하 병변이 있는 환자는 대부분 친척이나 보호자가 환자를 병원으로 모시고 오게 된다.

대상자에게 자신의 단기기억 염려에 대해 물으면 자신이 우려하고 있음을 인지하지만 그 우려를 최소화하려는 방식으로 대답을 흔히 한다(예; "하지만 제 나이에는 다들 그러지 않나요?"). 따라서 은행 일 보기, 약속 잊지 않기, 계산하기, 비밀번호 기억 등의 일상 생활 활동을 잘 하는지, 이들 활동을 위해 얼마나 도움이 필요한지를 묻는 것이 유용하다. 기억장애가 더 심해지면 빠르게 이름을 기억해낼 수 있는 사람 수의 감소, 확대가족의 구조에 대한 정확한 설명의 어려움, 잘 알았던 곳에서 길을 잃는 등의 증상으로 나타나게 된다. 만약 이러한 문제가 더 심해진다면 직계가족의 이름을 잊거나 집에서 길을 잃는 증상이 나타날 수 있다.

마지막으로, 일상 생활활동 기능과 그 감퇴에 대한 조사가 필수적이다. 첫 평가는 발병 전 기능상태를 조사하고 현재와의 차이를 확인해야 한다. 만일 일상 생활활동의 기술과 능력의 악화가 있다면, 그 범위에 대한 평가 또한 필요하다. 이에는 개인 취미활동, 집 안에서 또는 밖에서 하는 일, 운전, 기계 다루기 등의 복잡한 일, 부양할 가족이나 동물 보살피기, 요리, 청소, 정원 일, 쇼핑 같은 반복적 일, 그리고 샤워나 화장실 사용하기 같은 개인적인 활동을 포함한다.

이러한 모든 영역 조사에서 중요한 고려사항은 증상이 언제 시작되었는지(서서히 또는 갑자기)와 지속기간이다. 임상적으로는 대개 정확하게 그 시점을 기술하기는 어렵지만, 특징적인 패턴은 자주 나타난다. **서서히 시작된 경우**, 즉 몇 개월에서 몇 년에 걸쳐 지속된 증상과 점차 증가하는 보호자의 염려는 신경퇴행성질환[1] 에서 흔하다. 갑자기 시작된 경우는 거의 대부분 심각한 뇌졸중과 관련이 있다. 삽화적(간헐적) 인지장애는 치매로 인한 경우는 적고 일시적 뇌허혈이나 발작과 같은 주기적인 병의 가능성을 높인다. 계단식 패턴의 악화는 다발경색치매에서 특징적이란 사실도 유용하다. 계단식 패턴은 안정적으로 인지와 신체 기능이 일정 기간(일반적으로 몇 개월 이상) 유지되다가 악화되는 개념이다. 그러나, 이는 정보 제공자가 점점 진행되는 환자를 간헐적으로 접촉하는 경우에는 점진적으로 감퇴를 보이는 패턴으로 오인될 수 있다. 또한, 치매와 함께 병발된 섬망은 일시적으로 증상을 악화시키고 그 결과 급속한 감퇴가 나타난 것처럼 보이게 할 수 있어 이를 유념해야 한다. 매우 급속한 감퇴는 신생물 또는 프리온병에서 나타날 수 있다.

확증된 과거력은 치매 가능성을 평가할 때 중요하다. 정보제공자는 환자가 병이 나타나기 전의 시점부터 친밀해야 하고, 동의한다면 임상의와 따로 이야기할 기회를 가져야 한다. 이 때 과거력이 더욱 명료해지고 확실해진다. 안전과 관련된 사건들(운전, 길을 잃음, 가스불에 요리)이나 어려운 행동들뿐만 아니라 간병인의 스트레스 또한 평가되어야 한다. 또한 임상의는 노인 학대에 대한 잠재적 취약성을 유념해야 하며, 정보제공자에 의한 학대도 고려해야 한다.

6.1.2 　진찰

신체 진찰은 내분비적, 대사적 원인(예; 갑상선 질환)의 징후와 국소적인 신경학적 징후를 찾기 위해 시행된다. 원시반사는 전두엽 병변을 시사한다. 파킨슨증(파킨슨병 치매 혹은 루이체 치매)에서는 정신운동지체가 나타나는데, 이는 주요우울장애에서도 나타날 수 있음을 아는 것이 중요하다.

정신상태평가(Mental State Examination)는 불안, 정서, 그리고 정신병적 증상을 알아내는 데 유용하다. 이 증상들은 인지기능이 온전한 환자가 주관적인 기억력 문제를 호소

1 　알츠하이머 치매가 대표적이다.

하는 경우 그 원인이 될 수 있는 독립적인 정신과적 문제로 인해 나타날 수 있으나, 진짜 신경퇴행성 과정 으로 인해 일어났을 수도 있다. 때때로 두 가지 문제[2] 모두가 원인이 되어 발생할 수도 있으며, 심한 불안증이 그 예가 된다. 측두엽 병변이 있으면 의미 착어증 (semantic paraphrasia)과 음성 착어증(phonemic paraphrasia)을 포함한 특정한 언어 현상이 나타날 수 있다. 실어증은 드문 치매 형태인 전측두엽 치매에서 나타날 수도 있다.

6.1.3   인지기능 선별 검사 및 평가

임상의들은 인지기능 선별 검사라고 불리는 간단한 인지기능테스트를 자주 수행한다. 완벽한 인지기능 평가는 대개 신경정신학자가 필요하지만, 이 평가가 치매 진단을 위해서 반드시 필요하지는 않다. 신경정신학적 평가는 불확실한 진단, 특히 시간에 걸친 순차적 평가가 진행을 명료하게 해줄 수 있을 때 매우 중요하다.

지남력(시간, 장소, 사람), 흔한 물건의 이름대기 능력, 기억력(등록, 회상), 주의력, 시공간 및 언어 능력을 포함한 인지적 영역들을 평가해야 한다. 인지기능을 자주 평가할 경우에는 Mini Mental State Examination [5], Addenbrooke's Cognitive Examination II [6], Montreal Cognitive Assessment [7] 등의 승인된 도구를 이용할 수 있다. 임상의가 어떤 것을 선호하는지는 자신의 경험, 지역의 관습, 저작권 등에 따라 달라질 수 있다. 임상의는 이러한 도구를 사용하고 점수를 매기는 것뿐만 아니라 각 도구별 제한점, 그리고 일반적인 치매 하위 유형(subtype)에서 기대할 수 있는 전형적인 점수 분포를 익숙하게 하는 것이 중요하다. 인지기능검사에서 나쁜 결과가 나왔을 경우(인지 저하 이외의) 다른 가능한 이유를 설명할 수 있는 감각 또한 필요하다. 우울증의 삽화 기간 동안 인지기능 검사에서 가성치매와 같은 결과가 나오는 것이 이에 해당한다[8].

항상 그렇지는 않기 때문에, 사용하는 도구가 집행기능(혹은 실행기능, executive function)의 평가에 사용될 수 있는지 고려하는 것도 중요하다. 집행기능은 쉽게 평가할 수 있는 인지적 측면들(예; 언어 유창성[letter fluency], 동작 순서배열[motor

---

2   정신과적 문제와 신경퇴행성질환을 말한다.

sequencing]³, 반응 억제[response inhibition]⁴, 순서 과제[sequencing task]⁵)과 관찰만으로 가장 잘 평가될 수 있는 다른 능력(예; 사회적 억제[social inhibition]⁶, 개인위생관리[personal care], 공감 능력[capacity for empathy])을 포함한다.

6.1.4   검사

인지장애의 가역적인 원인을 찾을 때, 빈혈, 신장 또는 간의 문제, 갑상선 질병과 칼슘, 마그네슘, 인산의 문제가 있는지 찾아보는 것이 중요하다. 비타민 B12와 엽산 부족을 찾는 것이 문제의 원인이나 영향을 알게 해 줄 수 있다. 매독과 인체면역결핍바이러스(HIV) 혈청 검사 또한 필요할 수 있다.

뇌 영상 촬영은 해마의 용적을 평가하는 관상 영상(coronal view)뿐 아니라 백색질의 병변을 보여주는 FLAIR 영상을 포함한 MRI가 이상적이다. 어떤 영상의학부서는 해마의 용적에 대한 분석을 제공하며 이는 임상적으로 가치가 있다. 뇌졸중, 종양, 이전의 외상과 관계된 병소는 뇌 CT에서 나타날 수 있지만, 이 정보는 MRI에서도 얻을 수 있다.

치매 진단의 황금율은 여전히 사후 뇌조직 검사이다.

6.1.5   진단

치매 아형(subtype)의 진단은 조직 검사 없이는 필연적으로 잠정적일 수밖에 없다. 또한 분류에 대한 계속되는 논란이 진단을 어렵게 만들고 있다(알츠하이머병과 혈관성 치매

---

3   복잡한 동작을 순서대로 하는 것을 말한다.

4   대표적으로 Go/No-Go test가 있는데, 검사자가 어떤 정해진 모양이 제시되면 버튼을 누르고 그 밖의 다른 모양이 제시되면 버튼을 누르지 않는 것으로 평가한다.

5   어떤 작업의 순서를 맞추는 것이다. 가령, 세수를 하는 작업은 1) 손에 비누거품 내기 2) 얼굴에 비누칠 하기 3) 얼굴을 물로 씻기의 과정으로 구성되어 있다. 대상자가 각 순서를 차례대로 맞출 수 있는지를 평가한다.

6   사회적 관계 속에서 그 구성원들이 거부감을 가질 만한 행동을 의식적 혹은 무의식적으로 제한하려는 행동을 의미한다.

와 같이). 치매의 아형들간에 흔한 위험인자들을 공유한다는 사실이 더욱 문제를 복잡하게 한다[3]. 더욱이 이 두 아형은 부검에서도 동시에 나타나는 경우가 많다[9]. 이러한 임상적 특징을 나타내는 경우를 '**혼합형 치매**(mixed dementia)'라고 부른다[10]. 치매를 아형으로 구분하는 것은 각각의 치료 방법이 다르기 때문에 중요하다. 이는 알츠하이머병에 대한 더 효과적인 질병조절치료제가 이용가능해지면 더욱 중요해질 것이다. 몇 년에 걸쳐 치매가 진행되면 아형들을 서로 구별하기 더욱 힘들어지게 된다.

초기의 인지기능장애를 가진 개인의 평가를 통해 다음과 같은 흔한 아형으로 나뉘게 된다.

1. 경도인지장애(Mild cognitive impairment, MCI)

65세를 넘는 사람들의 10-20%를 차지한다고 보고 있다[11,12]. MCI는 나이가 들면서 나타나는 인지 변화와 치매 진단 기준을 만족하는 변화 사이의 중간 정도의 인지기능 상태라고 정의된다. 이는 기억력, 실행 능력, 주의력, 언어 및 시공간 능력 중 한 개 이상의 인지 영역에서 환자나 정보제공자가 걱정할 정도로 감소하고 객관적으로도 감소한 상태이다. 핵심적인 점은 이 때 일상 생활기능의 장애는 없다는 것이다[14]. MCI의 아형들이 기술되어 왔으며, 치매로 더 잘 진행하는 기억장애형 경도인지장애(amnestic MCI)와 비기억장애형 경도인지장애(non-amnestic MCI)로 나뉜다. 해마다 MCI를 가진 환자들의 12-20%가 치매로 진행된다고 알려져 있으나[12], 어떤 연구들에서는 이 확률이 훨씬 적다고 보고하기도 했다[15].

2. 알츠하이머병(Alzheimer's disease, AD)

치매의 가장 흔한 원인으로, 부검 시 임상적 치매 증례의 50-56%를 차지한다[16]. 이는 베타아밀로이드판(beta amyloid plaque)과 신경섬유매듭(neurofibrillary tangle)과 같은 비정상적인 단백질의 축적으로 인해 나타난다고 보고 있다. 알츠하이머병은, 대뇌피질이 취약하기 때문에 생기는 피질성 치매의 전형적인 형태이며, 초기 단계에서는 측두엽(특히, 해마)의 장애가 현저하게 나타난다. 초기 증상으로 건망증, 반복해서 하는 말, 단어를 찾는 데의 어려움과 착어증과 같은 언어장애가 나타나지만 신경학적 검사는 정상일 수 있다. 인지기능검사에서는 지남력 저하, 물건명명능력 저하와 시공간 능력장애가 나타날 수 있다. 그러나 특징적인 문제점은 빠른 망각이다. 단어 목록은 등록이 잘 진행되어 반복할수록 등록되는 단어 수가 증가하지만, 즉각적인 회상에 장애가 나타난다. 단서 제공은 지연 회상에서는 도움이 되지 않는데, 이는 정보가 해마에 전혀 입력(encoded)되지 않았음을 의미한다. 실제로 개인은 자신 있게 잘못된 단어를 말할 수도 있다. 단서가 회상에 도움이 된다면, 이는 처리 능력에 어려움이 있다는 것을 의미한다. (처리 능력의 어려움은 단어를 배우기(등록하기) 위해서 여러 번 등록을 시도해야 가능해지는 것으로 알 수 있다). **혈관성 치매**는 명백한 건망증과 함께 이러한 방식[7]으로 나타나며, 빠른 망각은 나타나지 않는다. MRI 결과는 알츠하이머병에서 정상으로 나타날 수 있지만, 전반적 위축과 해마의 과도한 위축이 흔하며 후자의 경우가 알츠하이머병을 더 강하게 시사한다. 쉽게 할 수 있는 검사는 아니지만, 양전자방출단층촬영(PET, positron emission tomography)을 이용한 아밀로이드 영상기법의 사용이 증가하고 있다[17]. 특히 진단이 덜 정확할 경우에 베타 아밀로이드 농도(beta amyloid level)를 측정하는 뇌척수액 분석이 유용할 수 있다[18].

3. 혈관성 치매(Vascular dementia)

혈관성 치매는 광범위하고 논란의 여지가 있는 개념이다. 이를 일으키는 원인으로 만성적인 피질하 허혈부터 피질의 큰 경색까지 포함되는지에 대한 논란이 있기 때문에, 문헌에 다양한 역학 수치들이 제시되어 있다. 그러나 혈관성 치매가 치매의 두 번째 흔한 병리로 꾸준히 기술되고 있다. '계단식(stepwise)' 인지기능 저하로 나타나는 피질경색이 혈관성 치매의 고전적인 형태(다경색 치매)이다. 그러나, 피질하 혈관성 병변의 혈관성 치매가 더 흔하다[19]. 후자의 증상은 처리 속도와 실행 능력의 점진적인 감퇴와 때로 성격 변화가 함께 나타난다. 피질하 혈관성 치매의 증상이 우울증 삽화와 비슷할 수 있으며, 이와 동시에 나타날 수

---

7 단서가 회상에 도움이 되는 것을 말한다.

도 있다. 단기 기억에 대한 염려가 두드러질 수 있지만 '순수한(purer)' 혈관성 치매에서는 빠른 망각은 잘 나타나지 않는다. 진찰에서 국소적 신경학적 증상, 무딘 감정과 정신운동 지체—소위 '혈관성 파킨슨증(vascular Parkinsonism)'[20]을 보일 수 있다. 일반적으로 뇌 MRI에서는 광범위한 피질하(혹은 하나 이상의 피질의) 혈관성 병변이 나타나지만 이들은 항상 치매와 관련이 있지는 않다. 치매는 다발성 열공, 전략적 경색, 상당한 백질의 병변, 혹은 이들의 조합과 특별히 관련되어 나타난다[21].

4. 루이체 치매(Dementia with Lewy bodies, DLB)

McKeith 등[22]은 치매가 있던 환자의 뇌 부검에서 10-15%가 미만성 루이체 병이 있었던 것을 발견한 후 새로운 임상적 아형으로 발표했다. 이 병리학적 질병군은 특발성 파킨슨병과 다발계위축증을 포함한 일련의 시누클레인병증(syneclе-inopathy)으로 가장 잘 개념화할 수 있다. 병력상, 루이체 치매를 가진 환자에서는 같은 시점에 발생하는 파킨슨증의 발병과 함께 인지와 신체 기능의 감퇴가 나타난다. 두 가지 증후군[8]의 발병 시기가 근접한 경우(12개월 이내)는 루이체 치매를, 파킨슨병 진단 후 많은 시간이 지나고 인지기능 변화가 오는 경우는 '**파킨슨병 치매**(Parkinson's disease dementia)'를 의심하는 특징이 된다. 증상의 변동성(fluctuation), 파킨슨증, 그리고 재발하는 환시가 루이체 치매의 전형적 삼징증(classic triad)이다. 부가적인 특징으로 REM 수면장애[9], 항정신병제 민감성, 낙상과 자율신경장애 등이 있다.

5. 전(두)측두엽치매(Frontotemporal dementia, FTD)

전측두엽치매는 전두엽 또는 측두엽, 또는 양쪽 모두에 상대적으로 선택적이고 진행성인 위축을 보이는, 임상적 그리고 병리학적으로 상이한 그룹의 치매군을 총체적으로 부르는 용어이다[23]. 이른 나이에 치매가 발생한 사람들의 상당수

---

8   루이체 치매와 파킨슨증을 말한다.
9   잠을 자면서 꿈꾸는 내용을 행동으로 옮기는 병을 말한다.

가 전측두엽치매이다. 그 결과 환자들은 신경정신의학과나 행동신경클리닉에 다니면서 치료를 받게 된다. 임상증상은 행동적 변화가 현저하거나(예; 탈억제[dis-inhibtion], 감동성[emotionality] 혹은 무감동[apathy]) 언어적 문제(일차적 진행성 실어증)가 현저하게 나타날 수 있다. 이 증상은 다른 전두엽의 질병이나 피질하 혈관성 병변, 정신질환 혹은 비전형적 알츠하이머병처럼 보일 수 있다. 병인으로는 세포함유물(타우[tau] 단백 이상과 TDP-43[10])과 유전적 원인이 제시된다. 유전적 원인으로 상염색체 유전과 특정 유전자 변이가 포함된다[24].

6. 기타 치매

치매를 일으키는 다른 여러가지 드문 원인들이 존재한다. 비전형적이고 더 어린 나이에서 발병하는 것과 같은 특징을 보이는 경우, 신경학적 자문 없이 진단을 할 때는 주의를 기울여야 한다. 정상압수뇌증, 헌팅턴 병, 프라이온 병, 알코올 연관 치매, 경막하 혈종, 윌슨 병(Wilson's disease), 변연계 뇌염 등을 예로 들 수 있다.

7. 치매 이외 진단

치매 이외에 갑상샘저하증, 비타민 B12 부족, 정신 질환 등이 치매 증상을 유발할 수 있다. 정신질환 중 불안장애는 과도한 주관적 기억력 문제를 일으킬 수 있으며, 우울장애는 실행능력 장애와 비슷하게 나타날 수 있다.

8. 미진단

이는 기억력 클리닉 환경에서 드물지 않게 나타난다. 특히 친척이 치매 환자인 경우, 자신의 기억력에 대해 걱정하는 사람들에서 나타날 수 있다. 이러한 걱정은 실제로 자신의 인지기능에 대한 인식을 악화시킬 수 있다.

---

10 transitive response DNA-binding protein43

6.1.6   치료

관리는 모든 형태의 치매에 적용되는 일반적인 원칙들과 질병에 따른 특정 치료로 나뉘어질 수 있다. 의학적 진단을 내리고 전하는 것을 고려할 때, 말의 중요성을 간과할 수 없다. 임상의의 언어와 태도는 환자 중심 치료의 원칙을 반영해야 한다. 치매라는 용어를 사용하는 것을 포함한 진단과 관련된 대화는 아주 강력해서, 섬세히 다뤄지지 않을 경우 중대한 피해를 유발할 수 있다. 치매의 복잡성으로 인해 다학제적 접근법이 필수적이다.

일반적인 원칙들은 다음을 포함한다.

1. **진단명을 알린다.**

   이것은 종종 복잡하다. 역사적으로 일부 임상의들은 진단을 알리는 것을 꺼려왔지만, 대부분의 치매 환자들은 이를 선호한다[25]. 환자가 지지를 받을 수 있는 환경에서, 그들의 정서적 반응을 고려하면서 임상의는 대화를 진행해야 한다.

2. **개인과 그들의 간병인/가족에 대한 교육과 지지가 중요하다.**

   언급했듯이, 가끔은 진단을 내리는 행위 자체가 환자의 현재 문제를 이해하고 미래를 대비하는 것에 대한 불확실성을 완화할 수 있다. (간병인에 대한 지지를 포함한)치매와 관련한 검증된 정보를 접할 수 있게 해주는 것은 필수적이다. 가정에서의 식단과 가정 간호와 같은 서비스의 최적화하도록 도와주는 연락처를 제공하는 것은 유용하다. 향후 요양 시설 입소할 때는 논의가 필요할 수 있다. 보호자의 스트레스가 심각할 수 있음을 고려해야 한다. 사랑하는 이의 기억과 정체성의 상실은 보호자를 힘들게 한다. 지속적인 신체적 간호는 지치게 할 수 있다. 간병 휴식(respite)을 할 수 있는 방법에 대해 섬세하게 알아봐 주어야 한다.

3. **혈관의 보호는 두 가지 가장 흔한 치매 아형의 공통된 위험인자에서 중요하다.**

   따라서 고혈압, 이상지질혈증, 당뇨병, 그리고 심방세동의 확인과 치료는 중요하다. 금연을 격려해야 하고 항혈소판제 치료에 대한 고려가 필요하다.

4. **감각장애[11] 는 치료되거나 최적의 상태로 조절되어야 한다.**

5. **혼돈을 악화시킬 수 있는 약물들, 특히 항콜린제제가 없는지 검토해야 한다.**

6. **치매 진단의 법적인 측면이 다루어져야 한다.**

    여기에는 법적인 문서를 새로 작성하거나 기존의 동의서(예를 들어, 영구적 위임권[enduring powers of attorney, EPOA][12])를 실행하는 것이 적절한지를 결정하는 것과 같은 상황에서의 판단 능력의 평가가 포함된다. 법적인 합의(예; 유언이나 법적 후견인[power of attorney, POA][13] 지정)를 할 수 있는 능력을 가지고 있고 그 법적 합의가 아직 완료되지 않았거나 개정이 필요하다면, 지체 없이 마무리되어야 한다.

7. **만약 환자가 지속적으로 운전을 하고 싶어할 경우 이 문제 또한 반드시 다뤄져야 한다.**

    운전은 복잡하고 다영역의 인지와 운동 기술이다. 치매의 진단을 받는다고 자동적으로 운전을 금지하는 것은 아니지만, 의사 자신의 판단에 근거해서 어느 인지적 측면이 손상되었는지, 어느 정도 손상되었는지, 통찰력과 법적인 요건에 대한 고려가 필요하다. 환자마다 접근 방법이 달라져야 하지만, 환자가 운전을 지속할 수 있는 대상으로 고려될 경우, 도로시험과 신경심리학적 검사를 거쳐야 하는 것이 일반적이다. 중장비, 보트, 비행기 운항을 위한 다른 면허 혹은 허가에 대해서도 논의되어야 한다.

8. **조리 안전, 실종, 경제적 혹은 신체적 취약성, 그리고 동반 정신 질환의 발생과 같은 잠재적인 문제들을 둘러싼 위험성을 고려해야 한다.**

---

11 주로 시각, 청각장애가 해당된다.
12 특정인에게 특정한 사항을 위임할 것을 기재한 문서를 의미한다.
13 본인을 대신하여 법률행위를 할 수 있는 권한을 위임하는 법률 문서를 말한다.

9. 치매의 진단은 흔히 젊은 가족 구성원들에게 문제를 일으킬 수 있으며, 유전 상
   담 혹은 검사의 문제가 제기될 수 있다. 유전(mendelian) 형태의 치매는 드물며,
   치매 환자의 일촌 친척의 대부분은 검사가 필요하지 않다. 하지만 조기 발병 치
   매의 상염색체 우성이 확실한 경우는 검사의 적응증이다[4].

**10. 치매의 행동 정신 증상(아래 참조)이 발생하지 않는지 예의주시하는 것이 중요하
   며, 발생 시 적절한 치료가 시작되야 한다.**

이 단계에서의 특정한 치매 치료는 질병의 개선보다 증상의 완화를 목표로 한다.

경도인지장애에는 유산소 운동, 정신 활동, 그리고 심혈관계 위험인자의 조절이 도움
이 된다는 근거가 있다[26]. 가능하다면 치매 환자에게도 이러한 조언을 하는 것은 합리
적이다.

알츠하이머병에 대해 허가된 치료제에는 **콜린에스테라제 억제제**(cholinesterase inhibi-
tor)인 donepezil, rivastigmine, galantamine 등이 있고, 다른 기전의 약물인 **memantine**
이 있다. 근거 기반의 가이드라인들은 콜린에스테라제 억제제를 경도 그리고 중등도 알
츠하이머병에서 권고한다. 콜린에스테라제 억제제의 부작용으로는 위장관 증상, 서맥,
수면장애, 근육경련, 그리고 피로가 발생할 수 있고, 이것으로 인해 몇몇 환자들은 약
을 중단한다. 천식, 소화성 궤양, 심장 전도 지연, 낙상 혹은 발작의 병력이 있는 환자
들에게는 주의를 요한다. 심한 신장장애와 간장애는 이들 약물 중 일부 제제에서는 금
기이다. 효과를 모니터링하는 도구의 사용이 권고되나 약물 반응을 규정하는 것은 복잡
하며, 약물마다 다양하고 서로 다른 결과들을 포함해야 한다[28]. **Memantine**은 NMDA
수용체 길항제로, 손상된 신경세포의 기능과 연관이 있는 글루탄산염(glutamate) 수치를
낮춰준다. 중등도 내지 중증의 알츠하이머병 혹은 콜린에스테라제 억제제에 부작용이
있는 환자들에게 권고된다[27]. Memantine과 cholinesterase inhibitor의 병합요법을 지지
하는 몇몇 논문이 있으나[29], 초기의 체계적 검토에서 사용되었던 논문 자료들의 질에
대한 문제가 제기된 바 있다[30].

혈관성 치매에 대해선 위에서 언급된 것과 같이 추가적인 뇌혈관 손상의 위험인자를
주의 깊게 관리하는 것 외에 특정 치료에 대한 설득력 있는 근거가 없다.

루이체 치매의 약물치료에 대한 증거는 부족하지만, donepezil과 rivastigmine은 인지적 그리고 정신적 증상에 유용하다[31]. 약물치료의 가장 중요한 원칙은(주로 정형적) 항정신병제 약물은 피하고 도파민 제제는 파킨슨증에 주의하여 사용해보는 것인데, 그 이유는 이 두 약물들이 루이체 치매 증후군에 공통된 증상인 정신증(psychosis)[14]을 악화시킬 수 있기 때문이다[32]. 루이체 치매 관련 정신병증에 quetiapine과 같은 친화성이 낮은 도파민 길항제를 사용하는 관행은 높은 수준의 근거를 갖지 못한다[31].

전두측두엽 치매의 진행을 늦추는 데에 효과를 나타내는 특정한 약물치료는 없다. 하지만 이 질병의 행동 정신 증상에 대해 약물이 사용될 수 있다(아래).

최종적으로 주관적 기억감퇴, 경도인지장애 혹은 확정된 치매를 가진 환자에서 지속적인 검토(연속적인 인지기능이 유용)를 통해 진행의 정도를 추적하고 위에서 언급된 치료의 일반적 그리고 특이적 원칙의 검토에 집중해야 한다.

치매의 행동정신증상(Behavioral and Psychological Symptoms of Dementia, BPSD)

Audrey의 증례로 돌아와서, 병력을 통해 그동안 서서히 인지와 신체 기능이 감소해왔음을 알았는데, 이 정보는 주치의가 대화를 나눌 수 없었던 친구로부터 알게 되었다. 운전 능력이 감소하였고 최근 두 번이나 보행자들과 접촉 사고가 날 뻔했다. 친구가 이제 그녀를 위해 운전해 주고 있으며 Audrey는 차를 팔고 싶어한다. 친구는 그녀의 요리와 청소 능력이 떨어지고 건망증이 심해졌다는 것을 인지하고 있었다. 돈은 여전히 은행에서 창구 직원과 함께 관리하고 있다. 추가 병력 및 검사에서 이런 인지기능감퇴에 대한 다른 의학적 또는 정신과적 원인을 찾지 못했다. 치매의 가족력은 없다. 인지 검사에서 Audrey는 중등도의 시간 인지력(장소는 아님) 저하와 일상적인 물건의 이름을 부르는 데 어려움이 다소 있으며, 7개 단어 목록을 습득(기억등록)할 수는 있지만, 지연 회상에 어려움이 있었으며 단서가 제공되는 경우조차 회상에 어려움이 있다. 병전 지능은 평균 이상일 것으로 평가되었는데, 이는 왜 그녀가 매년 기본 인지 선별 검사에서 좋은 결과를 보였는지 설명할 수 있었다. 현저한 실행장애는 없었지만 언어장애가 확인되었다. 뇌 MRI는 경미한 정도의 전반적 위축이 보고되었다. 기본적인 임상병리 검사에서는 이상 없었다. 알츠하이머병 추정 진단이 내려졌다.

---

14   환각이나 망상이 대표적 증상이다.

그녀와 아들과의 면담에서 진단명을 알리고 질병, 예후, 치료 및 가능한 지원에 대해 논의하는 시간을 가졌다. Donepezil 5 mg 시험적 투여가 시작되었다. 중등도의 고혈압이 진단되어 약물 처방하였다. 중요한 법적 문서들과 미래의 판단불능 상태를 대비한 계획들은 다행히도 몇 년 전에 마무리되었다. 그녀와 가족들은 그녀의 기능적 능력(functional ability)[15]을 검토하고 어떤 도움이 필요한지 알기 위해 지역 사회 치매 서비스와 연결하였다.

Kate는 후기 알츠하이머 치매가 있는 73세 여성으로, 2년 동안 요양원에 거주해왔다. 치매 진단은 약 4년 전에 받았다. 이전의 정신과 병력은 없으며 경증의 고혈압 및 위식도 역류 질환을 제외하고는 잘 지내고 있다. 그녀는 omeprazole, irbesartan 및 donepezil (10 mg) 복용 중이다. 지난 18개월 동안 그녀는 시설에서 점점 더 초조한 행동을 보이고 있다. 처음에는 입구를 찾는 행동으로 시작되었지만 점차 다른 입소자의 방으로 쳐들어가고 직원과 다른 입소자 모두를 향한 언어적 공격으로 변했다. 최근에 직원을 향한 물리적 공격이 두 번 발생했다. 주치의는 2주 전에 섬망 선별 검사를 실시해 섬망이 아님을 확인했고 하루에 두 번 risperidone 0.5 mg를 처방한 결과 약간의 효과를 보였다. 시설 직원은 risperidone 증량을 희망하면서 노인의학 전문의 또는 노인정신과 전문의 의뢰를 요청해왔다.

6.1.7   평가

치매의 행동정신증상(Behavioural and psychological symptoms of dementia, BPSD)은 Brodaty 등[33]에 의해 처음 명명된 것으로 간병인, 일반의, 그리고 요양원이 전문의의 개입을 필요로 하는 흔한 이유이다. 이번 장에서는 BPSD의 행동적 요소에 중점을 둔다. 흔히, 이 영역에서 전문의의 치료는 노인의학과 정신노인의학 진료의 협력으로 이루어진다. 수요에 비해 한정된 전문가의 수와 근거 기반 전략을 제공할 자원의 제한으로 인해, 현재 상황은 매우 어려운 상황이라고 자주 인식된다. 게다가, 이상행동으로 누군가를 신체적인 위해의 위험에 처하게 할 수도 있다. Brodaty 등[33]은 BPSD 7층 피라미드 모형을 제시했다. 여기서 중등도 혹은 그 이상의 행동이 대개 전문의 진료의 핵심 대상이 된다.

BPSD 관리를 합리적인 방법으로 하기 위해서는, 우선 먼저 중대한 배경 정보의 파악이 필요하다. 가장 중요한 것은 치매를 가진 사람이 어떠한 사람인지 파악하는 것이다.

---

15 대상자가 가치가 있다고 생각하는 활동을 할 수 있는 능력을 말한다. 좁은 의미로는 도구적 일상 생활 활동 능력 (IADL)을 의미한다.

이것은 그 사람의 호불호, 문화적 배경, 가치, 그리고 무엇이 그 사람에게 의미가 있고 누가 그의 인생에게 소중한지 파악하는 것이 필요하다. 개인사를 알게 되면 BPSD 치료법 중 가장 중요한 치료에 대한 단서를 주는 것뿐만 아니라 후기 치매를 가진 사람이 '까다로운(difficult)' 행동들(심각하고 비인간적인 이해력의 상실)의 집합체로 전락하는 위험을 다루는 데에도 필수적이다. 인간 중심 케어의 출현은 이러한 맥락에서 중요하고 반가운 발전이다.

다른 필수적인 정보는 증상 패턴이 BPSD와 일치하는지 보는 것이다. 이상행동들은 주로 장기적이며 상당히 진행된 치매 증후군에서 나타난다. 치매 환자들은 특히 섬망이 동반될 위험이 있기 때문에 행동의 어떠한 급성 변화가 있으면 우선은 섬망으로 생각하고 조사하고 치료해야 한다. 통증, 감각장애, 탈수, 그리고 변비는 즉각적으로 다뤄져야 할 흔하고 가역적인 섬망의 위험 요인들이다. 또한, 약물 검토를 통해 섬망에 기여하는 약물들을 식별할 수도 있다(예; 항정신 약물에 의한 정좌불능[akathisia][16]).

BPSD를 치료하는 근거 기반은 비약물적 치료가 매우 유용하다는 사실에 기초하며, 따라서 환자의 주변환경의 위험 요인들의 평가가 중요하다. 적절한 자극, 조명, 외부로 출입, 개인 물건들 비치, 그리고 시간 장소에 대한 재안내(reorientation) 방법들이 잘 작동하고 있는지 평가하는 것이 가장 우선해야 할 일이며, 치매 환자가 간병인 그리고 시설 직원들과 교류하는지 관찰하는 것도 마찬가지로 중요하다.

행동 자체에 대한 평가는 그 다음이다. 어떠한 이상행동인지(방해, 공격성, 탈억제, 부적절한 성적 행동 등), 그 행동이 지속적인지 혹은 특정한 상황-예를 들어, 개인위생 보조-에서 유발되는지를 기록하는 것이다.

'ABC 접근법(approach)'이 행동 자체에 대한 평가를 위해서 제시되었다[34]. 이것은 선행 사건(antecedent), 이상행동(behavior), 그리고 결과(consequences)를 포함한다.

---

16 가만히 앉은 채로 있을 수 없는 상태를 말하며, 서거나 앉거나 제자리걸음을 하거나 몸을 전후좌우로 흔드는 상태이다.

6.1.8 치료전략

기억해둬야 할 유용한 원칙들은 다음과 같다.

1. 비약물적 요법들이 먼저 시도되어야 하고, 약물치료를 시작하더라도 비약물 요법이 지속되어야 한다. 이러한 요법들은 치매 환자들의 지식에 영향을 받는다.

2. 간병인과 가족들의 관여는 BPSD 치료의 성공의 핵심이다.

3. 약물요법의 근거는 제한적이다. 향정신성 약물의 사용은 종종 중대한 위험을 동반한다.

4. 몇몇 행동들은 약물요법에 거의 듣지 않는다(예; 언어성 파탄 행동[vocally dis-ruptive behavior]).

5. BPSD는 종종 저절로 좋아지며, 치매가 진행되면 이상행동에 대한 지속적인 치료가 필요 없을 수 있다.

6. 아마도 약물의 세부사항에 집중하는 것보다 중요한 것은 약물 처방의 전후사정, 즉 어떤 효과를 기대하고 약을 처방하였는지를 확인하고 위험과 이득을 판단하고 장기적인 치료의 역할을 결정하는 것이다.

간병인과 시설 직원 교육이 매우 중요한데, 이상행동들이 흔히 다소 계획적이거나 고의적이라는 우려들을 다루기도 한다. 돌봄제공자의 스트레스 혹은 발병 전 돌봄제공자와의 좋지 않은 관계는 BPSD를 악화시킬 수 있다(International Psychogeriatric Association [35]).

개인의 취향에 맞춘 예술 혹은 음악과 같은 의미 있는 활동들, 마사지 중 에센셜 오일의 사용, 모의존재치료(simulated presence therapy, 예; 가족의 목소리를 녹음해 틀기), 그리고 신체활동은 모두 그 사용에 대한 근거들이 있다[35].

환경적인 고려도 중요하다. 단기적으로는 어느 개인의 변화를 달성하기는 어렵지만, 장기적으로는 이러한 전략들이 요양원 치료에서 BPSD의 영향을 감소시켜줄 것이다. 예시로 1인용 방, 출입구의 수 최소화, 외부 접근 보장 같은 것들이 있다. 집에서 사는 사람에게는 신분증 팔찌를 차는 것을 통해 길 잃을 위험을 낮추는 것과 가스 불 요리의 대안을 마련하는 것들은 중요한 고려사항이다.

비약물적인 전략들은 ABC 접근법에 기반을 둔 특정한 개입을 포함한다. 하나의 예로, 도움을 받아 샤워를 할 때만 공격적으로 변하는 사람이 있다고 할 때, 선행 사건(antecedent)으로 환경(옷을 벗기고, 온도가 변하고, 아마도 친숙하지 않은 직원)이 있을 수 있다. 이상행동(behavior)은 신체적인 공격성이다. 이 예에서는 샤워를 하는 도중이 아닌 샤워를 하러 갈 때 문제가 발생한다. 그리고 그 결과(consequences)는 종종 다른 간병인이 욕실로 데려가기 위해 동원된다는 것이다. 이에 대한 대안적인 접근법으로 치매 환자에게 목욕 시간임을 알려주는 단서를 제공하고(물을 틀고, 손에 비누를 쥐어주는 것 등), 그 환자가 스스로 목욕을 시작하도록 기다리는 것이다. 이것은 시간이 오래 걸릴 수 있지만 공격성을 최소화할 수 있다.

약물적인 치료는 행동의 종류에 따라 다르다[35]. 지속적인 공격성은 리스페리돈과 같은 **비정형 항정신병약물**에 반응할 수 있다. 비정형 항정신병약물은 또한 격정(agitation)[17]에서도 다소효과가 있으며, 선택세로토닌재흡수억제제(SSRI), 속효성 benzodiazepine, carbamazepine도 효과가 있다. 탈억제와 무감동 모두에 SSRI가 유용하다. **항경련제**(anticonvulsant)는 종종 사용되지만 sodium valproate의 사용에 대한 근거는 부족하다. 격정에서의 사용 외에도 carbamazepine은 탈억제를 위해서도 사용될 수 있다. 하지만 간기능과 나트륨(sodium) 수치를 모니터링[18]해야 하는 문제가 임상에서의 사용을 제한한다.

최근의 주요한 논란은 치매 환자에서의 향정신성 약물의 사용을 둘러싼 쟁쟁한 논쟁이다. 논쟁의 핵심은 BPSD에서의 비정형 항정신병약물의 사용이다. 2005년에 미국 식품의약국(FDA)은 risperidone에 대한 블랙박스 경고(black box warning)[19]를 공표했다 (2008년에는 전체 항정신병제로 확대되었다). 이 경고는 사망률을 1.7배 증가시키는 것으로 밝혀진 17개 임상 시험의 메타분석 결과에 기초하고 있다. 허혈성 뇌졸중의 위험도 의미있게 증가시키는 것도 알려져 있다. 후향적 연구들에서 정형 항정신병약물도 비슷한 사망의 위험 증가를 보인다고 제시하고 있다[36].

---

17 감정적으로 흥분하거나 안절부절 못하는 상태를 말한다.
18 carbamazepine이 저나트륨혈증을 유발할 수 있다.
19 의약품이 야기할 수 있는 심각한 부작용과 관련한 가장 강력한 주의 조치로서, FDA에서는 검은 글상자 안에 경고문을 기재하도록 하고 있다.

비정형 항정신병약물은 이 외에도 기립성 저혈압, 낙상, 추체외로 부작용을 포함하는 또 다른 부작용들이 있다. 이러한 문제들은 치매가 시누클레인병증에 의한 경우 더 두드러진다. 이러한 위험들로 볼 때 이 약물군은 신중하게 사용되어야 하며, 사전동의 (informed consent) 과정의 하나로서 적절한 의사 결정자와 비정형 항정신병약물의 위험과 이득에 대해 논의되야 한다. 이러한 쟁점들에도 불구하고 비정형 항정신병약물은 주의를 기울이고 환자를 모니터한다면 BPSD의 치료에 여전히 사용된다. 복용량이 정신분열증과 같은 일차성 정신 질환에 사용될 때에 비하여 현저히 낮다는 것을 알아둬야 한다. 항정신병약물은 무기한으로 처방 되어선 안된다. Kleijer 등은 BPSD를 위해 항정신병약물로 치료받고 있던 환자군의 반 이상이 약물 중단 6개월 후 까지도 증상이 안전 혹은 호전되었음을 입증한 바 있다[37].

Kate 증례로 돌아와서, 평가를 통해 그녀가 교사로 근무하였고 세 자녀의 어머니라는 것을 알았다. 그녀는 독서를 특히 즐긴다. 그녀가 젊었을 때, 그녀는 가까운 사람으로부터 폭행을 당하여 신체적으로 혼자 있는 것을 경계하게 되었다. 그녀는 애완 동물 Border Collie가 있고 시끄러운 음악을 싫어한다. 그녀의 남편은 아침에 볼 일을 보고 자주 방문하였고 이는 그녀를 안심시켰다. 기술한 대로 일반적 행동이 확인되었다. 그러나 신체적 공격성은 그녀의 아침 샤워 중에만 발생했는데 최근에 남성 직원이 그녀의 샤워를 도와주어 왔다. 변비 및 치료되지 않은 통증의 가능성을 포함한 가역적인 문제는 배제되었다. 최소 두 명의 직원 (혹은 한 명의 여성 직원)이 그녀를 샤워시키고, 가능한 경우 남편이 볼일을 보기 전 아침에 방문하여 샤워를 도와주는 관리 계획을 세웠다.

방문 애완 동물(Betsy) 치료 프로그램은 가능한 가장 늦은 시간에 시설을 방문하여 Kate와 함께 시간을 보내게 될 것인데, 그 이유는 출구를 찾아다니는 행동이 오후에 심하기 때문이다. 직원은 이제 Kate가 특히 심한 소음을 싫어한다는 것을 알게 되었는데 현재로서는 이와 관련해 달리 해줄 것이 없다. Kate가 가장 초조해하는 시기에는 책이 제공될 것이다. 초조의 측정도구(예; Brief Agitation Rating Scale, Finkel [38] 등)를 이용하여 반응을 확인할 것이다. 상태 호전 시(또는 12주 후에) risperidone을 감량할 것이다. Donepezil은 중단하면 BPSD를 악화시킬 수 있으므로 유지한다[39]. 필요한 경우 SSRI를 고려할 수 있다.

Reference

1. American Psychiatric Association. Diagnostic and statistical manual of mental disorders. 5th ed. Washington, DC: American Psychiatric Association; 2013.

2. World Health Organization. Dementia factsheet; 2015. www.who.int/mediacentre/factsheets/fs362/en/.

3. O'Brien JT, Markus HS. Vascular risk factors and Alzheimer's disease. BMC Med. 2014;12:218. doi:10.1186/s12916-014-0218-y.

4. Loy CT, Schofield PR, Turner AM, Kwok JBJ. Genetics of dementia. Lancet. 2014;383:828–40.

5. Folstein MF, Folstein SE, McHugh PR. Mini-mental state. A practical method for grading the cognitive state of patients for the clinician. J Psychiatr Res. 1975;12(3):189–98.

6. Hsieh S, Schubert S, Hoon C, Mioshi E, Hodges JR. Validation of the Addenbrooke's Cognitive Examination III in frontotemporal dementia and Alzheimer's disease. Dement Geriatr Cogn Disord. 2013;36:242–50.

7. Nasreddine ZS, Phillips NA, Bédirian V, Charbonneau S, Whitehead V, Collin I, Cummings JL, Chertkow H. The Montreal Cognitive Assessment (MoCA): a brief screening tool for mild cognitive impairment. J Am Geriatr Soc. 2005;53:695–9.

8. Kang H, Zhao F, You L, Giorgetta C, Venkatesh D, Sarkhel S, Prakash R. Pseudodementia: a neuropsychological review. Ann Indian Acad Neurol. 2014;17:147–54. doi:10.4103/0972-2327.132613.

9. Jellinger KA, Attems J. Challenges of multimorbidity of the aging brain: a critical update. J Neural Transm. 2015;122(4):505–21. doi:10.1007/s00702-014-1288-x.

10. Langa KM, Foster NL, Larson EB. Mixed dementia: emerging concepts and therapeutic implications. JAMA. 2004;292(23):2901–8. doi:10.1001/jama.292.23.2901.

11. Di Carlo A, Lamassa M, Baldereschi M, Inzitari M, Scafato E, Farchi G, Inzitari D. CIND and MCI in the Italian elderly: frequency, vascular risk factors, progression to dementia. Neurology. 2007;68:1909–16.

12. Plassman BL, Langa KM, Fisher GG, Heeringa SG, Weir DR, Ofstedal MB, Burke JR, Hurd MD, Potter GG, Rodgers WL, Steffens DC, McArdle JJ, Willis RJ, Wallace RB. Prevalence of cognitive impairment without dementia in the United States. Ann Intern Med. 2008;148:427–34.

13. Petersen RC, Smith GE, Waring SC, Ivnik RJ, Tangalos EG, Kokmen E. Mild cognitive impairment: clinical characterization and outcome. Arch Neurol. 1999;56:303–8. [Erratum. Arch Neurol. 1999;56:760]

14. Albert MS, DeKosky ST, Dickson D, Dubois B, Feldman HH, Fox NC, Gamst A, Holtzman DM, Jagust WJ, Petersen RC, Snyder PJ, Carrillo MC, Thies B, Phelps CH. The diagnosis of mild cognitive impairment due to Alzheimer's disease: recommendations from the National Institute on Aging-Alzheimer's Association workgroups on diagnostic guidelines for Alzheimer's disease. Alzheimers Dement. 2011;7(3):270–9. doi:10.1016/j.jalz.2011.03.008.

15. Farias ST, Mungas D, Reed BR, Harvey D, DeCarli C. Progression of mild cognitive impairment to dementia in clinic- vs community-based cohorts. Arch Neurol. 2009;66(9):1151–7. doi:10.1001/archneurol.2009.106.

16. Querfurth HW, LaFerla FM. Alzheimer's disease. N Engl J Med. 2010;362:329–44. doi:10.1056/NEJMra0909142.

17. Herholz K, Ebmeier K. Clinical amyloid imaging in Alzheimer's disease. Lancet Neurol. 2011;10(7):667–70. doi:10.1016/S1474-4422(11)70123-5.

18. Blennow K, Zetterberg H. The past and the future of Alzheimer's disease CSF biomarkers—a journey toward validated biochemical tests covering the whole spectrum of molecular events. Front Neurosci. 2015;9:345. doi:10.3389/fnins.2015.00345.

19. Roman GC, Erkinjuntti T, Wallin A, Pantoni L, Chui HC. Subcortical ischaemic vascular dementia. Lancet Neurol. 2002;1:426–36.

20. Gupta D, Kuruvilla A. Vascular parkinsonism: what makes it different? Postgrad Med J. 2011;87:829–36. doi:10.1136/postgradmedj-2011-130051.

21. O'Brien JT, Thomas A. Vascular dementia. Lancet. 2015;386:1698–706. doi:10.1016/S0140-6736(15)00463-8.

22. McKeith IG, Galasko D, Kosaka K, Perry EK, Dickson DW, Hansen LA, Salmon DP, Lowe J, Mirra

SS, Byrne EJ, Lennox G, Quinn NP, Edwardson JA, Ince PG, Bergeron C, Burns A, Miller BL, Lovestone S, Collerton D, Jansen ENH, Ballard C, de Vos RAI, Wilcock GK, Jellinger KA, Perry RH. Consensus guidelines for the clinical and pathologic diagnosis of dementia with Lewy bodies (DLB): report of the consortium on DLB international workshop. Neurology. 1996;47:1113 – 24.

23. Warren JD, Rohrer JD, Rossor MN. Frontotempoeral dementia. BMJ. 2013;347:f4827. doi:10.1136/bmj.f4827.

24. Rohrer JD, Guerreiro R, Vandrovcova J, Uphill J, Reiman D, Beck J, Isaacs AM, Authier A, Ferrari R, Fox NC, Mackenzie IRA, Warren JD, de Silva R, Holton J, Revesz T, Hardy J, Mead S, Rossor MN. The heritability and genetics of frontotemporal lobar degeneration. Neurology. 2009;73(18):1451 – 6. doi:10.1212/WNL.0b013e3181bf997a.

25. Turnbull Q, Wolf AMD, Holroyd S. Attitudes of elderly subjects toward "Truth Telling" for the diagnosis of Alzheimer's disease. J Geriatr Psychiatry Neurol. 2002;16:90 – 3. doi:10.1177/0891988703016002005.

26. Langa KM, Levine DA. The diagnosis and management of mild cognitive impairment: a clinical review. JAMA. 2014;312(23):2551 – 61. doi:10.1001/jama.2014.13806.

27. National Institute for Health and Clinical Excellence. Donepezil, galantamine, rivastigmine and memantine for the treatment of Alzheimer's disease. NICE technology appraisal guidance 217; 2011. http://guidance.nice.org.uk/TA217.

28. Burns A, Yeates A, Akintade L, del Valle M, Zhang RY, Schwam EM, Perdomo CA. Defining treatment response to donepezil in Alzheimer's disease: responder analysis of patient-level data from randomized, placebo-controlled studies. Drugs Aging. 2008;25(8):707 – 14.

29. Atri A, Hendrix SB, Pejović V, Hofbauer RK, Edwards J, Molinuevo JL, Graham SM. Cumulative, additive benefits of memantine-donepezil combination over component monotherapies in moderate to severe Alzheimer's dementia: a pooled area under the curve analysis. Alzheimers Res Ther. 2015;7(1):28. doi:10.1186/s13195-015-0109-2.

30. Farrimond LE, Roberts E, McShane R. Memantine and cholinesterase inhibitor combination therapy for Alzheimer's disease: a systematic review. BMJ Open. 2012;2:e000917. doi:10.1136/bmjopen-2012-000917.

31. Stinton C, McKeith I, Taylor J, Lafortune L, Mioshi E, Mak E, Cambridge V, Mason J, Thomas A, O'Brien JT. Pharmacological management of Lewy body dementia: a systematic review and meta-analysis. Am J Psychiatry. 2015;172:731 – 42. doi:10.1176/appi.ajp.2015.14121582.

32. Goldman JG, Goetz CG, Brandabur M, Sanfilippo M, Stebbins GT. Effects of dopaminergic medications on psychosis and motor function in dementia with Lewy bodies. Mov Disord. 2008;23(15):2248 – 50. doi:10.1002/mds.22322.

33. Brodaty H, Draper BM, Low L. Behavioural and psychological symptoms of dementia: a seven tiered model of service delivery. Med J Aust. 2003;178(5):231 – 4.

34. NSW Ministry of Health and Royal Australian and New Zealand College of Psychiatrists. Assessment and management of people with Behavioural and Psychological Symptoms of Dementia (BPSD): a handbook for NSW Health Clinicians; 2013. Accessible via www.health.nsw.gov.au or www.ranzcp.org.

35. International Psychogeriatric Association. Thee IPA complete guides to behavioral and psychological symptoms of dementia; 2012. www.ipa-online.org.

36. Wang PS, Schneeweiss S, Avorn J, Fischer MA, Mogun H, Solomon DH, Brookhart MA. Risk of death in elderly users of conventional vs. atypical antipsychotic medications. N Engl J Med. 2005;353:2335 – 41. doi:10.1056/NEJMoa052827.

37. Kleijer BC, van Marum RJ, Egberts ACG, Jansen PAF, Frijters D, Heerdink ER, Ribbe MW. The course of behavioral problems in elderly nursing home patients with dementia when treated with antipsychotics. Int Psychogeriatr. 2009;21:931 – 40. doi:10.1017/S1041610209990524.

38. Finkel SI, Lyons JS, Anderson RL. A Brief Agitation Rating Scale (BARS) for nursing home elderly. J Am Geriatr Soc. 1993;41(1):50 – 2. doi:10.1111/j.1532-5415.1993.tb05948.x.

39. Holmes C, Wilkinson D, Dean C, Vethanayagam S, Olivieri S, Langley A, Pandita-Gunawardena ND, Hogg F, Clare C, Damms J. The efficacy of donepezil in the treatment of neuropsychiatric symptoms in Alzheimer disease. Neurology. 2004;63:214 – 9. doi:10.1212/01.WNL.0000129990.32253.7B.

노인에서 우울증의 진단과 관리
Diagnosis and Management of Depressed Mood in the Older Person

7

Brendan Flynn

Key Points

- 우울 증상은 우울장애(depressive disorder)와 같은 의미가 아니다.
- 우울 증상에 대해선 광범위한 설명들이 있으나 대부분 정신 질환과 관련이 없다.
- 특히 노인에서, 멜랑콜리성(melancholic) 증상의 유무는 진단에서 핵심적이다.
- 주요우울삽화(major depressive episode)의 효과적 치료는 약물적, 사회적, 정신적 전략을 포함한다.
- 항우울제의 효능 차이에 대한 근거는 그다지 확연하지 않다.

노인의학 전문의가 노인정신의학과로 환자를 전과하는 일은 흔하다. 노인의학 진료 서비스는 환자의 고충을 전인적으로 파악하기에 적합하다. 필요한 경우 추가 조언을 구하는 것을 포함해서 정신 건강 문제에 주의를 기울이는 것이 이 과제의 핵심이다. 임상의나 환자의 가족 또는 간병인들은(가끔은 환자 본인도) 회복이 가능할 수 있는 정신건강의학적 질병에 대해서 인지하지 못하는 것이 흔하다. 노화 과정 자체 때문에 피할 수 없는 정신적인 괴로움이나 감퇴가 발생한다는 잘못된 생각들이 기저에 있기 때문이다.

이 장의 목적은 노인의학 임상의들에게 흔한 관심사인 노인에서의 우울증의 진단과 치료에 대해 확신을 갖고 접근할 수 있는 지침을 제공하는 것이다. 노인의 우울은 유의미한 유병 상태와 나쁜 신체 건강 결과들과 연관이 있다[1]. 전세계적으로 70세 이상의 노인에서 가장 높은 자살률을 보인다[2]. 기존에 치매를 앓던 환자의 우울 증상이나 정신건강의학 전문의에게 의뢰가 필요한 자살 사고를 가진 환자에 대한 평가 같은 중요하게 연관된 이슈들은 여기서는 다루지 않는다.

Case Study

Harry는 73세 은퇴한 기차 운전사로 아내와 함께 시골에 살고 있다. 그의 주치의는 환자의 기능 저하 및 점점 관리가 어려워지는 당뇨병이 걱정되어 노인의학전문의에게 의뢰하였다. Harry는 수년간 제대로 조절되지 않는 고혈압이 있는 과거 흡연자이다. 6년 전 제2형 당뇨병 진단을 받았다. 그는 경구 저혈당제를 복용했지만 혈당 조절이 잘 되지 않아 곧 인슐린 요법이 필요할 상황이다. 2년 전 허혈성 심장병으로 관상 동맥 스텐트를 삽입하였다. 이전 정신건강의학적 병력은 없으며, 알코올을 아주 가끔 마셨다. 그의 아내는 지난 2년 동안 그가 무기력해지고 다트 및 운동 모임에 참석하지 않는 등 전반적인 사회 활동이 감소하였다고 전했다. 그는 슬프고 우울해 보였다. 주치의가 처방한 sertraline을 1년 전부터 복용하기 시작하였고, 현재 복용량은 하루 100 mg이다. 아내는 그의 상태가 서서히 악화되고 있다고 느꼈다. 하루 종일 소파에 앉아 TV를 보고 대화를 거의 하지 않으며, 가족 문제 및 설거지나 잔디 깎기 등의 요구에 무관심한 그의 모습에 절망했다. Harry 자신은 걱정하지 않고 있으며 식사시간이 즐겁기만 했다. Sertaline에 반응하지 않는 그의 상태에 대해, 노인의학 전문의는 노인정신의학 전문의에게 자문을 구했다.

7.1   우울증의 진단

Harry는 우울(depression)을 갖고 있는가? Depression 단어가 여러 의미를 담고 있어서 용어 자체가 문제를 일으킬 수 있다. 임상에서는 우울 증상(depressive symptoms)이란 단어를 쓰는 것이 더 유용할 것이다. 이는 여러 내과적 혹은 정신건강의학적 질환들이 우울감을 보일 수 있지만, 만년의 인생굴곡에 대해서도 병적이 아닌 우울 반응을 보일 수 있다는 인식을 반영한다. 사별, 말년의 실존적인 고통, 실행기능 저하와 신체 질병 등이 고려되어야 한다. DSM-5로 알려진 Diagnostic and Statistical Manual of Mental Disorders 5판과 같은 일반적인 진단 분류 체계는 우울 증상을 보이는 여러 정신건강의학적 질환들을 포함하고 있다. 단극성 주요우울장애(unipolar major depressive disoder)나 양극성장애(bipolar disoder)의 일부로서 주요우울삽화(major depressive episode, MDE)의 평가에 정신건강학과 의사들이 특히 관심을 보이는 것은 놀라운 일이 아니다. 흔하고 대체로 치료가 가능한 이 장애를 놓치게 되면, 이환율과 사망률이 증가하기 때문이다. 그러나 경도의 우울 증상(subsyndromal depressive symptom)이 주의를 필요로 하지 않는다고 보아서는 안된다. 오히려 흔히 볼 수 있는 이러한 증상들은 심각한 병적 상태를 야기할 뿐만 아니라, 주요우울삽화로 진행될 위험 요인으로 작용한다. 또한 정신건강의학적인 문제들이 동반된 경우가 많은데, 유족 중 일부는 정동장애(혹은 기분장애, mood disorder)가 발생한다.

'우울'은 일반적으로 의료계에서는 주요우울삽화를 의미하는 것으로 이해되며, 초기 노인정신의학적 평가의 주요 관심사이기 때문에 주요우울삽화를 둘러싼 진단 문제가 여기서 강조될 것이다. 감별 진단할 질병들이 광범위하며, 부적절하게 치료(또는 미치료)할 위험 때문에 진단 과정에 조심스럽게 접근하는 것이 중요하다. 특히 노인들의 항우울제 약물의 위험성에 대한 인식 증가를 고려할 때 진단과정이 매우 중요하다[5].

먼저 신체적인 질환들을 다루어야 하고, 배제해야 한다. 이는 대부분 노인의학자로부터 진료의뢰가 이루어질 때 이미 완료되어 있다. 하지만 이런 신체적 문제들을 배제했다고 해서 정신건강의학적인 동반 질환까지 제외하는 것이 아니기 때문에 배제적 접근은 제한된 가치를 갖는다. 한 중요한 예가 섬망이다. 병세가 심한 과행동성 섬망은 우울증으로 오해되는 경우가 거의 없지만, 일반적이지 않은 **저활동성 섬망(hypoactive delirium)**의 경우 주요우울삽화와 유사하게 나타날 수 있다. 만약 아주 최근에 신체적 질병의 상태에 대한 갑작스런 변화가 있는 경우(또는 별다른 원인이 확인되지 않은 경우)에는, 우울증으로 진단할 때에 주의가 필요하다. 특히 항우울제 치료는 그 자체의 저나트륨혈증이나 항콜린작용 등의 부작용으로 섬망을 악화시킬 수 있기 때문이다.

환자가 호소하는 발달과정의 문제뿐 아니라 정신건강의학적 증상, 이전의 정신 건강 문제에 강조점을 두면서, 완전한 병력청취가 필요하다. 발달과정의 문제는 성격적 특성 평가와 정신건강의학적 질환에 대한 위험인자 식별 측면에서 정보를 제공해주며 왜 특정 증상들이 지금 나타나는지에 대해 조심스럽게 추측할 수 있게 한다. 만성적인 자살 사고 등 우울증과 비슷한 증상들의 발생을 이해하는데 도움을 주는 정보들이 여기서 밝혀질 수 있다.

우울 기간, 일상생활장애, 그리고 비교적 최근에 평소 기분 상태에서 벗어난 것인지에 초점을 맞춘 DSM-5와 같은 분류기준[1]을 이용해 주요우울삽화의 증상에 대해 조사하는 것이 유용하다. 만성적인 우울 증상은 주요우울삽화를 시사하기 보다는 기분저하증(dysthymia)이나 성격장애(혹은 인격장애, personality disorder) 등 다른 가능성을 시사하며 이에 대해 조사해야 한다.

진단 분류 및 기타 평가 도구에 대해 여기서 언급할 가치가 있는데, 각각의 강점과 한계점을 이해해야만 적절히 사용될 수 있기 때문이다. 의사들 사이의 우울증 진단에 대한 의견 불일치는 종종 이 문제에 기인한다. 일반적으로 정신건강의학은 확인된 병리소견이 있는 질환보다는 증후군을 치료한다. 의학의 다른 분야들과 마찬가지로, 정신건강의학은 어떤 것이 질환으로 정의할 만큼 병적인지에 대해 DSM-5와 같이 합의에 기초한 진단 기준을 사용한다. 우리는 측정된 수치들보단 증상에 대한 서술을 이용해 진단하기 때문에 진단 과정은 특히 주관적일 수 있다. 그러나 만약 임상의가 정신적인 증상들과 기술적 현상학(descriptive phenomenology)[2]을 모두 이끌어내는 데 숙달된다면 합리적이고 견고한 진단이 가능할 것이다. 실제로 DSM 자체는 진단적 타당도 보다는 신뢰도 향상 훈련이다. 이러한 진단기준이 신뢰할 수 있는 출발점을 제공하지만, 그들은 종종 동반된 정신건강의학적 증상의 유무를 설명하지 못하며, 환자의 실제 고충에 대해 제대로 인식하려고 시도하지 못한다. 정신건강의학적 진단에서는 왜 환자가 지금 몸이 편치 않은지, 이러한 증상들이 환자에게 어떤 의미를 갖는지, 그리고 문제의 발생과 치료에 있어서 환자의 성격이 어떤 역할을 하는지에 대해선 파악하지 못한다. DSM처럼 체크리스트를 통한 진단적 접근은 연구의 신뢰도에 유용하나 임상적 발견으로서는 단순하고 제한된 가치를 갖는다.

아래에서 설명될 것처럼 주요우울삽화가 진단된 경우에도 노인 환자들을 위해 특히 유용한 진단 구분이 있다. 바로 주요우울삽화 내의 분류 개념, 다시 말해 DSM-5 내에

---

1 주요우울삽화의 DSM-5 진단 기준은 아홉 가지 증상 중 2주 연속 지속되면서 사회적으로나 직업적으로 지장을 줄 정도로 심한 증상이 다섯 가지 이상이 있을 때이다.
2 연구참여자의 경험에 초점을 두고 환자의 언어로 기술된 현상에 대한 심층적 탐색을 통해 참여자가 의식하는 내용과 구조를 파악한다.

서 주요우울삽화의 한 분류인인 멜랑콜리형 우울증(melancholic depression)[3] 의 개념이다 [3]. 핵심적인 차이는 멜랑콜리형 우울증은 자율신경 증상(이른 아침 기상, 일과성 기분 변화, 정신운동성 변화)이 지배적이라는 것이다. 일상 생활에서 즐거움을 전혀 느끼지 못하는 무쾌감증(anhedonia)도 흔하다. 따라서 만약 환자가 주요우울삽화에 대한 조건을 충족하는 경우, 임상 양상이 이들 증상에 무게감이 실려있는지 여부를 고려해야한다.

우울 선별 도구와 등급 척도 설문은 정신질환이 있을 가능성이 있는 사람을 식별하고 치료에 대한 반응을 추적하는 데 유용하지만, 숙련된 임상의사의 평가를 대신할 수는 없다. 우울 선별 도구와 등급 척도 설문은 종종 임상적 가중치 또는 유병 기간과 중증도에 대한 고려 없이 증상을 찾아내며, 그 결과 실제 심리적인 고통은 있지만 정신질환은 없는 사람들을, 효과를 보일 가능성이 매우 낮고 위험이 정말 많은 치료를 받게 만들 위험이 있다. 노인성 우울증 척도에서의 높은 점수는 심리적 고통과 우울 증상을 의미하지만 임상적인 정동장애의 진단은 아니다. 우울증 척도는 단지 선별 도구일 뿐이다[6].

우울삽화 발생에 대한 위험 요인도 고려해야 한다. 노년기 우울증을 유발하는 위험 인자로는 신체적 질병이나 장애, 우울증 병력, 배우자의 상실, 아증후 우울증, 수면장애와 동반된 불안 등이 있다.

철저한 병력청취는 시간에 따른 경과, 임상증상 발현 전의 성격과 위험 평가를 결정하는데 매우 중요하다.

정신 상태 검사(Mental State Examination)는 느리고 단조로운 말, 제한된 정동, 전반적으로 저하된 기분이나 자살사고와 같은 주요우울삽화 진단을 지지하는 특징들을 드러낼 수 있다. 이들 특징들이 정신건강의학 질환과 관련성이 있다고 알려져 있지만 특정 정신건강의학 질환에만 특유하게 나타나는 것은 아니다.

인지기능 선별 검사는 정동장애를 진단하거나 반박하는 데 제한적으로 사용된다. 항상 그런 건 아니지만 우울삽화가 인지 능력을 손상시킬 수 있다는 것은 잘 알려져 있다. 만약 정동장애에 대한 임상적 의심이 강할 경우에는, (우울증 때문에) 손상된 인지기능이 향후에 의료기록을 읽는 의료진에게 장기간의 인지장애로 잘못 해석될 수 있기 때문에, 인지 검사를 모두 지연시키는 것이 최선이라고 할 수 있다.

---

3   우울증 중 밥도 잘 먹지 않고, 잠도 잘 자지 않고, 활동도 거의 없이 마치 식물같이 생활하는 상태를 이른다.

일상적인 우울증 선별 검사에는 빈혈, 감염, 신부전 또는 간부전, 영양실조 및 갑상선 질환에 대한 평가를 포함해야 한다. 임상발현 전 상태의 갑상선 질환이 종종 발견될 수 있는데, 이는 정동장애 자체가 갑상선 기능을 변화시킬 수 있기 때문이다[8].

뇌 영상은 공간점유병소 같은 가역적 원인들을 배제하는 데 여전히 유용하다. MRI가 선호되는데, 그 이유는 FLAIR 시퀀스가 실행장애와 관련된 피질하 병리(특히, 뇌백질 질환)에 대한 중요한 정보를 제공하기 때문이다. 이는 명백한 우울 증상에 대한 일반적인 설명을 뒷받침한다.

7.2   우울증 증상에 대한 임상적 추론

이제 병력청취, 진찰, 검사를 통해 얻어진 이 정보들은 일반 내과에서와 같이 전체적으로 해석되어야 한다. 가역적인 정신 질환(reversible psychiatric syndrome)의 가능성을 추정하는 것은 초기 상담 시에 중요한 과제이기 때문에, 다음 질문들을 고려해야 한다.

1. *그 증상은 개인의 평상시 상태와 다른가?*

   많은 환자들은 만성적인 우울감, 절망감 또는 간헐적인 자살 생각을 언급하는데, 이것은 종종 수십 년 동안 지속된 것이다. 이러한 상황이라면 진단은 기분 삽화[4] (mood episode)가 될 수 없다. 왜냐면 정의상 기분 삽화는 몇 주, 몇 달 혹은 그 이상 지속되지만 무증상기가 중간에 있어야 하기 때문이다. 만약 환자가 기분장애의 개인력이 있다면, 삽화적인 병력(episodic history)인지가 중요하다. 이것은 매우 중요한 감별 포인트이다. 성격장애 같은 장기적인 문제들은 삽화적인 병력이 없으며 이는 약물 없이 효과적으로 치료되기 때문이다. 노인에서 항우울제 사용의 위험성은 크기 때문에, 임상의들은 이 약을 사용함으로써 충분한 이득이 있다

---

4   DSM-5 기준에는 기분 삽화에 major depressive, manic, hypomanic episode 등이 포함된다. 본문에서 기분 삽화는 주요우울삽화(major depressive mood), 즉 주요우울장애(major depressive disorder)를 의미한다.

고 확신할 수 있을 때만 사용해야 한다.

2. *기능장애가 있는가?*

치매를 진단할 때와 비슷하게, 기분 삽화는 증상의 나열들로만 진단 내릴 수 없다. 모든 정신건강의학 질환들은 자신의 증상들로 인해 사회적, 직업적, 개인위생관리 능력 같은 기능의 장애가 있어야 진단을 내릴 수 있다.

3. *환자의 기분은 무엇인가?*

주요우울삽화는 일상적인 활동에서 즐거움이 감소하는 것이 특징이다. 더 나아가 기분은 극도로 가라앉아 있으며, 환자는 종종 슬프거나, 기운이 없거나 나쁘다고 보고할 것이다. 환자의 일상적인 활동에 대한 기술, 일상 활동에서 즐거움을 느꼈는지, 그리고 기분 그 자체는 어떠했는지를 물을 필요가 있다. 다시 말하면 평상시에 비해 기분이 얼마나 떨어져 있는지가 도움이 된다. 우울증처럼 오인하게 만드는 다른 문제를 갖고 있는 환자들의 상당수는 기분 저하가 아닌 다른 주관적인 상태를 묘사하는 경우가 많다. 흔한 예는 인생 말년의 존재에 관한 괴로움이나 사는 의미에 관한 위기와 같은 것이다. 종종 그러한 환자는 그들의 삶이 꽤 살아왔고, 성취할 것이 거의 없기 때문에, 삶은 아무런 목적도 없다는 느낌을 묘사한다. 그러나 자주 하는 취미활동이나 좋아하는 식사로부터 즐거움을 얻을 수 있는지 물어보면 이러한 즐거움은 보통 잘 줄어들어 있지 않다.

4. *우울한 증상에 삽화적 패턴이 있고 주요우울삽화가 존재한다고 의심이 될 때, 자율신경증상(아침에 일찍 일어나기, 체중감소, 정신운동의 변화)이 있는가?*

이것은 멜랑콜리 우울삽화와 비-멜랑콜리 우울삽화를 구별하는데 도움이 된다.

5. *최근에 사별을 경험하였는가?*

사별은 고령에서 흔히 발생하는 일이기에 이런 점은 고려할만한 가치가 있다. 우울증이 동반될 수 있으나, 사랑하는 사람의 상실에 대한 정상적인 애도(uncomplicated bereavement)는 노래나 사진처럼 잃어버린 사랑하는 사람을 상기시키는 것에 의해 촉발되는 '파도와 같이 밀물인 듯하게' 일어난다. 그러나 어떤 활동들을 즐기는 능력은 일반적으로 유지된다. 사별 이후에 정신이상이나 자살적 사고는 드물다. 비록 사별한 사람에 대한 환각은 흔하지만 그것이 정신적인 질환을 의미하지는 않는다.

6. *기존에 신경퇴행성 변화가 있었는가?*

여기서 특히 중요한 이슈는 서서히 시작되는 **실행기능장애**가, 단면적으로 한번 보아서는 우울삽화와 비슷하게 보일 수 있다는 것이다. 환자는 절제된 정서, 현저한 무관심, 그리고 손상된 통찰력을 보일 가능성이 높다. 실행기능장애에 의해 발생한 무감동 증후군(apathetic syndrome)을 보이는 사람들은 자발적으로 활동을 먼저 시작하지 않을 가능성이 높지만, 재촉하면 대개 반응을 보인다. 대조적으로, 우울삽화를 가지고 있는 사람의 경우에는 외부의 활동 지시에 반응할 가능성이 적다. 두 번째 이슈는 이미 **진전된 치매**가 있을 경우 주요우울삽화를 진단하기 어렵다는 것이다. 우울증 치료제를 실험적으로 사용하여 그 반응으로 진단을 내리는 방법으로 접근하는 것은 흔히 사용되는 항우울제들의 안전성 문제에 비추어 보았을 때 정당화 되기 어렵다[5]. 코넬 척도(Cornell scale)[9]는 치매 환자에서 우울증 증상을 평가하는 도구로 이런 상황에서 유용할 수 있다.

7. *우울장애에 관한 개인력이 있는가?*

그렇다면 주요우울삽화 진단에 대한 임상적 의심을 할 수 있으며, 임상증상이 주요우울삽화라는 확신이 서지 않는 경우에 치료를 결정하는데 설득력이 있을 수 있다. 우울증의 가족력은 그리 도움이 되지 않는데, 그 이유는 우울증이란 용어가 흔히 다른 의미로 사용되며, 심지어는 일촌 가족(부모/형제/자녀)이 주요우울삽화를 앓고 있다고 해도 상대적 위험의 증가는 다른 정신 질환에 비해 미미하기 때문이다[10].

8. *조증(mania)의 과거력이 있는가?*

이것은 양극성장애를 암시하며 우울삽화의 치료가 필요함을 시사한다. 이러한 상황에서는 정신건강의학 의사에게 의뢰하는 것이 좋다.

9. *응급상황인가?*

자살 생각이나 계획의 존재나 심각한 경구 섭취의 감소는 정신건강의학 상담으로 보내야하는 두 가지 징후이다. 이 경우도 치료의 필요성을 시사하는데, 그 이유는 주요우울삽화가 의심이 되는 경우 빠르게 반응하는 치료법인 전기충격요법(electroconvulsive therapy, ECT) 같은 치료가 필요할 수 있다.

10. *정신 상태 평가 결과가 주요우울삽화의 진단과 일치하는가?*

각 결과에 있어서는 다른 해석도 존재하겠지만, 어느 정도의 정신운동(psycho-motor) 증상, 저조한 눈 맞춤, 느리고 단조로운 말, 만연한 낮은 기분과 허무주의적인 대화주제를 예상하는 것은 일반적일 것이다. 정신병적 생각이나 자살 생각 또한 존재할 수 있다. 실행기능 손상이 있는 환자와는 다르게 주요우울삽화를 가진 사람은 일반적으로 통찰력(질병 인식)이 보존되어있다.

Harry 증례로 다시 돌아가보자. 위의 짧은 글을 통해, 그가 사회적으로 동떨어져있고 부인도 걱정하고 있으며, 평상시의 그와 달라 보이며 슬프고 무미건조해 보이는 사실로부터, 임상적으로 주요우울삽화의 진단이 이미 제시되었다. 그러나 이 진단에 맞지 않는 사실은 다음과 같다. Harry 자신이 자신의 증상에 걱정하지 않고 있으며, 시험적 치료에 반응이 없었고, 식욕은 유지되고 있으며, 재촉하면 반응하는 모습은 사실 주요우울삽화에서는 흔하지 않다. 또한 그는 상당한 실행장애를 유발할 수 있는 병인을 가지고 있다. 즉, 병력을 보건대 피질하 허혈성 병리의 위험이 높다.

위의 원칙을 적용하면 다음과 같은 이야기가 정립된다. 평소의 상태와 다른 양상이었으며, 이는 우울삽화에서는 드문 일이다. Harry의 기분을 조사했을 때 그는 실제로는 슬프거나 우울하다고 느끼지 않고 있으며 단지 '굳이 하고 싶지 않다'는 것이었다. 그는 자신이 TV 보는 것을 좋아하고 손자를 돌보는 것을 사랑하며 아내가 만든 맛있는 초콜릿 케이크를 즐긴다. 자율신경 증상과 관련하여 Harry는 잠을 잘 못 자고 있지만 교대 근무 업무로 인해 평소에도 그런 모습을 보였다. 식욕이 좋아서 음식이 그의 앞에 놓여지면 맛있게 먹는다. 최근 사별한 일은 없다. 우울증이나 조증의 개인력 또는 가족력은 없으며, 따라서 상황이 시급한 것도 아니다.

정신상태평가 결과는 억제된 감정과 가벼운 정신운동 둔화가 있었지만 언어능력에 문제가 없고, 우울감에 대한 증거가 없고, 절망적이거나 허무주의적인 생각도 없었다. 절제된 감정은 주요우울삽화뿐만 아니라 피질하 혈관 질환, '혈관성 파킨슨증[11]'에서도 발생할 수 있으므로 이 소견은 특이적이지는 않다.

뇌 MRI는 상당한 심부 백질(및 광범위한 뇌실 주변의) 병변을 보여 주었다.

요약하면, 기분 반응성(mood reactivity), 수면 및 식욕 패턴의 유지가 있는 것으로 보아 주요우울삽화의 진단 가능성은 낮다. 서서히 발병하였고, 뇌혈관 질환에 대한 다수의 위험 요인을 갖고 있으며, 질병 인식 부족과 두드러진 무감동 증상은 실행기능장애 때문에 Harry의 증상이 나타났을 가능성이 높다는 것을 의미한다.

7.3   우울삽화의 치료

주요우울삽화 이외의 우울증(예; 기분부전장애[dysthymia], 성격장애)에 대해서 효과적
인 치료 방법이 있지만, 이 장에서는 다루지 않겠다. 위에서 나온 Harry의 증례와 같이
환자와 간병인을 위한 활동계획이나 교육과 더불어, 금연이니 아스피린 등과 같은 신경
보호 방법은 더 기능이 나빠지는 것을 최소화하고 대처를 최적화 하는데 가치가 있다.
혈관성 치매(혹은 다른 치매)가 발생할 수 있으므로 인지기능을 추적조사하는 것이 중요
하다.

    만약 주요우울삽화의 진단이 내려지면 치료 방법으로는, 지지적 정신치료(supportive
psychotherapy)나 인지행동치료(cognitive behavioural therapy, CBT)와 같은 심리 중재
(psychological intervention), 약물치료나 전기충격요법같은 의학적 중재(biological inter-
vention)와 활동 약속 잡기(activity planning), 운동, 최적화된 사회적 지원 같은 사회적
중재(social intervention)등이 있을 수 있다.

    경도 혹은 중등도의 우울증에는 심리적 치료 단독으로 충분하다[12]. 가능하면 약물
을 피하는 것이 분별 있는 것이기에, 이 심리치료 방법이 노인의 우울증 치료에 매우 중
요한 원칙이다. 인지행동치료와 같은 강력한 증거 기반을 가진 치료의 경우, 훈련된 정
신학자나 정신건강의학 의사 같은 임상의가 치료를 수행해야 하며, 최대한의 이득을 얻
기 위해서는 환자가 완전히, 인지적으로 온전해야 한다는 점에 유의해야 한다. 이 접근
방식은 일반적으로 제공되는 지지치료와는 다르다. 인지행동치료는 문제 해결과 심리
교육의 보조, 정서 상태의 확인 등에 도움이 될 수 있으나 이것의 근거 기반은 강력하지
않다.

    노인의학 전문의들은 종종 약물요법에 관해 결정을 내려야 할 때가 있다. 선택할 수
있는 방안으로는 항우울제(단독이나 복합) 사용과(리튬, 기분안정제, 비정형항정신약물,
thyroxine 등의) 증강 약물 사용(augmentation)이 있다. 항우울제 복합사용이나 증강 약
물 사용은 대개 정신건강의학 전문의의 참여가 필요하므로, 여기서는 항우울제 단일요
법에 대한 접근법만을 다룬다.

    이에는 몇 가지 고려할 점들이 있다.

    첫 번째로, 만약 우울증이 양극성 \장애의 맥락에서 발생했다면('양극성 우울증[bipolar depression]') 정신건강의학 전문의의 조언을 받아야 한다.

두 번째로, 노인에서 항우울제 사용의 알려진 위험성(그리고 경도와 중등도 우울증에서 항우울제 효과의 근거 부족)을 고려할 때 자율신경 증상이 없는 노인 우울증 환자에게는 비약물적 접근법을 먼저 시도해야 한다. 이러한 위험성은 각 약물에 따라 다르지만, 낙상, 저나트륨혈증, 그리고 일부 약물의 경우 총사망률(all-cause mortality) 증가를 포함한다. 이러한 위험은 보통 항우울제를 시작하거나 중지한 후 1개월 내에 더 높다.

세 번째로, 약물 간의 효능의 차이에 대한 증거는 그다지 크지 않으며[13], 따라서 이전 복용 시의 효능, 가능한 부작용들 및 내성(tolerability)에 기초하여 선택하는 것이 합리적이다. 예를 들면, 수면에 문제가 있고 체중이 감량하는 환자에게는 **mirtazapine**을 선택할 수 있는데, 이 약물의 부작용(즉시 나타나는 진정작용과 식욕 증진)이 오히려 장점이 될 수 있다. 이것은 효과가 나타나는데 수 주가 걸리는 항우울 효과 그 자체와는 구별된다.

중증 우울증을 가진 고령의 환자들에게만 약물치료를 하도록 하는 것은 그들 중 많은 (대부분은 아니어도) 환자들이 멜랑콜리한 양상(melancholic picture)을 가지고 있음을 의미한다. 정신건강의학 전문의가 진료할 때, SSRI 약물로 치료를 받아본 적이 없는 우울증 증상 환자를 만나는 것은 드물기 때문에, (주로 **venlafaxine** 같은 노르아드레날린 성질을 가진) 이중 작용제가 흔히 다음으로 시도된다. 이들 제제(그리고 삼환계 항우울제 [TCA] 같은 광범위 영역의 항우울제)는 이론적으로 멜랑콜리형 우울증 환자에게 SSRI보다 우월할 수 있다. 왜냐하면(세로토닌 신경 경로 보다는) 노르아드레날린 신경 경로가 이 증후군에 연관되어 있다고 알려져 있기 때문이다[14]. 노인 환자들 사이에서 이것에 대한 몇몇 치료적 증거는 있지만[15,16], 노인 환자들에 대한 항우울제의 효능에 관한 더 광범위한 메타분석에서는 우울증의 멜랑콜리 아형을 별도로 다루지 않고 있다.

약물치료는 한번 시작하면 효과를 보기 위해서는 충분히 길게 사용하는 것이 필수적이다. 일부는 더 긴 기간을 주장하지만, 제조사의 설명서에서 허용되는 최대 용량으로 대개 최소 4주 이상이다[17]. '치료에 저항하는' 환자에 대한 검토 결과를 보면, 다수의 약제를 치료용량 이하로 혹은 짧은 시간 동안만 사용해왔다는 것을 발견하게 된다.

삼환계 항우울제(Tricyclic antidepressant, TCA)는 과다 복용 시의 치사율, 혼돈(혹은 착란, confusion)을 유발하는 경향, 그리고 항콜린성 부작용 등을 고려했을 때 더 이상

우울증 증상에 있어서 흔하게 처방되지 않는다. 하지만 전문의의 감독하에 이 약을 처방할 수 있다.

항우울제 투여 시작한 후에는 정기적인 검토가 필요하며, 반응이나 부작용의 증거를 찾을 필요가 있다. 약물에 따라 다르지만 이에는 진정, 메스꺼움, 설사, 정좌불능증, 저나트륨혈증, 격정(초조) 그리고(우울증 증상의 일부로 표현히지 않있던 사람들 중에서 적은 비율로 나타나는) 급작스런 자살 사고를 포함한다. 처방자들은 새로운 자살 생각을 포함해, 모든 환자들을 처음 몇 주 동안 모니터해야 한다. 이 연령대에서 항우울제를 시작하는 것과 관련된 자살의 위험성은 낮은 것으로 생각되며 치료의 이득과 비교해 저울질 할 필요가 있다. 항우울제로 인한 자살 위험과 관련된 우려는 주로 25세 미만에 해당되며, 세계정신의학협회(World Psychiatry Association, WPA)에서는 노인 집단에서 자살 위험성이 낮다고 합의하였다[18].

전기경련요법은 약물치료가 효과적이지 않거나 활성화된 자살 사고나 지속적인 경구 섭취의 부족 또는 환자 본인이 원할 경우 고려할 수 있다.

위급 상황이거나 자살 위험이 있거나 두 번째 항우울제 시도가 실패했을 경우 정신건강의학과 전문의에게 의뢰하는 것을 고려해야 한다.

장기적인 항우울제 치료는 회복에 도움이 되지만[19], 복용 12개월 후에 약물의 지속 여부에 대한 검토를 진행해야 하며, 특히 첫 우울증을 앓고 있는 사람들에게 더 그렇다.

Reference

1. Rodda J, Walker Z, Carter J. Depression in older adults. BMJ. 2011;343:d5219. doi:10.1136/bmj.d5219.
2. World Health Organization. First WHO Report on suicide prevention; 2014. who.int.
3. American Psychiatric Association. Diagnostic and statistical manual of mental disorders. 5th ed. Washington, DC: American Psychiatric Association; 2013.
4. Meeks TW, Vahia IV, Lavretsky H, Kulkarni G, Jeste DV. A tune in "a minor" can "b major": a review of epidemiology, illness course, and public health implications of subthreshold depression in older adults. J Affect Disord. 2010;129:126–42. doi:10.1016/j.jad.2010.09.015.
5. Coupland CL, Dhiman P, Morriss R, Arthur A, Barton G, Hippisley-Cox J. Antidepressant use and risk of adverse outcomes in older people: population based cohort study. BMJ. 2011;343:d4551. doi:10.1136/bmj.d4551.
6. Yesavage JA, Brink TL, Rose TL, Lum O, Huang V, Adey M, Leirer VO. Development and validation of a geriatric depression screening scale: a preliminary report. J Psychiatr Res. 1983;17(1):37–49. doi:10.1016/0022-3956(82)90033-4.
7. Schoevers RA, Smit F, Deeg DJH, Cuijpers P, Dekker J, van Tilburg W, Beekman ATF. Prevention of late-life depression in primary care: do we know where to begin? Am J Psychiatry. 2006;163:1611–21.
8. Kirkegaard C, Faber J. The role of thyroid hormones in depression. Eur J Endocrinol. 1998;138:1–9.
9. Alexopoulis GS, Abrams RC, Young RC, Shamoian CA. Cornell scale for depression in dementia. Biol Psychiatry. 1988;23(3):271–84.
10. Carlat DJ. The psychiatric interview. Philadelphia: Lippincott, Williams and Wilkins; 2005.
11. Gupta D, Kuruvilla A. Vascular parkinsonism: what makes it different? Postgrad Med J. 2011;87:829–36. doi:10.1136/postgradmedj-2011-130051.
12. Mahli GS, Bassett D, Boyce P, Bryant R, Fitzgerald PB, Fritz K, Hopwood M, Lyndon B, Mulder R, Murray G, Porter Rand Singh AB. Royal Australian and New Zealand College of Psychiatrists clinical practice guidelines for mood disorders. Aust N Z J Psychiatry. 2015;49(12):1087–206. doi:10.1177/0004867415617657.
13. Kok RM, Nolen WA, Heeren TJ. Efficacy of treatment in older depressed patients: a systematic review and meta-analysis of double blind randomized controlled trials with antidepressants. J Affect Disord. 2012;141:103–15. doi:10.1016/j.jad.2012.02.036.
14. Mahli GS, Parker GB, Greenwood J. Structural and functional models of depression: from subtypes to substrates. Acta Psychiatr Scand. 2005;111:94–105.
15. Parker G. Differential effectiveness of newer and older antidepressants appears mediated by an age effect on the phenotypic expression of depression. Acta Psychiatr Scand. 2002;106:168–70. doi:10.1034/j.1600-0447.2002.02432.x.
16. Joyce PR, Mulder RT, Luty SE, McKenzie JM, Rae AM. A differential response to nortriptyline and fluoxetine in melancholic depression: the importance of age and gender. Acta Psychiatr Scand. 2003;108:20–3. doi:10.1034/j.1600-0447.2003.00120.x.
17. Katona C, Bindman DC, Katona CP. Antidepressants for older people: what can we learn from the current evidence base? Maturitas. 2014;79:174–8. doi:10.1016/j.maturitas.2014.05.016.
18. Moller H-J, Baldwin DS, Goodwin G, Kasper S, Okasha A, Stein DJ, Tandon R, Versiani M. Do SSRIs or antidepressants in general increase suicidality? WPA Section on Pharmacopsychiatry: consensus statement. Eur Arch Psychiatry Clin Neurosci. 2008;258:3–23. doi:10.1007/s00406-008-3002-1.
19. Akerblad AC, Bengtsson F, von Knorring L, Ekselius L. Response, remission and relapse in relation to adherence in primary care treatment of depression: a 2-year outcome study. Int Clin Psychopharmacol. 2006;21:117–24. doi:10.1097/01.yic.0000199452.16682.b8.

낙상: 예방 및 관리
Falls: Prevention and Management

8

Sunita Paul

Key Points
- 고령자에서 낙상은 흔하다. 65세 이상 인구의 30%와 80세 이상 인구의 50%가 1년 이내 낙상할 확률이 있으며, 이는 노인 사망의 다섯 번째 주요 원인이다.
- 노인이 낙상할 경우 5%는 대퇴골 골절, 경막하 혈종 등과 같은 심각한 부상을 입는다.
- 낙상자의 30-40%가 낙상에 대한 두려움을 느끼게 되고 활동을 줄이게 된다.
- 낙상은 비용이 많이 드는 문제이며, 현재의 의료 비용을 유지하기 위해서는 낙상 발생률을 66% 줄여야 한다.
- 낙상은 예방할 수 있으며, 따라서 낙상의 위험인자를 식별하고 다학제적으로 대처하는 것이 예방의 핵심이다.

Case Study

SJ는 88세 여성으로, 부엌 선반에 있던 컵을 잡기 위해 몸을 틀다가 낙상하였고 응급실을 경유하여 입원하였다. 왼쪽 대퇴 경부에 골절이 생겼다.

그녀는 남편을 여의고 혼자 살고 있으며 사회적 지원을 받고 있다. 샤워와 옷을 입기 위한 도움을 필요로 한다. 또한 집 청소, 빨래, 요리, 장 보기 등에도 도움을 받고 있다. 관절염으로 인해 네발 달린 보조기로 걷고 있지만, 6개월 동안 행동이 불안정했다. 다른 동반증상으로는 단기 기억상실장애, 고혈압, 우울증을 앓고 있으며, 8개월 전 낙상과 좌측 어깨 관절 탈구로 입원한 적이 있다. 입원 당시에 섬망과 폐렴을 앓았다.

Paroxetine 20 mg, 자기 전 temazepam 10 mg, aspirin 150 mg, atenolol 50 mg, ben-drofluazide 2.5 mg, diclofenac 75 mg SR을 매일 복용하고 있다.

신체 진찰 결과, 의식이 명료하나 약간의 지남력장애가 있었다. 체중 49 kg이고, 심박수 60 bpm, 혈압은 누웠을 때 140/80, 앉아서는 120/75였다. 심혈관계 진찰에서 정상이었다. 양쪽 무릎에 관절염의 소견 있었다. 몇 가지 신경학적 진찰에서 정상이었다. 시력은 우안 6/24, 좌안 6/18로 측정되었다.

아래 세 가지 질문은 고관절 골절을 동반한 이 환자의 '낙상(falls)' 문제를 관리하는 의사에게 좋은 지침이 된다.

1. 다시 낙상할 가능성이 있는가?
2. 낙상의 위험 요소는 무엇인가?
3. 낙상의 위험 요소를 줄이기 위해 할 수 있는 것은 무엇인가?

이 질문은 이번 주제의 본질적인 내용이다.

인간은 진화를 거치면서 직립하게 되었다. 이런 진화 과정이 이점도 있지만, 낙상의 위험도 안게 되었다. 나이가 들면서, 직립 자세에 방해가 되는 다양한 요소들이 나타남과 동시에, 낙상의 위험은 점점 증가하게 되어 다양한 부상과 사망으로 삶의 질과 수명에 영향을 주게 되었다. 노인에서 낙상은 노인증후군(geriatric syndrome)으로 불리는 불명예를 갖고 있다. 인구 고령화(population ageing) 현상으로 인해 노인의 낙상에 대한 관심이 커지고 있다. 낙상을 예방하고 관리하는 것은 보건 전문가와 우리 사회의 큰 과제이다.

이 분야의 연구는 많은 어려움이 있어왔다. 낙상 방지 프로그램의 성공을 평가하는 것은 근복적인 방법론적 문제로 인해(예; 맹검이 불가능[1]) 어렵기 때문이었다. 하지만 다행히도 현재는 많은 정보들을 보건 전문가들이 이용할 수 있게 되었다.

세계 보건 기구(WHO)는 낙상을 "사람이 실수로 땅, 바닥, 혹은 다른 낮은 곳에 닿게 되는 사건"으로 정의한다.

- 낙상은 노인에서 흔하다. 65세 이상의 30%, 80세 이상의 50%가 1년 이내에 낙상한다[1-3].
- 낙상은 노인 사망 원인 중 다섯 번째로 높다.
- 노인 낙상 환자의 5%는 대퇴 경부 골절이나 경막하 출혈과 같은 심각한 손상을 받는다.
- 낙상 환자의 30-40%는 낙상에 대한 두려움을 갖게 되고 활동이 줄어든다.

---

1   예; 낙상자와 비낙상자에 대한 임상연구를 한다고 할 때, (골절 등이 있는 상태일 것이므로) 대상자가 낙상한 사람인지 아닌지를 연구자가 모르게 할 수 없다.

8.1   낙상의 비용

2008년 호주 안전 및 보건의료품질 위원회에 따르면 낙상에 따른 비용이 2001년 4억 9,820만 호주달러(AUD)에서 2051년에는 13억 7,500만 AUD로 증가하고, 1년에 886,000일의 추가 병상 입원일이 필요할 것으로 예측하였다. 이 위원회는 낙상과 관련하여 3,320개의 추가 요양 시설이 필요한 것으로 추계하였다.

현 의료비용을 유지하기 위해서는 낙상이 66% 감소해야 한다. 뉴질랜드 사고보상공사의 2008년 자료에 따르면, 전체 128,000건 즉, 총 190억 뉴질랜드 달러의 보험 청구 중에서 38%가 낙상과 관련되어 있고, 이 중 44%는 환자의 자택 주변에서 발생하였다. 낙상은 사회와 개개인에게 중요한 문제이고, 상당한 입원환자의 증가로 이어진다.

고관절 골절을 당한 노인의 20%가 1년 내 사망하고, 나머지 20%가 요양 시설과 같은 생활환경에 처하는 변화를 겪는다. 이처럼 낙상은 노인에 있어 끔찍한 일이다.

8.2   낙상의 위험 요소

여러 역학 연구 결과가 이 문제에 대하여 다루었다. 위험 요소는 내인적, 외인적 요소로 나뉜다.

내인적 요소

- 근 위약
- 균형장애
- 인지장애
- 우울증
- 시야 결손
- 80세 초과

- 기립성 저혈압
- 실신 혹은 "기절할 것 같은 기분"

외인적 요소
- 5개 이상의 약물 복용
- 향정신성 의약품
- 환경 위험
- 보조기
- 구속
- 생활습관 요인
- 어수선한 주위 환경

상기 내용을 바탕으로 검토해볼 때, SJ는 연령, 다약제 복용, 균형장애, 인지기능장애, 우울증의 과거력 등 다섯 가지의 위험 요소를 갖고 있으므로 낙상의 가능성이 높다. 낙상의 위험 요인에 대해 분석하고 부상의 위험을 최소화하기 위한 조치가 필요하다.

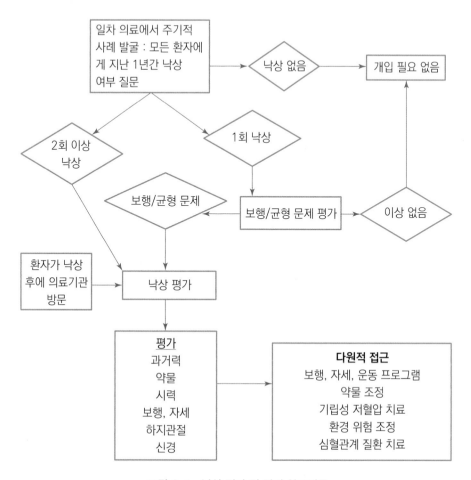

그림 8-1. 낙상 평가 및 관리 알고리즘

8.3　　위험 관리

노인 환자를 대하는 다른 전략들과 마찬가지로 낙상 예방은 다학제 접근이 필요하다
[12,13]. 2012년 Cochrane review에 따르면 다원적인 전략은 환자의 낙상 위험을 파악하
기 위해 필요하며, 낙상을 최소화할 치료나 의뢰를 해야한다[14,15]. 대부분의 최근 연
구들에 따르면 이러한 선제적인 개입이 노인의 낙상을 줄이는데 효과가 있다고 한다
[16].

- 내과적 문제 검토
- 물리치료사의 참여 및 적절한 운동
- 작업치료사의 평가와 환경 검토
- 시각장애에 관심 – 노년기의 흔한 시각장애 치료(녹내장, 황반 변성 등)
- 필요시 비타민 D의 적절한 공급
- 섬망 예방 및 관리

8.4 부상 방지

고관절 보호대, 움직임 감지기 등 생명공학적 기구들을 사용할 수 있다.

골다공증에 대한 조사와 치료에 대한 고려가 도움이 된다. 이에는 골절 위험 평가 도구(fracture risk assessment tools)[2]로 낙상 고위험 환자를 식별하고 골다공증을 예방하고 관리하기 위한 적절한 치료가 포함된다.

이들 중재에 대한 연구 결과들에 따르면 그 결과는 때로 상충되기도 한다. 2012년 Cochrane review에서 159개의 무작위대조임상시험 참여자 79,193명을 포함해 분석한 결과, 지역 사회 노인의 낙상 방지에 효과적인 방법들은 아래와 같다.

- 다요인적 위험 요인 관리
- 투약기록 검토(다약제 복용 방지)
- 향정신성 의약품 금지
- 심혈관계 질환, 기립성 저혈압, 실신의 원인 치료
- 전신상태의 최적화 – 시각, 영양, 비타민 D 보충
- 골다공증 치료 – 골절 위험도 평가의 적절한 이용
- 생명공학 기술 이용 – 낙상 알람, 자동 조명 화장실

---

2 FRAX 평가 도구가 대표이며, 이는 10년 골절 위험도를 자동 계산해준다.

8.5   약물 검토와 기타 내과적 참여의 역할

명백히 특정 약물들은 노인에게 낙상의 위험을 증가시킬 수 있다. 불행하게도, 코크란 그룹(Cochrane group)에 포함된 3개의 연구 모두에서 약물력을 검토하고 조정하는 것이 낙상의 수를 감소시키지는 못하였다. 하지만 일반의와 환자가 같이 약물력을 검토하는 과정에 참여했던 네번째 연구에서는 낙상의 수를 감소시키는 결과를 이뤄냈다.

또한, 심박수와 혈압의 예기치 못한 변화를 일으켜 낙상을 발생시킬 수 있는 경동맥동 과민증 환자들에게 조건에 해당될 경우 심박동기를 삽입하도록 한 연구에서, 낙상의 빈도를 최소화 시킬 수 있었다. 악화되는 발의 통증이 있는 사람들을 위해 발과 발목의 운동뿐 아니라 맞춤 제작된 신발 안창, 적절한 신발, 보조 안창과 같은 발전문의의 조언은 낙상의 빈도를 감소시키는 효과가 있었다.

8.6   운동의 역할

쉐링턴 연구 팀에 의한 메타 분석은 9,603명의 참가자를 포함한 44개의 무작위대조시험을 분석했다. 그들은 운동을 한 환자들에게서 낙상의 위험이 전반적으로 17% 줄었다고 결론지었다. 이 메타 분석은 또한 결과에 변동성이 있는 것을 관찰하였는데, 운동의 양, 균형 운동의 수준, 그리고 걷기 프로그램의 유무와 같은 다양한 조건들에 의해 낙상의 빈도가 감소됨을 보고 하였다. 이 메타 분석은 또 운동과 관련된 개입들이 역설적이게도 부적절한 환자에게 적용된다면 오히려 낙상의 위험을 증가시킬 수 있다는 사실을 보여주었다.

Otago 낙상 방지 프로그램은 잘 정립되어왔고 잘 사용되는 프로그램으로 지역 사회의 고위험 노인 환자들을 대상으로 간호사 주도, 기능 기반의 균형과 보행 훈련의 역할을 조사해왔다. 이러한 프로그램은 매우 비용 효과적인 것으로 보이는데, 특히 균형운동을 우선적으로 강조한다.

최근에 El−Khoury 등[22]의 연구 결과를 살펴보면, 1주에 1회 그룹운동 세션과 개인

운동 세션들을 진행한 2년간의 균형 훈련 프로그램이 부상을 야기하는 낙상을 효과적으로 줄였으며, 75-85세의 낙상의 위험이 있는 여성에게서 객관적인 신체 기능과 주관적인 신체 기능을 향상시켰다. 항상 낙상을 예방할 수 있는 것은 아니기 때문에, 현재에는 부상을 동반한 낙상의 발생과 전반적인 부상의 위험을 줄이는 것에 더 많은 강조를 하고 있다[23].

8.7　시각장애와 낙상 예방

시각장애는 백내장(cataract)과 황반변성(macular degeneration)이 있는 노인들에서 흔히 발생하는 문제이며, 시각장애를 발견하고 치료하면 특정 환자들에서 낙상을 줄일 수 있다는 것이 알려져 왔다[24]. 연구들이 대상자 수가 적다는 제한점이 있어왔다. 하지만 백내장 치료를 개입으로 검토한 4개 중 1개의 연구에서 명백한 낙상 감소를 보였다[25,26].

Campbell 등[27]은 작업치료사에 의한 가정 안전 평가와 조정 프로그램이 심각한 시각장애를 가지고 있는 75세 이상의 남성과 여성들 사이에서 낙상을 줄여준다는 것을 보여주었다.

다음 내용들은 시각장애에서 낙상을 예방하는 데 유용하다.

* 시각장애 노인은 정상 시각을 가진 사람에 비해 낙상의 위험이 2배 높다.
* 시각장애 노인은 가정 안전 평가를 통해 낙상 위험 조정이 가능한 숙련된 작업치료사에 의뢰해야 한다.
* 이전의 낙상 빈도를 확인하는 것이 중요하다. 특히, 최근 낙상의 경험이 있는 노인들은 동기부여가 되어 낙상의 빈도를 줄이도록 계획된 운동 프로그램의 도움을 받을 수 있을 것이다.
* 백내장의 진단과 그것의 제거는 시야를 좋게 만들어 주어 낙상을 예방할 수 있다.
* 노인이 그들의 렌즈 처방에 따른 큰 변화에 적응할 때에는 추가적인 조치가 필수적이다.
* 걸을 때에는(다초점 렌즈가 아닌) 단초점 렌즈의 사용이 추천된다.

8.8 작업치료사의 역할

작업치료사는 가정에서의 안전을 향상시키기 위한 개입을 시작할 때 도움이 되고, 특히 낙상에 더 큰 위험이 있는 사람들에게 도움이 된다. 예를 들어, 신발 장치는 미끄러운 상황에서 부상을 일으킬 수 있는 낙상을 막는데 도움이 될 것이다.

작업치료
- 집안 위험이 흔하다(~80%).
- 작업치료사의 집안 방문은 낙상의 위험을 36% 감소시킨다.
- 권고에 대한 수용률은 50%이다.
- 낙상 센서나 경보와 같은 바이오테크놀로지가 있다.

물리치료
- 밸런스와 근력 운동
- 도움이 되는 기구들을 사용하는 것을 추천한다.
- 이동훈련/기술

신발류
- 굽이 높거나 발 밑창이 두껍거나 칼라가 낮은 신발은 안 좋다.

이러한 개입들은 조건에 따라 달라질 수 있다. 낙상을 예방하기 위해 병원에 입원한 노인의 경우에는 다음과 같은 개입을 고려할 필요가 있다.

8.9 비타민 D와 낙상 예방

비타민 D 보충은 비타민 D 부족이 이미 존재하는 지역 사회 거주 노인의 낙상의 수를 감소시킬 수 있다. 하지만 비타민 D 보충 그 자체로는 일반적으로 낙상의 감소를 보여 주지 않는다.

　　낙상을 예방하는데 있어 비타민 D의 효과를 평가하는 몇 번의 연구가 있었다. 그 중
세 개는 긍정적인 효과를 보여주었고, 적어도 한 개는 유의미하게 나쁜 결과를 보여주었
다. 장기요양 시설의 환자들을 대상으로 한 연구들에서는 예상했던 대로 비타민 D 보충
의 긍정적인 효과가 나타났다.

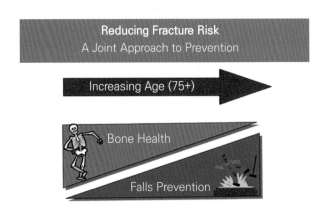

8.10　　생명공학의 역할

지난 10년 동안 낙상 및 부상 예방 분야에서 생명공학의 사용에 대한 중요한 연구가 있
었다. 다양한 이동 센서, 경보/알람 시스템, 섬망 환자들을 위한 매우 낮은 침대, 적절한
조명 및 미끄럽지 않은 바닥재 등이 다양한 성공과 함께 추락 및 부상 예방으로 시험되
었다.

　　Kosse 등[28]은 요양 시설에 거주하는 노인들의 추락 및 관련 부상을 방지하기 위한
센서를 이용한 12개 연구를 검토했다. 그 중 3개의 연구에서 낙상 관련 부상이 상당히
감소(77%)된 것처럼 보였지만, 허위 경보 발생률이 16%로 너무 높아 간병인이 집중을
유지할 수 없었다. Kosse 등은 요양 시설 환경에서 추락 및 추락 관련 부상을 줄이기 위
해 센서를 사용할 때는 직원 참여와 신중한 환자 선택이 필요하다고 결론지었다.

8.11   구속(restraints)의 사용

논란이 있었지만, 화학적 구속(진정제 사용)이나 신체적 구속(침대 난간)을 사용해도 낙
상을 막을 수 없다는 일반적인 동의가 있다. 사실, 구속은 더 심한 부상을 초래할 수도
있다. 예를 들어, 여러 연구에서 침대 난간을 올리는 것은 질식부터 열상, 관절 탈골에
이르기까지 심각한 부상을 유발하는 것으로 나타났는데, 이러한 현상은 착란 상태의 환
자가 난간 위로 올라가려고 하는 동안 발생하는 경향을 보였다.

영국 국립환자안전국(UK National Patient Safety Agency)의 침대 난간 사용 지침은 정
신착란의 유무, 환자가 움직일 수 있는지 없는지, 타인의 도움 혹은 승강 장치 같은 것
이 필요한지 아닌지 등의 특정 환자의 특성을 고려하여 사용하도록 권고하고 있다. 착란
상태이지만 움직이지 못하는 환자의 경우 난간은 주의하여 사용할 수 있다. 그러나 움직
일 수 있는 착란 환자에게는 침대 난간의 사용이 추천되지 않는다. 대신 이러한 환자들
은 낮은 침대에서 간호해야 한다. 움직이지 못하는 기면 상태(drowsy)의 환자도 침대 난
간을 조심해서 사용할 수 있다.

8.12   골절 위험성 평가 도구

지난 10년간 골절 위험 평가 도구의 개발은 임상의가 개별 환자의 골절 위험을 평가하고
특정 환자에게 가장 적합한 골격 보호 방법을 사용할 수 있도록 지원하는 데 중요한 방
법을 제공했다. 이러한 임상적으로 검증된 도구로는 주로 반복적인 낙상 환자에게 해당
되는 FRAX (fracture risk assessment tool)와 Garvan, 그리고 영국에서 주로 사용되는 다
발 위험 자가 기록 소프트웨어 기반 도구인 Q Fracture가 포함된다. 골밀도 측정은 이러
한 도구에 사용되는 위험 요인 중 하나이다. 이들 도구들은 여러가지 위험인자들을 사용
함으로써 개별 환자의 골절 위험을 훨씬 더 포괄적으로 계산하게 해준다.

골다공증 치료는 추락 위험이 높은 환자의 골절 위험을 줄여 부상을 예방하는데 결정
적인 역할을 한다.

고관절 보호장치(hip protector)는 고관절 골절을 줄이기 위해서 골다공증 환자들, 특히 요양 시설 환경에 거주하는 환자들에게 권장된다. 그러나 이 보호장치의 순응도가 낮다는 것이 여전히 어려운 과제로 남아 있다.

Case Study

우리는 이제 이 지식을 SJ에게 적용할 수 있다. 그녀의 약물치료는 검토할 필요가 있다.

그녀가 기립성 저혈압이 있기 때문에, 그녀의 고혈압 치료제 중 하나는 중지되어야 한다. Creatinine clearance를 확인하여 평가하였을 때, 신기능이 적어도 중등도로 손상되어 있는 것처럼 보였기 때문에, diclofenac은 더 이상 그녀에게 적합하지 않을 수 있다. 우선 diclofenac을 paracentamol로 대체할 수 있을 것이다.

만약 우울증이 더 이상 문제가 되지 않는다면, paroxetine은 중단될 수 있다. 진정제인 temazepam[3]은 확실히 그녀의 낙상 위험을 가중시킨다. 벤조디아제핀을 끊는 것은 특히 어렵고 정기적인 추적과 함께 지속적인 진료가 필요하다.

주로 돌봐주는 간병인으로부터의 좋은 병력청취와 의사 소통은 노인들의 약물치료를 검토하는 데 있어 필수적인 부분이다.

SJ는 인지장애를 가지고 있기 때문에 섬망의 발생 위험성이 높을 것이며, 그녀를 돌보는 다학제 팀의 전폭적인 참여로 가능한 빨리 섬망을 예방하고 관리하기 위한 전략을 시작해야 한다. 처음부터 노인 환자 진료원칙을 적용한 정형외과-노인의학(orthogeriatric) 팀의 참여는 SJ여사와 같이 대퇴 경부 골절이 있는 노인 환자들의 결과를 개선하는 것으로 나타났다.

골흡수 억제제와 비타민 D를 포함한 골다공증의 2차 치료도(그녀의 신기능을 염두에 두면서) 추천될 수 있다. 많은 나라에서 75세 이상 노인 환자의 고관절 골절과 같은 명확한 골다공증성 또는 취약성 골절이 있는 경우에는(골밀도검사를 하지 않고도) 골다공증이 있는 것으로 받아들여진다. 75세 미만의 환자에서는, 골밀도의 측정은 필수적이다. 병동의 임상 약사들은 경구용 비스포스포네이트 치료를 환자들이 적절하게 사용하도록 상담하는 데 도움이 된다.

일단 그녀가 수술을 받은 후에는, 물리치료사, 작업치료사, 영양사 등을 포함한 노인전문의가 이끄는 다학제 팀이 투입되어 그녀를 평가하고 퇴원 계획을 수행할

---

3   Benzodiazepine 계열 수면제로 한국에서 시판되지 않는다.

수 있는 재활치료실로 이송해야한다.

그녀는 또한 추락의 위험에 대한 더 많은 관심과 개입을 받아야 한다.

작업치료사는 그녀의 가정 환경을 평가해야한다. 그녀의 시력이 떨어진다면, 황반변성, 백내장(녹내장도 가능)과 같이 치료 가능한 원인에 의한 것인지 평가받아야 한다.

물리치료사는 그녀의 인지장애가 경미하고 지시를 따를 수 있는 정도이기 때문에 낙상 클리닉이나 지역 사회에서 추적 관찰과 함께 개인화된 균형 훈련 프로그램을 마련해야 한다.

그녀의 현재 낙상 위험도를 고려해보았을 때, 고관절 보호대가 시행될 수도 있다. 그녀의 가족이나 지역 사회의 지원은 적절하게 개입되고 권고되어야 한다.

8.13   요약

- 낙상 예방을 1차결과 목표로 삼는 것이 중요하다.
- 낙상을 줄이면 골절 위험을 줄일 것이다.
- 몇 가지 유형의 낙상이 방지될 수 있다는 반가운 근거들이 있다.
- "만능(one size fits all)"의 낙상 예방법은 없다.[4]
- 낙상과 골격 건강 서비스를 조정하고 낙상 위험 최소화를 위한 실용적이고 맞춤화된 접근 방식을 구현하기 위해 더 많은 작업이 필요하다.
- 낙상 및 후속 부상의 예방을 다루는 것은 의료 현장과 한계상황을 포함하는 다원적인 작업이어야 한다.
- 환자 및 보호자의 참여는 낙상을 예방하고 피해를 최소화하기 위한 필수 요소이다.

최선의 진료서비스에는 낙상 위험 확인, 개인별 개별화된 전략 구현이 포함된다. 이러한 전략은 정기적으로 검토하고 모니터링할 수 있도록 지속적인 자원을 필요로 한다.

---

4   한 가지 방법으로 모든 낙상을 예방할 수 없다. 개개인에 맞는 맞춤화된 전략이 필요하다.

성공적인 낙상 예방 프로그램을 만드는 가장 좋은 방법은 모든 의료시설의 직원들을 참여시켜 다원적 접근법을 제공하는 것이다.

낙상 예방 프로그램을 시행한 시점과 측정 가능한 결과 개선이 나타나는 시점 간에는 시간적 차이가 있을 수 있다.

Reference

1. Tinetti ME. Where is the vision for fall prevention? J Am Geriatr Soc. 2001;49:676–7.
2. Tinetti ME, Speechley M. Prevention of falls among the elderly. N Engl J Med. 1989;320:1055–9.
3. Deandrea S, et al. Risk factors for falls in community dwelling older people: a systematic review and meta-analysis. Epidemiology. 2010;21(5):658–68.
4. Oliver D, et al. Preventing falls and falls related injuries in hospitals. Clin Geriatr Med. 2010;26(4):645–92.
5. Campbell AJ, Spears GF, Borrie MJ, et al. Falls, elderly woman and the cold. Gerentology. 1988;34:205–8.
6. Campbell AJ, Borrie MJ, Spears GF. Risk factors for falls in a community-based prospective study of people 70 years and older. J Gerontol. 1989;44:M112–7.
7. Young SW, Abedzadeh CB, White MW. A fall-prevention program for nursing homes. Nurs Manage. 1989;20:80AA. 80DD, 80FF
8. Kerse N, Butler M, Robinson E, Todd M. Fall prevention in residential care: a cluster, randomized, controlled trial. J Am Geriatr Soc. 2004;52:524–31.
9. Tinetti ME, Baker DI, McAvay G, et al. A multifactorial intervention to reduce the risk of falling among elderly people living in the community. N Engl J Med. 1994;331:821–7.
10. Guideline for the prevention of falls in older persons. American Geriatric Society, British Geriatrics Society, and American Academy of Orthopaedic Surgeons Panel on Falls Prevention. J Am Geriatr Soc 2001;49:664–72.
11. Kannus P, Sievanen H, Palvanen M, et al. Prevention of falls and consequent injuries in elderly people. Lancet. 2005;366:1885–93.
12. Tinetti ME, Doucette J, Claus E, et al. Risk factors for serious injury during falls by older persons in the community. J Am Geriatr Soc. 1995;43:1214–21.
13. Tinetti ME, Speechley M, Ginter SF. Risk factors for falls among elderly persons living in the community. N Engl J Med. 1988;319:1701–7.
14. Leipzig RM, Cumming RG, Tinetti ME. Drugs and falls in older people: a systematic review and meta-analysis: II. Cardiac and analgesic drugs. J Am Geriatr Soc. 1999;47:40–50.
15. Lepizig RM, Cumming RG, Tinetti ME. Drugs and falls in older people: a systematic review and meta-analysis: I. Psychotropic drugs. J Am Geriatr Soc. 1999;47:30–9.
16. Gillespie LD, Gillespie WJ, Robertson MC, et al. Interventions for preventing falls in elderly people. Cochrane Database Syst Rev 2003;CD000340.
17. Bischoff HA, Stahelin HB, Dick W, et al. Effects of vitamin D and calcium supplementation on falls: a randomized control trial. J Bone Miner Res. 2003;18:343–51.
18. Gallagher JC. The effects of calcitriol on falls and fractures and physical performance test. J Steroid Biochem Mol Biol. 2004;89-90:497–501.
19. Rubenstein LZ. Falls in older people: epidemiology, risk factors and strategies for prevention. Age Ageing. 2006;35(Suppl 2):37–41.

20. Gillespie LD, Robertson MC, Gillespie WJ, et al. Interventions for preventing falls in older people living in the community. Cochrane Database Syst Rev. 2012;9:CD007146.
21. Sherrington C, Whitney JC, Lord SR, et al. Effective exercise for the prevention of falls: a systematic review and meta-analysis. J Am Geriatr Soc 2008;56:2234-2243
22. El-Khoury F, Cassou B, Charles MA, et al. The effect of fall prevention exercise programmes on fall induced injuries in community dwelling older adults: systematic review and meta-analysis of randomized controlled trials. BMJ. 2013;f6234:347.
23. Rose DJ, Hernandez D. The role of exercise in fall prevention for older adults. Clin Geriatr Med. 2010;26:607–31.
24. Dargent-Molina P, Khoury FE, Cassou B. The "Ossébo" intervention for the prevention of injurious falls in elderly women; background and design. Glob Health Promot. 2013;20:88–93.
25. Lord SR, Castell S, Corcoran J, et al. The effect of group exercise on physical functioning and falls in frail older people living in retirement villages: a randomized, controlled trial. J Am Geriatr Soc. 2003;51:1685–92.
26. El-Khoury F, Cassou B, Latouche A, Aegerter P, Charles M-A, Dargent-Molina P, et al. Effectiveness of two year balance training programme on prevention of fall induced injuries in at risk women aged 75–85 living in community: Ossébo randomised controlled trial. BMJ. 2015;351:h3830.
27. Campbell AJ, Robertson MC, La Grow SJ, Kerse NM, Sanderson GF, Jacobs RJ, Sharp DM, Hale LA, et al. Randomised controlled trial of prevention of falls in people aged ≥75 with severe visual impairment: the VIP trial. BMJ. 2005;331:817.
28. Kosse NM, Brands K, Bauer JM, Hortobagyi T, Lamoth CJ. Sensor technologies aiming at fall prevention in institutionalized old adults: a synthesis of current knowledge. Int J Med Inform. 2013;82(9):743–52. doi:10.1016/j.ijmedinf.2013.06.001. Epub 2013 Jul 8

노인의 실금 문제
The Problem of Incontinence in the Elderly

Jonathan Marriott

9

Key Points

- 요실금에 대한 많은 치료 전략은 치매 환자들에게는 수정이 필요하거나 적합하지 않다. 치료 방법은 케어 환경과 간병인의 활용가능성에 따라 다르며 개별화되야 한다.
- 상당수의 평가는 간병인들과 논의할 필요가 있으며, 가족들이 자신의 사랑하는 사람의 이러한 은밀한 영역의 케어에 대해 논의하고 관여하는 것이 불편할 수 있음을 인식하는 것이 중요하다.
- 소변 조절 보조도구들은 흔히 요실금 치료에 있어서 중심이 된다. (화장실)접근성을 개선하고 낙상 및 요실금의 위험을 줄이기 위해 환경을 수정하는 방법에는(걸려 넘어질 만한) 잡동사니 버리기, 적절한 조명 및 변기의 강조(색칠하기) 등이 포함된다.
- 대변과 소변 요실금을 모두 피할 수 있도록 배변을 규칙적으로 보도록 하는 것은 치매 환자에서 더 강조된다.
- 알츠하이머 치매 환자에 사용되는 콜린에스테라제 억제제는 빈뇨와 요실금을 유발할 수 있다.
- 절박성 요실금에 사용하는 약물치료는 잠재적 부작용에도 불구하고 치매 환자에서 완전히 제외되어서는 안된다.

Case Study

당뇨병을 앓고 있는 76세 여성이 고관절 치환술(total hip joint replacement, THJR)을 받았다. 그녀는 독신이고 전 예술대학 교수였으며 최근에는 활동이 줄어 다니던 사교모임에 참석하거나 동료를 만나지 않았다. 수술은 성공적으로 이뤄졌고 유치 도뇨관(Indwelling Urinary Catheter, IDC)은 3일 후에 제거되었다. 야근 간호사는 1시간 마다 환자가 화장실을 사용하도록 도와달라는 요청을 받았는데, 때때로 간호사가 침상에 도착하기 전에 침대에 소변을 보기도 했다. 결국 유치 도뇨관이 삽입되었지만, 이후 요로감염과 섬망이 발생했다. 그녀는 나중에 재활병원으로 퇴원하였고 서서히 호전되었으나 우울해 보였다. 유치 도뇨관이 제거된 상태에서 패드는 지속적으로 사용하였다.

9.1   서론

9.1.1   요실금은 진단명이 아니라 증상이다

요실금은 'geriatric giants¹ (노인의 주요 건강문제)' 중 하나로 여겨진다. 불행히도 의료종사자들과 사회에서 요실금은 아무것도 할 수 없으며, 노화의 피할 수 없는 결과라는 오해가 있다. 적절한 평가를 하지 않으면 노인들의 삶을 크게 향상시킬 수 있는 매우 중요한 기저 질환들 또는 치료 방법들을 놓칠 수 있다.

요실금은 기분장애, 사회적 고립 및 요양 시설 입소의 위험과 관련이 있다[1, 2]. 또한, 개인과 사회에 상당한 재정적 비용을 초래할 수 있다. 화장실 사용과 개인위생에 도움을 제공하는 간병인은 피로해질 위험이 매우 크다[3].

많은 노인들이 이 정보를 자발적으로 제공할 가능성이 낮기 때문에 노인포괄평가(comprehensive geriatric assessment)에 실금 평가가 포함되어야 한다[4, 5]. 임상의는 환자의 문화나 신념이 이 부끄러운 문제에 미칠 수 있는 영향을 인정하면서, 민감한 접근 방

---

1   1965년에 Bernard Isaacs 이 immobility, instability, incontinence, impaired intellect/memory를 노인의학에서 매우 중요한 문제로 제시했다.

식이 필요하다. 환자와의 관계를 확립하고, 평가의 잠재적 한계를 이해하고, 진찰에 대한 동의를 얻는 것은 평가 과정에 중요하다.

노인은 요실금에 대한 다인성 원인을 갖고 있을 가능성이 높다. 의사의 역할은 요실금 증상을 평가하여 잠재적이고 근본적인 원인들과 진단을 결정하는 것이다. 간호사, 물리 치료사 및 기타 준 의료인들의 다학제 팀 접근은 평가 및 관리에 도움이 될 것이다. 근본 원인에 따라 노인의학 전문의, 산부인과 전문의 및 비뇨기과 전문의가 역할을 할 수 있다. 평가의 목표는 증상 부담을 줄이고 노인과 간병인의 삶의 질을 향상시키는 것이다.

9.2　　정상적으로는 어떻게 배뇨조절을 하는가?

9.2.1　　기본 생리학 및 병리학 이해

나이에 상관없이 실금 없이 지내는 것은 화장실에 대한 용이한 접근과 더불어 여러 신체 시스템의 복잡한 상호 작용이 필요하다. 고령화는 요실금을 유발할 수 있는 많은 질병, 약물 복용 또는 환경적 요인에 더 취약하게 만들 수 있다. 요실금의 발병률은 나이가 많이 들면 남녀에서 비슷한 경향이 있다[6].

9.3　　비뇨기계

우리의 방광에는 생리적으로 두 가지 주요 기능이 있다. 즉, 소변을 저장하는 것과 배출하는 것인데 소변 저장은 골반저 근육 및 괄약근의 적절한 지지대와 방광의 평활근에 의존한다. 소변을 배출하기 위해서는 방광에 소변이 50 mL 미만으로 남을 정도로의 방광 수축력이 필요하며, 이 정도가 요도가 막히지 않은 상태에서 이상적이다[7]. 노화에 따른 방광의 정상적인 생리학적 변화는(방광 평활근의) 순응도(compliance)와 최대 용적, 방광 감각과 수축력의 감소이다[8]. 이러한 변화는 고령자에게 더 많은 잔뇨량과 더 잦은 빈뇨로 이어질 수 있다.

9.3.1 비뇨기계에 영향을 미치는 병리학적 질환 분류

요실금으로 이어지는 비뇨기계에 영향을 미치는 세 가지 주요 증후군이 있다. 복압성, 절박성 및 범람 요실금. 특히 나이가 들어감에 따라 이들이 서로 겹치는 경우가 흔하며, 이를 혼합 요실금으로 분류한다.

복압성 요실금(stress incontinence)[2]은 기침이나 재채기와 같은 복부 압력의 증가로 인한 우발적인 소변 누출을 말한다. 골반 근육의 약화로 인해 유발될 수 있다[9]. 주요 위험 요인으로는 골반 근육 강도를 약화시킬 수 있는 산과력 또는 출산력, 비만 및 반복적인 힘주기가 있다[10]. 복압성 요실금은 또한 소변 괄약근의 약화 또는 결핍으로 인해 발생할 수 있다. 예로는 남성의 전립선 수술 합병증 또는 여성의 골반 수술이 포함된다.

절박성 요실금(urge incontinence)은 배뇨를 지체할 수 없고 강한 배뇨 충동을 느끼면서 발생하는 비자발적 소변누출이 된다. 소량을 자주 보는 빈뇨와 야뇨증은 일반적으로 이것과 관련이 있다[9]. 절박성 요실금이 있을 때는 방광 감염, 요로결석, 악성 종양 또는 염증 등이 감별해야 할 중요한 원인들이다. 이들 질환들의 진단에 도움이 되는 단서로는 동반된 증상들이 중요하며 특히 최근 시작된 경우에 더 의심한다. 이들 질환이 아니라면 절박성 요실금의 원인으로 다음으로 흔한 것은 신경학적 혹은 특발성 **배뇨근과다활동(detrusor overactivity)**이 있다. 뇌졸중이나 파킨슨병과 같은 신경학적 질병들은 정상적인 방광 이완의 억제를 방해하며 그 결과로 방광수축이 계속해서 발생할 수 있다. 특발성 배뇨근과다활동은 나이가 들어감에 따라 유병률이 증가한다[11].

범람성 요실금(overflow incontinence)은 방광의 최대 저장 용량에 도달하고 초과하

---

2   긴장성 요실금이라고도 불린다.

여 누출이 발생하는 것이다[12]. 이것은 소변 흐름에 방해가 있거나 방광수축이 약하거나 혹은 이 둘의 조합의 결과일 수 있다. 노인의 방광수축 약화의 신경학적 원인에는 당뇨병, 파킨슨증후군 또는 척수 병변에 의한 자율신경병증이 포함된다. 폐쇄는 일반적으로 남성의 경우 전립선과 관련이 있고, 여성의 경우 부인과 종양 또는 자궁탈출증이 드물게 원인이 된다.

9.4   신경계 및 근골격계

비뇨기계는 중추신경계와 말초신경계의 지배를 받아 조절된다. 어디서, 언제 배뇨할지에 대한 의식적인 결정은 전두엽 피질에 의해 통제된다. 방광이 가득 차면서 이러한 감각은 점점 더 불쾌해지고 이는 요의로 이어진다. 이런 요의는, 불안 등의 감정이나 흐르는 물(소리) 같은 신호에 의해서도 발생한다. 방광 재훈련이 흔히 표적으로 삼는 것이 바로 이러한 촉발 요인들이다.

중뇌(midbrain)에는 배뇨중추가 있는데, 방광의 수축과 괄약근의 이완이 동시에 일어나게 조절하고 그 반대로 작동하게 하는 역할을 한다. 골반 신경을 경유하는 부교감 신경은 방광의 수축으로 이어지고, T11−L2를 경유하는 교감 신경은 방광의 이완으로 이어진다. 내괄약근(internal sphincter)과 골반저 근육은, 음부신경을 통해 체성 신경계인 S2−S4의 입력을 받아 방광의 소변 저장을 유지한다.

일단 요의를 느끼면, 노인은 안전하게 화장실까지 갈 수 있어야 한다. 그러나 노쇠한 노인들이 야간에 이동할 때 낙상 위험이 높아진다. 균형이나 기민함에 영향을 주는 건강 상태 역시 소변 조절(특히, 소변 실금 억제)에 영향을 미친다.

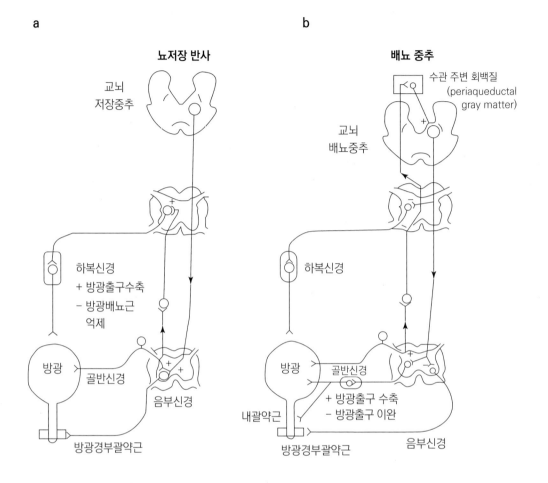

9.4.1 신경계에 영향을 미치는 병리학적 상태

치매나 뇌졸중 등은 뇌피질에 의한 소변참기 조절에 영향을 미치는 상태의 예이다. 이들 질환들은 방광이 가득참을 인식하거나 소변이 급하다는 신호에 대한 반응, 그리고 사회적 통념상 배뇨에 적절한 장소를 이해할 수 있는 능력에 손상을 줄 수 있다.

배뇨근−괄약근 협동장애(detrusor sphincter dyssynergia)는 배뇨 중추나 그 생체신호의 이상으로 인해 방광수축과 괄약근 이완의 협업불능(incoordination) 상태를 말한다 [13]. 중요한 것은 이것이 요류 폐색과 불충분한 방광의 소변 배출로 인한 방광 내압 증가의 원인이 된다는 것이다. 다발성 경화증, 뇌혈관 질환, 혹은 척수의 병변 등이 그 원인이 될 수 있다.

　새로 시작된 요실금과 함께 방광과 장의 기능에 급격한 변화가 있다면 척수의 병변을 항상 고려해야 한다.

9.5　평가

평가의 목적은 요실금의 원인요소들과 그 가역성을 판단하는 것이다. 고령자에게는, 특정한 방광의 병변이 없을 수 있으나 이 평가에서 발견된 다른 요인들을 관리하는 것으로도 여전히 뛰어난 치료결과를 보일 수 있다. 가능하면 환자의 집에서 평가하는 것이 가장 좋은데, 환자가 처해진 환경과 어떤 식으로 그들이 대응을 하는지에 대한 이해도가 생기기 때문이다. 잠재적으로 해로운 기저 요인들을 먼저 감별하는 것이 항상 중요하다.

9.5.1　병력청취에서 중점적으로 다룰 영역들

9.5.1.1　하부요로증상

하부요로증상은 비특이적일 수 있지만, 환자가 얼마나 절박요실금(급히 소변을 보고 싶은 절박감이 생겼을 때 소변이 새거나 참기 어려운가요? 화장실 가는 도중에 소변이 새 나오나요?)이나 복압성 요실금(기침이나 재채기를 하거나, 혹은 뭔가를 들어올리거나 운동을 하거나 할 때 소변이 새나요?)으로 인해 고통을 받고 있는지를 확인하는 시도가 있어야 한다. 이러한 증상의 지속 시간과 경과에 따른 변화를 조사할 필요가 있다. 그 외에 다른 일반적인 질문으로는, 화장실 가는 빈도, 배뇨지연이 있는지, 소변줄기의 질, 그리고 배뇨 후에 완전히 비었다고 느끼는지 등이 있다. 혈뇨, 골반통, 배뇨장애 또는 체중감소나 발열 등의 전신증상이 있는 경우에는 심각한 질환이 존재할 수 있다. 요로감염증의 재발력은 불충분한 방광 비우기, 요로 결석 또는 요로의 해부학적 이상을 나타내는 지표일 가능성이 있으므로 역시 질문해야 한다. 마지막으로 불안감이나 기분장애가 방광 기능에 미치는 영향에 대해서도 살펴볼 필요가 있다.

9.5.1.2 야간 증상과 야뇨증

배뇨 조절에 도움을 찾는 노인들의 대부분은 수면의 방해로 인한 낮의 피로, 간병인들의 스트레스 혹은 본인의 낙상 같은 가능한 예후들 때문이다[14,15]. 야간뇨(nocturia)나 야뇨증(nocturnal enuresis) 이후에 잠들지 못해 수면이 방해를 받게 된다. 하지만 나이가 들면서 방광의 용량이 감소하기 때문에, 야간에 2번 이하로 깬다면 정상으로 간주된다.

수면력에 대한 자세한 조사는, 깨는 것이 정말 배뇨가 필요해서인지, 아니면 정신건강, 하지불안, 혹은 나쁜 수면위생으로 인해 깨어 일어난 김에 혹시 몰라서 하는 배뇨인지를 감별하기 위해 필요하다.

야간뇨는 야간 다뇨증이 원인일 가능성이 있는데, 이는 24시간 소변량의 33% 이상이 야간에 배뇨되는 것을 의미한다[16]. 이것은 배뇨일지로 진단될 수 있다. 야간 다뇨증이 있을 경우, 부종상태(예; 울혈성 심부전), 다뇨 유발 질환(예; 요붕증이나 당뇨병) 혹은 폐쇄성 수면 무호흡증(항이뇨 호르몬[anti-diuretic hormone, ADH] 생산에 영향을 미치는) 등의 잠재적 원인에 대해 질문할 필요가 있다. 혈압이 밤새 내려가지 않는 고령자도 소변량의 생산 증가로 이어질 가능성이 있지만, 혈압과 야간뇨의 관계는 전체적으로 명확하지 않다[17].

9.5.1.3 신경학적 병력

낙상, 균형문제 또는 인지장애에 관한 질문은 요실금의 원인이 되는 신경학적 상태의 가능성을 스크리닝 하는데 도움이 된다.

9.5.1.4 장

장관은 자체 관리를 위해서도 그리고 방광의 조절에 미치는 영향 유무 판단을 위해 고려될 필요가 있다. 노화과정 중 장의 생리적 변화에는, 직장 감각 저하와 외부 괄약근 수축압 저하 등이 있다[18]. 초기 질문에는 대변의 빈도와 부드러움, 변비의 유무, 배변 시 힘을 주어야하는지, 대변실금이 있는지가 포함된다. 누출 정도, 변의, 항문 감각의 유무를 측정하는 질문을 뒤이어 해야 한다.

　최근의 배변 습관 변화는 심각한 장의 질병(악성 종양, 염증성 질환)을 뜻할 수 있다. 심각한 질병이 배제되면 대부분의 경우 식사, 식이섬유 및 수분섭취 등에 대하여 변비 또는 설사의 원인 감별을 위해 조사할 필요가 있다. 특히 변비는 요절박 증상을 악화시키고 방광 비우기를 감소시킬 수 있다. 대변연하제 등의 약물 사용 여부도 조사해야 한다.

9.5.1.5　산부인과 병력

고령의 환자에게 있어서도, 출산 횟수, 출생 시 체중, 출산 형태, 그리고 합병증의 유무를 물어보면 골반저 근육의 근위약의 잠재적 위험을 판단할 수 있다. 자궁탈출은 골반 근력 저하와 관련이 있는 경우가 많기 때문에 자궁탈출에 대해 묻는 것도 중요하다. 폐경 시기와 호르몬 보충요법의 과거 사용여부는 질 위축의 스크리닝에 도움이 될 것이다. 복압성 실금, 유치도뇨관 또는 기타 골반 수술에 관한 이전의 수술에 대해서도 질문한다.

9.5.1.6　경구 섭취와 체중

대다수 고령자는 요실금을 피하기 위해서 하루 1.5-3 L의 권장 섭취량을 밑돌게 수분을 섭취하며, 그 결과 탈수와 변비의 위험에 노출되고 있다. 이 권장량보다 더 많이 마신다면 다뇨증을 의심할 수 있다. 커피, 홍차, 청량 음료 등의 카페인 음료는 요절박과 빈뇨를 악화시킬 수 있다. 비만 환자는 체중 감량의 가능성이 있는지 보기 위해 환자의 식이와 의지를 검토해야 한다.

9.5.1.7　약제 검토

다약제 복용은 노인들에게 있어 흔하며, 방광과 장의 기능에 직·간접적으로 영향을 미치는 약들이 많다. 뇨절박 증상을 악화시킬 수 있는 약으로는 이뇨제나 콜린에스테라아제 저해제가 있다. 배뇨를 직접적으로 방해하는 약제로는 삼환계 항우울제나 항정신병제 등의 항콜린 제제가 있고, 간접적으로는 변비를 일으키는 다수의 약물들이 있다. 진정이나 섬망을 일으킬 수 있는 모든 약물은 잠재적으로 대뇌의 배뇨 제어에 영향을 준다. 모든 경우에서 이들 약물의 지속적인 사용 필요 유무나 대체약의 사용가능성에 대해 철저히 검토해야 한다.

9.5.1.8 집안 환경

낙상과 요실금의 위험을 줄이기 위해 화장실의 위치나 조명, 그리고 보행 보조기 혹은 집안 개조의 필요 유무에 대해 질문을 해야 한다.

9.5.1.9 불편함의 정도

환자의 방광증상으로 인한 불편함의 정도를 파악하는 것은 필요한 조사 및 관리의 정도를 결정하는데 필수적이다. 고령자가 사용하고 있는 패드와 기타 보조도구의 수를 보면 축축함(요실금)의 정도를 알 수 있다. 사회적인 교류, 직업이나 친밀한 관계를 피하는 것이 아닌지에 대해서도 질문할 필요가 있다. 간병인이 환자의 개인위생관리로 인한 피로감이나 수면부족에 시달리는지도 물어봐야 한다.

9.5.1.10 방광과 장 일지

일지는 객관적인 평가 도구로 진단에 도움을 주며 환자의 현재 습관에 대해 유익한 피드백을 제공한다. 표준 방광일지에서는 섭취된 수분의 종류와 양, 배출된 요량의 용적과 배설 빈도 외에 소변누출이나 잠재적 유발원인들에 관한 코멘트도 게재한다. 방광일기는 야간 다뇨증 진단에 도움이 된다. 3일간 기록하는 것이 이상적이며 간병인의 도움이 필요할 수도 있다. 마찬가지로 장 일지는 변의 빈도와 묽기를 객관적으로 평가할 수 있다.

9.6   진찰

9.6.1   신경학적

완전한 신경학적 검사가 필요하며 다음의 질환 감별에 중점을 둔다:
- 추체외로증후군
- 척수 혹은 마미 증후군

- 뇌혈관 질환
- 자율신경병증(autonomic neuropathy)

9.6.2   심혈관계
- 체액 평가
- 체위 혈압

9.6.3   부인과/서혜부 진찰
- 골반 진찰 — 자궁탈출증
- 복압성 요실금의 입증 — 질 위축, 발진, 골반저부 근력
- 음경 진찰 — 해부학적 이상

9.6.4   복부
- 직장 검사 — 덩어리, 괄약근, 대변, 전립선 크기

표 9-1. 환자의 배뇨일기: 재활입원 1개월 후

일자	시간	수분 섭취량 (mL)	소변량(mL)	코멘트
8/11	06:00		100	이불에 오줌
	07:30	커피 250		
	08:00		75	
	09:45		75	
	10:00	커피 250		
	10:10		150	패드에 오줌++(화장실에 가다가)
	11:00		100	
	13:00	커피 250		
	13:15		50	패드에 오줌+++(화장실에 가다가)
	15:00	물 50	50	
	15:30	커피 200		
	16:00		75	
	18:00	물 50	150	패드에 오줌+(화장실에 가다가)
	20:00	포도주 200		
	22:00		50	밤 11시에 잠자리에 듦
8/12	01:00		75	
	02:00	물 50	10	
	04:00		50	
	05:00		25	
	07:00		50	아침 7시에 기상
총량		1450	1,085 + 이불에 오줌	
			야간 소변: 210/1,085 = 19%	

9.7 검사

요실금의 일상적 검사는 다음을 포함해야 한다.

1. *딥스틱 / 중간뇨 검사* – 요침전물, 감염, 염증을 배제하기 위한 것이다.
2. *배뇨 후 잔뇨량 / 초음파* – 반복 측정 시 정확도가 향상된다.
   신장 초음파 검사는 잔뇨량이 크게 증가하거나 신장 기능이 악화될 때 처방되어야 한다.
3. *혈액 검사* – 임상적으로 의심되는 기저 질환을 선별하기 위한 것이다.

방광에 대한 추가적인 검사는 임상적 의심 하에 결정된다. 대변실금에 대한 조사에는 기저질환에 대한 선별 검사 또는 항문 괄약근의 상태가 좋은지를 확인하기 위해 항문압 측정이나 초음파 같은 좀 더 구체적인 조사가 포함될 수 있다.

9.8 요동력학 검사

요동력학 검사는 복압성 요실금, 배뇨근 과다활동의 유무를 알아보고, 방광배출 저하의 원인이 되는 막힘이나 수축력 저하가 있는지 확인하기 위한 일차검사방법이다. 그 결과로 방광에 소변이 찰 때와 나갈 때의 방광 용량과, 탄성도, 방광 및 요도의 압력을 알 수 있다. 비디오를 함께 사용하면, 복압성 요실금의 기저 메커니즘, 방광 내 고압을 나타내는 방광 게실의 존재 및 배뇨근조임근협동장애 진단 등의 추가 정보를 얻을 수 있다.

요동력학은 환자의 나이가 많을수록 기술적으로 어렵고 환자가 당황스러워할 수 있기 때문에 덜 사용되며, 인지장애가 있는 환자들에게는 드물게 사용된다. 보존치료가 실패한 후 진단 딜레마에 빠진 경우이거나, 수술을 고려 중이거나 방광 내 압력 증가가 의심될 경우에 사용된다[19].

9.9 　치료 옵션

9.9.1 　일반 원칙

노인에서 요실금 관리를 위한 첫 번째 중요한 단계는 한자와 보호자에게 요실금의 원인에 대한 설명을 제공하는 것이다. 이러한 설명은 요실금 및 그에 따른 관리에 대하여 이해하는 것 외에도, 심각한 병이 자신들의 증상을 유발하는 것이라고 우려했을 수도 있는 환자들을 안심시켜준다. 사회생활에서 요실금이 발생하지 않도록 적절한 배뇨 보조도구를 조언한다. 즉, 패드 및 풀업 속옷, 화장실 또는 소변통, 도뇨관과 콘돔 배뇨 및 매트리스 보호기를 포함한 제품들은 개인위생과 냄새에 대한 우려를 해소하기에 충분할 수 있다. 수분 섭취, 식이요법, 장 관리, 약물 및 정신 건강도 제공되야 한다. 이러한 보존 치료만으로도 요실금을 만족스러운 수준으로 개선하고 관리하기에 충분할 수 있으며, 일반적으로 추가적인 치료를 시작하기에 앞서 실행되어야 한다.

국소 에스트로겐 요법은 질 위축 증상을 완화시키는 주된 역할을 하면서 폐경 후 여성의 절박요실금과 복압성 요실금을 개선시키는 역할을 할 수 있다[20].

9.10 　복압성 요실금 관리 옵션

9.10.1 　일반 조치

첫 번째 단계는 체중을 감량하고 무거운 것을 들어 올리는 행동이나 기침과 같은 촉발요인을 피하거나 관리하는 것이다.

9.10.2　골반저 운동

적절한 인지기능과 동기부여가 있는 노인에게는 수개월에 걸친 골반저 운동 과정을 하면 대개 요실금과 가벼운 탈출증에 효과를 낼 수 있다[21]. 골반저 근육을 정확히 찾고 올바른 기술을 사용하려면 배뇨조절 물리치료사가 필요할 수 있다.

9.10.3　수술 옵션

보존치료에도 지속적인 증상이 있는 환자의 경우, 여성용 슬링이나 남성용 인공 괄약근 등의 교정을 고려해볼 수 있다. 많은 수술들이 통원수술로 진행할 수 있으므로, 단순히 나이만을 이유로 수술에 제한을 두어서는 안 된다.

9.11　절박요실금 관리 옵션

9.11.1　방광 재훈련

의지가 있고 인지기능이 온전한 노인들의 경우, 방광 재훈련 과정은 소변을 보고 싶은 충동이 처음 느껴질 때, 소변을 참는 연기 기법을 사용한다. 이것의 목표는 오줌을 더 많이 담기 위해 '**방광 훈련(train the bladder)**'을 하는 것인데, 이를 통해 시간이 지남에 따라 방광의 기능용량을 증가시키고 소변 충동과 빈도를 감소시킬 수 있다[22]. 간단한 **배뇨 연기 기법(deferment technique)**의 예로는 발가락을 구부리거나 10까지 천천히 세는 것을 들 수 있다. 골반저 운동이나 약물은 이 과정을 강화하여 좋은 결과를 얻을 수 있다[21]. 방광 훈련 전후에 배뇨일기를 적으면 개선사항을 객관적으로 평가할 수 있다.

9.11.2 약물

약물은 요실금, 소변의 충동 및 배뇨빈도를 줄이는 데 효과적이다[23]. 약물은 종종 비용과 각각의 부작용을 고려하여 선택한다. 환자가 며칠 만에 약의 효과를 볼 수도 있지만, 효과를 평가하려면 보통 몇 주가 지나야 된다. 몇몇 환자들은 외출 전이나 밤 시간과 같이 가장 성가신 일이 있기 전에 필요할 때만 약을 사용한다. 치료의 지속 기간에는 절대적인 것은 없지만, 몇몇 사람들은 방광 재훈련에 성공했다고 생각할 때 중단하기로 선택할 수도 있고, 또 다른 사람들은 증상이 완화되고 있는 동안 계속해서 사용하기도 한다. 도뇨관을 이용한 배뇨를 하고 있지 않은 한 배뇨감소가 동반된 환자에게는 이러한 약들을 사용하지 않는 것이 좋다.

9.11.3 항무스카린제(Antimuscarinics)

방광에 선택적으로 작용하는 **항콜린제**(예; oxybutynin, darifenacin, solifenacin)는 소변이 차는 동안 방광의 수축을 감소시켜 작용하는 것으로 생각된다[23]. 항콜린제는 부작용 때문에 노인에게는 사용이 제한될 수 있는데, 입안건조, 안구건조, 변비 등의 전형적인 항콜린 작용으로 인해 때때로 치료가 중단된다. 노인에서 인지기능 저하의 부작용이 발생할 수 있으므로 모니터링이 권장되며 인지기능장애가 이미 있는 환자에게는 주의가 필요하다는 것을 의미한다.

9.11.4 베타 3-아드레날린 수용체 작용제

Mirabegron은 방광 평활근의 이완을 직접적으로 활성화하는 새로운 약이다[24]. 부작용으로 혈압이 심하게 높아지거나 빈맥과 QT 간격 연장이 발생할 수 있다. 미라베그론은 인지기능에 대한 부작용이 없을 것 같기에 노인들에게 효과적일 수 있으나 아직까진 비용적인 문제가 있다.

9.11.5 보툴리눔 독소 요법

배뇨근 과다활동으로 인해 지속적인 절박요실금이 발생하는 사람에게는 보툴리눔(botu-lunum) 독소를 방광으로 직접 주입하는 것이 효과적일 수 있다[25]. 이 요법을 적용하기 위해 환자가 일시적인 무긴장 방광이(부작용으로) 발생했을 때 스스로 도뇨관을 삽입할 수 있는 능력을 갖추고 있어야 하는데, 이는 노인에서는 큰 어려움이 될 수 있다. 효과는 반복 투여 시 6-12개월 이상 지속될 수 있다[23].

9.11.6 기타 치료법

천골신경(sacral nerve) 자극이나 요실금에 대한 뇌조절과 같은 치료는 사용 가능성과 실행이 매우 제한적이지만, 임상의사는 심각한 경우 일부 전문가가 이러한 치료법이나 다른 수술 옵션을 제공할 수 있다는 것을 인지하고 있어야 한다.

9.12 불충분한 방광 비우기(Poor Bladder Emptying)

9.12.1 일반적 치료

불충분한 방광 비우기는 변비를 해결하거나 항콜린성 약물을 끊음으로써 개선될 수 있다. **이중배뇨**(double voiding)는 소변을 처음 보고난 후[3] 곧 화장실로 돌아와 한번 더 소변을 보도록 하는 습관이다. 필요하다면 전립선 비대로 인한 배뇨장애에 대해 수술을 고려해야 한다.

---

3 20-30초 간격을 두고 화장실을 방문하는 이중배뇨를 실시한다.

9.12.2   도뇨관 배뇨

배뇨 후 잔뇨량이 어느 정도일 때 도뇨관을 사용해야 하는지에 대한 절대적인 기준은 없다. 도뇨관 사용의 적응증으로는 요저류, 통증, 악화되는 신장 기능 또는 수신증 등이 있다. 방광내압 증가와 같은 요동역학적 특징(예; 배뇨근조임근 협동장애)이 있을 경우 잠재적인 신부전증을 방지하기 위해 도뇨관 사용을 권장할 수 있다[13]. 노인에서 또 다른 적응증으로는 소변 요실금으로 인해 상처 치유가 방해를 받는 경우이며, 이 때는 단기적으로 도뇨관을 사용할 수 있다. 간헐적인 자가 도뇨관 삽입이 가능한 경우, 요로감염증이 감소하고 성적 표현을 포함하여 더 자유로운 생활이 가능하기 때문에 간헐적인 자가 도뇨관이 영구 도뇨관보다 더 선호된다[26].

9.13   야간뇨(nocturia)

야간뇨가 앞서 논의된 질환들에서 기인한다고 생각되면, 그 치료법은 그 질환들의 치료와 다르지 않다. 야간 다뇨증(nocturnal polyuria)이 나타난다면 근본적인 원인을 치료하는 것이 치료의 첫 번째 목표가 되어야 한다. 저녁 식사 후의 수분섭취량과 오후의 이뇨제 복용을 최소화하는 것을 시도해볼 수 있지만 결과는 다양하다. 야간 다뇨증이 지속되는 경우 **데스모프레신(desmopressin, DDAVP)**이 치료의 옵션이 될 수 있다. 하지만 노인들에게는 심각한 저나트륨혈증의 가능성과 그 악영향 때문에 매우 조심스럽게 사용될 필요가 있다.

9.14   치매 환자의 배뇨 전략

이미 논의된 치료 전략 중 상당수는 치매 환자에게는 수정이 필요하거나 적합하지 않다. 치료 방법은 치료 환경과 보호자의 활용 여부에 따라 달라지며 대상자마다 개별화된 접근이 필요하다. 평가의 상당 부분은 보호자와 논의해야 할 필요가 있는데, 가족들이 자신들이 사랑하는 사람들과 함께 이러한 은밀한 영역의 관리에 대해 논의하고 관여하는 것을 불편하게 느낄 수 있다고 인식하는 것이 중요하다.

9.14.1   일반적인 관리

배뇨 보조도구들이 치료의 중심이 되는 경우가 많지만, 이런 치료에 반감을 갖고 있는 일부 환자에서는 거부될 수도 있다. (화장실) 접근성을 개선하고 낙상과 요실금의 위험을 줄이기 위한 환경 개선 방법에는 공간 비우기(잡동사니 치우기), 적절한 조명과 변기를 잘 보이게 하는 방법(예를 들어, 화장실 내의 다른 모든 것들이 흰색인 경우 화장실 시트를 색이 있는 것)을 사용할 수 있다. 바닥 매트 알람은 낙상 위험이 높은 경우 보호자에게 조기 경보 시스템을 제공하여 야간의 배뇨에 대한 도움을 제공할 수 있다. 주간 요실금이 있는 경우 이동성이 좋지 않거나 무감동한 환자에 대하여는 *정기적 배뇨(timed toileting)* 또는 *촉진적 배뇨(prompted toileting)*[4] 를 시도해볼 수 있다[27]. 규칙적인 간격으로 또는 식사 후에 화장실에 데려가는 것이 요실금의 발생을 예방할 수 있다. 대변을 규칙적으로 보게 하는 것은 치매 환자에서 요실금과 대변실금 모두를 예방하는 데 더 큰 도움이 된다.

---

4   배뇨를 촉진시키는 말을 해주거나 잘한다고 칭찬해주는 등의 행동치료이다.

9.14.2　약물 고려사항

알츠하이머 환자들은 콜린에스테라아제 억제제로 치료받을 수 있는데, 이 약제가 빈뇨와 요실금을 유발하거나 악화시킬 수 있다[28]. 인지기능 향상의 유익성보다 비뇨기 증상으로 인한 부작용이 더 심한 문제를 발생시키는 경우, 결국 이 약제를 중단할 수 있다. 절박요실금에 사용되는 약물은 잠재적인 부작용이 있음에도 불구하고 치매 환자에게서 완전히 끊어서는 안 된다. 환자의 인지기능 부작용이 생기는지를 관찰하고 적절한 조치를 취할 수 있는 보호자가 있는 한, 야간뇨나 요실금이 호전된다면 돌봄의 부담이 어느 정도 줄어들 수 있을 것이다.

증례로 다시 돌아와서

이 증례에서 간단하고 짧은 침상 평가만으로도 환자의 요실금으로 이어지는 잠재적인 가역적 요인들을 찾아낼 수 있었을 것이다. 그녀는 수년간 빈뇨와 절박뇨 및 가벼운 복압성 요실금 증상으로 고통받아왔었다. 그녀는 소변 냄새가 날까봐 걱정이 되어 외출을 피했다. 이로 인해 우울증이 생겼고 병원에서의 요실금 관리에 대해 걱정하면서 고관절 치환 수술을 연기했었다. 그녀는 병력과 진찰에 신경학적으로 혹은 다른 걱정스러운 소견이 없었다. 그녀의 중간뇨 소변검사(midstram specimen of urine, MSU)는 정상이었고, 배뇨후 잔뇨량(residual urine)은 23 mL에 불과했다. 복압성 요실금이 동반된 특발성 배뇨근 과활동성의 추정 진단이 이루어졌다.

　　그녀는 재활입원을 마친 후 요실금 클리닉에 연결되었고, 노인의학 전문의는 현재 하루에 4잔의 커피 마시는 횟수를 줄이도록 권고했으며, 요실금 물리치료사와 함께 방광 재교육을 시작했다. 그녀의 증상은 약간 개선되었고 증상이 심해서 항콜린제를 시도하기로 결정되었다. 4개월 후 그녀는 거의 실금이 없어졌다. 소량의 누출로 인해 패드를 입고 있었고 이전의 사회 참여에 참석하기 시작했다. 이제 그녀는 밤에 대개 한 번만 일어났다!

Reference

1. Morrison A, Levy R. Fraction of nursing home admissions attributable to urinary incontinence. Value Health. 2006;9:272.

2. Coyne KS, Wein AJ, Tubaro A, et al. The burden of lower urinary tract symptoms: evaluating the effect of LUTS on health-related quality of life, anxiety and depression: EpiLUTS. BJU Int. 2009;103(Suppl 3):4.

3. Gotoh M, Matsukawa Y, Yoshikawa Y, et al. Impact of urinary incontinence on the psychological burden of family caregivers. Neurourol Urodyn. 2009;28:492.

4. Griffiths AN, Makam A, Edwards GJ. Should we actively screen for urinary and anal incontinence in the general gynaecology outpatients setting?—a prospective observational study. J Obstet Gynaecol. 2006;26(5):442–4.

5. Teunissen D, van Weel C, Lagro-Janssen T. Urinary incontinence in older people living in the community: examining help-seeking behaviour. Br J Gen Pract. 2005;55:776–82.

6. Gibbs CF, Johnson TM II, Ouslander JG. Office management of geriatric urinary incontinence. Am J Med. 2007;120(3):211–20.

7. Huang AJ, Brown JS, Boyko EJ, Moore EE, Scholes D, Walter LC, Lin F, Vittinghoff E, Fihn SD. Clinical significance of postvoid residual volume in older ambulatory women. J Am Geriatr Soc. 2011;59(8):1452–8. 7p

8. Zimmern P, Litman HJ, Nager CW, et al. Effect of aging on storage and voiding function in women with stress predominant urinary incontinence. J Urol. 2014;192:464.

9. IUGA/ICS Joint Report on the Terminology for Female Pelvic Floor Dysfunction. Standardisation and Terminology Committees IUGA and ICS, Joint IUGA/ICS Working Group on Female Terminology. Haylen BT, de Ridder D, Freeman RM, Swift SE, Berghmans B, Lee J, Monga A, Petri E, Rizk DE, Sand PK, Schaer GN. Neurourol Urodyn. 2010;29(1):4–20. Int Urogynecol J. 2010;21:5–26.

10. Smith PP, van Leijsen SA, Heesakkers JP, Abrams P, Smith AR. Can we, and do we need to, define bladder neck hypermobility and intrinsic sphincteric deficiency?: ICI-RS 2011. Neurourol Urodyn. 2012;31:309–12.

11. Stewart WF, Van Rooyen JB, Cundiff GW, et al. Prevalence and burden of overactive bladder in the United States. World J Urol. 2003;20:327–36.

12. DuBeau CE, Kuchel GA, Johnson T II, Palmer MH, Wagg A. Incontinence in the frail elderly: report from the fourthth international consultation on incontinence. Neurourol Urodyn. 2010;29(1):165–78.

13. Bacsu CD, Chan L, Tse V. Diagnosing detrusor sphincter dyssynergia in the neurological patient. BJU Int. 2012;109(Suppl 3):31–4.

14. Foley AL, Loharuka S, Barrett JA, Mathews R, Williams K, McGrother CW, Roe BH. Association between the Geriatric Giants of urinary incontinence and falls in older people using data from the Leicestershire MRC Incontinence Study. Age Ageing. 2012;41(1):35–40.

15. Santini S, Andersson G, Lamura G. Impact of incontinence on the quality of life of caregivers of older persons with incontinence: a qualitative study in four European countries. Arch Gerontol Geriatr. 2016;63:92–101.

16. Weiss JP, Bosch JL, Drake M, Dmochowski RR, Hashim H, Hijaz A, Johnson TM, Juul KV, Nørgaard JP, Norton P, Robinson D, Tikkinen KA, Van Kerrebroeck PE, Wein AJ. Nocturia Think Tank: focus on nocturnal polyuria. Neurourol Urodyn. 2012;31:330–9.

17. Feldstein CA. Review Article: Nocturia in arterial hypertension: a prevalent, underreported, and sometimes underestimated association. J Am Soc Hypertens. 2013;7(1):75–84.

18. Gardiner AB. The effects of ageing on the gastrointestinal system. Nurs Resid Care. 2013;15(1):30–3.

19. Yared J, Gormley EA. The role of urodynamics in elderly patients. Clin Geriatr Med. 2015;31:567–9.

20. Cody JD, Jacobs ML, Richardson K, Moehrer B, Hextall A. Oestrogen therapy for urinary incontinence in post-menopausal women. Cochrane Database Syst Rev. 2012;10:CD001405.

21. Dumoulin C, Hay-Smith EJ, Mac Habée-Séguin G. Pelvic floor muscle training versus no treatment, or inactive control treatments, for urinary incontinence in women. Cochrane Database Syst Rev. 2014;5:CD005654.

22. Karon S. A team approach to bladder retraining: a pilot study. Urol Nurs. 2005;25(4):269–76.

23. Bardsley A. Drug therapies for postmenopausal urinary incontinence. Nurse Prescrib. 2015;13(2):80 – 6.
24. Sanford M. Mirabegron: a review of its use in patients with overactive bladder syndrome. Drugs. 2013;73(11):1213 – 25.
25. Cruz F, Nitti V. Clinical data in neurogenic detrusor overactivity (NDO) and overactive bladder (OAB). Neurourol Urodyn. 2014;33(Suppl 3):S26 – 31. ISSN: 1520-6777
26. Wilson M. Clean intermittent self-catheterisation: working with patients. Br J Nurs. 2015;24(2):76 – 85.
27. Hägglund D. A systematic literature review of incontinence care for persons with dementia: the research evidence. J Clin Nurs. 2010;19(3/4):303 – 12.
28. Starr JM. Cholinesterase inhibitor treatment and urinary incontinence in Alzheimer's disease. J Am Geriatric Soc. 2007;55:800 – 1.

급성기 의료와 노인 평가
Acute Care and Geriatric Assessment

Roshan Gunathilake and Balakrishnan Kichu R. Nair

Key Points

- 노인이 급성 질환을 앓게 되면 새롭게 질환이 발생한 장기 기관과 관련된 증상보다는 낙상, 섬망 및 사회적 위축(social withdrawl)[1] 증상이 자주 발생한다.
- 노인포괄평가 결과는 신체 및 인지기능을 지속적으로 개선시키고 입원 환자의 사망률을 감소시키는 것으로 나타났다.
- 노인증후군(geriatric syndromes)은 일반적으로 여러 병인에 기인하며, 따라서 '한 개의' 근본원인을 찾으려고 시도하는 것은 종종 잘못된 방향으로 가게 되고 비용이 많이 발생한다.
- 비록 어떤 이상소견들은 단지 부분적으로만 회복될 수 있는 것이지만, 노인에서 다수의 이상소견들에 동시 개입함으로써 전반적인 개선이 지속적으로 이루어질 수 있다.
- 입원전담의사에 의해 처음에는 '부적응자(acopia)' 또는 '사회적 문제'가 있는 것으로 분류된 노인의 상당수가 퇴원 시에는 다른 진단명을 받게 된다.

---

1   사회활동을 안 하고 집에서만 지내는 것을 말한다.

Case Study

Joan Smith는 84세 여자로 86세의 남편과 함께 거주하고 있다. 환자는 낙상과 하부 요통으로 응급실에 왔는데, 목격자는 없었다. 고혈압, 심방세동, 대상포진후신경통, 무릎 골관절염, 그리고 고지혈증의 과거력을 가지고 있다. 환자는 ramipril, indapamide, digoxin, warfarin, amitriptyline, meloxicam, atorvastatin을 복용하고 있으며, paracetamol (acctaminophcn)을 히루에 4회 이내로 종종 복용하고 있다. 환자의 의식은 혼돈 상태이고, BT 37.8℃, 심박수는 분당 84회로 불규칙하였다. BP 180/95 mmHg이다. 심음은 잡음 없이 2개의 심음이 잘 들리고, RR 20/min이며, 호흡음은 깨끗하게 들리고, 복부는 부드럽고 압통이 없다. 국소신경학적 증상은 없다. 환자는 4번 요추 위치에 압통을 호소하고 있다.

10.1   서론

노인은 응급실 방문과 급성입원의 상당한 부분을 차지하고 있다. 2010년에는 65세 이상의 노인이 미국에서 입원의 34%를 차지했으며, 65-84세 노인의 평균 입원 당 비용(USD 12,300)이 가장 높았다[1]. 2009-2010년에는 65세 이상이 응급실 방문의 15%를 차지했고, 연간 평균 응급실 방문율은 나이가 많을수록 증가하는 경향을 보였다[2]. 노인들의 평균 입원일은 젊은 사람들에 비해 1.7일 더 길었으며, 병원 사망률은 5배 더 높았다. 장기 요양 기관으로 퇴원한 환자의 비율은 나이가 들수록 증가했다[3]. 2008년에는, 미국의 병원에 입원한 85세 이상의 환자들이 65-74세인 환자보다 장기 요양기관으로 퇴원한 비율이 2.5배 더 높았다[4].

 나이가 드는 것은, 항상성에 대한 도전을 이겨내는 데 사용할 수 있는 생리적 잔존기능의 점진적으로 축소되는 상태인 '항상성 협착(homeostenosis)'과 관련이 있다[5]. 이것은 노인의 생리학적 스트레스원에 대해 성공적으로 보상할 잔존능력이 손상받게 되며, 그 결과 사소해 보이는 작은 변화에 대한 취약성이 증가하게 된다[6]. 기존에 갖고 있는, 흔히 다수인 동반 질환들이 노인의 이 보상 기능을 더욱 손상시킨다. 따라서 노쇠한 노인들은 연관된 신체기관들(complex systems)이 기능 부전이 일어나기 직전의 상태로 보여질 수 있다[6]. 기관의 기능 부전이 일어날 때는, 가장 취약한 기관계부터 장애가 일어난다. 가장 취약한 기관계가 새로 질병이 발생한 곳과는 다를 수도 있기 때문에, 증상은 비특이적으로 나타날 수 있다[7]. 예를 들어서, 요로성 패혈증을 앓고 있는 노인이 요로계 관련 증상을 나타내는 대신, 급성 혼돈과 낙상을 보일 수 있다. 반면에, 예를 들어, 세균뇨와 같이 젊은 사람에게는 비정상적인 소견이 노인에서는 흔하게 나타날 수 있고[8] 현재 질환의 원인이 아닐 수도 있으며 진단 지연과 잘못된 방향의 치료로 이어질 수 있다. 여러 신체기관계에 걸쳐 동반된 결함들과 여러 개의 동반 질환, 그리고 다약제 복용 때문에 낙상이나 인지기능장애, 그리고 요실금과 같은 '**노인증후군(geriatric syndrome)**'은 다인성의 병인을 갖고 있는 경우가 많다[9]. 밝혀진 원인들에 초점을 맞추어 동시에 개입하면 상당한 호전을 보일 수 있다. 물론 원인들 중 일부는 치료할 수 없거나 부분적으로만 가역적일 수 있다[7].

노인이 경험하는 문제들의 상당 부분은 Bernard Isacs의 '**노인의 주요 건강문제(geriatric giants)**'로 거슬러 올라갈 수 있다. "움직이지 않는 것(부동)", "불안정성", "인지장애", 그리고 "실금"이 그것이다[10]. 예를 들어 지역 사회에 거주하는 65세 이상 노인들 중 30%에서 매년 **낙상**이 보고된다[11]. 오스트레일리아의 최신 연구에서, 70세 이상 노인의 10%는 병원에 입원했을 때 **섬망**을 보이며 병원에 입원해 있는 동안 8%에서 추가로 섬망을 보인다고 한다[12]. **요실금**은 지역 사회에 거주하는 노인의 24%와 요양 시설에서 지내는 노인의 30-60%에게 영향을 미친다. 노인의 주요 건강문제들은 종종 다인성의 병인을 가지고 있으며, 만성적이며, 결국 일상 생활 자립에 장애를 유발한다[9]. 또한 가역적일 가능성이 있는 의학적 문제들에 의한 것일 수 있지만, 불행히도 이런 증후군들은 잘 인지되지 못하여, 노인들이 때로는 '사회적 문제'를 갖고 있거나 '부적응자(acopia)'로 낙인찍히기도 한다[14].

10.2   응급실의 노인 환자들

65세 이상의 노인들은 응급실에 방문하는 환자의 20%를 차지한다[15]. 젊은 환자들과 비교했을 때 노인 환자들은 여러 동반 질환을 가지고 있으며, 더 응급한 의학적 상태로 내원하고, 응급실에서 더 오랜 시간을 체류하며, 입원하는 경우가 더 많고 퇴원 후에 더 높은 비율로 합병증이 나타나게 된다[16]. 섬망과 부동은 응급실에 방문하는 노인 환자들에서 흔하게 나타나며, 낙상과 욕창의 위험을 증가시킨다[17]. 여러 가지 평가들이 응급실에 내원한 노인들 중 고위험 노인을 선별하기 위해 개발되었지만, 합병증을 나타내기 쉬운, 취약한 노인을 정확히 식별할 수 있는 신뢰할만한 위험 평가 도구들에 대한 중요성이 최근에 강조되고 있다[18]. 위험성을 최소화시키는 진료지침이 응급실에서 실행되어야 하는데, 그 이유는 이동식 침대에 장시간 누워있어 발생하는 욕창과 같은 초기 합병증을 예방하기 위한 것이다. 침대 같은 가구의 종류, 조명, 소음 감소, 그리고 기구들에 대한 접근성을 포함한 응급실의 배치 조정은 젊은 환자들과 같은 환경에서 치료를 받는, 노쇠한 노인의 필요도를 충족시키기 위해 필수적일 수 있다. 응급실에서 진료까지 소요되는 시간 증가는 더 긴 입원 기간 및 사망률과 연관이 있다[19]. 반면에, 신속한 퇴원이나 입원 과정을 통해 응급실이 붐비는 것을 줄이는 것은 전체 사망률의 감소와 연관이 있다[20]. 응급실에서 노인의학을 전공한 의사들에 의한 포괄적인 노인 평가는 신속한 퇴원과 더 낮은 재입원률로 이어질 수 있다[21]. 'Hospital at home'[2]과 같은 병원 회피 프로그램은 노인에서 기능 저하를 줄이고 사망률을 감소시키는 것으로 밝혀져 왔으며, 입원의 대안으로 고려되어야 한다[22,23].

10.3   노인포괄평가(comprehensive geriatric assessment, CGA)

질 높은 노인 케어를 제공하는 것은 복잡한 일이다[24]. 급성 질환을 앓고 있는 노인은 복잡한 니즈가 있으며 다차원적 평가와 다학제 협력 방식의 치료가 필요하다. 노인포괄평가는 응급 입원 후 사망률과 노인 요양 시설로의 입소를 줄인다는 훌륭한 증거가 있다[25]. CGA는 12개월의 추적조사에서 지속되는 신체적, 인지적 기능 향상의 결과를 가져

---

2   입원이 필요한 사람을 입원 대신 집에서 케어하는 것으로 입원과 퇴원이란 용어를 사용한다. 간호사가 최소 매일 1회 이상(초기에는 입원에서처럼 더 자주) 방문 간호하며, 의사도 매일 1회 이상 방문하고 24시간 호출이 가능하다. 심전도, 심초음파, X선 촬영 검사, 산소요법, 경정맥 수액, 약물 처방 등이 가능하다.

올 수 있다[26]. CGA는 노인의 의료적, 심리적, 기능적 능력을 결정하는 데 중점을 둔 다차원의 다학제 진단 프로세스로 정의되며, 이를 통해 적절한 재활 및 장기적인 후속 관리를 포함해 조직적이고 통합된 치료를 위한 케어 플랜을 작성하게 된다. 따라서 CGA 는 진단과정임과 동시에 치료과정으로 볼 수 있다. CGA의 주요 구성 요소는 표 10-1에 요약되어 있으며[28], 평가는 대상자의 상황에 맞게 조정되어야 한다. CGA는 관찰자 내 그리고 관찰자 간의 일치도를 보이는 표준화된 도구를 사용해야 하며, 이를 통해 재현성 이 있고, 시간에 따른 변화를 신뢰성 있게 측정하는데 사용할 수 있어야 한다[28]. 예를 들어, 인지기능은 **mini-MMSE**와 같은 검증된 도구를 통해[29], 이동성은 **6분 보행 테스트** 를 통해 평가 될 수 있다[30]. CGA는 가장 혜택을 많이 볼 수 있는 환자를 대상으로 해야 한다. 일반적으로 건강하고 기능적으로 문제 없는 고령자나 말기 질환이나 진행성 치매 로 중증 상태인 환자보다는, 노쇠하고 기능장애(functional impairment)가 있고 복합적인 다수의 동반 질환이 있는 사람들에게 CGA를 평가해야 한다[26]. 크게 보아 두 가지 형태 의 입원 환자용 CGA 모델이 소개되었다. 첫 번째 모델은 환자가 별도의 노인 병동(에를 들어, Geriatric Evaluation and Management Unit **[GEMU]**, acute Care for the Elderly **[ACE]** Unit, Acute Medical Unit **[AMU]**)에 입원하여 노인의학을 전공한 다학제 팀에 의해 평가

표 10-1. 입원환자의 포괄적노인평가 구성 요소

의료 영역	주진단 주요 동반 질환 약제 평가 영양상태
심리 영역	인지 감정
기능 평가	기본적 및 도구적 일상생활 수행 능력, 보행 및 균형감각, 신체적 활동/운동
사회 영역	비공식적 지원(가족, 친구) 재정 평가 및 요양 서비스에 대한 자격 여부
환경	가정 시설 변경과 안전 운송수단 및 지역 자원에 대한 접근성 원격 의료

되는 방식이다. 두 번째 모델은 환자가 일반 내과계 병동에 입원하며, 대상이 되는 환자를 다학제 노인 의료 자문 서비스를 통해 평가한다. 이 자문 서비스는 환자의 전반적인 치료를 담당하고 있는 의사에게 자문 내용을 권고하는 방식이다.

10.4   기능평가: 노인 평가의 초석

CGA의 핵심 요소는 기능 평가다. 기능 평가는 환자 중심의 목표 설정을 가능하게 하며 환자 상태의 진행을 측정하고 예후를 예측하기 위한 정보를 제공한다. 이는 또한 질병과 장애가 노인과 간병자에게 미치는 영향을 이해하는 데 도움을 준다. 기본 일상생활 수행 능력(activity of daily living, ADL) 에는 식사하기, 화장실 이용하기, 목욕하기, 옷 입기, 이동 및 걷기와 같은 자기 관리 활동이 포함된다[31]. **도구적 일상생활 수행 능력 (instrumental activity of daily living, IADL)**은 지역 사회 거주 노인의 독립성을 장려하는 활동들로 구성되어 있으며 가사, 요리, 쇼핑, 재정 관리, 전화 사용, 약물 관리 및 외출 등이 포함되어 있다 [31]. 많은 경우, 이들 기능 평가는 환자 및 가족 간병인의 대답에 의존하게 된다. 사심 없고 신뢰할 수 있다면, 가령 치매 환자의 경우에, 보고자 기반 설문과 더불어 간호사 및 작업치료사에 의한 직접적인 관찰이 필요할 수 있다. Barthel Index [32], FIM (Functional Independence Measure) [33], Physical Self-Maintenance Scale [34], Lawton Brody Instrumental Activities of Daily Living Scale [35] 등과 같은 노인의 기능 평가를 위한 타당도가 검증된 여러 가지 유용한 도구를 사용할 수 있다. 대부분의 기능 활동을 수행하는 데 있어서 이동성(immobility)이 가장 중요하기는 하지만, 신체활동 상태, 보행 및 균형 평가도 기능 평가의 중요한 측면이다. 기능 평가는 다음과 같은 여러 가지 면에서 노인 입원환자 관리의 진단 및 치료에 의미가 있다.

1. 기능 저하는 신체 질환에 대한 민감하지만 비특이적인 징후이며[7] 기능 저하가 있다면 기저의 원인 질병에 대한 조사를 촉발하게 된다.

2. 일상생활 수행 능력이 없는 경우는 인지장애 및 우울증으로 인한 것일 수 있으며, 이 경우라면 추가 평가가 필요할 수 있다.

3. CGA는 일상 활동을 하는데 필요한 수발의 종류와 양, 시설 변경, 그리고 장비 (예; 보행 보조구)를 결정하게 해준다.

4. CGA는 노인 재활의 목표 설정에 도움이 된다.

5. CGA는 전반적인 예후에 대한 정보를 제공한다.

10.5 낙상 및 골절 위험

매년 지역 사회에 거주하는 노인의 30%가 낙상사고를 겪는다. 같은 수준의 낙상이라 해도 노인들이 젊은 사람들에 비해 심각한 부상을 입는다[36]. 고관절부 골절의 90% 이상이 낙상과 관련되어 있으며, 대부분이 70대 이상 노인에서 일어난다[37]. 낙상은 기능 저하, 사회적 고립, 우울, 그리고 영구적인 요양 시설 거주의 필요성을 야기한다[38]. 급성기 입원의 경우, 입원 환자의 3–20%가 입원 기간 동안 적어도 한 번은 낙상한다[39]. 노인의 낙상에는 다양한 요인이 관여한다. 낙상의 **내인적인 위험 요인**은 나이, 과거 낙상력, 보행 및 균형장애, 인지 저하, 시력 저하, 일상 생활기능장애, 그리고 약물 사용이다[40,41]. **외인적인 요인**은 밀집된 환경, 어두운 조명, 편평하지 않은 바닥, 삽입된 카테터, 흉관 등으로 인한 제약이 있다[41]. 급성 질병과 약물 부작용은 낙상의 흔한 위험 요인이다. 낙상으로 내원하는 노인은 과거 1년간 반복해서 낙상한 과거력이 있거나, 보행 또는 균형의 장애를 가지고 있으며, 이런 경우에는 다요인적 낙상 위험 평가가 필요하다[42].

많은 낙상 위험 평가 도구가 개발되어 왔다; 하지만 소수의 도구만이 한 가지 이상의 환경에서 검증되었으며[43], 대부분의 도구들은 낙상자와 비낙상자를 잘 예측하지 못한다[44]. STRATIFY 도구[45]와 낙상 위험 평가 도구(fall–risk assessment tool) [46]가 급성기 의료 환경에서 좋은 양성예측도와 음성예측도를 보인다고 보고되었다[43]. 낙상 위험이 있다고 평가된 환자에게는 다학제 팀이 위험 요인을 대상으로 하는 **다요인적 개입**을 고려해야 한다[42]. 노인 낙상의 위험 요인에는 다양한 변수가 작용하므로 어떤 한 가지의 개입이 효과적이지는 않다. 반면에, 위험 요인들을 겨냥한 다방면의 개입은 다양한 환경에서 닉상을 줄인다고 보고되었다[47,48]. **운동**은 흔히 성공석인 다요인적 낙상 방지 프로그램의 핵심 요소이다. 그룹 운동이나 개인 운동, 균형잡기 훈련, 그리고 태극권이 지역 사회 노인의 낙상 위험과 낙상률 모두를 낮춘다고 보고되었다[47]. 지역 사회에서 효과가 있다고 알려진 기타 중재방법으로는 실내의 안전 평가와 위험 줄이기, 정신작용 약제의 점진적인 감량, 비타민 D 결핍의 교정, 이유 없이 넘어지는 환자에서의 심억제성 경동맥동 과민성에 대한 심박동조절기 삽입, 적응이 되는 경우 시행한 첫번째 백내장 수술, 그리고 이중 초점 안경 사용의 제한 등이다[47]. 급성기 입원 상황에서는 감독하운동(supervised exercise)과 (카펫이 아닌) 비닐 바닥재의 사용이 낙상을 줄인다고 알려졌다.

골다공증 치료는 장래의 골절 위험을 관리하는 데 중요한 요소다. 낮은 골밀도, 낙상, 그로 인한 골절에 대한 위험 요인들을 찾아내는 데 집중된 병력청취를 해야 한다. 골다공증의 진단은 이중에너지 엑스선 흡수계측법(Dual-energy X-ray absorptiometry)을 이용해 고관절과 요추의 골밀도를 측정함으로써 할 수 있다. 골다공증의 비약물적 치료에는 금연, 절주, 규칙적인 중량 운동과 근력 운동을 할 수 있게 하는 생활습관 교육과 적절한 칼슘과 비타민 D를 섭취하는 것이 있다. 비타민 D 결핍증과 저칼슘혈증은 골흡수 억제 치료제 투여를 시작하기 전에 교정되어야 한다. **Bisphosphonate**(경구 또는 경정맥)와 인간 단일클론항체인 **denosumab**이 남성과 폐경 후 여성에서의 척추, 척추 이외, 그리고 고관절 골절의 일차 및 이차 예방 약제로 승인되어 있다. **Raloxifene**은 폐경 후 여성에서의 척추 골절의 이차 예방 약제로 승인되어 있다. **Teriparatide**는 일차 치료에 효과가 없거나 내성이 있는 환자에게 사용한다. 치료 시작 1-3년 이내 골밀도 측정을 한 번 더 해야 하며 골밀도가 안정되면 그 후로는 더 긴 간격을 두고 측정한다. 적절한 치료 기간에 대해서는 아직 논란이 있지만, 10년 내 골절 위험이 중등도인 환자에서는 Bisphosphonate 치료를 5년 이후에도 지속해야 한다. 10년 골절 위험이(중등도 이상의) 고위험인 환자는 이 약물의 치료를 10년까지도 지속한 후 휴약기를 가질 수 있다. 다른 방법으로는, 5-10년간 비스포스포네이트 치료 후에 골형성 치료[3]로 전환하는 방법도 있다.

10.6   인지와 정동

내과 입원 환자에서 10-31%의 유병률이 보고될 정도로 입원 환자에서 섬망이 흔하다 [52]. 섬망의 발생은 특히 수술 후 시기에 흔하다[53]. 섬망은 병원획득 합병증, 입원 기간, 사망률, 퇴원 후 장기간 요양의 증가와 관련 있다. 최근에는 섬망이 몇몇 환자에서 영구적인 인지 저하와 치매로 이어질 수 있다는 증거가 보고되었다[54]. 섬망에 취약하다는 것은 남아 있는 인지기능이 적다는 뜻으로 볼 수 있다. 섬망에 취약한 요인에는 치매, 섬망의 과거력, 뇌혈관 질환, 다양한 기저 질환, 기능 저하, 감각 저하, 다중 약물 투여, 우울, 그리고 알코올 남용이 있다. 노인 입원 환자의 섬망을 선별하는 많은 도구가 있다. **혼돈평가도구(Confusion Assessment Method, CAM)** [56] 진단 알고리즘은 급성 발병과 기복이 있는 인지장애, 집중력 저하, 지리멸렬한 사고, 그리고 지남력 저하를 포함한다. 이 평가는 병실에서 수 분 안에 끝낼 수 있으며 섬망을 진단 혹은 배제하는 데 사용된다. 양성우도비(positive likelihood ratio)[4]는 9.6, 음성우도비(negative likelihood ratio)는 0.6이다. 숙련된 다학제 팀이 시행하는 위험 요소들을 대상으로 실시하는 다중요인 중재는 섬망을 예방한다고 알려졌다. 이러한 중재에는 지남력 훈련, 적절한 수분과 영양 공급, 수면 위생, 통증 관리, 청각 및 시각 최적화, 향정신성 의약품 사용 줄이기, 정맥 주사 라인이나 도뇨관 삽관 등을 줄이기, 그리고 조기 거동하기(early mobilization) 등이 있다[59]. 현재까지 섬망의 일차적 예방에 대한 항정신병제나 콜린에스터라제 억제제 등의 약물 중재에 대한 근거는 불충분하다. 섬망의 관리에는 유발요인 제거, 증상 관리, 압창(욕창)이나 낙상 같은 합병증 예방, 보호자 교육 및 지지가 있다. 항정신성 약물과

3　Teriparatide 투여를 말한다.
4　CAM 평가에서 섬망으로 의심되었을 때 실제는 섬망이 아닐 가능성보다 섬망이 맞을 가능성이 9.6배란 뜻이다.

진정제는 예후를 향상시키지 못하며 역설적으로 섬망이 더 오래가게 하거나 인지장애를 악화시킬 수 있다. 그러므로 이러한 약물은 심각한 초조(agitation)가 있거나 고통스러운 정신병적 증상이 있는 환자들에게만 사용해야 한다.

65세 이상의 노인 입원 환자의 약 40%가 **치매**를 가지고 있으나 그들 중 절반 정도만 이 진단을 받았다[60]. 치매가 있는 입원 환자는 다른 환자에 비해 높은 사망률을 보인다. 치매 환자를 가려내는 것은 적절한 입원 및 퇴원, 추후 관찰 계획을 수립하는 데 중요하다. 그러나 입원 환경에서 치매를 진단하는 것은 섬망이 동반되어 있을 수 있어 혼잡해지며, 따라서 병원에서 시행되는 인지 평가는 질환이 있기 전의 인지기능을 정확하게 반영하기 힘들 수 있다. 입원 환자들이 치매와 섬망이 없어도 인지 평가에서 낮은 결과를 보일 수 있는 이유는 급성 질환, 조절되지 않는 통증, 향정신성 약물, 불안과 우울, 그리고 참여할 의지 부족 등이 있다. 그러므로 한 가지의 인지 평가 결과를 해석할 때는 주의해야 하며, 추가적으로 필요한 검사를 통해 경과가 평가되어야 한다. 인지기능 평가를 위해서는 MMSE와 MOCA와 같은 많은 유효한 도구들이 있다; 하지만 최근의 체계적 문헌고찰에 따르면 임상 의사가 입원 환경에서 사용할 수 있는 유용한 도구를 선정하는데 도움이 되는 근거는 부족하다; 가장 많이 연구된 도구는 Abbreviated Mental Test score (AMTS)[5]인데 7점 미만의 점수가 나올 경우 81%의 민감도와 84%의 특이도로 치매의 가능성이 있다.

노인 입원 환자에서 **우울증**의 유병율이 17% 정도로 흔하나 잘 모르는 경우가 흔하다 [63]. 급성으로 몸 상태가 좋지 않은 노인에서는 우울증의 증상이 신체 질환의 증상과 구별하기 어려울 수 있다. 우울증의 동반은 환자가 앓고 있는 질환들의 예후, 치료 순응도, 재활에 참여도, 그리고 병원 내 사망률에 악영향을 미친다. 우울증은 **알츠하이머병**의 위험 요인이며 치매의 모든 단계에서 나타날 수 있는 흔한 정신적 증상이다. 임상지침들은 노인 입원 환자에서 우울증을 선별하기를 권고한다. **노인우울지수(Geriatric Depression Scale, GDS)**는 종합병원 환경에서 널리 평가되어 왔으며, 총 15점 중 5점 또는 6점이 절단 점으로 79%의 민감도와 77%의 특이도로 우울증을 진단할 수 있다. **코넬치매 환자우울척도(Cornell Scale for Depression in Dementia, CSDD)**는 환자 면담과 직접적인 관찰, 보호

---

5   10점 만점 치매 선별 설문지이다.

자 보고를 합친 것으로 치매 환자에서의 우울증을 선별하는 데 더욱 적합하다.

10.7   기립성 저혈압

기립성 저혈압은 누워서 측정한 혈압에 비해 일어서서 3분 이내 측정한 혈압이 수축기 혈압 20 mmHg 이상, 이완기 혈압 10 mmHg 이상 감소하는 것을 말한다. 기립성 저혈압의 유병률은 5%에서 30%까지 보고된다. 기립성 저혈압은 실신, 낙상, 인지장애, 그리고 입원의 위험 요인이다. 기립성 저혈압은 또한 노인에서의 독립적인 사망 예측 변수이다. 기립성 저혈압은 고혈압 노인 환자를 치료할 때 중요하게 생각해야 하는데, 심혈관계 약물이 기립성 저혈압을 잘 일으키기 때문이다. 노인에서는 기립성 저혈압이 종종 다양한 요인에 의해 발생하는데, 체액 부족, 빈혈, 오랜 침대 생활, 당뇨병이나 아밀로이드증에 의한 자율신경병증, 일차성 자율신경 부전, 파킨슨병, 뇌졸중, 심장 질환, 부신기능부전증이나 갈색세포종과 같은 내분비질환 등이 원인이 될 수 있다. 기립성 저혈압의 평가는 우선 교정 가능한 원인을 찾아내고 관련된 내과적 질환을 파악하는 것이다. 혈압은 누워서 그리고 일어나서 3분 후에 측정한다. 병상에서(누워서 그리고 일어나서) 측정한 혈압 평가에서는 음성이었음에도 임상적으로는 기립성 저혈압의 가능성이 높은 환자와 혈압 측정을 위해 일어설 수 없는 환자의 경우에는 **기립경사검사(head-up tilt table test)**를 고려해야 한다. 비약물적 치료로는 기립성 저혈압을 일으킬 수 있는 약물의 중단, 적절한 수분과 나트륨 섭취, 금주, 컨디셔닝(conditioning)[6]을 개선시키기 위한 운동 프로그램, 스쿼트나 허리굽힘과 같은 신체운동 교육, 복대나 하지 바인더(압박스타킹)가 있다. 식후에 기립성 저혈압의 증상이 있는 환자들은 고탄수화물 음식을 피하라고 조언해야 한다. 이러한 조치에도 증상이 지속되는 환자들은 약물요법을 시도한다. **Fludrocortisone**이 1차 치료제로 자주 사용이 된다. 다른 치료방법에는 midodrine 등의 alpha adrenergic agents, desmopressin, octreotide, erythropoietin 등이 있다.

---

6   혈압조절 능력을 말한다.

10.8 약물의 합리적 처방(medication rationalization)

다약제 복용, 즉 다수의 약제를 동시에 복용하는 것은 노인들에게서 약물 순응도를 낮추고, 효능의 부족, 약의 부작용, 약물 간 상호 작용, 의인성 질환을 야기하는 흔한 문제이다. 약물의 적절한 사용이 노인의학에 가장 중요한 분야라 할 수 있다. 따라서 약물 검토는 노인을 평가할 때 핵심 구성 요소가 되어야 한다. 환자가 처방받은 것과 환자가 실제로 복용하는 것과의 불일치는 흔하다. 환자나 간병제공자에게 처방 받은 약들을 가져오도록 요청하는 것과 약물의 지시사항, 이득, 잠재적 부작용에 대한 환자의 이해도를 확인하는 것은 현재 사용 중인 약물에 대해 보다 정확한 개념을 갖게 해준다. 약물 검토를 통해 **부적절한 약물들**(처방 오류)을 찾아내는 기회인 동시에 잠재적으로 유익한 약물인데 간과한 약물들(처방 누락 오류)을 찾아낼 수 있는 기회로 봐야 한다. 부적절한 처방은 임상결과를 악화시키고, 의료서비스 이용률을 높일 수 있다. 반면에 몇몇 환자에서는 다수 약제의 사용이 동반 질환들을 최적의 상태로 관리하기 위해 필요하며, 따라서 과소치료 하지 않도록 주의해야 한다[80]. 의사들이 환자를 보는 데에 도움을 주기 위해, 노인들에게 **잠재적으로 부적절한 약물(potentially inappropriate medications)** 의 목록들이 출판되어 있다. 예로는 **Beers Criteria**, Screening Tool of Older Persons' potentially inappropriate Prescriptions (**STOPP**), Screening Tool to Alert doctors to the Right Treatment (**START**)가 포함된다. 병원에서 임상약사는 약물 검토, 약물 조정, 퇴원 시 약물 상담에 도움을 줄 수 있으며, 이런 활동이 임상 결과를 향상시키는 것으로 밝혀져 왔다[83]. 여러 동반 질환을 가진 노인들은 임상 시험에서 흔히 배제되거나 적은 수만 참여하므로, 임상 시험의 결과를 갖고 노쇠한 노인에게 추정(외삽)할 때는 주의를 기울여야 하는데, 그 이유는 의도하지 않은 부작용이 잠재적인 중등도의 이득을 넘어설 수 있기 때문이다. 약물 처방 시에는 환자 케어의 목표, 기대여명, 나이가 들면서 생긴 생리적 변화 등도 고려해야 한다.

10.9   욕창의 예방

욕창은 일반적으로는 뼈의 돌출부 위에 생기는 압력과 전단력[7]에 의해 생긴다. 욕창은 입원 기간의 장기화, 원내감염과 다른 합병증의 증가, 그에 따른 의료비용 증가와 관련이 있다. 위험 요인으로는 고령, 낮은 체질량지수, 저알부민혈증, 영양실조, 부동성 (immobility), 인지장애, 요실금과 대변실금, 당뇨병이 있다[86]. 욕창은 예방 가능할 수 있는 부작용이다. 응급으로 입원한 환자의 1/3은 입원 후 얼마 지나지않아 욕창이 발생할 수 있다. 그러므로 위험 평가와 예방을 하는 것이 입원 기간 동안 빠르게 시작되어야 한다. 연구 결과들을 보면, 간호사들의 임상적 판단이 Waterlow, Braden[8], Cubbin and Jackson, and Norton scales 같은 다양한 위험 평가 도구들에 비해 욕창 발생 빈도에서 큰 차이가 없는 것으로 밝혀졌다[86]. 최신의 정적 매트리스와 오버레이와 번압공기매트리스 혹은 오버레이는 기존의 병원 매트리스와 비교했을 때 욕창의 발생빈도를 줄여준다. 동력 공기매트리스가 비동력보다 좋다는 것은 명확하지 않아서 그 둘 중 하나를 고르는 것에서 가격은 고려해보아야 한다. 영양 공급, 자세 재배치, 발꿈치 지지, 부츠, 휠체어 쿠션, 다양한 드레싱들은 욕창 예방에 명확한 증거는 없다. 건조한 피부는 욕창 부상의 위험 요인이고, 비누 이외의 피부 세정제와 지방산이 포함된 크림이 욕창을 줄여준다는 증거가 약하게 있다.

10.10   실금 관리

요실금은 입원의 이유가 되기 드물지만, 노인이 다른 건강문제를 가지고 있다는 신호가 될 수 있다. 대략 35%의 노인들이 급성입원 기간 동안 어느 단계의 요실금이 오게 된다 [89]. 급성기 병원에서 요실금의 발생은 요로감염, 부동, 인지장애와 관련이 있다. 이뇨

---

7   Shearing force. 환자가 침상에 비스듬히 앉아 있을 경우 피부가 밀려 내려가면서 몰리는 마찰력을 의미한다.

8   Braden 도구는 여섯 가지 요소(감각 인지, 습기, 활동, 움직임, 영양상태, 마찰/전단력)로 구성되어있으며, 점수의 범위는 6-23점이다.

제, 수면제, 마취제, 항정신약, 항콜린제들과 같은 다양한 약물들은 직접적이든 간접적이든 노인의 배뇨능력에 영향을 준다. 다양한 원인들을 갖고 있기 때문에 여러 형태의 실금들이 동시에 공존할 수 있다. 평가에는 최소한 비뇨기계와 신경계가 포함된 집약된 병력청취와 이학적 검사, 스트레스 테스트, 뇨검사, 배뇨 후 잔류량의 측정으로 구성되어야 한다. 관리방법들은 요실금의 종류와 확인된 기저 원인들에 의존하게 된다. 일반저인 관리법은 요로감염의 치료, 변비 치료, 실금 유발 약물 중단, 지남력에 주의, 규칙적인 배변 보조의 제공, 적절한 소변 조절 보조기구의 사용을 포함한다.

10.11   급성기 이후 케어

노인들은 의학적 회복보다 기능적 회복에 더 시간이 오래 걸린다. 일단 환자가 의학적으로 안정화되면, 기능이 더 악화되는 것을 예방하고, 기능적 독립을 할 수 있게 되돌리는 방향으로 모든 노력이 이루어져야 한다. **퇴원 계획**은 입원 기간 중 빠르게 시작해야 하며, 간병인들은 퇴원 계획 과정에 노인 케어 팀의 핵심멤버로서 참여해야 한다. 기능 회복이 느려서 회복하는데 협동적인 다학제 전략이 필요한 환자들을 빨리 확인해야 한다. 이런 환자들 중 몇몇은 주간병동이나 입원노인재활센터로 보내는 게 좋다. 최대한의 기능적 독립을 성취하기 위한 단기 혹은 장기 목표를 설정해야 하고, 노인들의 향후의 의학적, 신체적, 정신적 니즈, 그리고 거주시설 니즈를 확인해야 한다. 퇴원 후 최소한 초기단계에라도 추가적인 지원을 제공하기 위해서는 집과 지역 사회에 대한 적절한 지원 서비스로 의뢰하는 것이 부가적인 지원을 제공하기 위해 필요할 수 있다. 입원전담의는 퇴원 전에 환자의 주치의와 약물 변경, 서비스 조정 및 퇴원 후 케어 계획과 관련하여 환자의 주치의와 연락하는 것이 중요하다.

맺음말

Smith는 감염 검사를 시행하였고, 하부요로감염이 있는 것으로 판명되었다. 나머지 패혈증 선별 검사는 음성이었다. 그녀는 딸의 진술에 의하면 반복적인 낙상사고의 과거력을 가지고 있었다. 그녀의 bone scan 검사에서는 최근 4번 요추(L4) 골절이 보였다. 그녀는 기립성 저혈압이 있는 것으로 밝혀졌다. 복용 중인 약물을 검토한 후에 indapamide는 중단했다. warfarin과 statin의 잠재적 이득과 위험에 관해서는 그녀와 가족들과 논의하였다. 그녀의 섬망은 좋아졌으며, 사회적 지원 프로그램을 연결해주고 집으로 퇴원하도록 하였고, 노인 외래 클리닉으로 추후 방문하도록 하였다.

Reference

1.　Pfuntner A, Wier LM, Steiner C. Costs for hospital stays in the United States, 2010. HCUP Statistical Brief #146. Rockville, MD: Agency for Healthcare Research and Quality; 2013. Available from: http://www.hcup-us.ahrq.gov/reports/statbriefs/sb146.pdf. Cited 25 Dec 2015

2.　Albert M, LF MC, Ashman JJ. Emergency department visits by persons aged 65 and over: United States, 2009–2010. NCHS data brief, #130. Hyattsville, MD: National Center for Health Statistics; 2013. Available from: http://www.cdc.gov/nchs/data/databriefs/db130.htm. Cited 25 Dec 2015

3.　Russo CA, Elixhauser A. Hospitalizations in the elderly population, 2003. Statistical brief #6. Rockville, MD: Agency for Healthcare Research and Quality, 2006. Available from: http://www.hcup-us.ahrq.gov/reports/statbriefs/sb6.pdf. Cited 25 Dec 2015

4.　Wier LM, Pfuntner A, Steiner C. Hospital utilization among oldest adults, 2008. HCUP statistical brief #103. Rockville, MD: Agency for Healthcare Research and Quality; 2010. Available from: http://www.hcup-us.ahrq.gov/reports/statbriefs/sb103.pdf. Cited 25 Dec 2015

5.　Dharmarajan TS, Ugalino JT. The physiology of aging. In: Dharmarajan TS, Norman RA, editors. Clinical geriatrics. 1st ed. Boca Raton: CRC/Parthenon; 2001. p. 9–22.

6.　Campbell AJ, Buchner DM. Unstable disability and the fluctuations of frailty. Age Ageing. 1997;26(4):315–8.

7.　Resnick NM, Marcantonio ER. How should clinical care of the aged differ? Lancet. 1997;350(9085):1157–8.

8.　Wagenlehner FM, Naber KG, Weidner W. Asymptomatic bacteriuria in elderly patients: significance and implications for treatment. Drugs Aging. 2005;22(10):801–7.

9.　Inouye SK, Studenski S, Tinetti ME, Kuchel GA. Geriatric syndromes: clinical, research and policy implications of a core geriatric concept. J Am Geriatr Soc. 2007;55(5):780–91.

10.　Isaacs B. The challenge of geriatric medicine. New York: Oxford University Press; 1992.

11.　Prudham D, Evans JG. Factors associated with falls in the elderly: a community study. Age Ageing. 1981;10(3):141–6.

12.　Travers C, Byrne G, Pachana N, Klein K, Gray L. Prospective observational study of dementia and delirium in the acute hospital setting. Intern Med J. 2013;43(3):262–9.

13.　Hunskaar S, Lose G, Sykes D, Voss S. The prevalence of urinary incontinence in women in four European countries. BJU Int. 2004;93(3):324–30.

14.　Burns E, Cracknell A. When should older people go into care? Clin Med. 2007;7(5):508–11.

15.　Chenore T, Pereira Gray DJ, Forrer J, Wright C, Evans PH. Emergency hospital admissions for the elderly: insights from the Devon Predictive Model. J Public Health. 2013;35(4):616–23.

16. Aminzadeh F, Dalziel WB. Older adults in the emergency department: a systematic review of patterns of use, adverse outcomes, and effectiveness of interventions. Ann Emerg Med. 2002;39(3):238–47.

17. Wellens NIH, Gray LC, Hirdes J, et al. Profiles of older patients in the emergency department: findings from the interRAI Multinational Emergency Department Study. Ann Emerg Med. 2013;62(5):467–74.

18. Carpenter CR, Shelton E, Fowler S, et al. Risk factors and screening instruments to predict adverse outcomes for undifferentiated older emergency department patients: a systematic review and Meta-analysis. Acad Emerg Med. 2015;22(1):1–21.

19. Singer AJ, Thode HC Jr, Viccellio P, Pines JM. The association between length of emergency department boarding and mortality. Acad Emerg Med. 2011;18(12):1324–9.

20. Geelhoed GC, de Klerk NH. Emergency department overcrowding, mortality and the 4-hour rule in western Australia. Med J Aust. 2012;196(2):122–6.

21. Conroy SP, Ansari K, Williams M, Laithwaite E, Teasdale B, Dawson J, Mason S, Banerjee J. A controlled evaluation of comprehensive geriatric assessment in the emergency department: the 'emergency Frailty unit'. Age Ageing. 2013;43(1):109–14.

22. Caplan G, Sulaiman N, Mangin D, Aimonino Ricauda N, Wilson A, Barclay L. A meta-analysis of Hospital in the Home. Med J Aus. 2012;197:512–9.

23. Shepperd S, Doll H, Angus RM, Clarke MJ, Iliffe S, Kalra L, Ricauda NA, Wilson AD. Hospital at home admission avoidance. Cochrane Database Syst Rev. 2008;(4):CD007491. doi:10.1002/14651858. CD007491.

24. Yue J, Hshich TT, Inouye SK. Hospital Elder Life Program (HELP). In: Malone ML, Capezuti E, Palmer RM, editors. Geriatrics models of care: bringing 'best practice' to an aging America. New York: Springer; 2015. p. 25–38.

25. Ellis G, Whitehead MA, Robinson D, O'Neill D, Langhorne P. Comprehensive geriatric assessment for older adults admitted to hospital: meta-analysis of randomised controlled trials. BMJ. 2011;343(1):d6553.

26. Ellis G. Comprehensive geriatric assessment for older hospital patients. Br Med Bull. 2004;71(1):45–59.

27. Rubenstein LZ, Stuck AE, Siu AL, Wieland D. Impact of geriatric evaluation and management programs on defined outcomes: overview of the evidence. J Am Geriatr Soc. 1991;39:8–16S.

28. Martin F. Comprehensive assessment of the frail older patient. London: British Geriatric Society; 2010. Available from: http://www.bgs.org.uk/index.php/topresources/publicationfind/goodpractice/195-gpgcgassessment. Cited 03 Jan 2016

29. Folstein M, Folstein S, McHugh P. Minimental state: a practical method for grading the cognitive state of patients for the clinician. J Psychiatr Res. 1975;12:189–98.

30. Troosters T, Gosselink R, Decramer M. Six minute walking distance in healthy elderly subjects. Eur Respir J. 1999;14(2):270–4.

31. Katz S. Assessing self-maintenance: activities of daily living, mobility, and instrumental activities of daily living. J Am Geriatr Soc. 1983;31(12):721–7.

32. Mahoney FI, Barthel D. Functional evaluation: the Barthel Index. Md State Med J. 1965;14:56–61.

33. Keith RA, Granger CV, Hamilton BB, Sherwin FS. The functional independence measure: a new tool for rehabilitation. Adv Clin Rehabil. 1987;1:6–18.

34. Lawton MP, Brody EM. Physical Self-Maintenance Scale (PSMS): original observer-related version. Psychopharmacol Bull. 1988;24:793–4.

35. Lawton MP, Brody EM. Assessment of older people: self-maintaining and instrumental activities of daily living. Gerontologist. 1969;9:179–18.

36. Sterling DA, O'Connor JA, Bonadies J. Geriatric falls: injury severity is high and disproportionate to mechanism. J Trauma. 2001;50(1):116–9.

37. Grisso JA, Kelsey JL, Strom BL, et al. Risk factors for falls as a cause of hip fracture in women. The Northeast Hip Fracture Study Group. N Engl J Med. 1991;324:1326–31.

38. Cumming RG, Salkeld G, Thomas M, Szonyi G. Prospective study of the impact of fear of falling on activities of daily living, SF-36 scores, and nursing home admission. J Gerontol A Biol Sci Med Sci. 2000;55(5):M299–305.

39. Inouye SK, Brown CJ, Tinetti ME. Medicare nonpayment, hospital falls, and unintended consequences. N Engl J Med. 2009;360(23):2390 – 3.
40. Rubenstein LZ. Falls in older people: epidemiology, risk factors and strategies for prevention. Age Ageing. 2006;35(Suppl 2):ii37 – 41.
41. Institute of Medicine (US) Division of Health Promotion and Disease Prevention. Falls in older persons: risk factors and prevention. In: Berg RL, Cassells JS, editors. The second fifty years:promoting health and preventing disability. Washington, DC: National Academies Press; 1992. Available from: http://www.ncbi.nlm.nih.gov/books/NBK235613/.
42. National Institute for Health and Care Excellence (NICE). Falls in older people: assessing risk and prevention. 2013. Available from: https://www.nice.org.uk/guidance/cg161/chapter/recommendations#multifactorial-assessment-or-multifactorial-falls-risk-assessment. Cited 03 Jan 2016.
43. Scott V, Votova K, Scanlan A, Close J. Multifactorial and functional mobility assessment tools for fall risk among older adults in community, home-support, long-term and acute care settings. Age Ageing. 2007;36(2):130 – 9.
44. Gates S, Smith LA, Fisher JD, Lamb SE. Systematic review of accuracy of screening instruments for predicting fall risk among independently living older adults. J Rehabil Res Dev. 2008;45(8):1105 – 16.
45. Schmid NA. Reducing patient falls: a research-based comprehensive fall prevention program. Mil Med. 1990;155(5):202 – 7.
46. Oliver D, Britton M, Seed P, Martin FC, Hopper AH. Development and evaluation of evidence based risk assessment tool (STRATIFY) to predict which elderly inpatients will fall: case-control and cohort studies. BMJ. 1997;315(7115):1049 – 53.
47. Gillespie LD, Robertson MC, Gillespie WJ, Sherrington C, Gates S, Clemson LM, Lamb SE. Interventions for preventing falls in older people living in the community. Cochrane Database Syst Rev. 2012;9:CD007146.
48. Cameron ID, Gillespie LD, Robertson MC, Murray GR, Hill KD, Cumming RG, Kerse N. Interventions for preventing falls in older people in care facilities and hospitals. Cochrane Database Syst Rev. 2012;12:CD005465.
49. FRAX .Fracture Risk Assessment Tool. Available from: http://www.shef.ac.uk/FRAX/. Cited 03 Jan 2016.
50. Cosman F, de Beur SJ, LeBoff MS, et al. Clinician's guide to prevention and treatment of osteoporosis. Osteoporos Int. 2014;25(10):2359 – 81.
51. Liberman D, Cheung A. A practical approach to osteoporosis management in the geriatric population. Can Geriatr J. 2015;18(1):29 – 34.
52. Siddiqi N. Occurrence and outcome of delirium in medical in-patients: a systematic literature review. Age Ageing. 2006;35(4):350 – 64.
53. Ansaloni L, Catena F, Chattat R, Fortuna D, Franceschi C, Mascitti P, Melotti RM. Risk factors and incidence of postoperative delirium in elderly patients after elective and emergency surgery. Br J Surg. 2010;97(2):273 – 80.
54. Inouye SK, Westendorp RG, Saczynski JS. Delirium in elderly people. Lancet. 2014;383(9920):911 – 22.
55. Ahmed S, Leurent B, Sampson EL. Risk factors for incident delirium among older people in acute hospital medical units: a systematic review and meta-analysis. Age Ageing. 2014;43(3):326 – 33.
56. Inouye SK, Van Dyck CH, Alessi CA, et al. Clarifying confusion: the Confusion Assessment Method. A new method for detection of delirium. Ann Intern Med. 1990;113:941 – 8.
57. Wei LA, Fearing MA, Sternberg EJ, Inouye SK. The Confusion Assessment Method (CAM): a systematic review of current usage. J Am Geriatr Soc. 2008;56(5):823 – 30.
58. Inouye SK, Bogardus ST Jr, Baker DI, Leo-Summers L, Cooney LM Jr. The Hospital Elder Life Program: a model of care to prevent cognitive and functional decline in older hospitalized patients. Hospital Elder Life Program. J Am Geriatr Soc. 2000;48:1697 – 706.
59. Holroyd-Leduc JM, Khandwala F, Sink KM. How can delirium best be prevented and managed in older patients in hospital? CMAJ. 2010;182(5):465 – 70.
60. Sampson EL, Blanchard MR, Jones L, Tookman A, King M. Dementia in the acute hospital: prospective cohort study of prevalence and mortality. Br J Psychiatry. 2009;195:61 – 6.
61. Jackson TA, Naqvi SH, Sheehan B. Screening for dementia in general hospital inpatients: a systematic

review and meta-analysis of available instruments. Age Ageing. 2013;42(6):689 – 95.

62. Mathews SB, Arnold SE, Epperson CN. Hospitalization and cognitive decline: can the nature of the relationship be deciphered? Am J Geriatr Psychiatry. 2014;22(5):465 – 80.

63. Cullum S, Tucker S, Todd C, Brayne C. Screening for depression in older medical inpatients. Int J Geriatr Psychiatry. 2006;21(5):469 – 76.

64. Diniz BS, Butters MA, Albert SM, Dew MA, Reynolds CF. Late-life depression and risk of vascular dementia and Alzheimer's disease: systematic review and meta-analysis of community-based cohort studies. Br J Psychiatry. 2013;202(5):329 – 35.

65. Royal College of Psychiatrists. Who cares wins. Improving the outcome for older people admitted to the general hospital: guidelines for the development of Liaison Mental Health Services for older people. London; 2005. http://www.rcpsych.ac.uk/PDF/WhoCaresWins.pdf.

66. Dennis M, Kadri A, Coffey J. Depression in older people in the general hospital: a systematic review of screening instruments. Age Ageing. 2012;41(2):148 – 54.

67. Alexopoulos GS, Abrams RC, Young RC, Shamoian CA. Cornell scale for depression in dementia. Biol Psychiatry. 1988;23:271 – 84.

68. Schatz I, Bannister R, Freeman R, et al. Consensus statement on the definition of orthostatic hypotension, pure autonomic failure, and multiple system atrophy. The consensus committee of the American Autonomic Society and the American Academy of Neurology. Neurology. 1996;46:1470.

69. Low PA. Prevalence of orthostatic hypotension. Auton Res. 2008;18(Suppl 1):8 – 13.

70. Mussi C, Ungar A, Salvioli G, et al. Evaluation of Guidelines in Syncope Study 2 Group. Orthostatic hypotension as cause of syncope in patients older than 65 years admitted to emergency departments for transient loss of consciousness. J Gerontol A Biol Sci Med Sci. 2009;64(7):801 – 6.

71. Gangavati A, Hajjar I, Quach L, et al. Hypertension, orthostatic hypotension, and the risk of falls in a community-dwelling elderly population: the maintenance of balance, independent living, intellect, and zest in the elderly of Boston study. J Am Geriatr Soc. 2011;59(3):383 – 9.

72. Frewen J, Finucane C, Savva GM, Boyle G, Kenny RA. Orthostatic hypotension is associated with lower cognitive performance in adults aged 50 plus with supine hypertension. J Gerontol A Biol Sci Med Sci. 2014;69(7):878 – 85.

73. Masaki KH, Schatz IJ, Burchfiel CM, Sharp DS, Darryl C, et al. Orthostatic hypotension predicts mortality in elderly men: the Honolulu heart program. Circulation. 1998;98:2290 – 5.

74. Milazzo V, Stefano CD, Servo S, Crudo V, Fulcheri C, et al. Drugs and orthostatic hypotension: evidence from literature. J Hypertens. 2012;1:104. doi:10.4172/2167-1095.1000104.

75. Mader SL. Identification and management of orthostatic hypotension in older and medically complex patients. Expert Rev Cardiovasc Ther. 2012 Mar;10(3):387 – 95.

76. Cooke J, Carew S, O'Connor M, Costelloe A, Sheehy T, Lyons D. Sitting and standing blood pressure measurements are not accurate for the diagnosis of orthostatic hypotension. QJM. 2009;102(5):335 – 9.

77. Kearney F, Moore A. Pharmacological options in the management of orthostatic hypotension in older adults. Expert Rev Cardiovasc Ther. 2009;7(11):1395 – 400.

78. Hajjar ER, Cafiero AC, Hanlon JT. Polypharmacy in elderly patients. Am J Geriatr Pharmacother. 2007;5(4):345 – 51.

79. Wu C, Bell CM, Wodchis WP. Incidence and economic burden of adverse drug reactions among elderly patients in Ontario emergency departments: a retrospective study. Drug Saf. 2012;35(9):769 – 81.

80. Higashi T, Shekelle PG, Solomon DH, Knight EL, Roth C, Chang JT, et al. The quality of pharmacologic care for vulnerable older patients. Ann Intern Med. 2004;140(9):714 – 20.

81. American Geriatrics Society 2015 Beers Criteria Update Expert Panel. American Geriatrics Society 2015 updated beers criteria for potentially inappropriate medication use in older adults. J Am Geriatr Soc. 2015;63(11):2227 – 46.

82. O'Mahony D, O'Sullivan D, Byrne S, O'Connor MN, Ryan C, Gallagher P. STOPP/START criteria for potentially inappropriate prescribing in older people: version 2. Age Ageing. 2015;44(2):213 – 8.

83. PJ K, Hoth AB, McClimon BJ, Schnipper JL. Clinical pharmacists and inpatient medical care: a systematic review. Arch Intern Med. 2006;166(9):955 – 64.

84. Herrera AP, Snipes SA, King DW, Torres-Vigil I, Goldberg DS, Weinberg AD. Disparate inclusion of older adults in clinical trials: priorities and opportunities for policy and practice change. Am J Public

Health. 2010;100(Suppl 1):S105 – 12.

85. Allman RM, Goode PS, Burst N, Bartolucci AA, Thomas DR. Pressure ulcers, hospital complications, and disease severity: impact on hospital costs and length of stay. Adv Wound Care. 1999;12(1):22 – 30.

86. Qaseem A, Mir TP, Starkey M, Denberg TD. Clinical Guidelines Committee of the American College of Physicians. Risk assessment and prevention of pressure ulcers: a clinical practice guideline from the American College of Physicians. Ann Intern Med. 2015;162(5):359 – 69.

87. Baumgarten M, Margolis DJ, Localio AR, Kagan SH, Lowe RA, Kinosian B, et al. Pressure ulcers among elderly patients early in the hospital stay. J Gerontol A Biol Sci Med Sci. 2006;61(7):749 – 54.

88. McInnes E, Jammali-Blasi A, Bell-Syer SEM, Dumville JC, Middleton V, Cullum N. Support surfaces for pressure ulcer prevention. Cochrane Database Syst Rev. 2015;(9):CD001735. doi:10.1002/14651858.CD001735.pub5.

89. Sier H, Ouslander J, Orzeck S. Urinary incontinence among geriatric patients in an acute-care hospital. JAMA. 1987;257(13):1767 – 71.

90. Ruby CM, Hanlon JT, Boudreau RM, Newman AB, Simonsick EM, Shorr RI, et al. The impact of medication use on urinary incontinence in community dwelling elderly women. J Am Geriatr Soc. 2010;58(9):1715 – 20.

91. National Guideline Clearinghouse (NGC). Guideline Summary: Urinary incontinence in older adults admitted to acute care. In: Evidence-based geriatric nursing protocols for best practice [Hartford Institute for Geriatric Nursing]. Rockville, MD: National Guideline Clearinghouse (NGC). Available from: https://www.guideline.gov/content.aspx?id=43941. Cited 04 Jan 2016.

노인의 외래 진료
Ambulatory Care of the Elderly

11

Nadine Dubowitz, Sonika Pandey, and Elizabeth L. Cobbs

Key Points

- 노인포괄평가는 노인의 건강을 최적화하기 위한 의료 접근의 기반을 형성한다.
- 의학적 관리의 목표는 개인별 맞춤화 되어야 하고 위험과 이득의 균형을 이뤄야 한다.
- 의사 소통과 건강정보 이해 능력(health literacy)은 효과적인 외래 진료의 중요한 구성 요소이다.
- 사전 의료 계획에 대한 논의 및 문서화는 노인의 포괄적 치료의 중요한 요소이다.
- 퇴원 관리(transition management)와 지역 사회 기관으로의 의뢰는 외래 진료의 중요한 요소들이다.

Case Study

은퇴한 회계사인 97세 AJ는 심부전으로 재입원하게 되면서 노인 클리닉에 의뢰되었다. 그는 어떤 증상도 없다고 말하였다. 그는 자신의 약 이름을 대지는 못하지만 정기적으로 복용하고 있다고 말했다. 고혈압, 당뇨병, 허혈성 심근병증, 고지혈증, 골관절염, 전립선 비대증 및 녹내장의 병력이 있다고 그의 아내가 알려주었다. 또한 그의 기억력이 계속 감퇴하고 있다고 말하였다. 세 번이나 낙상사고가 있었다. 그녀는 쇼핑, 식사 준비 및 청소 외에도 재정 관리와 차량 이동까지 맡고 있었다. 그들은 현재 얼마 안 되는 퇴직금으로 생활하고 있으며, 결혼한 지 54년이 되었고 2명의 자녀와 3명의 손자가 있다. AJ는 가족과 친구들을 방문하고 여행하고 독서를 즐기곤 했지만, 현재는 주로 TV를 시청하고 낮잠을 즐긴다. 부인은 다음과 같이 덧붙인다. "나는 지쳤어. 내 건강이 좀 버텨줬으면 좋겠어!"

201

복용약으로 losartan, metformin, glipizide, furosemide, carvedilol, aspirin, isosor-bide mononitrate, atorvastatin, naproxen, terazosin, 점안액, 그리고 수면을 위한 acetaminophen/diphenhydramine이 있다.

신체 진찰 결과 AJ는 유쾌하고 사교적인 신사로 보였으며, 지팡이를 짚고 천천히 움직였다. 그는 청력에 장애가 있었고 혈압과 혈당이 상승해 있었다. 보행 시 숨이 차진 않았지만 경정맥압이 상승하였다. 폐의 기저 수포음과 양측 하지 부종이 있다.

11.1   노인의 외래 진료의 중요성

세계 사람들의 기대여명이 유례없는 속도로 증가하면서 노인들의 수도 늘어나고, 가족 형태도 변화하고 있으며, 많은 국가들에서는 노인들이 사회에서 떨어져 나가지 않도록 가정과 지역 사회 기반의 관리를 지지하고 있다[1]. 외래 클리닉은 노인들이 건강함을 유지할 수 있도록 질병의 스크리닝과 예방, 진단과 관리와 같은 서비스를 제공한다.

11.2   노인의 건강 상태

노인들마다 건강 관리를 필요로 하는 정도가 매우 다양하며 시간이 지나면서 진행된다. 대다수는 건강하지만 만성 질환들을 앓고 있는 경우가 많다. 만성 질환을 앓고 있는 사람들은 대부분 신체 기능의 장애를 겪고 있다. 낙상, 인지기능 저하, 요실금, 노쇠와 같은 노인증후군 환자에서는 흔한 질병들도 비전형적으로 발현될 수 있다[2]. 노인증후군과 신체 기능 저하의 위험성을 발견하는 것이 노인 외래 클리닉의 성공을 위한 중요한 열쇠가 될 것이다. 노인들의 일반적인 건강문제는 일차 의료기관에서 대부분 해결되겠지만, 급성 및 만성 질환의 증상이 혼재되어 있거나 신체 기능의 저하가 있는 환자들은 특화된 노인 전문 클리닉을 통해 도움 받을 수 있다.

11.3   사람-중심 건강관리

사람-중심 건강관리는 환자와의 관계를 기반으로 하여, 환자 가족의 맥락에서 전인적으로 접근한다[3]. 사람-중심 모델은 각 환자의 문화, 가치, 선호도, 욕구 등을 인식하고 반영한다. 환자와 그의 가족들은 그들이 의료진들에게 환영 받고 존중 받아야 하며, 치료에 대해 그들의 선호도가 반영되어야 한다. 이런 신뢰를 주는 관계는 환자와 그 가족들이 인생에서 겪는 어려운 일들을, 흔히 임종 때까지 도와줄 의료진들의 능력을 향상시킨다. **US medical home model**[1]은 팀 기반의 의료서비스 제공과 환자 중심의 포괄적인 관리를 제공하는데, 접근성, 서비스의 질, 그리고 안전성을 강조하고 있다. 미국 메디케어 수혜자들을 위한 **Annual Wellness Visit**[2]와 같은 프로그램은 개인 맞춤형 예방 계획을 제공한다[4].

11.4   건강 관리의 환경

노인에게 서비스를 제공하는 클리닉은 접근성, 안전성, 기능성, 편안함을 고려한 디자인과 가구들을 갖추어야 한다. 환자를 맞이하는 직원들은 고객서비스에 능통해야 한다. 접수처는 휠체어를 사용하는 환자들도 접근할 수 있도록 되어있어야 한다. 대기실은 환자와 가족들을 위해 적절한 공간이 제공되어야 한다. 의자들은 튼튼하지만 편안한 덮개와 환자들이 일어설 때 짚고 일어날 수 있도록 팔 거치대가 있어야 한다. 휠체어로 들어갈 수 있는 화장실도 가까운 데에 있어야 한다. 휠체어를 위한 층계 구조도 도움이 될 것이다. 출입구는 휠체어가 충분히 다닐 수 있어야 한다. 대비되는 색상을 사용하는 것은 시력장애가 있는 환자들이 복도를 찾는 데에 도움이 될 것이다. 보행 안정성과 속도

---

1   메디컬홈은 다학제 팀으로 구성되어 환자의 가정을 방문하여 포괄적이고 지속적인 의료서비스를 제공하고 있다.

2   의사가 제공하는 서비스는 혈압 측정, 건강위험도 평가(건강습관, 건강 상태 등 설문), 일상 활동기능(청력, 낙상위험도, 일상 생활활동), 향후 5~10년 동안의 선별 검사 스케줄, 인지기능장애와 우울증 선별, 건강 교육과 예방 상담 등을 포함한다.

를 관찰하기에 충분히 긴 복도가 바람직하다. 검사실은 환자와 가족들이 들어갈 수 있도록 충분히 커야 한다. 필요한 높이와 위치를 제공할 수 있는 검사 테이블로 변경 가능한 의자 형태의 전자식 조절 검사 테이블은 이동이 어려운 환자들에게 매우 유용하다.

11.5 병력청취와 신체 진찰

정확히 환자를 평가하기 위해 병력청취와 신체 진찰은 매우 중요하다. 또한 면담과 검사 과정을 통해 의료진과 환자 간의 관계를 형성하게 된다. 환자와 그 가족들의 이야기를 이끌어내는 면담 기법이 필요하다. 많은 클리닉에서 설문지를 통해 정보를 얻고 있다. 개방형 질문을 사용하고 환자의 말을 경청하는 것은 환자와의 유대를 쌓는데 도움이 되고, 노인의 신체 기능과 건강 상태를 알아볼 수 있는 통찰력을 갖게 해준다[5]. 환자의 동의 하에 의료진은 환자를 아는 보호자나 가족들로부터 과거력을 얻어내야 한다. 많은 노인들은 낙상, 요실금, 기분 변화와 같은 사건들을 얘기하지 않고, 이런 증상들이 노화로 인해 당연히 발생하는 것이고 개선될 수 없는 결과라고 받아들인다.

11.6 기능 평가

만성 질환이 있는 노인들은 기능 저하의 위험이 있고, 이는 질병의 첫 번째 징후이다. 기능 평가는 일반적으로 기본적 일상 생활 수행 능력(basic activities of daily living, BADL), 도구적 일상생활 수행 능력(instrumental activities of daily living, IADL), 그리고 고등 일상생활 수행 능력(advanced activities of daily living, ADDL)을 평가한다(표 11-1). 지역 사회 거주 노인의 약 17%가 최소 1개의 IADL 의존성을 갖고 있다[8].[3]

---

3   2017년 한국 노인실태조사 결과에 의하면 지역 사회에 거주하는 65세 이상 노인의 16.6%가 도구적 일상 생활 수행 능력(IADL)장애를 갖고 있었으며 기본 일상 생활 수행 능력(BADL)장애를 갖고 있는 노인은 8.7%이었다. 이러한 일상 생활 수행 능력장애는 남자보다 여자에서 더 많이 발생한다.

'J의 기능 저하들로 인해 반복되는 입원, 도구적 일상 생활 능력의 장애, 그리고 낙상이 발생하였다. 검사 결과, 외이도는 귀지로 막혀있었다. 인지기능평가에서 기억력과 수행 기능의 중등도 감소를 보였다. 보행은 불안정했다. 그의 아내가 그를 돌보아왔고 남편이 못하는 도구적 일상생할 수행 능력(IADL)을 부담하고 있었다.'

표 11-1. 일상 생활 수행 능력(activities of daily living, ADL)

기본적 일상 생활 수행 능력 독립적 = 1 의존적 = 0	도구적 일상생활 수행 능력 독립적 = 1 의존적 = 0	고등 일상생활 수행 능력
목욕(Bathing)	휴대폰 사용(Using telephone)	직업 활동(Occupational)
옷 입기(Dressing)	쇼핑(Shopping)	여가 활동(Recreational)
화장실 가기(Toileting)	음식 준비(Preparing food)	여행(Travel)
이동(Transferring)	집안일(Housekeeping)	
소변 조절(Continence)	빨래(Doing laundry)	
식사(Feeding)	교통수단 이용(Managing transportation)	
	약 먹기(Managing medication)	
	돈 관리(Managing finance)	
6점: 독립적 0점: 매우 의존적		

참고문헌 [6, 7]

11.7   노인포괄평가(Comprehensive Geriatric Assessment, CGA)

나이와 연관된 생리적 변화들, 여러 동반 질환들, 그리고 기능적 문제요인들의 복잡한 상호 작용을 이해하면 노인들의 의료와 간병의 요구도를 확인하는 데 도움이 된다. 여러 만성 질환을 앓고 있는 많은 노인들은 매일 증상이 있고, 여러 약물들을 복용하며, 다수의 의료진을 방문하고, 기본적 일상 생활 수행에 있어 도움이 필요하다. 이들은 응급실, 급성기 병원, 재활치료, 그리고 요양원 같은 여러 의료 시설들을 이용할 가능성이 높다.

그들은 좋지 않은 건강 결과와 기능 감소의 위험에 있다.

외래 클리닉은 일상적인 질병 영역을 넘어서는 영역을 다루는 포괄평가에 이상적인 환경이다[9]. 이 포괄평가는 의료, 사회, 심리, 그리고 환자의 가치 요인들 간의 복잡한 상호 작용을 이해하는 것을 돕고, 개입을 통해 독립적인 기능을 강화하고 환자와 가족의 케어 목표를 지지해준다[10](10장 참조).

　　노인포괄평가는 클리닉 팀의 규모에 따라 다르지만, 흔히 다학제 의료전문가들의 참여로 수행된다. 일부 의료 시스템에서(일부 국가에서는) 노인 클리닉은 일회성의 자문을 받는 전문클리닉(referral clinic)인 반면, 다른 노인 클리닉들은 복잡한 의학적 및 정신사회적 문제를 가진 노인에 대한 1차의료 제공자로서의 역할을 한다. 많은 노인 클리닉에서 전담간호사, 사회복지사, 그리고 사례관리 간호사(case manager nurses)[4]는 팀의 주요 구성원들이다. 비임상 직원은 정보 수집과 선별에 도움을 줄 수 있다. 기타 건강 전문가들(약사, 물리치료사, 정신과 전문의 또는 심리치료사)도 팀의 일원이 될 수 있다. 다학제 접근은 포괄적 건강관리, 서비스의 조직화, 최적의 약물 관리, 그리고 환자와 보호자를 위한 개별화된 관리 계획을 가능하게 한다. 환자의 목표, 가치, 그리고 선호도에 대한 정보는 사람중심 의료의 가장 중심 요소이며, 의료인이 맞춤의료를 계획할 수 있게 이끈다.

11.8   평가 도구

신속한 선별 도구는 여러 분야의 노인 평가를 가능하게 한다. 이 도구들은 우려 사항에 대해 확인하고 대상을 평가하는 데 도움을 준다. 효율을 높이는 전략에는 사전방문 설문지 사용, 보조 직원에 의한 초기 선별 검사, 여러 번 방문에 나누어 다방면의 선별 검사를 시행하는 것이 포함된다.

4　care coordinator라고도 불린다. 노인 케어 팀에 의한 여러 가지 케어 방법을 조정하여 환자에게 최선의 의료를 선택하고 제공하도록 노력한다.

Mini-Cog 검사에서 J는 회상 능력은 0/3, 시계 그리기는 비정상 소견을 보였고, 기억과 실행 기능의 손상을 확인했다. 그의 만성 질병 상태를 불안정화시키는 약물들을 관리할 능력이 없기 때문에 반복적으로 입원하게 되었다.

11.9 약물 관리

약물 조정은 중요한 업무이다. 환자와 보호자는 매 진료 시 보조제를 포함한 처방 및 일반의약품과 그 용량도 기재되어 있는 목록을 가져와야 한다. 노인의 응급실 방문을 흔히 유발하는 약물 종류로는 경구 항혈소판제, 경구 당뇨약, 인슐린 및 warfarin이 있다. 피해야 할 약물에 대한 지침 중 일반적으로 사용되는 것은 Beers Criteria이다.

11.10 선별 검사와 예방

노인의 선별 검사 및 예방을 안내하는 지침들이 늘어나고 있다. 미국에서 노인은 권장되는 진료의 겨우 50% 정도만 받고 있다. 고혈압, 당뇨, 유방암, 녹내장, 골다공증, 그리고 대장암 검사는 일반적으로 추천된다. 전립선암 검진이 논란이 많지만, 10년 이상의 기대여명을 지닌 50세 이상의 남성에게 추천된다. 기대여명의 한계, 건강 상태, 그리고 치료의 선호도는 모두 선별 검사와 예방 치료의 결정에 영향을 미친다. 노인의 낙상을 방지하기 위한 노력은 부상으로 인한 개인 및 사회적 비용을 인지하고 있는 WHO와 많은 다른 기관들에 의해 진행되어왔다. 이 보고서는 낙상 예방과 치료에 대한 인식을 높이고, 개인의 평가를 개선하고, 노인들의 낙상을 줄이기 위한 문화적으로 적절한 대처방안의 중요성을 설명하였다[17–19].

미국 예방서비스대책위원회(USPSTF)는 노인의 인지기능장애 선별 검사를 추천하지 않지만, 그 인지기능감퇴의 징후를 인식하고 추가적인 평가를 수행하는 것이 중요하다[20].

예방접종 상태를 확인하여 필요한 조치를 취해야 한다(표 11-2).

11.11 의사 소통과 건강정보 이해 능력(health literacy)

건강정보이해 능력은 듣기, 지시 따르기, 양식 작성하기, 의료전문가들과의 소통, 그리고 기본적인 수학 계산을 포함한 건강 문제를 관리하는 능력을 반영한다. 청각, 시각, 그리고 인지 능력장애는 건강정보이해 능력에 영향을 미친다. 노인들은 적어도 하나의 만성 질환을 가진 경우가 많고, 의료시스템에 접속하여 의료정보를 얻어야 한다[21]. 건강정보이해 능력은 건강 예후와 관련이 있다[22]. 의료인들은 다양한 방식으로 환자의 이해도를 높여야 한다. 클리닉에서 청각이 소실된 환자에게 포켓 토커(pocket talker)를 제공하는 것은 진료를 변화시킬 수 있다. 포켓 토커는 마이크와 헤드셋이 부착되어 있고, 소형 배터리로 작동하는 카드 팩 크기의 휴대용 장치이다(아마존에서 $120에 구입 가능하다). 환자 정보는 큰 활자(16포인트 이상), 단순한 글씨체, 배경과 구별이 쉬운 글씨 색상 등 알아보기 쉬운 형식이어야 한다. www.hhs.gov의 Quick Guide to Health Literacy and Older Adults에서 유용한 정보와 자료를 얻을 수 있다(2016년 1월 11일 기준).

표 11-2. 노인을 위한 예방과 선별 검사들

건강한 생활습관			
	운동	유산소운동 근력운동 유연성운동 균형운동	운동은 모든 연령의 사람들에게 유익하며 개인에 맞게 실시되어야 한다. 미국 보건복지부. www. healthypeople. gov의 Healthy People 2020 (2016년 1월 18일 기준)
	금연	흡연 선별 검사	흡연자의 경우 금연 상담
	알코올	마시는 빈도와 양에 대해 자세히 질문한다.	전문가의 조언이 효과적이다.
아스피린		성별에 따라 효과가 다르다.	심혈관질환의 위험도가 높은 환자와 논의해 결정한다.
예방접종			
	파상풍	USPSTF의 기준에 따라 10년 마다 추가접종 1회	65세 이상에서 Tdap (파상풍, 디프테리아, 백일해) 1회 접종이 권고된다.
	인플루엔자	매년 1회 접종	
	폐렴구균	개정된 권고사항이 있다.	23가 다당류 백신과 13가 단백접합 백신이 있다.
	대상포진	면역력이 약화된 노인에서 권고된다.	
암 선별 검사		이득, 위험도, 개인의 선호도에 따라 결정되어야 한다.	
	전립선	개인 위험인자에 따라 결정한다.	
	대장 · 직장	선별 검사를 권고한다.	
	유방	AGS에서 기대여명이 10년 이하일 경우 선별 검사를 하지 않는 것을 권고한다.	
	자궁경부	이전에 선별 검사를 받은 노년 여성에서 자궁경부암의 발생률은 낮다.	
	폐	55-80세 사이의 30갑년 이상 흡연자들에서 고려할 수 있다.	
심혈관질환 선별 검사	혈압	매년 또는 2년 마다 검사한다.	

	지질	이전 검사에서 음성인 경우 65세 이후 검사하지 않아도 된다.	
	복부대동맥류	흡연력이 있는 65~75세 남자에서 초음파 검사를 실시한다.	
기능	기능평가	기본적 일상 생활활동(BADLs) 도구적 일상 생활활동(IADLs) 보행 속도	임상의가 기능과 삶의 질에 영향을 미치는 상태들에 초점을 맞춰 안내한다.
	시력	증거 부족	
	청력	증거 부족	
정신사회			
	인지 능력	간이정신상태검사 Mini-Cog 시계그리기 검사 기억장애 선별 검사 Saint Louis 대학 정신상태검사 Montreal 인지 능력평가	기억력 문제나 기능 감소의 증거가 없는 경우 권고되지 않는다.
	우울증	지난 2주 동안 저조하거나, 우울하거나, 절망적인 기분이 들었습니까? 지난 2주 동안 활동에 흥미나 보람을 거의 느끼지 못한 적이 있습니까?	USPTSF와 ACOVE에서 권장
골다공증		다양한 세부사항과 함께 권장	
영양	영양 평가	증거 부족	
	비타민 D	매일 800~1000 IU 섭취 권장 선별 검사의 증거 부족	
	멀티비타민	증거 부족	
낙상/운동성		낙상에 대한 평가	
실금		ACOVE에서 선별질문을 권장	
약물 사용		ACOVE에서 아래 사항을 권장: 1. 처방 받은 약과 처방전 없이 살 수 있는 약의 목록을 작성 2. 매 방문 시 검토 3. 약물상호 작용, 중복처방, 적정 용량 등을 평가 4. 부작용과 관련된 약물 분류 평가 5. 항콜린제 사용 최소화	

USPSTF 미국질병예방특별위원회, AGS 미국노인의학회, BADLs 기본적일상 생활동작, IADLs 도구적일상 생활동작, ACOVE 취약계층노인돌봄평가, Rx 처방약, OTC 처방전 없이 살 수 있는 약

11.12   지역 사회 자원

미국에서 **AoA** (Administration on Aging)는 노인들이 집에서 독립해 지낼 수 있도록 서비스와 프로그램 제공을 장려하는 보건복지부의 주요 프로그램이다. 가정 식사 배달, 가정 건강 보조원, 성인 주간 헬스프로그램, 교통편 지원 등 지역 사회에 따라 다양한 서비스를 제공하고 있다. 지역 노인센터나 노인 지원 관련 근무처 등을 통해 사례관리 간호사 또는 사회복지사를 연결 받을 수도 있다. 미국의 노인 마을(실버타운)은 멤버쉽 제도로 운영되는 서민 기구(조직)로서, 교통편, 건강 및 웰니스 프로그램, 자택 수리, 그리고 사회 및 교육 활동과 같은 서비스를 저렴하게 제공한다. 노인 의료서비스 제공자들은 지역 사회 자원과 이를 제공받는 기준에 대해 잘 알고 있어야 한다. 치료 관리 프로그램은 환자의 예후를 개선하고 병원과 응급실 사용을 줄일 수 있을 것이다[24].

노년층을 위한 포괄적 케어 프로그램(Program of All-Inclusive Care for the Elderly, **PACE**)[5]은 노쇠한 노인들이 지역 사회에서 안전하게 지낼 수 있도록 의료 및 사회 서비스와 주간 건강센터를 제공하는 미국의 프로그램이다. 전문화된 다학제 팀에는 의사(노인병 전문의), 전담간호사, 간호사, 사회복지사, 물리치료사, 약사, 영양사, 운전사 등이 포함된다. 병원 이용 감소로 절감한 비용은 지역 사회 서비스 이용 증가에 사용된다.

11.13   사전돌봄계획

환자와 노인 의료서비스 제공자 간의 장기적인 관계는 사전돌봄계획(advance care planning, **ACP**)[6] 논의를 위한 이상적인 환경을 조성한다. 사전돌봄계획의 요소에는 건강관

---

5   노인을 위한 미국의 포괄적 케어 프로그램으로 메디케이드 프로그램에 의해 운영되며 '요양 시설 자격'으로 분류되지 않지만 허약한 55세 이상의 개인에게 종합적인 건강 서비스를 제공하는 프로그램. 의료와 서비스를 포괄적으로 제공하게 된다. 특히 주간 보호센터, 진료실, 가정, 병원, 그리고 요양 시설이 모두 한 구역에 있어서 임종까지 의료와 돌봄을 모두 제공할 수 있다(all-inlcusive).

6   한국에는 사전의료의향서가 있다.

리 결정 능력, 건강관리 대리인, 케어에 대한 선호도가 포함된다(표 11-3). 환자의 의견이 도움이 될 수 있다. ACP 문서는 환자의 건강 상태에 변화가 있을 경우 다른 의료서비스 제공자들이 쉽게 찾을 수 있는 장소에 보관해야 한다. ACP 관련 논의는 시간이 지나면서 자연스럽게 발전한다. 목표와 계획의 변화를 반영하기 위해 자주 업데이트 하는 것이 필요하다.

표 11-3. 사전돌봄계획 논의

요소	특징	첨부 서류	비고
건강관리 결정 능력(capacity)	결정 능력 평가는 특정 사항별로 결정한다(decisional specific, 예; 건강 대 리인, 재무관리, 주거지, 건강 관리 옵션).	인지 검사가 필요할 수도 있다. 환자가 정보를 받아들일 수 있으며, 선택을 할 수 있는지, 그에 따르는 손익을 이해할 수 있으며, 자신의 의견을 언제나 얘기할 수 있어야 한다.	한 분야에서 결정 능력이 떨어지더라도 다른 분야에서는 능력이 유지될 수 있다.
건강관리 대리인(health-care proxy)	환자들은 미래에 정상생활 불능 상태에 대비해 건강관리 대리인을 지정하도록 한다.	법적 효력이 있는 서류를 작성해야 한다. 예로, [건강관리를 위한 대리인지정] 서류 작성	환자들이 건강관리 대리인과 본인의 선호 사항에 대해 이야기하도록 장려한다.
선호도, 가치, 목표 (preferences, values, goals)	의료서비스 제공자들은 여러 치료들에 따른 가능한 결과들에 대한 정보를 제공한다. 환자들은 자신의 목표, 선호도, 가치에 대한 정보를 제공한다.	환자가 한 말의 인용이 도움이 된다. 목표, 선호도, 가치는 건강 상태가 변하므로 시간이 지남에 따라 변할 수 있다.	MOLST, POLST(연명의료계획서)[7]와 같은 공인된 문서로 작성되어야 한다.

---

7   MOLST (medical orders regarding life-sustaining treatment) 혹은 POLST (physician orders regarding life-sustaining treatment). 둘다 연명의료계획서를 말하며 미국의 주마다 부르는 용어가 다르다.

11.14 케어제공자에 대한 지원

케어제공자들은 자신의 건강 악화를 간과하고 스트레스로 생기는 증상을 알아채지 못할 위험이 있다. 의료진은 케어제공자들의 스트레스를 모니터링하고 교육, 자원, 지원을 제공할 수 있다. 특정 상황(치매 혹은 암과 같은)에 초점을 맞춘 케어제공자 지원 기구는 지역 보건부, 종교 단체, 그리고 기타 조직들의 후원을 받는다. 국가기관은 평가와 교육을 위한 수단을 제공할 것이다(미국 국립노화연구소 www.nia.nih.gov에서 얻을 수 있는 간병 정보 자료, 미국 의학 협회의 간병인 자가평가 설문지, ama-assn.org 등).

11.15 퇴원(transition) 관리

병원에서 퇴원 시 최적의 조건으로 이동하지 않을 경우에는 재입원 및 건강 악화가 초래될 수 있다. 의료인들 간의 협력은 처방 약물 조정 및 시기 적절한 후속조치를 보장하는데 도움을 준다. 전자의무기록은 퇴원 요약 정보의 전달과 병원으로부터 지역 사회 의료인에게 효과적인 인계를 용이하게 한다[25]. 병원 퇴원 후 전화나 간호사 가정 방문은 종종 약물, 장비, 치료 또는 후속조치와 관련된 오류들을 줄이는데 도움이 된다.

11.16 가정 방문(Home visits)

기능장애가 있는 환자의 경우, 가정 방문이 사람-중심의 1차의료를 제공하는 최선의 선택일 수 있다. 재정 지불 시스템은 의료제공자들이 가정의료서비스를 제공하기 위한 인센티브를 결정하는 데 중요한 역할을 한다. 미국의 재향군인(Veterans Affairs) 의료시스템에서, 가정-기반 1차의료는 가정 내 환자들에게 다학제 케어를 제공하는 잘 확립된 프로그램이다. 환자는 높은 만족도를 보였고, 전체 비용도 줄어들었다[26].

11.17   완화의료(Palliative care)

완화의료는 생명을 위협하는 질병에 직면한 환자(와 그의 가족들)에게 삶의 질을 높여 주는 것을 목적으로 한다. 증상을 조기에 파악하고 전문가의 평가와 통증 및 다른 고통을 야기하는 원인들을 치료해 주는 것이 핵심 요소다(who.int에서 Programmes, Cancer, and Palliative care를 참고). 의료서비스 제공자들은 치료 목표와 선호도를 파악하고 증상을 평가하고 치료하며, 환자와 가족의 치료에 관한 결정에 지원함으로써 완화의료를 고령 환자의 케어에 통합하는 역할을 한다. 가정 호스피스는 사망이 예상되는 환자들을 위한 추가적인 지원을 제공한다.

11.18   노인 집단 관리

클리닉의 환자 패널들[8]은 노인의 집단 건강을 관리할 수 있는 중요한 기회를 제공한다. 전자 의무 기록은(예방접종과 사전돌봄계획 논의와 같은) 프로세스와(혈압이나 hemo-globin A1C 같은) 건강 결과를 추적할 수 있게 해준다. 이를 통한 피드백은 의료의 개선을 촉진한다.

품질 지표들이 보건 시스템의 여러 수준(외래 클리닉을 포함)에서 취약한 노인에게 제공되는 의료 관리를 광범위하게 측정하기 위해 개발되었는데, Measuring Medical Care Provided to Vulnerable Elders: The Assessing Care of Vulnerable Elders-3 (ACOVE-3) Quality Indicator 등이 대표적이다[27].

질병이나 증후군(예를 들면 우울증, 치매, 당뇨, 요실금, 골관절염 등)뿐만 아니라 시스템 문제(예를 들면 치료의 연속성 및 조정, 임종 케어, 선별 검사, 예방)도 다뤄져야 한다[27]. 임상 가이드라인, 교육 자료, 퇴원(transition) 관리를 이용한 케어 관리 모델의 시행이 병원 이용률 감소와 연결된다[28,29].

---

8   외래 환자 중 표본자료를 의미한다.

고혈압은 최근 JNC (Joint National Committee) 8 가이드라인에 명시된 바와 같이 연령별 권장 사항이 있는 만성 질환의 한 예이다. 60세 이상의 환자들에 있어서, 수축기 혈압이 150 mmHg 이상이거나 또는 이완기 혈압이 90 mmHg 이상인 경우 약물 투여를 고려해야 한다[30]. 치료 시작 시 목표 혈압은 60세 미만의 환자보다 더 높은 범위로 설정한다.

당뇨병 관리는 연령별 가이드라인이 있는 만성 질환의 또 다른 예이다. 미국 당뇨병 협회(American Diabetes Association)는 가장 최근의 연간 보고서에서 연령과 기대여명을 기반으로 당뇨병 환자의 목표 수치(당화혈색소, 지질, 혈압)의 틀을 만들었다[31]. 보고서는 우울증, 인지기능 저하, 그리고 다른 노인증후군에 대한 선별 검사 시행과 더불어 저혈당 예방의 중요성을 강조했다. 노인인구는 세 가지 큰 영역으로 분류된다: 건강 상태(만성 질환이 없고 인지 및 기능 상태가 손상되지 않음), 합병증 및 기능 저하 상태(다양한 만성 질환과 일상 생활기능의 저하 또는 인지장애), 또는 임종이 임박한 취약한 상태로 분류된다. 이런 틀은 의료인으로 하여금 환자 중심의 치료 계획을 세우는 데 도움이 된다.

11.19 노인 학대와 방임

2011년 세계 보건 기구 보고서는 유럽의 노인 학대에 대한 우려가 커지고 있는 점을 들어 이를 근절하기 위한 정책 개발, 보고 및 연구 개선, 기타 개입을 촉구했다[32]. 비록 USPSTF는 노인 학대 검진을 권고하기 위한 증거가 불충분하다고 결론지었지만, 의사는 학대 피해자를 진단, 보고, 의뢰할 전문적, 법적 의무가 있다[33]. 미국의 성인 보호 서비스에 대한 가장 흔한 보고는 노인들이 그들의 기본적인 욕구를 충족시킬 수 없는 **자기 방임(self-neglect)**이다. 자기-방임 노인들은 다른 사람과 같이 살거나, 아이나 형제자매와 자주 접촉하거나, 친구를 방문하거나, 종교활동에 참여할 가능성이 더 낮다[34-36]. 간호사의 가정 방문은 의뢰와 중재를 안내하는 추가 정보를 제공할 수 있다. 포괄 평가는 요양보호서비스가 제공되면 노인들이 안전하게 집에서 생활할 수 있는지 여부를 판단하는 데 도움이 된다. 지역 사회단체는 쓰레기 수거, 청소, 정원 가꾸기, 식료품 쇼핑, 식사 및 기타 영역에 대한 지원을 제공할 수 있다.

Case Closure

J는 귀지를 제거하고 청력 검사를 받았다. Naproxen 및 diphenhydramine/acetaminophen을 중단하고, 알약 박스(pill organizer)를 사용하고 아내의 도움을 받아 단순화된 약물 투여 일정을 만들었다. 욕실용 체중계가 제공되었으며, 매일 체중을 측정하여 증가 시 클리닉에 문의하도록 하였다. 물리 치료를 통해 그의 보행을 평가하고 안전 평가를 위한 가정 방문이 이뤄졌다. 그는 균형과 보행 훈련을 위한 치료를 계속했다. 교통편을 제공받아 주 3회 성인 주간 건강 프로그램에 참여했다. J씨는 자신의 건강 관리에 대한 목표를 말할 능력이 있었으며, 아내를 건강관리 대리인으로 지정하였다. "나는 멋진 인생을 살았다. 의사들에 대한 믿음이 있다. 치료가 필요하면 병원에 가겠지만 아내나 자식들에게 부담이 되고 싶지 않다. 생명 유지 장치를 달고 싶지 않다"라고 말했다. 의료인은 이를 사전돌봄계획 논의 섹션에 기록했다. 가족 회의를 통해 부부가 집에서 계속 살기를 원한다는 열망을 확인하였고, 동시에 그들이 다른 사람들의 도움이 필요하다는 사실을 알렸다. 두 성인 자녀 모두 가사, 재정 관리 및 교통편을 지원하기로 하였다.

Reference

1. Kinsella K, Wan H. US Census Bureau, international population reports, P95/09-1, an aging world: 2008. Washington, DC: US Government Printing Office; 2009.
2. Inouye SK, Studenski S, Tinetti ME, Kuchel GA. Geriatric syndromes: clinical, research, and policy implications of a core geriatric concept. J Am Geriatr Soc. 2007;55(5):780–91. http://www.ncbi.nlm.nih.gov/pubmed/17493201
3. pcmh.ahrq.gov. Accessed 10 Jan 16.
4. http://www.cms.gov/Outreach-and-Education/Medicare-Learning-Network-MLN/MNLNProducts/MLN-Publications-Items/CMS 1243320.html.
5. Karp F, editor. A clinician's handbook: talking with your older patient. USA: National Institute on Aging, National Institutes of Health, Department of Health and Human Services; 2008. www.nia.nih.gov
6. Katz S, Down TD, Cash HR, Grotz RC. Progress in the development of the index of ADL. Gerontologist. 1970;10:20.
7. Lawton MP, Brody EM. Assessment of older people: self-maintaining and instrumental activities of daily living. Gerontologist. 1969;9:179.
8. Hung WW, Ross JS, Boockvar KS, Siu AL. Recent trends in chronic disease, impairment and disability

among older adults in the United States. BMC Geriatr. 2011;11:47.

9. Cohen HJ, et al. A controlled trial of inpatient and outpatient geriatric evaluation and management. N Engl J Med. 2002;346(12):905–12. http://www.ncbi.nlm.nih.gov/pubmed/1190729 1

10. Elsawy B, Higgins K. The geriatric assessment. Am Fam Physician. 2011;83(1):48–56.

11. Tinetti ME, Inouye SK, Gill TM, Doucette JT. Shared risk factors for falls, incontinence, and functional dependence: unifying the approach to geriatric syndromes. JAMA. 1995;273(17):1348–53. http://www.ncbi.nlm.nih.gov/pubmed/7715059

12. Borson S, Scanian J, Brush M, Vitaliano P, Dokmak A. The mini-cog: a cognitive 'vital signs' measure for dementia screening in multi-lingual elderly. Int J Geriatr Pyschiatry. 2000;15(11):1021–7. http://www.ncbi.nlm.nih.gov/pubmed/11113982

13. Budnitz DS, Lovegrove MC, Shehab N, Richards CL. Emergency hospitalizations for adverse drug events in older Americans. N Engl J Med. 2011;365(21):2002–12. http://www.ncbi.nlm. nih.gov/pubmed/26446832

14. American Geriatrics Society. Updated beers criteria for potentially inappropriate medication use in older adults. J Am Geriatr Soc. 2015;63(11):2227–46. http://www.ncbi.nlm.nih.gov/pubmed/22111719

15. McGlynn EA, Asch SM, Adams J, et al. The quality of health care delivered to adults in the United States. N Engl J Med. 2003;348(26):2635–45.

16. WHO Global Report on Falls Prevention in Older Age. Ageing and life course, family and community health; 2007.

17. Tinetti ME, Baker DI, McAvay G, Claus EB, Garrett P, Gottschalk M, Koch ML, Trainor K, Horwitz RI. A multifactorial intervention to reduce the risk of falling among elderly people living in the community. N Engl J Med. 1994;331(13):821–7. http://www.ncbi.nlm.nih.gov/pubmed/8078528

18. Leipzig RM, Whitlock EP, Wolff TA, Barton MB, Michael YL, Harris R, Petitti D, Wilt T, Siu A, US Preventive Services Task Force Geriatric Workgroup. Reconsidering the approach to prevention recommendations for older adults. Ann Intern Med. 2010;153(12):809–14.

19. Gnanadesigan N, Fung CH. Quality indicators for screening and prevention in vulnerable elders. J Am Geriatr Soc. 2007;55(Suppl 2):5417–23.

20. McCarten JR, Anderson P, Kuskowski MA, SE MP, Borson S. Screening for cognitive impairment in an elderly veteran population: acceptability and results using different versions of the Mini-Cog. J Am Geriatr Soc. 2011;59(2):309–31. http://www.ncbi.nlm.nih.gov/pubmed/21314650

21. Centers for Disease Control and Prevention and the Merck Company Foundation. The state of aging and health in America in 2007: executive summary. Whitehouse Station, NJ: The Merck Foundation; 2007.

22. Institute of Medicine. Health literacy: a prescription to end confusion. Washington, DC:National Academies Press; 2004.

23. Village to Village Network in the US. vtvnetwork.org.

24. Counsell SR, Callahan CM, Clark DO, Wanzhu T, Buttar AB, Stump TE, Ricketts GD. Geriatric care management for low-income seniors – a randomized controlled trial. JAMA. 2007;298(22):2623–33. doi:10.1001/jama.298.22.2623. http://www.ncbi.nlm.nih.gov/pubmed/18073358

25. Hesselink G, Schoonhoven L, Barach P, Spijker A, Gademan P, Kalkman C, Liefers J, Vernooij-Dassen M, Wolldersheim H. Improving patient handovers from hospital to primary care: a systematic review. Ann Intern Med. 2012;157(6):417–28.

26. Edes T, Kinosian B, Vuckovic NH, Nichols LO, Becker MM, Hossain M. Better access, quality, and cost for clinically complex veterans with home-based primary care. J Am Geriatr Soc. 2014;62(10):1954–61.

27. Wenger NS, Roth CP, Shekelle P, ACOVE Investigators. Introduction to the assessing care of vulnerable elders-3 quality indicator measurement set. J Am Geriatr Soc. 2007;55(Suppl 2):S247–52. PubMed PMID: 17910544

28. Counsell SR, Callahan CM, Tu W, et al. Cost analysis of the Geriatric Resources for Assessment and Care of Elders care management intervention. J Am Geriatr Soc. 2009;57(8):1420–6.

29. Brown RS, Peikes D, Peterson G, et al. Six features of Medicare Coordinated Care Demonstration programs that cut hospital admissions of high-risk patients. Health Aff (Millwood). 2012;31(6):1156–66.

30. James PA, Oparil S, Carter BL, Cushman WC, Dennison-Himmelfarb C, Handler J, Lackland DT, LeFevre ML, MacKenzie TD, Ogedegbe O, Smith SC, Svetkey LP, Taler SJ, Townsend RR, Wright JT, Narva AS, Ortiz E. 2014 evidence-based guidelines for the management of high blood pressure in adult: report from the panel members appointed to the Eighth Joint National Committee (JNC 8). JAMA. 2014;311(5):507 – 20. doi:10.1001/jama.2013.284427.

31. www.diabetes.org/diabetescare. American Diabetes Association, Standards of Medical Care in Diabetes – 2016. J Clin Appl Res Educ. 2016;39(Suppl 1).

32. 2011 World Health Oganization. European report on preventing elder maltreatment at euro. who.int. Accessed 31 Jan 2016.

33. Hoover RM, Polson M. Detecting elder abuse and neglect: assessment and intervention. Am Fam Physician. 2014;89(6):453 – 60.

34. Burnett J, Regev T, Pickens S, Pratt LL, Aung K, Moore J, Dyer CB. Social networks: a profile of the elderly who self-neglect. J Elder Abuse Negl. 2006;18(4):35 – 49.

35. Dyer CB, Pickens S, Birnett J. Vulnerable elders. When it is no longer safe to live alone. JAMA. 2007;298(12):1448 – 50.

36. Mosqueda L, Dong X. Elder abuse and self-neglect: "I don't care anything about going to the doctor, to be honest…". JAMA. 2011;306(5):532 – 40. PubMed PMID: 21813431

37. Tariq SH, Tumosa N, Chibnall JT, Perry MH, Morley JE. Comparison of the Saint Louis University Mental Status Examination and the Mini-Mental State Examination for detecting dementia and mild neurocognitive disorder: a pilot study. Am Ger Psychiatry. 2006;14(11):900 – 10.

38. Nasreddine ZS, Phillips NA, Bedirian V, Charbonneau S, Whitehead V, Collin I, Cummings JL, Chertkow H. The Montreal Cognitive Assessment (MoCA): a brief screening tool for mild cognitive impairment. J Am Geriatr Soc. 2005;53:695 – 9.

시설 거주 환자 케어
Residential Care

Shabir Dard, Nickie Lepcha, and Elizabeth L.Cobbs

Key Points

- 생활지원시설(시설 거주 또는 개인요양홈, assisted living facility)이 장애가 있는 노인들에게 점점 더 많이 이용 가능해지고 있으며 장기적인 생활을 하는 데 있어 보다 가정적인 선택권을 제공한다. 비용이 장벽이 될 수 있다.
- 사람-중심 돌봄(person-centered care)은 입소자가 원하는 삶의 질과 신체적, 정신적, 심리적 건강 수준을 달성할 수 있도록 지원하는 케어 계획에 반영된다.
- 다학제 팀은 시설 환경에서 개별화된 치료를 지원하는 포괄적인 평가를 시행한다.
- 시설입소케어 환경에서 안전은 주요 관심사이다. 낙상 및 관련 부상이 일반적인 관심사이다.
- 기능 감소가 종종 임종의 전조증상으로 인식되어 완화의료 및 호스피스가 시설입소 케어 환경에 점점 더 통합되었다.

Case Study

말초 혈관 질환이 있고 최근 수차례 입원력이 있는 83세의 이혼녀이며 우체국 직원인 AD는 한쪽 무릎 위 절단 후 요양원에 입원했다. 이전에는 이웃과 고용인들의 도움을 받아 집에서 생활했다. 그녀는 가족과 재정 자원이 부족했다. 거동이 어느 정도 개선되었지만, 일상 생활에서의 이동과 기타 활동에 대한 지원이 계속 필요했다. 그녀는 장기 요양을 위해 요양원에 머무르는 것을 마지 못해 동의했다. 그녀는 요양원 생활에 대해 불평했다. 매일 아침 식사를 제시간에 하지 않는다. 그녀는 개인 간호를 제공 중인 간호사에게 소리를 지른다. "일을 제대로 하란 말이에요!"

12.1   서론

건강과 생활환경의 광범위한 발전으로 인해 기대여명의 급격한 증가가 발생했다. 여성
의 역할은 계속해서 확장됐고, 가족들은 지리적으로 이동성이 증가했다. 결과적으로 많
은 노인들이 비용을 감당할 만한 개인돌봄의 부족에 직면했다. 요양 시설에 대한 선택이
증가하고 있다.

많은 국가에서 노인을 위한 다양한 수준의 요양 시스템을 시행하고 있다. 예를 들어,
중국의 경우는 요양 시설부문이 급격히 증가했지만 규제 환경과 시행 능력이 부족하다.
인도의 인구 12억 2천만 중 9천만에 해당되는 노인 인구는 그들의 자녀에게 매우 의존적
으로 돌봄과 지원을 받고 있다. 저소득층 인구에 있어 보건의료의 필요성이 매우 크지만
실제 보건의료 시설 이용은 고소득층 인구에게 집중되어 있다. 국가, 주 그리고 비정부
기관은 특히 저개발된 농촌 지역에 있는 노인들을 보살피기 위해 보건의료 서비스, 주간
보호 프로그램 그리고 생활지원입소시설의 발전을 위해 노력하고 있다. 선택할 수 있는
주거지로는 개인 주택, 그룹 홈, 생활지원시설 그리고 요양원이 있다.

12.2   생활지원시설(Assisted living facilities)

생활지원시설(Assisted living facilities, ALFs)은 1990년대 미국에서 요양원의 대안으로
등장하여 노인들의 독립성과 존엄성을 향상시켰다. 다른 용어로 시설거주요양원(resi-
dential care home), 요양보조생활시설(assisted care living facilities), 그리고 개인요양홈
(personal care home)이라고 한다. 지속적 돌봄 은퇴 공동체(continuing care retirement
communities)는 한 건물에서 일련의 서비스(독립생활, 생활지원, 요양원)를 제공받을 수
있다. 생활지원시설(ALF)은 주 차원에서 면허와 규제를 받는다. ALF는 요양원 케어와
독립적 생활 사이에 해당되는 일련의 케어를 제공하며, 웰니스(wellness), 안전, 건강, 그
리고 일상생활 수행 능력(ADL)에 대한 감독 및 지원을 목적으로 한다. ALF의 강점은 일
상생활 수행 능력에 대한 지원을 제공해주는 환경에서 사회생활 활동과 그 기회(공용 식

당, 예술 활동)로의 접근성이다. 약물관리 또한 제공될 수 있다.

　많은 ALF들은 장애를 가진 노인들을 위해 넓은 출입구, 편리한 엘리베이터와 복도의 난간으로 잘 설계되어 있다. 몇몇 시설들은 넓고 화려한 개인 아파트를 제공하며 다른 몇 시설들은 공동욕실과 작은 기숙사 같은 방들을 제공한다. 몇 ALF들은 치매가 있는 입소자들을 위해 특화된 기억케어센터(memory care unit)를 제공한다.

　비용은 미국 ALF 입소에 있어 가장 중요한 장벽이다. 가격은 지리, 필요한 서비스의 양과 비치된 사치품의 정도에 따라 다양하다. 코스타리카와 같은 국가들에서 퇴역한 애국자들에게 서비스를 제공할 수 있는 경제적 여건에 투자하고 있는데 국제적으로 감당할 수 있는 정도의 은퇴 선택지들이 증가할 것이다.

12.3　노인전문요양 시설(Skilled nursing facilities, SNFs)

미국의 노인전문요양 시설은 상해, 장애 혹은 질병으로 인해 의료, 간호 혹은 재활이 필요한 사람들에게 숙련된 요양과 관련 서비스를 제공한다. 미국 SNF는 의료 모델을 기반으로 하였으며 연방 정부에 의해 집중적으로 규제받고 있다. 미국의 15,000여개의 SNF 중에 거의 70%가 영리기관이며, 25%가 비영리기관, 5%가 정부기관이다. 200병상을 넘는 노인전문요양 시설은 거의 없으며 대부분은 대략 100병상을 운영한다. 부가 서비스는 매우 다양하며 SNF 중 약 절반정도가 정맥주사 서비스(infusion service)를 제공한다.

12.4　요양 시설 입소자

노인전문요양 시설(SNF) 케어를 받을 자격을 얻기 위해서는 두 개 이상의 일상생활 수행 능력(ADL)의 도움을 필요로 해야 한다. 20%의 SNF 입소자들이 3개월 미만 머무르는데 반해, 나머지 80%는 장기 입소자들이다. 미국의 65세 이상 인구의 절반이 요양 시설에 한 번 이상 입소하게 되는데 대부분 일시적으로 머문다. 대략 25%의 SNF 입소자들이 3년 넘도록 입소해 있게 된다. 대부분의 단기 입소자들은 재활을 위해 들어오며 공동체 생활로 돌아가려는 목표를 가지고 있다. 장기 SNF 입소자들은 대체로 인지와 신체 건강, 나아가 삶의 질에 영향을 주는 많은 만성 질환 질환을 갖고 있는, 나이가 더 많고 여성인 경향이 있다. 대변실금 같은 기능적 문제들은 원인이 다양하기 때문에 쉽게 교정되지 않으며, 요양 시설 입소의 위험 증가와 관련이 있다[4].

12.5   사람-중심 돌봄

사람—중심 돌봄은 입소자가 돌봄과 의사 결정 과정의 중심에 있다는 것을 의미한다. 입소자들은 자신이 원하는 신체적, 정신적, 심리적 건강 수준을 달성할 수 있도록 개별적으로 지원받는데, 이는 미국 노인병학회가 지지하는 접근방식이다[5]. **돌봄 계획(care plan)**은 입소자의 변화하는 요구를 반영하고, 적극적으로 그들의 의견을 청취하며, 다양한 요구 사항들을 충족시킬 수 있도록 직원들을 지원해줌으로써 사람—중심 돌봄을 지원하는 변경 가능한 문서(living document)[1]이다.

다양한 사람—중심의 관리 모델이 제시되어 왔다. 에덴 얼터너티브(Eden Alternative)는 (삶의) 의미, 자율권, 목적의식, 공동체의식, 그리고 소속감과 함께 하는 성장을 강조한다. 다른 모델로는 그린하우스 모델(Green House model)과 웰스프링 모델(Wellspring model)이 있다. 일본 정부는 2003년 요양원에 '단위 돌봄 모델(unit-care model)[2]'을 도입했다. 이 모델은 바람직한 돌봄 제공을 위해 대규모 시설이 소규모 그룹들로 구성될 수 있도록 하는 구조와 인력이 필수적이다. 단위 돌봄 모델 시설은 시간스케줄이 고정적이지 않고 유연하며 기상, 옷차림, 배변을 모두 한 번에 도우며, 입소자들은 메뉴와 여가

---

1   수정이나 보완 가능한 문서를 의미한다.

2   여러 개의 그룹으로 나누어 형성된 단위(unit)에 배치된 각 직원들이 입소자들과 아침에 일어나서 밤에 잠들 때까지 함께 생활하면서 입소자 중심의 케어를 가능하게 한다. 모든 간병 서비스가 각 단위별로 제공되고, 간병인을 고정 배치하여 입소자와 친밀한 관계를 형성하여 그들의 요구 사항들을 보다 정확하게 파악할 수 있는 장점이 있다.

시간 프로그램에 더 많은 선택권을 가지게 된다.

12.6   다학제 팀과 데이터 관리

의사는 입소자 개개인의 케어를 감독하고, 의료지시서(병원 양식과 유사)를 작성하며, 주기적으로 방문하고, 급성기 의료 문제가 발생할 경우에 진료가 가능하다. SNF의 실질적인 리더인 의사는 고품질의 비용–효과적인 케어를 촉진할 수 있는 잠재력을 가지고 있다[9]. 입소자에 대한 포괄평가는 **다학제 팀(interdisciplinary team, IDT)**이 환자의 입소와 동시에 완료한다. 다학제 팀은 SNF 관리의 중심이며 의사, 간호사, 사회복지사, 치료사, 영양사, 약사, 레크리에이션 치료사 및 기타 의료 종사자들을 포함한다.

인간중심의 케어플랜은 케어 목표와 예상되는 치료 방법을 정하는 것이다. 미국에서는 각 입소자의 의료적, 정신적, 사회적 요인을 반영하는 정부 주도의 전산화된 데이터베이스인 최소 데이터 세트(Minimum data set, MDS)에 정보가 입력된다. 입소자들과 입소자와 가족을 케어 모임에 초대해 정보를 공유하고 돌봄의 목표를 설정하고 치료방법을 선택한다. 돌봄 계획은 평가 후 7일 이내에 완료되며, 입소자의 의료적, 간호적, 정신적, 사회적 요구를 충족시키기 위한 측정 가능한 목표와 일정을 포함한다. 돌봄 계획은 다학제 팀이 분기별로 또는 상태의 변화가 있을 때에는 더 조기에 수정한다. MDS는 입소자와 케어의 변화를 반영하기 위해 개정되는, 다학제간 의사 소통 도구로서 기능한다. 평가 및 케어플랜 설정 과정은 개별화된 관리를 제공하고 케어의 연속성이 보장되는 토대가 된다(표 12-1).

표 12-1. 돌봄(케어)의 목표의 예

목표	예시
기능 독립성 회복 및 지역 사회 생활로 복귀	관절 치환술, 골절, 뇌졸중, 추락, 감염, 암 등의 치료 후 재활 위해 입소
기능향상을 위해 노력하고, 생활지원시설(ALF)로 이전하는 것	재활을 위해 입소하지만 일싱 생활에 대한 도움이 지속적으로 필요할 것으로 예상됨.
기능적 개선을 위해 노력하되 그 개선 정도가 한계가 있다. 개선되지 않을 경우는 집이나 호스피스가 운영되는 시설을 선택	암과 같은 진행중인 의학적 문제가 있는 경우. 예후가 불확실한 경우
지속적인 노인전문요양 시설(SNFs) 입소를 하면서 의미 있는 활동을 통해 전반적인 웰빙 향상	SNF 활동에 참여하고, 가족 및 친구와 시간을 보내게 하며, 가능한 한 기능을 최적화함. 필요하다면 입원도 가능함.
기능의 추가 감퇴가 예측됨. 보살핌의 목표는 편의(안락함)에 초점을 맞춘다. 죽음은 예상치 못한 것이 아니다.	후기 치매나 다른 진행성 질환들이 발생 가능하며, 입원하지 않는 것을 선호함.
인생의 막바지에 가까워진다. 보살핌의 목표는 편의에 초점을 맞춘다. 몇 주 내지 몇 달 안에 사망할 것으로 예상된다.	임종 케어가 제공되어 입소자, 가족, 직원 모두 사망을 준비함.

12.7   규제

미국 SNF는 고품질의 케어를 달성하기 위해 광범위하게 규제되고 있다. 1987년 옴니버스 예산조정법(**Omnibus Budget Reconciliation Act**)은 주기적인 포괄평가를 요구하고 있으며, 최소 직원 수를 설정하고 있고 입소자의 권리를 지원한다. 구속과 향정신성 의약품의 사용은 제한하고 있다. 아급성기 및 장기요양 의료협회(Society for Post-Acute and Long-Term Care Medicine, 과거 American Association of Medical Directors)는 장기요양 중심의 의료 전문기관이다. 이 단체는 요양 시설 진료 개선의 선두주자로서 의사 교육을 위한 자격증 프로그램을 제공하고 있다. SNF는 주 규제 당국에 의해 정기적으로 점검을 받는다.

12.8   비용 지불

미국의 SNF 시설의 지출은 주로 공공건강프로그램에 의해 자금을 조달하며, 그 금액은
연간 1,200억 달러를 넘는다. 메디케어[3]는 주로 아급성기의 단기 입소(최대 100일)에 대
해 비용을 지불하며 SNF 전체 지출의 약 14%를 차지한다. 메디케이드 프로그램[4]은 대부
분의 SNF 장기 체류에 대해 비용을 지불하며 지출 예산의 약 64%를 차지한다. 나머지
체류 비용은 개인 지출과 장기요양보험으로 재원을 조달한다.

12.9   입소자의 경험

SNF에서의 삶의 질은 여전히 주요 이슈로 남아 있다. 의료 모델은 일상 생활에서 선택
권, 목적의식, 의미 부여를 촉진해주는 가정 같은 환경을 갖기에는 어려운 장벽이다.
SNF 입소자들이 우려하는 것은 자율성 부족과 타인과의 적절한 관계 형성이 어렵다는
점이다. 입소자는 수용과 적응, 타인과의 연계성, 가정 같은 환경, 그리고 배려하는 치
료를 원한다[10].

　　SNF 입소자들의 권리는 지난 20년 동안 긍정적인 평가를 받아왔다. 미국 SNF 입소
자는 연방 및 주법에 따라 보장된 권리를 가지고 있으며, 여기에는 자신의 권리를 행사
할 수 있고, 권리와 책임에 대해 알 수 있으며, 의사와 치료방법을 선택하고, 결정과 케
어 계획 작성에 참여할 수 있다. 프라이버시와 기밀은 보호된다. 입소자들이 불만사항을
토로하고 SNF가 적시에 대응하도록 하는 조항이 존재한다. 입소자협의회는 매월 열리며
염려사항을 토로하고 정보를 공유한다. 입소자는 비록 판단 능력이 없다고 결정이 났더
라도 능력의 정도에 따라 이러한 권리를 주장할 수 있어야 한다. 각 SNF는 입소자 옹호,

3　미국에서 시행되고 있는 노인의료보험제도로서, 사회보장세를 20년 이상 납부한 65세 이상 노인과 장애인에게
　연방 정부가 의료비의 50%를 지원한다.
4　미국의 저소득층을 위한 의료 보장제도 프로그램을 말한다.

시설 모니터링 및 갈등 해결 지원을 담당하는 지명된 옴부즈맨[5]이 있다.

안전이 주요 관심사이며, 외상성 낙상은 가장 흔한 부작용 중 하나이다. 매년 약 절반의 SNF 입소자가 **낙상**하며, 그 중 1/3은 낙상으로 인해 의료적인 주의가 필요하거나 그들의 활동을 제한해야 한다. 운동 프로그램은 낙상 예방을 위해 효과적이다. 입소자 중심의 다원적. 접근법이 권고된다. 다음의 가이드라인이 이용 가능하다(미국노인병학회와 영국노인병학회, 노인 낙상 예방을 위한 임상 실무 지침. 뉴욕: American Geriatrics Society; 2009년(www.americangeriatrics.org/). 저항력 훈련 운동은 근력과 기능 수행도를 향상시키므로 운동프로그램에 포함되어야 한다.

SNF는 사람-중심의 가정 같은 분위기를 최적화하면서도, 전문적이고 시기적절한 의료 서비스를 제공해야 한다. 치료의 위험이 빈번한 당뇨병과 같은 질환의 치료에서 안전성 우려가 발생한다(예; 당뇨병의 약물치료로 인한 저혈당증). 보수적인 치료 접근법이 권고된다. 급성의 의학적 변화에 대한 신속한 인지와 치료가 필요하다. 질 향상 노력은 불필요한 병원 입원을 피함으로써 비용을 절감하는 것뿐 아니라 건강 결과와 케어를 개선하기 위한 조기 발견 및 관리를 목표로 한다. 전문 단체에서 개발한 도구와 지침을 이용할 수 있다[14]. 병원 입원 결정은 종종 직원 수준과 진단 검사들과 임상병리 검사의 가용성에 따라 결정된다.

입소자들은 기능 향상과 삶의 질 향상에 대한 기대치가 낮을 수 있다. 예를 들어, 요실금은 SNF 입소자의 60-70%에 존재하는 노인증후군으로 생활습관 개입, 행동치료, 약물치료에 잘 반응한다. 그러나 입소자의 관점은 개선될 것이란 기대가 낮으며, 흔히 요실금이 불가피하고 치료할 수 없다고 믿는다. SNF는 입소자가 치료를 거부하는 것을 포함해 원하는 케어 방법을 선택할 권리를 존중하면서도 입소자가 가능한 최상의 정보와 치료에 접근할 수 있는 사람-중심의 균형된 케어를 제공하려고 노력한다.

---

5   입소자의 자유와 권리를 위해, 제3자 입장에서 신속, 공정하게 조사 및 처리하는 역할을 맡는다. 입소자의 불만 수렴, 의견 청취, 이에 대한 입장 표명 등을 할 수 있다.

12.10 간호 직원

간호사와 간호조무사는 SNF 직원의 대다수를 차지하며 입소자의 경험을 결정하는 주요 결정 요인이다. SNF는 돌봄 계획에 기술된 대로 입소자의 요구를 충족시킬 만한 간호사 인력이 있어야 한다. 많은 연구에도 불구하고 SNF의 간호사 인력 배치을 어떻게 하는 것이 가장 이상적으로 케어의 질을 높이는지를 결정할 만한 일관된 근거가 발견되지 않았다.

직원 채용과 유지가 어려운 일일 수 있다. 미국에서 이직률은 간호조무사의 경우 70% 이상, 간호책임자를 포함한 면허소지자의 경우 50% 이상으로 보고되고 있다. 직원 이직률이 높을 때는 직원교육과 직장의 문화 변혁이 어렵다.

12.11 사전돌봄계획(advance care planning) 문서화

사전돌봄계획에 대한 논의는 의사와 입소자(또는 의료 대리인) 간에 정보를 공유하고 계획을 세우는 과정이다. 모든 SNF 입소자는 사전돌봄계획에 참여할 기회를 가져야 한다. 의사는 토론 내용을 문서화하고 입소자의 의사를 수행할 지시서를 작성할 책임이 있다. 입소자의 의사 결정 능력의 평가, 의료 대리인의 지정, 입소자의 가치, 목표, 그리고 생명유지치료법의 결정 등은 쉽게 접근하고 갱신할 수 있는 의료 기록의 일부에 기록되어야 한다(표 12-2).

표 12-2. 사전돌봄계획 논의

목록	
의사 결정 능력 (decisional capacity)	의사 결정 능력은 의사 결정할 내용에 따라 달라진다. 입소자는 어떤 질문에는 능력을 갖고 있지만 다른 질문에는 능력이 없을 수 있다. 예를 들어, 입소자는 의사 결정 대리인을 지정할 능력은 있지만 기억력, 통찰력, 판단력의 장애로 인해 퇴원 결정과 퇴원 계획을 세울 능력이 부족할 수 있다. 망상증이 있을 경우 능력이 일시적으로 감소할 수 있다.
의료 대리권자 (health-care proxy)	이름, 대리권 유형(예; 친족, 영구적 의료대리권자[durable attorney for health care], 보호자) 및 연락처 정보가 나열되어야 한다. 가능한 경우 백업 가능한 의료대리권자를 둬야 한다.
케어 선호도 (preferences for care)	입소자의 케어 목표, 가치관, 치료 선호도, 원치 않는 중재에 대해 기록한다. 가능하면 입소자 자신이 한 말을 적는다. "할 수만 있다면 나아지고 싶지만 기계에 의존해 살아 있는 것은 싫다." "가족에게 짐이 되고 싶지 않아." "좋은 삶을 살아왔고, 죽는 것도 두렵지 않다." "병원이 싫다. 다시는 병원에 가고 싶지 않다. 여기 요양원에서 최선을 다해 나를 돌봐달라. 나는 내가 오래 살지 못할 수도 있다는 것을 이해한다. 남은 하루하루를 최대한 활용하고 싶다."

입소자와 의사 간의 논의와 의료대리권자 및 향후 의료 중재에 대한 입소자의 선호도를 문서화한다.

12.12 사전의료지시서와 케어 제한을 위한 지시

사전의료지시서(advance directives)는 향후의 의학적 결정과 건강관리대리권을 위한 방향을 제시하는 서면 문서다(사전의료지시서 및 사망선택 유언을 참조).

SNF 입소자가 심폐소생술이나 병원 이송 같은 원치 않는 치료에 제한을 두고자 할 때, 그러한 치료 제한 지시는 반드시 의사가 작성해야 한다. 미국에서는 이러한 진료 제한 지시를 국가에서 인가하는 경우가 점점 더 흔해지고 있다. MOLST[6](생명연장치료에 관한 의료지시)와 POLST[7](생명연장치료에 관한 의사지시)가 자주 사용되며 이송 중에 응급의료 종사자가 이를 이행할 수 있다.

---

6   Medical orders regarding life-sustaining treatment
7   Physician orders regarding life-sustaining treatment

12.13   치매 관리

치매는 SNF에서 가장 흔한 질환으로, 입소자의 50-70%가 치매 진단 기준을 충족한다. 치매 환자를 돌보는 데 있어 주요한 문제는 초조와 감정둔마와 같은 신경정신적인 증상이 높은 비율로 나타난다는 것이다. 명백한 근거에 입각한 치매 관리 지침은 부족하다[20]. 그러나 치료적 활동프로그램은 정서적 안녕을 증진시키고, 행복감에 관심을 갖게 하고 지지하며, 행동 증상들을 감소시킨다. 기억회상요법, 미술요법, 음악요법, 운동, 춤 등이 비전문 간병인들이나 전문가들에 의해 제공될 수 있다. 사람-중심 돌봄, 의사소통 기술 및 변형치매관리 지도[8](입소자에 대한 세부적인 관찰 및 점수를 산정해 직원에게 제공하여 케어를 가이드함), 감각 치료 활동 및 구조화된 음악 치료는 치매 입소자의 초조(agitation)를 감소시킨다[21]. 야외 정원에서 시간을 보내는 것은 치매 입소자들의 초조를 감소시키는 것으로 보인다[22]. 케어제공자에 대한 지지와 교육은 입소자들과 케어제공자의 삶의 질을 향상시킬 뿐 아니라 행동 증상을 줄일 수 있는 가장 효과적인 방법 중 하나이다. 행동 증상을 치료하기 위한 항정신병 약물의 사용은 사망위험 증가 때문에 이를 줄이기 위한 노력(그리고 규제)이 증가하고 있다[23].

  원발성 진행성 치매를 앓고 있는 SNF 입소자들은 종종 질병이 진행됨에 따라 식욕 감소와 체중 감소를 경험한다. 과거에는, SNF 입소자의 3분의 1 이상이 경관식이(feeding tubes)를 위한 튜브를 가지고 있었다[24]. 데이터에 따르면 후기치매에서 경관식이는 생존률을 개선시키지도, 원하지 않는 결과를 감소시키지도 못했다[25]. 또한 입소자들이 관을 빼내는 것을 막기 위한 구속(restraints)의 필요성, 상처 감염, 식사 시 누리는 기쁨의 박탈 등 여러 문제들을 경험한다. 가장 좋은 방법은 사람-중심 돌봄 계획을 수립하고 입소자와 가족의 선호도에 따라 진행하는 것이다.

---

8   Dementia care mapping은 환자 중심 케어의 일환이다. 관찰을 통해 치매 환자의 입장 및 관점을 이해하고, 그들의 사회환경을 지원하는 방법이다.

12.14   의약품 관리

다약제 복용(polypharmacy)은 부적절한 의약품 수의 증가, 부작용의 증가, 약물간 상호작용, 입원 및 비용 증가와 관련이 있다. 다학제 팀에 약사를 포함시키면 비용 절감을 가져온다는 결과가 있다[26].

12.15   성생활

SNF 입소자들의 성적 표현에 대한 욕구 문제가 주목을 받고 있다. 성적인 것(sexuality)은 모든 연령대에서 보이는 인간의 자연스러운 부분이다. 미국의 일부 주에서는 요양 시설에서 부부관계의 권리를 다루는 법이 존재하며, 호주 정부는 SNF 직원이 입소자의 성적 표현을 어떻게 지원해야 하는지에 대한 지침과 성 평가 도구 개발에 비용을 부담했다. 65−74세의 53%와 75−84세의 26%가 성적으로 활동적이다[27]. 성적 표현은 지나가는 칭찬과 신체적 외모와 매력 유지에서부터 성교에 이르기까지 다양하다. 치매 입소자는 환자의 동의 능력 평가가 난항을 겪을 수 있기 때문에, 입소자들의 안전에 대한 우려와 그들의 성적 표현권 간의 균형을 맞추기 위해 SNF 직원들이 어려움을 겪을 수 있다.

12.16   완화의료

SNF 입소자들 사이에서 통증을 비롯한 고통스러운 증상들이 만연해 있다. 한 전국적인 조사에서, 가족들은 삶의 마지막 순간까지 고통이나 호흡곤란을 겪는 환자들의 1/3이 충분한 도움을 받지 못했다고 보고했다. 또한 사랑하는 사람의 마지막 투병 기간 동안 가족들 역시 적절한 정서적 지원을 받지 못했다고 절반 이상이 보고하였다[28].

완화의료는 중증 질환을 앓고 있는 모든 사람에게 고통을 덜어주고 삶의 질을 향상시키기 위한 추가적인 차원의 지원을 제공하는 다학제 케어이며, SNF 진료의 필수 요소가 되어야 한다. 치매, 노쇠(허약), 심장병, 폐질환, 신장부전 등 만성적인 질환을 가진 입소자들은 흔히 완화적 치료에 잘 조절되는 통증 및 기타 증상들을 갖고 있다. 완화의료는 특별한 보험급여(insurance benefit)에 속하지 않으며 완치 또는 질병 경과변경 치료를 위한 시도와 함께 제공될 수 있다.

완화의료가 의원성 질환(iatrogenesis)의 감소, 효과적인 증상 관리를 통한 위기 예방, 우울증 감소 등을 통해 의료의 질과 환자 및 가족의 만족도를 향상시키고 생존을 연장시킨다고 보여주는 증거들이 증가하고 있다. 완화의료는 입원, 응급실 방문, 응급 의료 호출을 줄임으로써 건강 관리 비용을 낮춘다. 완화의료 제공자는 입소자, 가족, 직원과의 소통에 있어 전문가들이다. 가족 회의는 입소자들과 가족들이 예후와 치료에 대한 선택권을 이해하고 치료에 대한 그들의 목표와 선호를 명확히 하는 데 중추적인 역할을 한다. 치료 옵션에 대한 이해(예; 항암 화학요법의 부작용)가 개선됨에 따라 입소자와 가족은 추가적인 부작용(예; 투약오류, 병원획득감염, 치료 계획에 대한 의사 소통 부족)의 위험이 있는 치료를 피할 수 있다.

영국의 경우, 말기 환자들에 대한 의료의 질을 향상시키고자, Gold Standards Framework Care Homes Training Program과 기타 교육적인 노력들을 통해 일반의, 일차진료팀 등과 협력과 협업을 개선하며, 입원을 최소화하고 더 많은 입소자들이 가정에서 살면서 사망할 수 있도록 하여 비용 효율성을 개선하는 등 요양원에서의 완화의료를 강화해오고 있다[29].

12.17　호스피스 케어

호스피스 케어는 병원으로 전원, 경관식이 사용, 사망 전 한 달 동안의 집중치료를 받을 확률을 감소시킨다[30]. 이러한 호스피스의 진입장벽에는 비암성(noncancer) 상태의 환자에 대한 정확한 예후 예측의 어려움과 환자가 재활에 메디케어 혜택을 받을 경우 재정 지불 방법이 부족하다는 것을 포함한다.

12.18 임종 관리(End-of-Life Care)

대략 65%의 장기 요양 환자들은 SNF에 입원 후 1년 이내 사망하며, 그들 중 절반 이상
은 입원 후 6개월 이내 사망한다. 2020년까지 미국인의 40%가 요양 시설에서 사망할 것
으로 추정된다[31]. 임종 마지막 날 혹은 마지막 시간들은 케어 목표가 완화의료인 경우
에도 노인전문요양 시설(SNF)의 다학제 팀에게 큰 어려움이 될 수 있다. 고통을 경감시
키고, 가족과 직원을 위로하고, 부담을 주는 치료와 행위는 중단하도록 하는 특정 단계
들이 수행되어야 한다(표 12-3).

증례를 마무리하며

다학제 팀은 AD에 대한 노인포괄평가를 마쳤다. 그녀가 원하는 하루 일정은 늦게까지
TV 영화를 보는 것이다. 아침 일상이 시작되기 전에 늦잠을 자고 목욕하는 것을 좋아한
다. 그녀는 화장, 가발 및 복장에 까다롭다. 늦은 아침에 매우 따뜻한 차와 함께 첫 식
사를 한다. 식사 후에 약을 복용하는 것을 선호한다. 방을 떠나기 전에 손톱을 완벽하
게 손질하고, 의상과 보석류를 코디하기를 좋아한다. 그녀는 카지노에 가는 것을 좋아한
다. SNF 직원은 그녀의 취향을 존중하는 케어 계획을 세웠다. 그녀는 매일 아침 전동 휠
체어로 방을 떠나기 전에 완벽히 화장하고 옷을 입는다. 그녀는 곧 여러 직원들과 친밀
한 시간을 갖고 즐거운 일과를 시작한다. 특히 카지노로 향하는 버스 여행을 즐긴다. 사
전 의료 계획에서, 그녀는 건강 관리 결정을 내릴 수 있는 능력을 상실할 경우를 대비해
대리인으로 두 명의 조카를 세웠다. SNF에서의 정맥 주사 치료는 받겠지만 병원에 가지
않기를 원하고 심폐소생술 또는 생명 유지 장치를 시도하는 것을 원치 않는다.

표 12-3. 임종관리를 위한 체크리스트

중재방법(Interventions)	참고사항(Notes)
가능하면 호스피스 참여 보장	– 모든 영역의 호스피스를 지원할 다학제 팀(IDT)이 관여
케어 목표에 대한 결정들을 기록	– 의료 기록은 의논과 계획을 반영
원치 않는 중재(치료)를 방지하기 위해 작성된 지시서들을 확인 MOLST(생명의료에 관한 의료지시서) 등 국가공인 의료지시서를 이용	– 심폐소생술 시도 금지 – 삽관 금지 – 안정을 위해 필요하지 않는 한 입원 금지
가족의 지지	– "정상적인" 죽음에 대해 가족에게 교육 – 가족들에게 문화 의식이나 돌봄 선호도에 대해 물어볼 것 – 신체적 편안함을 보장 　(예; 환자와 함께 밤을 보내는 경우 잠자리 제공) – 사별 지원 및 자원 제공
증상 완화 사전 전략들	– 가능한 증상의 완화를 위해 아편류(opioids), 항불안제, 해열제, 오심 억제제 및 기타 약물들을 사용
약물들을 검토하고 불필요한 약물치료를 중단	– 의인성 피해를 최소화(예; 저혈압, 저혈당) – 질식 위험과 약물 부담 최소화
불필요한 루틴을 중단	– 죽음을 바로 앞둔 환자에게서 편안함이 가장 중요한 목표일 경우, 활력징후와 몸무게를 자주 측정하는 것은 불필요
식단을 편안한 식단으로 변경하는 것을 고려	– 특별 식단 지시를 해제 – 삼키는 것이 안전하다면 퓨레[9] 음식과 음료 몇 모금 마시기(sips) 제공
간호 인력이 탁월하게 구강 및 피부 관리를 수행할 수 있도록 지원	– 피부 손상의 위험이 있는 경우 특수 매트리스 고려
본인과 직원을 위한 사별 서비스	– 성찰(reflection)과 디브리핑(debriefing)[10] 을 위한 일정 계획 – 직원의 사별 지원 의식에 참여 　(예; 기도, 명상의 시간, 마지막 경례)
사후 애도 카드 전달을 고려	– 카드 서명에 직원을 포함

---

9 퓨레는 익힌 음식으로, 채소나 콩과 식물을 갈거나 누르거나 비틀어서 체로 걸러 가벼운 페이스트나 진한 액체 정도의 농도로 만든 것을 말한다.

10 사망한 호스피스 환자의 케어에 대해 되짚어보면서 잘한 점과 잘못한 점을 토론하고 이를 통해 직원들의 스트레스 해소의 시간으로 가질 수도 있다.

Reference

1. Feng Z, Liu C, Guan X, Mor V. China's rapidly aging population and dramatic demographic shifts have created policy challenges in shaping a viable long-term care system that balances home and community based care with elder care institutions. Health Aff (Millwood).2012;3(12):2764–3. doi:10.1377/hlthaff.2012.0535.

2. Joe W, Rudra S, Subramanian SV. Horizontal inequity in elderly health care utilization: evidence from India. J Korean Med Sci. 2015;30(Suppl 2):S155–66. doi:10.3346/jkms.2015.30. S2.S155.

3. Panruti RV, Liebig PS, Duvvuru J. Gerontology in India. Gerontologist. 2015;55(6):894–900. doi:10.1093/geront/gnv022.

4. Halland M, Koloski NA, Jones M, Byles J, Chairelli P, Forder P, Talley NJ. Prevalence correlates and impact of fecal incontinence among older women. Dis Colon Rectum. 2013;56(9):1080–6. doi:10.1097/DCR.0b013e31829203a9.

5. American Geriatrics Society Expert Panel on the Care of Older Adults with Multimorbidity. Patient-centered care for older adults with multiple chronic conditions: a stepwise approach from the American Geriatrics Society. J Am Geriatri Soc. 2012;60:1957–68.

6. www.edenalt.org. Accessed 23 Jan 2016.

7. www.thegreenhouseproject.org. Accessed 23 Jan 2016.

8. Sawamura K, Nakashima T, Nakanishi M. Provision of individualized care and built environment of nursing homes in Japan. Arch Gerontol Geriatr. 2013;56(3):416–24. doi:10.1016/j. archger.2012.11.009.

9. Katz PR, Karuza J, Intrator O, Mor V. Nursing home physician specialists: a response to the workforce crisis in long term care. Ann Intern Med. 2009;150(6):411–3.

10. Bradshaw SA, Playford ED, Riazi A. Living well in care homes: a systematic review of qualitative studies. Age Ageing. 2012;41(4):429–40. doi:10.1093/ageing/afs069.

11. Silva RB, Eslick GD, Duque G. Exercise for falls and fracture prevention in long term care facilities: a systematic review and meta-analysis. J Am Med Dir Assoc. 2013;14(9):685–9.e2. doi:10.1016/j/jamda.2013.05.015.

12. Valenzuela T. Efficacy of progressive resistance training interventions in older adults in nursing homes: a systematic review. J Am Med Dir Assoc. 2012;13(5):418–28. doi:10.1016/j. jamda.2011.11.001.

13. Migdal A, Yarandi SS, Smiley D, Umpierrez GE. Update on diabetes in the elderly and in nursing home residents. J Am Med Dir Assoc. 2011;12(9):627–632.e2. doi:10.1016/j. jamda.2011.02.010.

14. Ouslander JG, Bonner A, Herndon L, Shutes J. The INTERACT Quality improvement program: an overview for medical directors and primary care clinicians in long-term care. J Am Med Dir Assoc. 2014;15(3):162–70. doi:10.1016/j.jamda 2013.12.005.

15. El-Solh AA, Niederman MS, Drinka P. Management of pneumonia in the nursing home. Chest. 2010;138(6):1480–5. doi:10.1378/chest.10-1135.

16. Goode PS, Burgio KL, Richter HE. Incontinence in older women. JAMA. 2010;303(21):2172–81. doi:10.1001/jama.2010.749.

17. Ostaszkiewicz J, O'Connell B, Dunning T. Residents' perspectives on urinary incontinence: a review of the literature. Scand J Caring Sci. 2012;26(4):761–72. doi:10.1111/j.1471-6712. 2011.00959.

18. Backhaus R, Verbeek H, van Rossum E, Capezuti E, Hamers JP. Nurse staffing impact on quality of care in nursing homes: a systematic review of longitudinal studies. J Am Med Dir Assoc. 2014;15(6):383–93. doi:10.1016/j.jamda.2013.12.080.

19. Selbaek G, Engedal K, Bergh S. The prevalence and course of neuropsychiatric symptoms in nursing home patients with dementia: a systematic review. J Am Med Dir Assoc. 2013;14(3):161–9. doi:10.1016/j.jamda.2012.09.027.

20. Fossey J, Masson S, Stafford J, Lawrence V, Corbett A, Ballard C. The disconnect between evidence and practice: a systematic review of person-centered interventions and training manuals for care home staff working with people with dementia. Int J Geriatr Psychiatry. 2014;29(8):797–807. doi:10.1002/gps.4072.

21. Livingston G, Kelly L, Lewis-Holmes E, Baio G, Morris S, Patel N, Omar RZ, Katona C, Cooper C. A systematic review of the clinical effectiveness and cost-effectiveness of sensory, psychological and behavioural interventions for managing agitation in older adults with dementia. Health Technol Assess.

2014;18(39):1 – 226., v – vi. doi:10.3310/hta18390.

22. Whear R, Coon JT, Bethel A, Abbott R, Stein K, Garside R. What is the impact of using outdoor spaces such as gardens on the physical and mental well-being of those with dementia? A systematic review of quantitative and qualitative evidence. J Am Med Dir Assoc. 2014;15(10):697 – 705. doi:10.1016/j.jamda.2014.05.013.

23. Ballard C, Hanney M, Theodoulou M, McShane R, Kossakowski K, Fill R, Juszczak E, Yu LM, Jacoby R, DART-AD investigators. The Dementia Antipsychotic Withdrawal Trial (DART-AD): long-term follow-up of a randomized placebo-controlled trial. Lancet Neurol. 2009;8(2):151 – 7. doi:10.1016/S1474-4422(08)70295-3.

24. Mitchell SL, Teno JM, Roy J, et al. Clinical and organizational factors associated with feeding tube use among nursing home residents with advanced cognitive impairment. JAMA. 2003;290:73 – 80. doi:10.1001/jama.290.1.41.

25. Teno JM, Gozalo PL, Mitchell SL, et al. Does feeding tube insertion and its timing improve survival? J Am Geriatr Soc. 2012;60:1918 – 21. doi:10.1111/j.1532-5415.2012.04148.x.

26. Tamura BK, Bell CL, Inaba M, Masaki KH. Outcomes of polypharmacy in nursing home residents. Clin Geriatr Med. 2012;28(2):217 – 36. doi:10.1016/j.cger.2012.01.005.

27. Bancroft JHJ. Sex and aging. N Engl J Med. 2007;357:820 – 2. doi:10.1056/NEJMe078137.

28. Teno JM, Clarridge BR, Casey V, Welch MA, Wetle T, Shield R, Mor V. Family perspectives on end-of-life care at the last place of care. JAMA. 2004;291:88 – 93. doi:10.1001/jama.291.1.88.

29. Wilson F, Gott M, Ingleton C. Perceived risks around choice and decision making at end-of-life: a literature review. Palliat Med. 2013;27(1):38 – 53. doi:10.1177/0269216311424632.

30. Gozalo P, Plotzke M, Mor V, Miller SC, Teno J. Changes in Medicare costs with the growth of hospice care in nursing homes. N Engl J Med. 2015;372:1823. doi:10.1056/NEJMhpr1510026.

31. Kelly A, Conell-Price J, Covinsky K, Cenzer IS, Chang A, Boscardin WJ, Smith AK. Length of stay for older adults residing in nursing homes at the end of life. J Am Geriatr Soc. 2010;58:1701 – 6. doi:10.1111/j.153205415.2010.03005.

고령 환자를 위한 재활
Rehabilitation for the Older Patient

13

Tara Ball

Key Points
- 재활에 있어 기능 평가 및 결과 평가가 중요하다.
- 다학제 팀 접근이 성공의 열쇠이다.
- 환자 중심의 목표를 설정하는 것이 중요하다.
- 퇴원 계획은 일찍 시작해야 한다.
- 재활 후 지역 사회와의 통합 및 지속적인 치료가 필요에 따라 제공되어야 한다.

13.1   Case Study (Part 1)

Ida Jones 부인은 82세로 81세의 남편과 살고 있다. 주치의의 권고에 따라 그녀는 집에서 재활 병동으로 옮겼다. 그녀는 2개월 전 낙상 후 그녀의 이동성이 감소하여 주치의는 이를 걱정하였다. 낙상 이후 Jones 부인은 집에만 갇혀 지내게 되었다. 이전에는 4륜 보행보조기로 걸었고 남편과 정기적인 외출을 즐겼다. 그녀와 즐거운 시간을 보내왔던 여동생 Vera는 안타깝게도 약 3개월 전 세상을 떠났다. Jones 부인은 낙상 이전에는 샤워를 하고 옷을 입을 수 있었지만 지금은 남편의 도움을 받아야 한다.

Jones 부인은 휠체어를 타고 재활병동에 도착했다. 그녀는 피곤함, 수면 부족, 왼쪽 엉덩이, 무릎 및 오른쪽 발의 통증을 호소한다. 그녀는 또한 소변을 자주 보고 싶어하며 때때로 실금할 것 같다고 말한다. 이 상황은 그녀에게도 낯설다. 지난 몇 주 동안 지속적인 마른 기침이 있다고 보고했다.

과거력 및 수술력
- 울혈성 심부전
- 심방세동
- 영구 인공심박동기
- 고혈압
- 위식도 역류 질환
- 우울증
- 골관절염
- 골다공증
- 허리 통증
- 우측 상완골 경부 골절(2014년)로 비수술적 치료를 받음
- 건초열
- 황반 변성

복용 중인 약물
- Warfarin 2 mg nocte[1]
- Bumetanide 1 mg mane[2]
- Cyproheptadine 4 mg nocte
- Venlafaxine XR[3] 37.5 mg mane
- Perindopril 5 mg nocte
- Acetaminophen 1 g tds[4]
- Esomeprazole 40 mg nocte
- Bisoprolol 2.5 mg nocte

---

1   '밤에'라는 뜻을 의미한다.
2   '아침에'라는 뜻을 의미한다.
3   Extended release venlafaxine, 서방정을 의미한다.
4   라틴어로 '하루 3회(ter die sumendus)'를 의미하며, 유사어로 tid (ter in die)가 있다.

13.2   Case Study (Part 2)

13.2.1   재활 평가

13.2.1.1 초기 평가

초기 평가는 일반적으로 의사에 의해 이루어진다. 이 평가는 대상자를 전체적으로 살펴보는 것을 목표로 하며, 철저한 병력 조사와 진찰을 마친 후에는 관련 가족 구성원 및 이전에 환자 치료에 관여한 모든 의료전문가와 이야기할 필요가 있을 수 있다. 그다음 의사는 질병 이전 기능 수준부터 현재 기능 수준까지 전체 기능 이력을 기록한다.

13.2.1.2 다학제 팀 평가

다학제 팀 케어는 모든 재활 프로그램의 초석이다. 협동 케어의 효능은 여러 연구에 의해 뒷받침되었다[3,4]. 각 진료과에서는 환자가 재활병동에 도착하면 각 직역들은 독립적으로 환자를 평가하고 적절한 평가 도구들, 결과 지표 및 관리 계획을 실행한다. 프로그램 전반에 걸쳐 다학제 팀은 학제 간 협력 방식으로 협력한다.

Barthel 지수[12][5] **또는 기능 독립성 측정(Functional independence measure, FIM)** [6,13]과 같은 공식적인 기능 도구를 사용할 수 있다. 이러한 평가 도구는 일반적으로 환자 입원 후 72시간 이내에 적용되며 퇴원 후 72시간 이내에 다시 적용된다. FIM 평가 도구는 전 세계적으로 널리 사용되고 있다. 기본적 일상 생활활동과 기능적 능력을 평가하는 흔히 사용되는 도구이다[6]. 재활 프로그램에 참여하기 전에 모든 노인 환자에 대해 인지 평가를 수행해야 한다[1]. 재활치료의 참여도는 간단한 1단계 명령을 따르고 매일 학습이 이어질 수 있도록 과제를 충분히 상기하는 능력에 달려 있다[2]. 표준화된 다양한 평가 도구가 있지만 간이 정신상태 검사(mini mental status exam, MMSE)가 가장 일반적으로 사용되는 도구이다. 재활 프로그램의 혜택을 받을 수 있는지를 결정하는 주요한 결정 요인은 기존에 갖고 있는 장애와 기능 수준이다. 그러나 심각한 인지장애는 그 어떤 재활치료에 대한 반응이 좋지 않게 만드는 위험 요소이다[7].

---

5   일상 생활기능 평가도구 중 하나로 주로 신경 혹은 근골격 질환이 있는 장기 입원 환자를 대상으로 사용하도록 고안되었다(김수영 등. 한국어판 바텔 일상 활동 지표의 개발. 가정의학회지 2004;25;534.참조).

우울증과 불안은 노인에서 흔하다. 노인 우울 척도(Geriatric Depression Scale, GDS) 또는 우울 불안 스트레스 척도(Depression Anxiety Stress Scale, DASS) [14]와 같은 표준화된 설문지는 환자의 참여 능력에 영향을 줄 수 있는 기분장애가 있는지에 대한 우려가 있는 경우 사용할 수 있다.

청력과 시력 또한 평가하고 가능한 충분히 교정해야 한다[1]. 환자가 마지막으로 청력 검사를 받았거나 검안 검사를 받은 시기를 알아내는 것은 평가의 중요한 부분이다. 보청기와 안경은 종종 집에 두고 온다. 노인 환자가 정기적으로 청각 및 시력 검사를 받도록 상기시키는 것이 중요하다.

낙상에 의한 부상 예방 선별 검사 도구는 재활병동의 모든 환자에게 일반적으로 사용된다.

기존에 갖고 있는 의학적 문제들(기저 질환들)은 재활 프로그램에 참여하고 진행하는 환자의 능력에 영향을 미칠 수 있다. 따라서 이러한 문제를 즉시 식별하고 관리하는 것이 중요하다. 근본적인 의학적 문제를 적절하게 식별하고 관리하는 것이 필수적이다.

13.2.1.3 목표

각 재활 환자마다 특정 재활 목표가 있어야 한다. 목표는 일반적으로 환자 중심이며 재활 과정 초기에 설정한다. 이동성을 향상시키거나 자가관리를 독립적으로 할 수 있게 되는 것과 같은 기능적 목표를 설정하는 것이 일반적이다. 다학제 팀은 종종 환자가 현실적이고 달성 가능한 목표를 식별하는 데 도움을 준다. 재활치료사는 환자와 함께 재활 목표를 설정할 때 흔히 기억하기 쉽게 SMART 원칙을 사용한다.

S–Specific	구체적이며
M–Measurable	측정 가능하고
A–Attainable	달성 가능하며
R–Realistic	현실적이며
T–Timely	적시에[11]

"1 분 안에 지팡이를 짚고 50 m를 걷고 싶다"를 목표의 한 가지 예로 들 수 있다. 이 목표는 구체적이고 환자와 치료사가 진행 상황을 모니터링할 수 있도록 측정 가능하기 때문에 이상적이다. 목표에 대한 인식은 도전을 제공하고 환자가 프로그램 전반에 걸쳐 동기를 부여하고 참여할 수 있게 한다. 목표는 또한 환자가 불만족스러워 하거나 포기하지 않도록 현실적이어야 한다. 종결점을 설정하고 환자가 향해 갈 명확한 꿈을 가질 수 있도록 목표를 적시에 설정해야 한다.

13.2.1.4 재활 과정

다학제 팀은 일반적으로 재활 전문의, 재활 간호사, 물리치료사, 작업치료사, 언어치료사, 사회복지사, 영양사, 심리학자 및 족부 전문의를 포함한다. 재활 팀은 사례 회의에서 매주 모임을 갖는다. 이 회의에서 각 환자들을 개별적으로 논의한다. 이를 통해 다학제 계획의 공식적인 조정과 퇴원 관리 계획 및 후속 조치의 문서화가 가능하다. 케이스 컨퍼런스는 환자 중심의 목표와 진행 상황을 포함한 재활 과정을 검토하는 것이다. 모든 의료적 중단에 대해 논의한다.

가족/친척 회의는 환자의 가족에게 재활 과정의 최근 상황을 알려주고 개방적인 의사소통 채널을 제공하며, 합의되고 안전한 퇴원 계획을 세우는데 중요하다.

Case 검토: Ida Jones 부인

여러 동반 질환이 있고 새로운 의학적 및 재활 문제가 있는 Jones 부인과 같은 환자는 문제 목록을 작성하는 것이 도움이 되는 경우가 많다. 예를 들면:

새로운 문제
- 마른 기침
- 낙상
- 이동성 감소
- 바깥 출입을 못함
- 자가 관리에 도움 필요

- 비뇨기계 문제
- 피곤함
- 변비
- 통증(왼쪽 엉덩이, 왼쪽 무릎, 오른쪽 발)
- 슬픔과 상실감
- 탈조건화[6]

기타 우려사항

- 다약제 복용
- 다중이환
- 노쇠
- 우울증 병력
- 보호자의 부담
- 발병 전의 기능상태

현재 기능 상태

신체 기능 상태를 기록하는 방법에는 여러 가지가 있지만 가장 널리 사용되는 분류 중 하나는 기능, 장애 및 건강의 국제 분류(The International Classification of Functioning, ICF, Disability and Health) [5,15]를 위한 세계 보건 기구(World Health Organization, WHO) 모델이다.

이를 통해 의사는 신체 기능 및 구조에 따라 문제를 다음과 같은 범주로 구분할 수 있다.

---

6   신체활동량 감소, 침상안정, 마비, 노화 등 활동이 필요하지 않은 상황에 신체가 적응해버린 상태를 말한다. 근육 등 모든 장기의 기능감퇴로 인해 문제가 발생한다.

1. 장애(impairments)
2. 작업 실행 능력(활동의 한계와 제한)
3. 일상 생활에 참여할 수 있는 능력

위의 사항은 환경적 요인과 개인적 요인을 포함한 환자의 건강 상태를 고려한 것이다. 예를 들어, Ida Jones 부인의 경우:

1. 장애
   - 피로와 위약
   - 급뇨
   - 변비
   - 왼쪽 엉덩이, 왼쪽 무릎 및 오른발을 포함한 관절 통증
   - 낙상
   - 기분장애

2. 활동의 한계와 제한
   - 이동성 감소(단거리의 경우 보행기, 장거리의 경우 휠체어 필요)
   - 자가 관리(목욕하기, 옷 입기, 용변 처리)에 도움 필요

3. 일상 생활 활동 참여
   - 바깥 출입을 못함
   - 남편과의 외출 횟수 감소
   - 세상을 떠난 여동생을 더 이상 볼 수 없음

입원 시 재활 평가 도구

기능 독립성 측정(Functional Independence Measure, FIM)[7] [15]

Jones 부인의 입원 **FIM** 평가를 다학제 팀이 실시하였다.

작업치료사가 작성한 자가 관리

(a)   식사하기 — 5

(b)   몸단장하기(Grooming)[8] — 5

(c)   목욕하기 — 4

(d)   상의 입기 — 4

(e)   하의 입기 — 3

(f)   화장실 사용하기 — 4

재활 간호사가 기록한 괄약근 조절(실금)

(a)   소변 가리기 — 5

(b)   대변 가리기 — 7

물리치료사가 실시한 이동성(Transfer)

(a)   침대와 의자/휠체어 간의 이동 — 4

(b)   화장실 가기(Toilet transfer) — 4

(c)   욕조나 샤워실 가기(Tub and shower transfer)[9] — 4

물리치료사가 기록한 보행(Locomotion)

(a)   걷기 — 2

(b)   계단 오르기 — 1

음성치료사가 기록한 의사 소통

(a)   이해하기 — 5

(b)   표현하기 — 6

---

7   이 도구는 18개의 항목으로 구성되어 있다. 수행 시 도움이 필요한 정도에 따라 각 항목은 완전 독립(7), 부분 독립(6), 지도 감독(5), 단순 보조(4), 중간 보조(3), 최대 보조(2), 완전 의존(1)의 7점 척도로 측정한다.

8   구강 위생, 머리 손질, 세수하기, 면도하기, 화장하기 등을 포함한다.

9   욕조나 샤워실에 들어가고 나오기

사회복지사가 기록한 사회 인지(Social cognition):

(a) 사회적 교류(Social interaction)[10] — 5

(b) 문제 해결하기 — 5

(c) 기억하기 — 5

총 점수: 78/126

재활 간호사가 시행한 **간이 정신상태 검사(MMSE, Mini Mental Status Exam)**:
Jones 부인은 23/30[11] 점을 기록했다.

재활 간호 직원이 시행한 **낙상 위험 평가**:
낙상 고위험군임

사회복지사/상담사/심리학자가 시행한 **노인 우울 척도(GDS, Geriatric Depression Scale)**[12] : 5/12 중등도의 우울증, 슬픔과 상실의 증거 있음

사회복지사가 평가한 **심리사회적 평가도구(SF36, short form (36) health survey)**[13] **[18])**도 평가하였다

물리치료사의 평가 내용들

1. Timed Up and Go (TUG)[14] [16] — Jones 부인은 59초를 기록했다.

2. Five times sit to stand[15] — Jones 부인은 23초를 기록했다.

3. Modified Berg Score[16] [17] — 15/28점

---

10 치료진이나 다른 환자, 가족들과 적절하게 관계를 유지하고 있는지를 평가한다.

11 30점 만점에 23점 이하이면 대개 치매가 있을 수 있다고 판단한다.

12 GDS 단축형은 보통 15점 만점에 0-4점은 정상, 5-8점은 경도의 우울증을 의심하게 된다. 여기서는 요양 시설용 12문항 설문지를 사용한 것으로 보인다.

13 Short Form (36) Health Survey, SF36은 건강과 관련한 삶의 질을 측정하는 척도로 일반 건강, 신체 기능, 신체 역할 기능, 정서적 역할 기능, 사회 기능, 신체 통증, 정신 건강 및 활력 등의 영역에 총 36개의 설문으로 구성되어 있다.

14 의자에서 일어나 3 m 거리를 걸어갔다 돌아와 앉는 데까지 걸리는 시간을 측정한다. 10초 미만이면 완전 정상, 20초를 넘으면 심각한 보행장애를 의미한다.

15 양팔을 가슴에 얹은채로 의자에서 일어났다 앉았다를 5회 가능한 빠른 속도로 진행하는데 걸리는 시간을 측정하며, 12초 미만이면 정상으로 판단한다.

4. Manual muscle testing (MMT, 도수근력검사)
  - 우측 족배굴곡 근력 3/5
  - 좌측 고관절 굴곡 근력 3/5
  - 좌측 슬관절 신전 근력 3/5
5. Pain visual analogue scale (VAS, 시각아날로그척도)[19]
  - 좌측 고관절 9/10
  - 좌측 무릎 7/10
  - 우측 발 7/10

13.2.2 재활 프로그램

13.2.2.1 2주간의 복귀(reconditioning) 프로그램 실시

낙상 이후에 Jones 부인은 활동을 거의 하지 않았고 그 결과 만성적인 불용(disuse)으로 이어졌다. 그녀는 신체 기능들이 매우 약화되고(deconditioned) 노쇠해졌다.

탈조건화(Deconditioning)는 활동량이 감소하고 신체를 사용하지 않아 초래된 여러 신체 시스템의, 잠재적으로 되돌릴 수 있는, 변화들로 정의 내릴 수 있다. 이러한 변화는 종종 노인에서 중요한 기능적 및 임상적 나쁜 결과를 가져온다[8]. 이 경우 하루에 2-3%의 근력 감소는 노인 환자에서 드물지 않으며, Jones 부인과 마찬가지로 심장혈관 시스템에 영향을 미칠 수 있다. 노쇠는 노인의 치료 및 재활을 복잡하게 만드는 임상 상태이다[9]. 재활 프로그램에서 근력 운동 및 심혈관 훈련은 효과적이며 처음에는 감독이 필요하다. 탈조건화된 환자의 경우에는 최대 심박수의 40-50%의 준최대운동이 도움이 될

---

16 원형인 Berg balance scale은 노인들의 균형 능력을 평가하는 검사이다. 앉기, 서기, 자세 변화의 세 가지 영역을 14개 항목으로 평가하고, 각 항목에서 0점은 최하위 기능, 4점은 최고 기능을 의미한다. 항목별 점수를 측정하여, 총점에 따라 0~20(고위험군), 21~40(중등도위험군), 41~56(저위험군)으로 분류 및 낙상위험도를 평가할 수 있다.

수 있다[10]. 입원 환자용 프로그램을 마치면 환자는 지역 사회기반 프로그램으로 넘어가 계속 진행할 수 있으며 태극권 및 물치료(hydrotherapy) 와 같은 다른 즐거운 그룹 활동을 시도할 수 있다. 태극권은 균형, 힘, 조정 및 유연성을 향상시킨다. 물치료는 심혈관의 지구력을 향상시키는 데 도움이 되며 노인의 사회화를 향상시키는 또 다른 그룹 활동이다.

13.2.2.2 내과적 치료

환자의 내과적 치료는 병행하여 실행되며 전체 재활 프로그램에 걸쳐 연관되어 진행된다. 흔히 내과계 전문의의 의료 자문을 요청하며, 주치의는 통화 및 퇴원 서식 사본을 통해 계속해서 보고를 받는다.

1. 요로 감염: 중간뇨 양성. 대장균에 의한 요로 감염. 항생제 시작(trimethoprim에 감수성 있음)
2. 우측 족하수: 신경외과 협진. 요추 MRI에서 추간공협착증 확인. 비수술적 관리 권고.
3. 변비: Bristol 대변 차트에 표시됨. 직장수지검사와 복부 X선 촬영을 통해 확진함. 연하제(차전자피) 처방.
4. 왼쪽 고관절 통증: X선 촬영에서 심한 골관절염을 확인.

   왼쪽 무릎 통증: X선 촬영을 통해 골절의 증거 없이 가벼운 골관절염을 확인.

   정형외과 협진 결과 초음파 유도 하에 왼쪽 고관절의 비수술적 관리 및 관절 내 스테로이드 주사를 제안.
5. 마른 기침: 양측 수포음 청진, 경미한 경정맥압(JVP, jugular venous pressure) 상승. 산소 포화도 98%. 흉부 X선 촬영에서 경미한 폐부종이 확인됨. 신장 기능 및 전해질을 모니터링하면서 2–3일 동안 furosemide[17] 투여.
6. 청력장애: 가족에게 보청기를 갖고 오도록 함.

   시력 평가를 실시함. 독서와 원거리 시력을 위해 안경을 착용하고 있음. 향후 환자에게 매년 검안 예약하도록 권고함.

---

17 이뇨제로서 라식스(lasix)가 대표적 상품명이다.

7. 피로: 다인적 요인
   - 철분, 비타민 B12, 엽산(정상)
   - TSH(정상)
   - 요로감염과 심부전으로 인한 이차 섬망. 현재의 치료 유지 및 섬망과 낙상 위험 모니터링함.
   - 수면 부족
   - 탈조건화 상태
   - 우울증; 매일 venlafaxine[18] XR 75 mg 증량 제안
8. 낙상 예방 및 관리 — 다요인적 원인:
   - 경도인지장애, 섬망, 우측 족하수, 요로감염, 왼쪽 고관절 통증, 누워있는 자세와 서 있는
     자세에서의 혈압(기립성 저혈압), 다약제 복용, 시력 저하

13.2.2.3 물리치료 관리

1. 하루에 한 세션, 30분의 유산소, 근력 및 유연성 운동 포함

2. 일대일 훈련

3. 보행 평가, 오른발 보조기 시도, 발목–발 보조기(Ankle-foot orthosis, AFO) 및 Dictus brace[19] 착용 시험

4. 낙상 방지 및 관리

13.2.2.4 작업치료 관리

1. 자가 관리 평가[20]

2. 장비 검토 — 욕실의 자가 관리 보조기구, 보행기, 휠체어

3. 가정 환경 평가 — 출입구, 욕실, 집 안의 낙상 위험

4. 식사 준비 기능 평가

5. 뇌 활동을 포함한 인지 재교육 — 퍼즐, 십자말 풀이

---

18 세로토닌-노르에피네프린 재흡수 억제제(serotonin norepinephrine reuptake inhibitor, SNRI) 계열의 항우울, 항불안제로, Effexor(이펙사)가 대표적 상품명이다.

19 신발에 연결하여 발목을 잡아주는 보조기를 말한다.

20 자가관리의 범위는 광범위하다. 위생관리뿐 아니라 식사, 신체활동, 약 복용하기 등 다양하며 이들을 혼자 할 수 있는지 평가하는 것이다.

6. 수면 위생

7. 일상 생활 및 여가 활동

8. 에너지 보존 및 Allied Health[21] 직원들과 함께 일상 루틴의 설정 후 작업치료실에서 시연

9. 낙상 예방 및 관리

13.2.2.5 사회복지사

1   기분 평가 — 노인 우울 척도

2. SF36 [20]

3. 정서적 지원 및 상담 제공

4. 지역 사회 서비스 평가

5. 가족 및 친척과 연락

6. 슬픔과 상실감에 대한 상담

7. 마음 챙김 치료

8. 노인 간호 평가 팀(Aged Care Assessment Team, ACAT): 향후 필요한 경우 영구적 요양 시설 입소를 위한 서류를 위임하며, 이는 환자 및 가족과 논의를 거친 것이다. ACAT 평가를 통해 환자가 필요시 청소 작업, 교통편 이용 바우처 제공, 쇼핑 후 집에 물건 배달과 같은 재가요양 지원을 받을 수도 있다.

13.2.2.6 재활 간호

기능에 초점을 맞춘 간호는 모든 재활 프로그램에서 매우 중요하다. 다음은 Jones 부인을 돌보는 재활 간호사에 의해 수행되었다.

1. 간단한 방식으로 일상 생활 작업을 가르치고 같은 방식으로 반복한다.

---

21 연합 의료는 의사나 간호사와 다른 의료전문가에 의한 서비스. 영양서비스, 물리치료 등의 역할을 맡는다. 호주, 영국 등에서 운영 중이다.

2. 모든 작업의 독립성을 장려한다.

3. 보조 기구들을 적절하게 준비시킨다.

4. 작업을 위한 시간과 시작 안내를 확보한다.

5. 천천히 명확하게 잘 들리도록 지침을 전달한다.

6. 긍정적인 강화 및 피드백을 주는 정서적 지원을 제공한다.

7. 대변 가리기 — Bristol 대변 차트, 정해진 시간에 화장실 가기, 영양사를 통해 고섬 유질 식단 관리.

8. 소변 가리기 — 소변의 시간과 양, 수분 균형 기록, 정해진 시간에 화장실 가기.

9. 약물치료 — 웹스터팩[22]고려, 자가 약물 복용 교육.

13.2.2.7 매주 열리는 다학제 팀의 사례 검토

1. 사례 회의

2. 가족 모임 — 정보 및 교육을 제공한다. 과잉 보호하지 않고 돕지 않도록 교육한다. 남편에 대한 간병인 교육, 지역 사회 서비스 안내 등을 지원한다.

3. 남편과 함께 퇴원하기 전에 자립생활지원부서와 논의를 권유한다.

4. 지원을 받으며 집으로 돌아가기 위한 퇴원 관리 계획을 세운다.

5. 후속 조치 — 외래 재활

13.2.2.8 Jones 부인 사례에서의 재활 결과

Jones 부인은 회복에 중점을 둔 2주간의 입원 환자 다학제 재활 프로그램에 참여했다. 그녀의 목표는 4륜 보행기로 50 m를 5분 이내에 안전하고 독립적으로 걷는 것이었다. 그녀는 혼자서 샤워하고 옷을 입으며 도움 없이 스스로 화장실을 갈 수 있기를 원했다. 남편과 함께 식당에 가고 일주일에 한 번 가족이나 친구들과 사교 모임을 즐기고 싶었다. 또한 남편의 건강을 염려했으며 누군가 일주일에 한 번 집을 청소해준다면 도움이 될 것이라고 생각했다.

---

22 약을 요일별로 팩에 넣어서 놓치지 않고 꺼내 먹게 만든 상품이다.

13.2.2.9 결과들

- 퇴원 시 FIM (Functional independence measure, 기능 독립성 측정)[23] 104/126. (입원 시 FIM 78/126)
- 전반적으로 광범위한 기능 개선이 진행되었다.
- Jones 부인은 실내와 실외에서 5분 이내 동안 낮은 보행보조기를 사용하여 독립적으로 안전하게 50 m를 걸을 수 있었다.
- 그녀는 난간을 잡고 세 걸음을 걸을 수 있었고 걸을 때 감독이 필요했다.
- 그녀는 자동차로 이동 시 감독이 필요했다.
- Timed Up and Go: 33초(입원 시 60초)
- 5회 앉았다 일어서기: 20초(입원 시 23초)
- 걸음걸이 개선: 좌측 족배굴곡은 가죽으로 된 Dictus brace로 개선되었고, 근력이 3/5으로 향상되었다. 퇴원 시 보조기 필요 없이 보행할 때에도 발이 지면에서 완전히 떨어지게 걸을 수 있었다(foot clearance).
- 통증평가점수: 왼쪽 고관절 3/10, 왼쪽 무릎 3/10
- 인지기능 개선: 퇴원 시 MMSE 26/30(입원 시 23/30)
- 자가 관리: 그녀는 자가 관리 수행을 위해 제공된 보조기구들을 이용해 독립적인 생활이 가능해졌다.
- 스스로 화장실을 갈 수 있다.
- 식사: 남편이 준비하고 환자 스스로 식사할 수 있다.
- 가정 환경 수성 빛 설치:
  - 현관 전면 두 계단에 난간 설치
  - 내부 계단[24]이 아닌 것으로 교체
  - 집의 1층에 살도록 함
  - 이동을 돕기 위해 욕실 내에 화장실이 위치하게 하고 변기 주변에 안전프레임(toilet surround) 설치
  - 손에 들고 쓰는 샤워 호스 사용
  - 손잡이 난간(grab rail) 설치
  - 샤워 의자 권장

---

23 18개 항목의 일상 생활기능 별로 각 7점 만점으로 구성되어 있다(총점 126점). 점수가 높을수록 자립 의미, 100~110 점이면 일상 생활에 약간의 도움이 필요한 수준이며 그 이하로 갈수록 도움이 많이 필요함을 의미한다. 1) 먹기 2) 몸 단장하기 3) 목욕하기 4) 상의 입기 5) 하의 입기 6) 화장실 사용하기/괄약근 조절하기 7) 소변 가리기 8) 대변 가리기 9) 이동하기 10) 침상/의자/휠체어 11) 화장실 12) 욕조/샤워/보행 13) 걷기/휠체어 14) 의사 소통 15) 이해/지각력 16) 표현하기/사회적응 17) 사회생활하기 18) 문제 해결 능력

24 계단이 실내에 설치되어 측면이 개방되어 추락의 위험이 있는 계단을 말한다.

- 가정에서 일상 생활에 도움되는 시각 보조기를 지원받기 위해 국제 저시력 지원 그룹에 의뢰하였다.
- 그녀는 남편 Bernie와 함께 집으로 퇴원했다.
- 사회복지사는 우선 2주에 한번 가정에서의 개인위생관리를 감독하고 가정 청소 서비스를 지원할 수 있도록 지역 사회 서비스를 연결해 주었다. 노인 간호 평가 팀은 재활 입원 도중 Jones 부인을 평가하고 향후 필요한 경우 일시적/영구적 노인 요양을 승인했다.
- 기분은 섬망의 내과적 치료와 venlafaxine 용량 증가를 통해 호전되었다.
- 슬픔과 상실감에 대한 상담이 시작되어 진행 중이다.
- 그녀는 정기적으로 사교 모임에 나가는 것을 목표로 한다. 지역 내 주간보호센터와 사회 단체에 대한 정보를 알려준다.
- 택시 운송 보조금 제도를 포함한 다른 교통 옵션에 대한 정보를 제공하였다.
- 필요시 그녀의 쇼핑을 도울 다른 요양 서비스에 대한 정보도 제공한다.
- Jones 부인의 남편에게 보호자 지원에 대한 정보 제공하여, 자신감을 높이고, 개인의 안전을 최적화하기 위해 보호자 교육에 참여하였다. 그녀에게 낙상 예방 교육 정보를 제공하였다.
- 그녀는 의학적으로 안정적인 상태로 퇴원하게 되었다.

13.2.2.10 후속 계획

- 1일 2시간, 매주 2회, 총 6주간 진행되는 외래 환자 재활 프로그램에 참여한다.
- 격일로 가정 운동 프로그램을 실시한다. 이 프로그램은 하루에 30분씩 시행하고, 1회 15분씩 총 2회 혹은 1회 10분씩 총 3회로 진행된다. 가벼운 유산소 운동, 근력 운동 및 유연성 운동으로 구성되어 있다.
- 의학적 문제들을 모니터링하기 위해 퇴원 1주 이내에 주치의를 만나도록 권장한다.
- 퇴원 48시간 후 재활 간호사가 전화를 걸어 문제 없이 잘 지내고 있는지 확인한다.

Reference

1. Cameron ID, Kurrie SE. Rehabilitation and older people. Med J Aust. 2002;177(7):387–91.
2. Hoenig H, Schmader KE, Sokol HN. Overview of geriatric rehabilitation; program components and settings for rehabilitation. 2015. p. 1–35.
3. PruvBettger JA, Stineman MG. Effectiveness of multidisciplinary rehabilitation services in postacute care; state of science. A review. Arch Phys Med Rehabil. 2007;88:1526.
4. Cohen HJ, Feussner JR, Weinberger M, et al. A controlled trial of inpatient and outpatient geriatric evaluation and management. N Engl J Med. 2002;346:905.
5. Stucki G, Cieza A, Melvin J. The international classification of functioning, disability and Health (ICF); a unifying model for the conceptual description of the rehabilitation strategy. J Rehabil Med. 2007 May;39(4):279–85.
6. Henbacher KJ, et al. The reliability of the functional independence measure: a quantitative review. Arch Phys Med Rehabil. 1996;77:1226.
7. Valderraoma-Gama E, Damian J, Rodriguez-Manas L. Previous disability as a predictor of outcome in a geriatric rehabilitation unit. J Gerontol A Biol Sci Med. 1998;53:M405–9.
8. Okeeffe, Shain. Encyclopedia of Agency, The Gale Group. 2002;1–7.
9. Wells JI, et al. State of the art in geriatric rehabilitation: Part 1. Review of frailty and comprehensive geriatric assessment. Arch Phys Med Rehabil. 2003;84:890–7.
10. Shephard RJ. Physical Fitness and Exercise. In Princples and practice of geriatric medicine. Edited by Pathy MST. Chichester, UK; John Wiley Sons. 1998.
11. Program in Advance Rehabilitation Centre Newsletter. Jan 2010.

References—Tools Discussed in the Chapter

12. Barthel Index; www.racgp.org.au
13. Functional Independence Measure (FIM); www.rehabmeasures.org
14. Depression Anxiety Stress Scales (DASS); www.gpaustralia.org.au
15. ICF; www.rehab-scales.org.au
16. Timed Up and Go (TUG); www.rehabmeasures.org
17. Modified Berg & Berg Balance; www.rehabmeasures.org
18. MW; www.rehabmeasures.org
19. MW; www.rehabmeasures.org
20. SF 36 Item short form Survey − Quality of Life Measure; www.rand.org

뇌졸중
Stroke in Old Age

David Abernethy

Key Points

- 뇌졸중의 3/4이 65세 이후에 발생하며, 노인에서의 뇌졸중은 훨씬 더 치명적이다.
- 뇌졸중은 사망의 4번째 주요 원인이며 성인의 장애 발생의 주요 원인이다.
- 일과성뇌허혈발작(TIA)이나 경미한 뇌졸중 이후의 뇌졸중 예방과 허혈성 뇌졸중의 급성기 치료는 모든 연령대에서 매우 효과적이다.
- 심방세동은 노인의 중증 뇌졸중에 중요하고 대부분 예방이 가능한 중요한 원인이며, 따라서 예방 효과가 있는 항응고제가 훨씬 더 널리 사용되어야 한다.
- "시간은 뇌입니다(Time is brain)" – 급성 뇌졸중에 대한 혈전용해 및 혈전 제거는 서둘러 이뤄져야 한다.
- 성공적인 뇌졸중 예방 및 치료를 위해서는 뇌졸중 시스템의 지속적인 개선과 반복적인 대중 인식 캠페인이 필요하다.

Case Study

91세인 환자는 토요일 아침 10시에 부인이 마지막으로 보았을 때는 건강해 보였다. 10시 30분쯤 집으로 돌아온 그녀는 오른쪽으로 쓰러져 있는 그를 발견하였는데, 그의 좌측 안면과 상지에 힘이 빠져 있었고 반응이 떨어져 있었다. 오전 11시경 도착한 구급차를 타고 그는 즉시 병원으로 이송되었으며 아내가 동행했다. 그는 심방세동이 있어 아스피린을 복용 중이었다.

9개월 전까지 warfarin을 복용하고 있었는데, 낙상 후 중단한 상태였다. 낙상 일주일 후, 천골 부위에 욕창이 발생하여 치유하는데 한 달 이상이 걸렸다. 그는 진전(tremor)이 주 증상인 파킨슨병을 앓고 있었고 거동능력이 떨어져 약 한 달간 보행보조기가 필요했고, 샤워 및 옷을 입기 위해 일주일에 3번 집에서 간병인의 도움을 받았다. GCS[1] 12/15점으로 M6[2] V2[3] (/5 이해할 수 없는 소리만 냄) E4[4] 상태였으며, 그는 지시에 반응을 보였지만 자발적으로 정보를 제공할 수는 없는 상태였다. 그는 머리와 눈이 오른쪽으로 편위되어 있었고, 왼쪽 뺨의 이완성 무력증(flaccid weakness), 왼쪽 윗입술 처짐, 왼쪽 팔을 움직일 수 없고 왼쪽 다리는 5초 동안 어렵게 침대에서 들어 올릴 수 있는 정도의 좌측 반신 불완전마비 상태를 보였다.

14.1   서론

뇌졸중은 노인인구에서 많이 발생하며, 흔히 비탄에 빠지게 만드는 질환이다. 뇌졸중이라는 단어는 급성 국소형 뇌허혈(acute focal brain ischaemia), 뇌내출혈(intracerebral haemorrhage, ICH), 지주막하출혈(subarachnoid haemorrhage, SAH)을 포함한다.

허혈성 뇌졸중, 뇌내출혈, 지주막하출혈 등의 원인, 예방, 그리고 급성기의 진단과 치료는 중요한 원칙에서 서로 다르다. 지주막하출혈은 여기서 논의되지는 않겠지만, 진

---

1   **Glasgow Coma Scale**
     * Eye opening
         4. spontaneous: 자발적으로 눈뜸, 3. to speech: 말하면 눈뜸, 2. to pain: 통증자극에 눈뜸
         1. none
     * Verbal response
         5. oriented: 시간, 장소, 사람에 대한 지남력이 있음, 4. confused conversation: 혼돈 상태(ex. 여기가 어디예요? 우리집). 3. inappropriate word: 부적절한 단어구사. (ex. 여기가 어디예요? 저녁) 2. incomprehensible sound: 이해할 수 없는 소리나 신음을 내거나 소리를 지름 1. none
     * Motor response
         6. obey command   5. localize pain: 통증자극 부위에 접근하여 자극을 없애려고 함
         4. flexion(normal), withdraws to pain: 위축반응. 통증자극을 피하려고 움직임
         3. flexion(abnormal): 비정상 굴곡. 제피질강직 자세(decorticated posture)
         2. abnormal extension: 비정상 신전. 제뇌경직 자세(decerebrated posture)
         1. none
2   Motor response 6점: 명령에 따름
3   Verbal response 2점. 이해할 수 없는 소리나 신음을 냄
4   Eye opening 4점: 자발적으로 눈을 뜸

단과 치료에 있어 모든 방면의 포괄적인 고려에 대한 내용을 Brain (http://brain.oxford-journals.org/content/124/2/249.long)에서 무료로 볼 수 있다.

급성 허혈성 뇌졸중을 임상에서 POCI (Posterior circulation infarct), PACI (partial anterior circulation infarction, LACI (lacunar infarction), TACI (total anterior circulation infarction)로 세분화[5] 하는 것은 원인 추정과 예후에 있어서 유용한 지침이 된다. 재활의 측면에서, 뇌졸중의 크기는 결과에 영향을 주는 가장 중요한 요인이며, 커다란 중대뇌동맥 경색(MCA[6] infarct)과 크고 깊은 대뇌반구의 뇌내출혈(hemisphere ICH)은 특히 나쁜 결과를 초래한다. 다른 허혈성 뇌졸중 형태들은 모두 이들 보다는 상대적으로 좋은 예후를 가진다. 첫 30일 동안의 사망률은 20% 미만이고, 약 30%는 타인에 생활의존 상태로 남게 되며, 약 50%는 완전히 생활자립상태로 회복한다[1]. 이러한 결과는 회복할 가능성이 있는 환자에 대한 성실한 치료와 적절한 시간 내의 적극적인 재활의 필요성을 보여준다.

일차와 이차 예방을 통해서 뇌졸중의 부담을 가장 크게 줄여줄 수 있다. 흡연, 고혈압, 심방세동, 고콜레스테롤혈증, 당뇨와 비만은 가장 중요한 위험인자이다. 서양에서는 심방세동, 비만, 당뇨 발생이 증가하고 있다.

허혈성 뇌졸중의 1/10−1/4 사이에서는 **일과성뇌허혈발작(TIA)**이 선행하며, 그중 절반 정도는 일과성뇌허혈발작이 48시간 이내에 선행한다. 일과성뇌허혈발작 이후의 뇌졸중 발생 위험은 12% 정도로 높다. 외래 진료 환경에서 즉각적인 평가와 간단한 중재로 뇌졸중으로의 진행 위험을 약 80%까지 감소시킬 수 있다[2]. 뇌졸중의 20% 내지 30%는 심방세동 환자에서 발생한다. **심방세동** 환자 중 항응고제를 복용 중인 비율은 낮으며, 심방세동으로 인한 뇌졸중은 전형적으로 장애를 많이 유발한다. 따라서, 65세 이상의 심방세동 환자들 또는 다른 이유로 뇌졸중 위험이 높은 환자들의 항응고제 복용 비율을 증가시켜야 한다.

급성 뇌졸중의 치료에는 급속한 발전이 있었다. 하지만 이러한 치료법들은 일반적으로 그리 효과가 크지 않으며, 최대 10%만이 심각한 부작용 없이 완벽한 회복을 보인다.

---

5 Oxfordshire Community Stroke Project classification으로 임상적으로 급성뇌허혈 환자를 구분하는 방법이다. 뇌 컴퓨터 뇌경색의 크기 및 위치와 잘 일치한다고 알려져 있다.

6 Middle cerebral artery, 중대뇌동맥을 의미한다.

현재는 뇌졸중 환자들 중 최대 1/3만이 충분히 일찍 병원에 도착해서 뇌경색 크기를 의미 있게 줄일 수 있는 처치를 받을 수 있으며, 많은 사람들이 즉각적인 치료를 받지 못하거나 병원 시스템의 실패로 인해 아예 치료를 받을 수 없다. 대부분의 환자들에게 효과적인 치료법이 전달되기 위해서는, 잘 조직되고 정기적으로 감사를 받는 병원 및 커뮤니티 시스템과 지속적인 공공 교육이 필요하다.

14.2   뇌졸중 치료를 위한 시스템의 중요성

뇌졸중 치료는 시급하다. 뇌졸중이나 일과성뇌허혈발작으로 의심되는 환자들을 대상으로 가능한 빨리 평가를 시행해야 한다.

잘 조직화된 뇌졸중센터는 급성 뇌졸중으로 인한 결과를 향상시키는 것으로 나타났다. 정확한 이유는 불확실하다. 그러나 모든 뇌졸중 환자에게 적용되고 효과가 입증된 급성 치료의 모든 측면을 적시에 구현하는 데 전념하는 팀, 지속적인 프로세스 개선, 환자와 가족의 교육, 그리고 뇌졸중의 2차 예방이 가장 유력한 이유들이다.

급성 뇌졸중 환자의 치료와 경도 뇌졸중이나 일과성뇌허혈발작 이후의 예방에 있어서 가이드라인과 표준 치료, 조사계획을 따라야 한다. 가장 포괄적인 지침은 미국심장학회/미국마취과학회(AHA/ASA)에 의해 만들어진 것이다.

시스템의 구체적인 구성 요소는 다음 내용들을 포함한다.

- 환자, 가족, 간병인에 의한 뇌졸중의 조기 인지
- 응급 서비스에 의한 조직적인 대응
- 진단, 조사 그리고 가능하다면 혈전용해 또는 혈전 회수(clot retrieval)[7]를 위한 FAST track system
- 입원 중 그리고 시술 전후의 뇌졸중에 대한 빠른 반응(신속한 치료 실행 및 모니

---

7   stent retriever를 이용해 혈전을 끄집어내는 것을 말한다.

터링에 적합한 위치 및 시설 파악을 포함)

- 일과성뇌허혈발작과 경도 뇌졸중 환자를 대상으로 긴급한 조사와 2차 예방 치료의 시행

- 악성 중뇌동맥 증후군(malignant middle cerebral artery syndrome)이나 소뇌경색의 장애와 사망을 줄이기 위한 특별한 상황에서의 외과적 개입

14.3 뇌졸중 역학

뇌졸중은 65세 이상 그룹에 거의 국한된 문제다. 2012년 오클랜드 뇌졸중 연구에서, 1년에 10만 명당 처음 뇌졸중이 발생한 비율은 15−64세에서 55명이었고, 65−74세에서는 381명, 75−84세에서는 913명, 85세 초과에서는 1,518명이었다. 뇌졸중의 약 80%는 허혈성, 18%는 출혈성, 2%는 미결정이었다. 출혈성 뇌졸중의 약 3/4은 일차 비외상성 뇌내출혈(PICH)이며, 1/4은 지주막하출혈로 인한 것이다[3].

뇌졸중에 대한 현재 세계 보건 기구의 정의(1970년에 도입되어 여전히 역학 연구에 특히 사용되고 있음)는 "혈관 기원 이외에는 뚜렷한 원인이 없이, 24시간 이상 지속되거나 사망에 이르는, 뇌 기능의 국소적 혹은 미만성장애가 빠른 속도로 진행하는 임상 소견"이라고 한다[4].

개정된 미국심장협회(AHA) 정의는 임상진료를 더욱 밀접하게 반영한다. 중추신경계 경색은 영구적인 손상의 신경병리학적, 신경 영상 그리고 임상적 증거를 기반으로 한, 허혈에 기인하는 뇌, 척수 또는 망막의 세포사(cell death)로 정의된다. 중추 신경계 경색은 다양한 임상 스펙트럼에 걸쳐 나타난다. 허혈성 뇌졸중은 특히 명백한 증상을 동반하는 중추 신경계 경색을 말하며, 반면 무증상 경색(silent infarction)은 알려진 증상을 일으키지 않는다. 뇌출혈에는 크게 뇌내출혈과 지주막하출혈로 나뉜다.

14.4 일과성뇌허혈발작과 허혈성 뇌졸중은 같은 기전을 가진다.

뇌졸중의 9.4% 내지 26%에서 일과성뇌허혈발작이 선행된다[7-9]. 일과성뇌허혈발작 환자의 14.1%와 경도 허혈성 뇌졸중 환자의 13.1%가 심방세동을 가지고 있다[10]. 일과성허혈발작과 뇌졸중은 그 뇌 손상의 기간과 지속성이 다르지만, 동일한 근본적인 병리생리학적 기전을 가지고 있다. 일과성뇌허혈발작은 몇 분에서 24시간까지 지속된다. 발작이 길어질수록 기저에 경색이 동반되어 있을 가능성이 더 높아지는데, 1시간 이상 지속되는 허혈발작의 약 1/3에서 뇌경색이 동반되어 있다. 급성 뇌졸중이 뒤따를 가능성이 높은 가장 심각한 일과성뇌허혈발작은 언어 및 운동 능력에 영향을 미치거나 심방세동과 관련이 있다.

14.5 일과성뇌허혈발작 또는 경도 뇌졸중 이후의 재발성 뇌졸중의 2차 예방

일과성뇌허혈발작과 경도 뇌졸중 후에는 특히, 조기에 2차 예방을 시작하는 것이 매우 중요하다. 당일에 외래에서 진단과 치료를 모두 제공받은 환자는 향후 3개월 동안 뇌졸중의 위험을 최대 80%까지 감소시키는 것으로 나타났으며, 처음 48시간 이내의 발생 위험은 약 50% 감소를 보였다[2]. 일과성뇌허혈발작과 뇌졸중의 근본적인 원인을 확인하는 것은 초기 중재방법과 회복 예후를 안내해주고 재발 위험을 최소화는 예방전략을 선택하게 도와주며 심내막염과 혈관염과 같은 특정한 조치를 필요로 하는 드물지만 심각한 원인들을 식별하는 데 도움이 된다.

14.5.1 경도 뇌졸중과 일과성뇌허혈발작의 원인

1) 흔한 원인으로는 다음과 같은 것들이 있다.

- 동맥에서 동맥으로 가는 색전증 – 가장 흔하다.
- 심방세동과 기타 심장성 색전증 유발 원인들 – 우좌션트(right to left shunt)를 통한 정맥 색전증 등
- 노화, 고혈압 및 당뇨병과 관련된 소혈관질환들 – 열공 뇌경색 증후군. 드물게 는 전형적이고 자주 재발하는 열공성 허혈 증상으로 의심되는 capsular warning syndrome[8]

2) 흔하지 않은 혈관 원인들

- 큰 동맥의 임계 협착(Large–artery critical stenosis) – 경동맥폐색에서의 limb-shaking TIA[9]
- 혈전성 원인, 특히 루프스 항응고제 증후군(Lupus anticoagulant syndrome)[10].
- 흔히 컴퓨터단층촬영(CT)에서 궁륭부 지주막하 출혈(convexity subarachnoid hemorrhage)[11] 소견을 보이는 뇌 아밀로이드증(cerebral amyloidosis)[12]: 운동성 혹은 감각성의 국소적 증상이 발생해 수분에 걸쳐 퍼져나가 운동성 혹은 감각성 편두통 조짐과 유사한 증상을 보이며, 재발성으로 나타난다[12].
- 심내막염
- 혈관염
- 드문 비혈관성 원인으로 심장종양
- 뇌종양 – 약 100회의 일과성뇌허혈발작 중 1회 정도는 의심 못했던 뇌종양과 연관되어 있다. 증상은 짧은 국소 발작 증상인 경우가 많다. 드문 종양이지만, 전

8　내섬유막(internal capsule)에 일시적 열공성 허혈이 자주 재발하는 것으로 후에 내섬유막경색(internal capsular infarction)이 발생할 가능성이 높다. 발생 기전은 중뇌동맥이나 기저동맥의 혈전이나 죽상경화 등으로 좁아져서 말단부의 내섬유막의 관통분지(penetrating branch, lenticulostriate artery)에 허혈이 오기 때문이다. 증상은 반복적이고 저절로 좋아지는 일측 운동마비(때로 감각마비)와 구음장애가 일시적으로 나타날 수 있다.

9　경동맥 협착의 드문 증상으로 마치 국소 발작처럼 한쪽 팔이나 다리를 불수의적으로 흔든다.

10　Lupus anticoagulant는 자가면역질환에서 혈소판의 인지질막에 결합하는 면역글로불린이며 이로 인해 혈전 생성이 증가한다. anticoagulant(항혈전제)란 용어는 잘못 거꾸로 명명된 것이다. Antiphospholipid syndrome으로도 불린다.

11　Acute cortical subarachnoid haemorrahge로도 불리며, 뇌피질 반구의 궁륭부(cortical hemispheric convexities)에 국한되어 발생하는 지주막하 출혈이다. 노인에서는 대뇌 아밀로이드 혈관병증의 형태로 발생하는 경우가 흔하며, 국소적인 운동, 신경감각 이상의 증상을 보일 수 있다.

12　아밀로이드가 혈관벽에 침착되면 혈관벽의 손상을 유도하여 출혈 위험이 증가한다.

형적으로 빠르게 진행하는 악성 신경교종과 같은 종양과 같은 경우, 초기의 CT
스캔에서 보이지 않을 수 있다.

- 경막하 혈종(subdural hematoma) — 비록 임상증상이 미묘하고 비교적 흔하지
않지만, 경미한 머리 부상 이후에 생긴 경도 인지 및 기억장애의 병력과 최근 들
어 생긴 좋았다 나빴다를 반복하는 착란(fluctuating confusion), 국소적 일과성뇌
허혈발작과 비슷한 증상을 보이는 것이 독특하다.
- 다른 공간점유성 병변들

3) 아밀로이드 혈관병증에서의 흔하지 않은 감각과 운동을 침범하는 일과성뇌허혈발작

- **아밀로이드 혈관병증(amyloid angiopathy)**은 수분에 걸쳐서 퍼지는 반복적이고
전형적인 일과성뇌허혈발작을 일으킬 수 있는데 예를 들면, 편두통 조짐처럼 손
가락에서 시작해 동측 얼굴로 순차적으로 퍼진다. 이러한 경우, 철분에 민감한
MRI sequence를 촬영하면 피질 및 피질 하부의 미세 출혈 또는 뇌 궁륭부(con-
vexity)의 지주막하출혈이 나타낼 수 있다. 비록 아밀로이드 혈관병증이 뇌경색
과 뇌내출혈의 발생률을 모두 증가시키기 때문에 불확실하긴 하지만, 항혈소판
치료는 아마도 피하는 것이 최선일 것이다.

14.5.2 임상증상과 유사질환

양성 증상과 음성 증상[13] 확인, 그리고 발병 유형, 지속 시간, 그리고 임상증상들의 조합
들에 대한 분석을 통한, 뇌허혈발작의 가능성 있는 원인들(일과성뇌허혈발작, 의식소실
을 동반하는 흔치 않은 변형 뇌허혈, 반구 또는 상부 뇌간의 허혈발작에 의한 사지 흔들
기[limb shaking]와 그 유사질환: 실신, 발작, 두통을 동반하지 않은 편두통 조짐, 기능
성 종양)의 감별진단에 대한 상세한 논의는 Practical Neurology [14]와 PubMed http://

---

13 양성 증상이란 과도한 움직임, 사지 흔들기, 감각 증가(찌르는듯한, 화끈거리는, 섬광 같은 시각 증상) 등을 말한
다. 음성 증상이란 위약, 감각손실, 언어기능 손실, 시력 손실 등을 말한다. 뇌졸중은 대부분 음성 증상을 보이며,
양성 증상이 있다면 뇌졸중 유사 질환을 고려해보아야 한다.

www.ncbi.nlm.nih.gov/pubmed/24453269를 통하여 무료로 이용할 수 있다.

14.5.3 일과성뇌허혈발작의 진단

일과성뇌허혈발작과 뇌졸중의 진단은 환자에게 상당한 심리적 영향을 미치고 특히 운전과 때로는 그들과 그들의 부양가족들에게 치명적인 결과를 초래하는 생계의 상실과 같은 활동의 제한을 불러일으킨다. 2차 예방을 위한 약물은 중요하고 때로는 위험한 부작용을 가지고 있다. 일과성뇌허혈발작과 뇌졸중 유사질환이 많고, 진단 기준에 대한 주의와 준수가 필요하다.

    일과성뇌허혈발작에 대한 확고한 진단 기준이 잘 정립되어 있으며 일시적인 신경학적 증상을 평가할 때 이 기준을 적용해야 한다. 최근 척추기저동맥 혈류의 일시적인 신경학적장애가 척추뇌기저동맥 영역의 뇌졸중 발생 2일 전에 더 흔하게 나타나는 것이 알려졌으며, 일과성뇌허혈발작의 명확한(National Institute Of Neurological Disorders And Stroke, NINDS 기준에 의한) 진단에 도달하지 않을 정도의 짧은 기간 동안 나타나는 일과성뇌허혈발작에 대해서 예방적 치료를 제공할 필요가 있을 수 있다.

14.5.4 일과성뇌허혈발작의 진단 기준

현재 정의: 일과성뇌허혈발작은 영구적인 뇌경색과 관련이 없는 부분적 뇌허혈로 인한 신경 기능장애의 짧은 삽화(episode)이다[15].

    위에서 논의한 바와 같이, 유사질환이 포함되지 않게 하기 위해 일과성뇌허혈발작의 진단에 대한 조심스런 접근이 중요하다. 1975년 미국심장협회가 발표한 일과성뇌허혈발작 진단에 대한 NINDS의 임상 기준은 다음과 같다[16].

경동맥에서 유래한 일과성뇌허혈발작의 전형적인 병력으로 다음과 같은 것들이 신속하게 나타난다(무증상에서 최대 증상까지 이르는 시간이 대개 2분 미만이며, 길어도 5분 이내).

1. 운동장애(사지 중 하나 또는 한쪽 팔다리의 위약, 마비, 움직임이 안되거나 또는 서투름)

2. 감각장애(사지 중 하나 또는 같은 쪽 팔다리의 감각 상실, 감각 상실의 무감각 혹은 저린감[numbness])

3. 실어증(사소한 장애이거나 혹은 전반적 장애일 수 있으며 읽기, 쓰기 또는 계산의 어려움을 포함할 수도 있는 대화 또는 언어장애)

4. 양쪽 눈의 시력이 정상이었던 사람에서 한쪽 눈 전체 혹은 일부에서 발생한 시력 상실(일과성 흑암시[amaurosis fugax])[14]

5. 동측반맹(homonymous hemianopia)[15]

6. 위의 조합들

이러한 임상 현상은 일반적으로 기능의 감소 또는 상실을 나타낸다. 뇌졸중에 의한 감각에 이상이 생겼을 때, 그것은 일반적으로 한꺼번에 오는 것으로 묘사되며 진행성으로 오지 않는다.

척추뇌기저동맥에서 일과성뇌허혈발작의 전형적인 병력은 다음과 같은 것들이 신속하게 나타난다(무증상에서 최대 증상까지 이르는 시간이 대개 2분 미만이며, 최대 5분 이내).

1. 운동장애(팔다리의 어느 부위의 조합이든 가능하며, 위약, 서투름 또는 마비, 사지마비까지 가능하다. 때때로 다른 허혈발작이 생겨서 증상이 한쪽에서 다른 쪽으로 옮겨가기도 한다.)

2. 감각장애(팔다리의 어느 부위의 조합이든 가능하게 나타나기도 하고 얼굴이나 입의 양쪽에 나타날 수 있는, 마비 또는 감각 이상을 포함한 무감각 혹은 저린감을 말한다.)

3. 양쪽 눈 모두에서 완전한 또는 부분적인 동측시야의 시력 상실(양측성 동측반맹)

---

14 일시적으로 눈이 캄캄해지는 현상으로 경동맥에서 유래된 혈전 때문이거나 전신의 혈압 감소 때문일 수 있다.

15 시삭(optic tract)에서 후두부(visual cortex)에 이르는 부위에 영향을 주는 종양, 뇌혈관 질환 등에 의해 발생한다.

4. 동측반맹

5. 현훈(vertigo)과 무관하게 발생한 운동실조, 불균형, 불안정성

6. (오심과 구토가 있든 없든) 현훈, 복시, 연하곤란 또는 구음장애 중 하나만 발생할 때는 일과성뇌허혈발작으로 간주되지 않으며, 다른 하나와 함께 동시에 나타나거나 또는 위의 1, 2, 3, 4번 중 하나라도 동반된 경우는 일과성뇌허혈발작으로 간주되어야 한다.

7. 위의 조합들

다음 증상들 단독으로만 구성된 증상(발작)은 '**불확정 일과성뇌허혈발작**(uncertain TIA)'으로 분류되어야 한다.

1. 현훈 단독

2. 구음장애 단독

3. 연하곤란 단독

4. 복시 단독

일시적 또는 장기간의 다음 증상은 일과성뇌허혈발작으로 포함되지 않는다.

1. 실신을 포함한 무의식

2. 강직성 또는 간대성 움직임

3. 감각장애가 줄지어(marching)[16] 나타남

4. 현훈 단독

5. 연하곤란 단독

6. 구음장애 단독

7. 대변실금 또는 요실금

8. 어지러움 또는 머리가 띵함

9. 의식의 변화와 관련된 시력 상실

---

16 각 증상이 손끝, 발끝 등 국소적인 곳에서 발생해 다른 곳으로 넓게 퍼져가는 현상을 말한다. Jacksonian seizure나 편두통 전조증상에서 볼 수 있다.

10. 편두통과 관련된 국소적 증상

11. 섬광 암점(scintillating scotomata)

12. 착란(confusion)이 단독으로 나타남

13. 기억상실이 단독으로 나타남

일과성뇌허혈발작의 감별진단에는 '반신마비성' 편두통, 초점경련발작(종종 암으로 인한 것이며, 감각 또는 운동 현상을 일으킨다.), 메니에르병, 과호흡과 관련된 감각 현상 등이 포함된다.

14.5.5 일시적 신경학적 발작(TNA, transient neurological attack)이 척추 뇌기저동맥 뇌졸중의 전조일 수 있다.

일과성뇌허혈발작에 대한 국립보건원(NIH) 진단 기준에서 명시적으로 제외된 일시적 신경학적 증상들이 실제로는 뇌 허혈의 가능성을 시사한다. Oxford Vascular Study group 은 현훈 단독, 비초점성 증상들을 동반한 현훈, 일시적이지만 전신적 위약, 그리고 양안 의 시야장애 등을 척추뇌기저동맥 순환 영역의 **일시적 신경학적 발작(TNAs)**[17] 으로, 비전 형적 일과성 흑암시 및 사지 흔들기 등을 경동맥 영역의 TNAs로, 그리고 불분명한 발음 단독 증상, 변이형 편두통, 일시적 착란, 일측의 감각 저림 증상 등을 불특정 영역에서 의 TNAs로 제시하였다.

혈관 영역을 결정할 수 있었던 연속적인 허혈성 뇌졸중들 중에서, 275개의 척추뇌기 저동맥 뇌졸중 중 16%, 759개의 경동맥 뇌졸중 중 1%가 평균 4일 전에 TNA가 선행되었 고, 이 중 척추뇌기저동맥 뇌졸중의 절반은 2일 이내에 선행되었다. 척추뇌기저동맥 뇌 졸중에 선행한 TNA 증상으로는 비국소형 증상이 있거나 없는 현훈이 가장 흔했는데,

---

17 transient neurological attack, 갑작스럽게 발생하여 24시간 이내에 소멸하는 신경증상으로 편두통, 발작, 메 니에르병, 과호흡, 심장성 실신, 저혈당, 기립성저혈압을 진단할 근거가 없는 경우를 말한다. 증상이 국소적(초점 성)으로 오거나 비국소적으로 올 수 있는데 전자는 일과성뇌허혈발작에 의한 것이며, 후자는 그 원인이 다양하고 일부에서는 diffusion-weighted MRI를 촬영해보면 급성 뇌허혈성병변을 보이기도 한다. 또한 뇌졸중의 위험을 증가시킬 수 있다.

최대 60%까지 차지하였다[17].

14.5.6 일과성뇌허혈발작과 경도 뇌졸중의 조사

뇌의 상태, 뇌 순환, 대동맥 및 대혈관, 그리고 간헐적 혹은 지속적 심방세동 진단을 위한 심장과 심장리듬 검사는 모두 시행되어야 하며 임상적 문제들과 CT 결과, 경동맥 검사 결과에 의해 도움을 받아야 한다.

심내막염, 혈관염, 사람면역결핍바이러스(HIV), 매독을 포함한 염증이나 전염성 원인에 대한 단서를 식별하기 위해 전신 증상을 조사해야 하는데, 이들 요인들은 수십만 명이 넘는 환자를 대상으로 하는 병원에서 매년 몇 건 정도의 비율로 나타난다.

많은 병원에서는 뇌의 일반 CT와 경동맥 이중초음파(duplex sonography), 잠재적인 심방세동 진단을 위한 심전도(ECG) 및 홀터 모니터를 쉽게 사용할 수 있다. 경추 및 두개내 자기공명혈관조영술(MRA)이 포함된 MRI 또는 컴퓨터단층혈관조영술(CTA)이 더 좋은 검사인데, 이유는 30%가 DWI[18]에서만 병변을 보일 수 있으며, 기존의 검사로는 의심되지 않는 병변이 보이고, 미세 출혈 및 두개내 죽종이 보일 수 있어서 최종 진단 및 최적의 치료에 매우 중요하기 때문이다.

14.5.7 중증도 평가지표인 ABCD2 점수와 심방세동의 발견

ABCD2 점수[19]에 따라 조사 시기와 치료 강도를 조정하는 것이 일반적인 관행이다. 그러나 이 관행은 전체 인구집단을 대상으로 한 사업에서는 정당화될 수 있지만, 일과성뇌허

---

18 **diffusion weighted imaging,** 확산강조영상을 말한다. MRI 영상모드 중 하나로, 조직내 물 분자의 움직임(확산)을 영상화한 것이며 뇌허혈이나 악성 종양 진단에 유용하다. 뇌허혈이나 악성 종양에서는 해당 부위의 뇌조직 내의 물분자 움직임이 줄어드는 특징을 이용한다.

19 일과성뇌허혈발작 2일 후의 뇌졸중 발생 위험도 예측지표이다. Age (60세 이상), Blood pressure(수축기 140 이상 혹은 이완기 90 이상), Clinical features(동측성 위약, 언어장애 단독), Duration of TIA symproms (60분 이상), Diabetes(있음)의 첫 글자를 딴 것이며 D가 두 개이다.

혈발작이 있었던 한 개인의 치료를 시작하기 위해 충분한 검사(예를 들어, 출혈, 혈 종 또는 명백한 종양을 감별하기 위해 뇌 CT 스캔을 실시하는 것)를 지연할 합리적 정당성 은 없어 보인다. 혹시 동반되어 있을지 모를 뇌출혈이나 CT 스캔 결과에 영향을 받지 않는 치료나 중요한 금기사항이 없는 치료는 진단이 고려되는 대로 시작해야 한다. 운동 위약, 실어증 또는 심방세동을 가진 일과성뇌허혈발작은 응급상황으로 취급되어야 한 다. 최근의 메타 분석은 비슷한 결론에 도달했다. "ABCD2 점수는 조기 재발 뇌졸중 발 생 위험도의 낮고 높음을 구별하는 데, 긴급한 개입이 필요한 심방세동이나 경동맥 협착 증 환자를 식별하는 데, 혹은 진료의 업무량을 간소화하는 데에 신뢰할 만하지 않았다. 뇌졸중 예방 서비스는 정확한 환자 관리를 위해 모든 의심되는 일과성뇌허혈발작 모든 환자들에 대한 신속한 전문의의 임상 평가를 할 수 있는 적절한 여력이 필요하다"[18].

14.5.8   일과성뇌허혈발작과 경도 뇌졸중의 내과적 관리

일과성뇌허혈발작 또는 경미한 뇌졸중 후 뇌졸중의 발생 위험은 12% 이상이며, 이 위험 의 대부분은 처음 48시간 이내에 발생하며 3개월 후에는 대부분 위험이 사라진다. Ex-press 연구는 증상이 나타난 날 당일 진료클리닉에 의뢰되어 CT 스캔으로 조사하고 필요 시 이중초음파(duplex sono) 조사를 받은 일과성뇌허혈발작 환자는 뇌졸중 발생 위험율 이 80%까지 줄어든다는 것을 보여주었다. 이 Express 연구에서는 일과성뇌허혈발작 환 자는 **아스피린**을 처방하고, 높은 위험으로 인식된 일과성뇌허혈발작 환자는 클로피도그 렐을 포함한 **두 가지 항혈소판제(dual antiplatelet)**를 처방하였다[19].

일과성뇌허혈발작과 경미한 뇌졸중 후 두 가지 항혈소판제 치료가 더 효과적이지만 출혈 위험을 증가시킬 수 있으며, 따라서 그 지속시간을 최소화해야 한다.

중국 뇌졸중 연구 CHANCE에서 환자들을 고위험 일과성뇌허혈발작(ABCD ≥ 4) 또는 경미한 뇌졸중(NIHSS[20] ≥ 3) 발생 후 조기(24시간 이내, 고위험 기간임)에 치료하였다.

---

20 National Institutes of Health Stroke Scale (NIHSS). Consciousness, gaze, visual, facial palsy, motor arm, motor leg, limb ataxia, sensory, language, dysarthria, inattention 등으로 뇌졸중의 중증도를 평가 한다.

환자들에게 클로피도그렐 300 mg 부하용량(loading dose)을 1일 주고 이후 1일 75 mg로 3개월 동안 처방함과 동시에 아스피린은 1일 75 mg을 3주 동안만 투여하여 출혈 합병증의 위험을 줄였다.[21] **이중항혈소판치료(dual antiplatelet)**에서 단일 항혈소판치료와 비교하여 뇌졸중의 절대적 위험 감소는 3개월 3.5%, 1년 3.4%로 나타났으며, 투약 수일 내에 뇌졸중 감소가 뚜렷하게 나타났고 그 후로는 두 그룹의 뇌졸중 발생률이 동등했다 [20,21]. 같은 문제에 대해 미국에서 연구가 진행 중이다. 자세한 분석 결과를 보면 이중항혈소판치료의 중요한 이득은 첫 2주 동안에 얻어진다는 것을 보여주고 있다[22].

14.5.9 경동맥 내막절제술(Carotid endarterectomy)

NASCET 연구에서 증상이 동반된 **내경동맥 질환** 환자의 동측성 뇌졸중 위험은 처음 대뇌반구의 일과성뇌허혈발작 진단 이후 처음 2일 이내에 5.5%, 처음 90일 동안 20.1%로 나타났다. 대뇌반구의 일과성뇌허혈발작의 지속시간 중앙값은 15분(72.1%는 1시간 미만, 7.6%는 6시간)이었다. 캘리포니아 응급실에 일과성뇌허혈발작으로 내원한 환자의 약 10%가 90일 이내에 뇌졸중으로 응급실로 재내원하였다. 이들 환자의 절반에서 뇌졸중이 일과성뇌허혈발작 이후 처음 48시간 이내에 발생했다.

일과성뇌허혈발작이나 경도의 뇌졸중이 발생한 동측에 70% 이상의 내부 경동맥 협착증이 있을 때 경동맥 내막절제술을 시행하면 뇌졸중 발생 위험을 현저히 감소시켰다. 시술이 수행될 때마다 뇌졸중이나 사망이 발생할 상당한 위험이 있기 때문에 일과성뇌허혈발작 이후 늦게 절제술을 받으면 그 가치가 떨어진다.

이러한 결과는 **경동맥 내막절제술**이 일정한 수술 위험이 있는 만큼 최대의 이득을 얻기 위해서는 가능한 한 빨리 수행되어야 함을 시사한다. 그러나, 스웨덴에서 2,596명의 환자를 대상으로 한 등록 연구는 일과성뇌허혈발작 또는 경미한 뇌졸중 이후 처음 48시간 동안 뇌졸중의 위험이 높기 때문에 직관적으로는 매력적이지만 너무 조기에 경동맥 내막절제술을 시행하면 이치에 안 맞게도 위험하다는 것을 보여 주었다. 첫 48시간 이

---

21 대조군은 아스피린 1일 75 mg을 복용하였고, 90일 이후의 처방 선택은 의사가 자율적으로 판단 및 진행하였다.

내에 너무 조기에 경동맥 내막절제술을 시행받은 사람들의 경우 뇌졸중이나 사망의 위
험이 매우 더 높았다. 즉, 경동맥 내막절제술을 발병 3-7일 사이에 시행된 환자들과 비
교해 11.5% 대 3.6% (OR 4.24, CI 2.07-8.70)로 훨씬 높았다. 논의한 대로 가능한 빨리,
그러나 발병 48시간 후에 하는 것을 권한다. 경동맥 내막절제술의 한 가지 흔하지 않은
합병증은 일측의 가역적뇌혈관수축증후군(reversible vasoconstriction syndrome)[22]이다.

14.5.10 경동맥 스텐트 삽관(Carotid artery stenting)

수술에 따른 위험이 너무 높다고 판단되는 환자에서 시행한 경동맥혈관성형술 및 스텐
트 삽관에 대한 16개의 임상 시험을 코크란 메타분석한 결과, 무작위화 시점부터 추적
종료 사이의 사망률이나 뇌졸중 발생은 내과적 치료에 비해 유의한 차이가 없었다. 70세
이상 환자에서 내막절제술에 비해 경동맥혈관성형술/스텐트 시술군에서 뇌졸중이나 사
망 위험이 증가했다. 중증이나 장애를 유발하는 뇌졸중의 발생률은 치료군 간에 유의한
차이가 없었다. 경동맥혈관성형술/스텐트의 장기 효능은 재협착이 더 빈번하게 진행하
기 때문에 불확실하다[25]. 두개내 동맥 협착증의 적극적인 내과적 치료로 인한 놀라운
좋은 성과는 경동맥 협착증의 치료에서도 유사하게 우수한 결과가 가능할 수 있음을 시
사한다.

No of trials/ patients	Stroke OR (95% CI)	Death OR (95% CI)	MI OR (95% CI)	Stroke/death OR (95% CI)
16/7572	Favours CEA 1.81 (1.40-2.34)	No difference 1.59 (0.94-2.70)	Favours CAS 0.44 (0.28-0.87)	Favours CEA 1.75 (1.29-1.31)

---

22 반복적인 심한 벼락두통과 함께 신경계 증상을 동반하는 증후군으로 뇌혈관 영상에서 가역적 다발성 국소 혈관
    협착을 특징으로 하며 뇌졸중의 원인이 되기도 한다. 주로 여성에서 잘 발생하고 때때로 신경학적 증상이 동반되
    기도 하는 증후군이다.

14.5.11 두개내 동맥 협착에 대한 적극적인 약물치료

SAMMPRIS (Stenting and Aggressive Medical Management for Preventing Recurrent Stroke in Intracranial Stenosis) 연구에서 심한 **두개내 동맥 협착증**에 대한 뇌졸중 위험의 지속적이고 적극적인 관리와 90일간의 이중항혈소판 치료의 병행은 뇌졸중의 위험을 줄이는 데 매우 성공적이라고 증명되었다. 두개내 주요 동맥의 70-99% 협착과 관련이 있는 일과성뇌허혈발작이나 뇌졸중이 최근 발생한 451명의 환자를 공격적인 내과 치료군과 윙스팬 스텐트와 공격적인 내과 치료의 병합군으로 나누었다. 30일째에는 스텐트 병행군 224명 중 14.7%, 내과적 치료 단독군 227명 중 5.8%가 사망하거나 뇌졸중이 발생하였다. 32.4개월의 중간 추적 관찰에서, 내과적 치료군 227명 중 15%와 스텐트 병행군 224명 중 23%에서 일차결과변수(primary endpoint)가 발생하였다(일차결과변수는 다음 중 하나가 발생한 경우로 하였다. 연구등록 30일 이내의 뇌졸중 또는 사망, 연구등록 30일 이후의 협착증이 있던 동맥의 영역에서 발생한 허혈성 뇌졸중, 동맥 협착의 재관류 시술 후 30일 이내에 발생한 뇌졸중이나 사망). 30일 이후에 일차결과변수가 발생한 경우는 내과적 치료군 210명 중 21명(10%), 스텐트 병합군 191명 중 19명(10%)이었다.

두 그룹에서 내과적 관리는 동일했고 그 내용은 다음과 같다.

- 아스피린은 매일 325 mg 지속 복용, 첫 90일간만 매일 클로피도그렐 75 mg
- 주요 위험 요인의 치료
  - 증가된 수축기 혈압 목표 <140 mmHg, 당뇨병 환자에서는 <130 mmHg
  - 저밀도 지단백질 수준 <70 mg/dL (1.81 mmol/L)
- 2차 위험 요인의 치료
  - 당뇨병, non-HDL cholesterol 수치 상승, 흡연, 과도한 체중과 불충분한 운동에 대한 생활습관 수정

이 연구에서 아스피린, 클로피도그렐, 항고혈압제, 로수바스타틴(rosuvastatin), 생활습관 교정 프로그램은 연구 환자들에게 무료로 제공됐다[26].

14.6   허혈성 뇌졸중의 병리적 원인들

거의 모든 급성 허혈성 뇌졸중은 쇼크나 마취 중 저관류 같은 드문 원인들을 포함해 동맥 폐색에서 비롯되며, 중뇌동맥과 전뇌 및 후뇌 동맥의 접합부의 **분수계경색(watershed infarct)**이 흔하다. TOAST 임상 시험에서 사용된 뇌졸중 기전의 분류는 임상적으로 뇌졸중을 분류하는 유용한 방법이다.

1. 대동맥 죽상경화증(대동맥, 경동맥, 척추동맥, 기저동맥)
2. 심인성 색전증 ‒ 심방세동이 가장 흔한 원인
3. 열공 경색 ‒ 고령, 당뇨병, 고혈압과 관련된 작은 혈관 질환
4. 드문 원인(동맥 박리, 혈관염, 과응고성 등)
5. 분류되지 아니한 것 ‒ 적절한 조사에도 불구하고 혹은 조사 불충분으로 분류되지 않음

허혈성 뇌졸중의 원인은 20‒40%의 환자(원인 불명의 뇌졸중)에서 완전한 진단 평가에도 불구하고 불확실하다(**잠복뇌졸중, cryptogenic stroke**). 이들 중 상당 부분은 간헐적인 심방세동 때문일 수 있다[28].

14.6.1   큰 동맥의 죽상경화

큰 동맥에서 동맥으로의 색전증은 허혈성 뇌졸중의 약 40%를 차지한다.

허혈성 뇌졸중의 가장 흔한 원인은 큰 동맥에서 동맥으로의 색전증이다. 국소적인 뇌경색은 혈류의 차단으로 인해 발생하는데, 가장 흔한 원인은 큰 동맥들, 즉 대동맥 또는 그 주요 가지, 특히 내경동맥과 기저동맥 등의 죽상 플라크 표면에 생긴 혈전에서 떨어져 나온 색전 때문이다. 드물게 동맥벽의 박리된 판(flap) 위에 형성된 혈전으로부터 색전이 떨어져 나오기도 한다.

14.6.2 큰 동맥 혈전성 폐색

죽종 위에서 발생한 혈전증으로 인해 큰 동맥(경동맥 또는 척추동맥)이 폐색되는 것은 상당히 드물며, 뇌경색의 10% 미만에 해당된다[29].

14.6.3 심인성 색전증(Cardiogenic embolism)

심인성 색전증은 허혈성 뇌졸중의 20−30%를 유발한다.

1) 가장 중요한 심인성 원인은 **비판막성 심방세동**이다. 발작성 심방세동도 영구적 심방세동과 비슷한 정도로 뇌졸중을 일으킬 가능성이 있다고 생각된다. **잠재된 발작성 심방세동**은 다른 명백한 원인이 없이 대뇌피질에 커다란 뇌졸중이 발생했을 때, 그리고 특히 두 개의 다른 혈관 영역에서 전형적인 쐐기 모양의 피질 병변들이 있을 때 중요한 원인으로 생각된다. 이식형 혹은 착용형 기록장치를 이용해 그리고 원인 미상의 색전성으로 의심되는 뇌졸중 발생 후에 혈소판 치료와 항응고제 치료의 효과를 간접적으로 평가함으로써, 심방세동 발생의 빈도와 지속시간이 뇌졸중의 위험인자인지에 대해 연구가 진행 중이다. 심방세동이 있으면 더 심한 심혈관질환 및 동맥질환이 동반되기 때문에, 심방세동의 일부 환자(약 25%)는 뇌졸중의 또 다른 원인을 가지고 있다[30]. 비판막성 심방세동 환자의 재발성 뇌졸중의 발생률은 한 달에 약 4%이다. 뇌졸중이나 일과성뇌허혈발작이 발생한 이후에 환자가 정상 심장리듬을 갖고 있을 때에, 특히 경동맥이 정상이면서 PACI (partial anterior circulation infarcts) 형태의 뇌졸중이거나 커다란 POCI (posterior circulation infarcts) 형태, 특히 두 혈관 영역에 여러 개의 병변이 있는 경우에는 **간헐적인 심방세동**에 의한 심인성 색전증의 가능성을 고려할 필요가 있다. 뇌졸중 후 간헐적인 심방세동을 찾아내기 위해 반복적인 심전도 측정에서 홀터 모니터까지, 그리고 48시간 연속 심장 모니터링까지 다른 전략들이 제안되어 왔는데, 각각의 진단율은 다르다[28]. 미래에는 이식 가능한 장치로 몇 달 동안 모니터링을 할 가능성이 있다. 441명의 환자를 대상

으로 한 CRYSTAL AF 연구는 뇌졸중 후 6개월까지 심방세동(지속 >30초)을 대조군
에서 1.4%의 환자에서 감지한 것에 비해 이식형 심장 모니터장치(insertable cardiac
monitor)를 이용한 장기 모니터링을 한 그룹에서는 8.9%에서 감지했다(위험비, 6.4;
95% CI, 1.9–21.7).

2) 심인성 색전증의 다른 원인:
 - 다양한 색전이 난원공을 통해서 뇌동맥으로 갈 수 있으며, 특히 심방중격 동맥
   류가 있는 경우가 대표적임
 - 심인성 색전이 급성 심근 경색 후 생긴 심장벽혈전에서 혹은 오래 움직이지 않
   은 무운동분절(akinetic segments)에서 발생 가능함
 - 인공심판막 또는 판막심장질환
 - 심장 수술 후
 - 심근증
 - 감염성 심내막염
 - (드물게 암 환자에서 발생하는) 소모심내막염
 - (매우 드물게 발생하는) 심방의 점액종 또는 섬유탄력종

14.6.4   소혈관 질환: 열공 경색(Lacunar infarction)

이 작고 깊은 경색은 하나의 작은 관통동맥이 폐색되어 발생한다. 가장 흔한 장소들로
는 sylvian fissure 깊이 있는 중뇌동맥의 M1 분절의 관통 줄무늬 동맥의 폐색으로 인한
속섬유막(internal capsule), 후뇌 관통동맥의 폐색으로 인한 **시상(thalamus)**, 그리고 정
중옆 뇌기저동맥 관통동맥의 폐색으로 인한 **교뇌(pons)**이다. 폐색은 보통 고령, 고혈압
및 당뇨병과 관련된 지방유리질증(lipohyalinosis)에 의해 손상되고 좁아진 동맥벽의 국
소 혈전증에 의해 생긴다. 덜 흔한 원인은 근위부(심장, 대동맥, 경동맥)로부터 온 색전
때문이다.

14.6.5 측부순환(collateral circulation)과 경색 크기와 위치에 미치는 영향

뇌동맥 측부순환의 상태는 종종 동맥 폐색 후 경색의 크기와 위치를 결정한다.

전, 중, 후 뇌동맥은 말단동맥이 아니다. 이들 동맥 분포의 원위 경계를 서로 가로지르는 측부순환(collaterals)이 존재한다. 하나의 뇌동맥이 폐색된 후에, 흔히 주변 동맥들로부터 상당한 혈류가 공급되어 경색의 크기를 줄여준다. 예를 들어 색전증에 의한 근위 중뇌 동맥의 폐색 후, 경색의 크기는 전뇌 및 후뇌의 측부순환에 의해 결정된다. 중대뇌동맥(MCA) 근위 폐색 후 발생하는 경색은 폐색된 줄무늬 혈관(striate vessels)[23]에 의해 혈류 공급을 받는 심부의 회색질과[24] 백색질에 국한되어 나타나며(심부 회색질과 백색질의) 상부의 피질하 백색질과 피질은 경색이 오지 않게 되는데, 측부순환이 없다면 전체 중대뇌동맥(MCA) 영역에 큰 경색을 일으킬 것이다.

내경동맥 폐색에서는 전교통동맥(anterior communicating artery)과 후뇌동맥 분지를 통한 측부순환이 경색을 예방해 줄 수 있다.

내경동맥이 폐색되면, 허혈은 전, 중, 후 대뇌동맥의 영역들 사이의 경계에 있는 분수계(watershed)[25] 구역의 측시상 궁(parasagittal arc)에 작은 반점형 경색(patchy infarcts)으로 나타날 수 있으나 측부순환이 좋지 않은 경우에는 중뇌와 전뇌동맥의 영역의 일부 또는 전체에 큰 경색으로 이어질 수 있다. 그 결과로 생긴 뇌졸중 증후군은 몇 시간 또는 며칠 동안 말을 더듬을 수 있고 이후에는 증상이 오락가락할 수 있으며, 이 증상은 직립 자세에서 악화될 수 있다. 임상적 증상은 애매할 수 있는데, 그 이유는 영향을 받는 기능 영역이 사지 운동이 아닌 어깨나 몸통 움직임에 영향을 주고, 피질성 시각 기능장애나 전두엽 기능장애로 나타나 상대적으로 조용한 증상을 보이기 때문이다.

척추기저동맥 순환에서 **기저동맥 폐색**은 정중옆 교뇌(paramedian pontine)의 관통동

---

23 중대뇌동맥의 말단동맥으로서 internal capsule과 reticular formation에 혈액공급을 한다. 따라서 이 영역은 측부순환의 공급이 없는 곳이다.

24 회색질(Grey matter)은 뇌피질과 소뇌피질에 분포하며 뇌의 시상, 기저핵 또는 소뇌의 dentate nucleus나 뇌간의 흑색질 등 깊은 부위에도 분포한다. 따라서 본문에서는 시상과 기저핵을 의미한다.

25 Borderline zone으로도 불린다. 전, 중, 후동맥(ACA, MCA, PCA) 사이의 혈관공급의 borderzone으로 허혈 상태에서 손상을 쉽게 받는 부위이다. 허혈의 원인은 심부전 같이 전신의 혈액순환이 감소하는 경우나 내동맥의 협착 때문일 수 있다. 두 가지 형태가 가능한데 cortical (external) border zones infarct은 쐐기(wedge) 모양의 뇌경색이 오거나, deep (internal) border zones infarct으로 인한 lenticulostriate 동맥의 허혈로 반점형 (patchy) 뇌경색이 올 수 있다. 특징적인 증상은 시각손실, 어깨와 고관절의 위약(얼굴, 손, 발은 정상) 등이다.

맥의 폐색이나 더 광범위하고 치명적인 중뇌와 교뇌의 경색을 일으킬 수 있으며, 중뇌가 침범되면 혼수상태가 오고 교뇌에 국한되면 감금증후군(locked-in syndrome)[26]에 빠질 수 있다.

약 10%의 사람들에서 후뇌동맥이 내경동맥에서 시작해 후교통동맥[27]을 통해 연결되는데[28], 이 경우 경동맥 폐색 시에 후두엽 경색이 발생할 수 있다. 이러한 이유로 후뇌동맥(PCA) 영역 단독의 후두엽 경색은 목의 경동맥 및 Circle of Willis 동맥[29] 영상을 촬영해봐야 한다. 반대로 큰 후교통동맥이 있다면 기저동맥 폐색 후에도 후두엽과 하부 측두엽에 경색이 생기지 않을 수 있다.

14.6.6 정맥성 색전증(Venous Infarction)

정맥동 혈전증에 의한 정맥성 경색은 흔하지 않으며 에스트로겐을 함유한 경구 피임약과 염증성 장 질환으로부터 유발된 혈전성 상태에서 발생한다. 그것은 보통 측시상(parasagittal) 출혈성 경색으로 나타나는데, 흔히 두통, 때로는 벼락두통, 발작과 함께 나타난다.

---

26 의식은 있으나 팔다리 모두를 못 움직이고 말도 할 수 없는 상태. 눈은 움직일 수 있다.

27 posterior communicating arteries. 내경동맥이 전뇌동맥과 중뇌동맥으로 갈라지기 전에 posterior communicating artery를 분지하며 이 후교통동맥은 후뇌동맥과 연결된다.

28 대부분의 후뇌동맥은 기저동맥에서 기원한다.

29 circle of Willis는 좌우의 내경동맥이 뇌강 안으로 들어면서 이루는 원형의 동맥연결을 의미한다. Anterior cerebral artery (left and right), Anterior communicating artery, Internal carotid artery (left and right), Posterior cerebral artery (left and right), Posterior communicating artery (left and right)로 구성되어 있다.

14.7   급성기 평가

14.7.1   환자의 문제는 무엇인가: 뇌졸중을 언제 의심해야 하는가

허혈성 뇌졸중 진단의 핵심은 국소적인 뇌의 장애가 갑자기 혹은 아주 급격하게 발생했는지 아닌지를 확인하는 것과 동시에, 비슷한 양상을 보이는 초점 발작(focal seizure) 이후의 지속적인 장애, 실어증이나 반신불완전마비(hemiparesis)를 동반하는 편두통, 그리고 기능성 질환 등을 배제하는 것이다. 초점 징후가 없는 일차성 착란이나 의식 저하는 뇌졸중 때문일 가능성은 적으며 뇌병증, 패혈증, 수막염, 뇌염, 지속성 발작일 가능성이 더 높다.

14.7.2   혈전용해나 혈전 회수(clot retrieval)가 가능할 때의 급성 뇌졸중 의심 환자에서 임상 접근

급성 뇌졸중이 의심되는 환자의 평가는 긴급상황인데, 이는 뇌졸중 발생 후 4.5시간 이내에 혈진용해가 가능하며 이는 더 좋은 결과를 나타낼 가능성이 높기 때문이다. 만약 내경동맥이나 근위 중대뇌동맥 폐색이 있다면 경정맥 혈전용해를 통한 재관류는 가능성이 떨어지지만, 혈전 적출(회수)을 증상 발현 시작 6시간 이내에 시행한다면 후유증이 없는 회복의 가능성이 높아질 것이다. 이런 조치를 더 빨리 할수록 그 결과는 더 좋기 때문에 시간을 지체할 수 없다.

14.7.3 병력

> **요점**
>
> *언제 어떻게 이 질병이 시작되었는가?*
>
> 이 설명은 가능한 경우 환자로부터 직접 제공되어야 하며, 환자가 효과적으로 의사소통을 할 수 없는 경우 또는 환자로부터 병력청취가 완료된 경우 친지들로부터 제공되어야 한다.
>
> *증상들을 모두 조사한다.*
>
> 각각의 증상은 얼마나 오랫동안 존재하였는가?
>
> 현병력에 대부분 포함되어 있지만, 빠진 증상은 없는지 확인하고, 발병 후 첫 번째 목격자의 설명이 포함되어 있는지 확인한다.
>
> 질병이 발생하고 난 후에 달라진 것은 무엇이 있는가(장애가 진행 되었는지, 다른 새로운 문제가 발생하였는지)?
>
> 덜 흔한 원인(암, 심내막염, 혈관염)을 시사하는 전신적 증상은 없는가?

병력, 약물력, 특히 항응고제나 항혈소판제와 같은 약물력, 혈전용해의 안정성과 관련된 문제들, 이전의 기능상태 등은 신속히 조사가 되어야 한다.

진단과정은 대개 환자 자신, 또는 목격자를 통해 질병에 대한 설명에서 시작된다. 때로는 목격자의 자신의 질병에 대한 설명, 또한 국소적 중추신경계장애에서 발생할 가능성이 높은 증상들(벨마비와 같은 뇌신경, 혹은 손목, 손가락, 발 마비를 유발하는 말초신경의 신경근에서 발생한 것이 아닌)이 갑자기 혹은 빠르게 시작되면서 질환을 진단할 수 있다. 갑작스럽고 빠른 진행은 특히 중추신경계 기능의 국소적장애가 동반된 허혈성 뇌경색을 의미한다. 대부분의 허혈성 뇌졸중에서 임상적인 장애는 수초에서 수분 사이에 일어난다. 그러나 좋아지거나 나빠질 수 있으며 드물게는 수일에 걸쳐 나빠진다.

14.7.4   NIH 뇌졸중 점수를 사용한 진찰 접근

NIH 뇌졸중 점수(NIH stroke score, NIHSS)를 진찰 방법의 골격으로 사용하도록 하며 동공 및 안구의 움직임, 그리고 가능하다면 보행 능력을 추가한다. NIHSS는 특히 언어에 있어서 검사의 중요한 측면에 대한 매우 유용한 지침이며, 매우 빠르게 시행할 수 있다. 필수적인 NIHSS 평가의 대부분은 관련된 뇌 병변을 식별하고 병변 위치를 확인하기 위해 고안된 신속선별 검사에 포함되어 있다(http://www.ninds.nih.gov/doctors/NIH_Stroke_Scale.pdf). iPhone 용 10-Second NIHSS 앱을 사용할 수 있다.

14.7.4.1 뇌졸중이 의심되는 환자에서 어떻게 진찰할 것인가?

NIH 뇌졸중 점수를 기본으로 하고 호너 증후군(Horner syndrome) 여부 및 동공을 진찰하며, 뇌간이나 소뇌의 뇌졸중이 의심되는 경우에는 안진, 사시, 그리고 수평안구운동도 추가해 평가한다.

중요한 것은 환자가 진료실에 들어올 때부터 혹은 증상과 시작 시점에 대한 간단한 병력을 얻을 때 대개 명백히 드러나는 혼미, 혼수상태, 섬망 또는 주요 언어장애의 유무를 처음부터 확인하는 것이다. 2-3분 이내에 매우 빠르게, 우선 대뇌반구 기능을 진찰하고 그 다음으로 뇌간 기능을 진찰하여 중요한 국소적 뇌 병변의 명백한 증거가 있는지를 확인하여야 한다.

대뇌반구의 진찰은 **후두엽**(반맹), **측두엽**(감각과 무시), **전두엽**(운동, 언어), **전전두엽**(안구편위 및 안구반응) 기능을 빠르게 선별하여야 한다. 적절한 경우 **뇌간** 기능(동공 크기 불균등, 안구의 정렬 이상, 주시 마비[gaze palsy][30], 안진, 새로 생긴 일측정 난청, 호너 증후군, 서로 다른 편측에 나타나는 얼굴과 몸[31]의 온도 및 통증 감각의 소실)을 평가하고 마지막으로 가능하다면 보행기능을 포함한 소뇌 기능을 확인하여야 한다. 이 진찰 후에 뇌졸중과 일치하는 국소적 뇌 병변이 있는지를 확인하고 그 병변이 다음 중 하나인지 확인한다.

- TACI (전 전방순환경색, total anterior circulation infracts) — 편측 시야장애나 무시, 감각 손실이나 무시, 편마비, 머리와 안구의 편위 증상들이 복합적으로 발생
- PACI (부분 전방순환경색, partial anterior circulation infarcts) — 덜 심한 국소적

---

30 시선을 한 곳으로 모으지 못하는 증상으로, 두 안구가 같은 방향으로 공동 운동을 하지 못한다.
31 팔다리를 포함한다. 얼굴은 왼쪽 마비, 팔다리에는 오른쪽 마비가 생기면 뇌간 마비를 의심할 수 있다.

피질 기능장애들이 병합되어 나타남.

- LACI (lacunar circulation infarcts, 열공순환경색), 혹은 POCI (posterior circulation infarcts, 후방순환경색) — 뒤에서 언급함.

구소적 뇌병변 여부에 대한 평가를 마친 후에는 다음을 확인한다.

- 질문, 목소리, 필요하다면 신체적 자극이나 고통에 대한 반응을 확인한다.
- **언어기능** – 적절하다면 이해 능력을 평가한다: "오른손/왼손/양손을 내밀어보세요" 이를 통해 전전두엽과 관련된 보속증[32] 에 대해 알 수 있다.
- 적절한 경우, 중증의 **대사성 뇌병증**을 배제한다. 이를 위해 지남력, (세 개 단어의) 기억 등록 평가, 작업기억(working memory)[33] 평가를 한 후, (앞서 등록한 세 개 단어의) 회상기억을 평가한다. 유용한 작업기억 평가는 단어거꾸로 말하기[34] 같은 것이 있다.
- **머리 및 안구의 편위**(만약 이것이 있다면, 환자는 거의 항상 반응을 잘 하지 못할 것이다)와 하부안면마비[35] 가 있는지 확인한다.
- **시야** 결손이나 무시[36] 가 없는지를 우측과 좌측 반시야에서 손으로 그리고 손가락 개수 세기 등을 통하여 빠르게 선별한다. 시야검사로 상부와 하부의 사분면을 검사하도록 한다. 집중을 하지 않으면 우측, 그리고 나서 좌측, 그리고 양측의 시야에 대해 검사하도록 한다. 환자가 반응을 하지는 않지만 눈은 뜨고 있다면, 각 사분면에 작은 손가락을 움직여서 환자의 반응을 관찰한다.
- **호너 증후군(Horner's syndrome)**[37]

---

32 Preservation. 자극이 바뀌어도 같은 반응을 되풀이하는 것이다. 예를 들어, "손을 들어보세요"라고 지시하면 손을 들어 올리지만, 다음 지시로 "코를 만져보세요."라고 지시하면 앞에서와 같은 행동, 여전히 손을 들고 있는 상태를 유지하거나 반복한다.

33 작업기억은 일정시간 동안만 rehearsal을 통해 정보 저장이 가능한 한정적인 기억이다. 타인의 전화번호를 듣고 얼마 동안 기억을 하거나 100-7검사를 할 때 바로 전의 계산 결과를 기억했다가 그 숫자에서 7을 빼는 것도 작업기억의 예이다.

34 '삼천리강산' 거꾸로 말하기. 본문에는 지금이 몇월인지, WORLD 스펠링 대기도 작업기억으로 되어 있으나 예를 들어 9월은 미국은 September이지만 한국은 그냥 9월이어서 같은 작업기억으로 보기 어려우며, WORLD 스펠링 대기도 한국에는 적용하기 어렵다. 100에서 연속해 7빼기가 더 적절한 작업기억 평가가 될 수 있다.

35 중추성 안면신경마비를 의미한다. 말초성 안면신경마비(벨마비) 때는 상부안면도 같이 마비가 온다.

36 Inattention. 여기서는 시야장애로 인해 쳐다보지 않는 것을 의미한다.

37 교감신경줄기의 손상으로 인해 발생한다. 얼굴의 한쪽으로만 나타나는 동공 수축(miosis), 안검하수(ptosis), 땀

- 안진, 주시마비, 안구 정렬 이상, 동공 크기와 반응
- 반신불완전마비(hemiparesis): NIHSS 방법을 이용해 한쪽 팔다리를 올려서 유지하게 해본다. 부가적으로 손가락과 발의 기민함을 진찰한다(각각의 손가락을 엄지에 맞대기, 빠르게 발을 바닥에 두드리기).
- 운동실조(ataxia): 손가락 코에 대기(finger to nose), 뒷꿈치 종아리에 대기(heel to shin test), 그리고 상황에 따라서 일어서기와 몇 걸음 걷기를 추가한다.
- 감각 소실: 얼굴, 손과 발의 등에 손가락을 가볍게 접촉하는 감각을 평가하는데 오른쪽, 왼쪽, 양쪽 동시를 무작위 순서로 테스트한다(감각성 무시[38] 여부를 진단하기 위함).
- 통증: 볼과 손과 발의 등을 침-통각 검사(pin-prick test)로 평가한다.

14.7.5 뇌졸중 유사질환

뇌졸중 유사질환을 감별해야 한다. 편두통, 발작, 기능성 증후군이 가장 흔한 감별질환이며, 이들 질환의 증상 중 말을 하지 못하는 것은 뇌졸중에 의한 완전실어증(global aphasia)[39]과 감별이 쉽지 않을 수 있다.

1) 발작(seizure)

명백한 발작 이후의 **발작후 상태**(post-ictal states)[40]를 뇌졸중과 감별하는 것도 쉽지 않다. 과거의 간질 양상에 대한 정보도 평가에 도움이 되며, 정신둔화(obtundation)[41]의 초기 소실도 마찬가지로 도움이 된다. 장기간의 발작 후 실어증, 반맹, 편측마비가 이전

이 나지 않는 무한증(anhidrosis), 안구함몰(enophthalmos), 혈관확장(vasodilation)과 눈 주변 피부의 체온 상승 등을 보인다.

38 뇌병변 반대측 사지에 의미 있는 자극을 제시하였을 때 이 자극을 감지 못하거나 반응을 하지 않는 것을 말한다.

39 뇌졸중 등으로 좌측 뇌반구 뇌의 언어 담당 영역의 앞뒤 부분이 모두 손상되고 모든 언어 처리 구성 요소에 이상이 생겨서 나타난다. '안녕'과 같은 상투적 어구나 무의미 단어를 말할 수 있는 것은 기능성(편두통, 발작)으로 말을 하지 못하는 것과는 다르다.

40 전신발작 후에 착란, 기면 등을 15분에서 수시간 동안 보일 수 있다.

41 발작 중에 나타나는 둔감 상태를 말한다.

의 부분 또는 전신 발작의 병력 없이도 발생할 수 있다.

2) 기능적 증상(functional symptoms)

운동장애가 없이 갑작스런 **완전실어증**이 나타나는 경우는 일과성뇌허혈발작, 뇌졸중, 발작, 편두통 때문일 수 있으나, 꽤 많은 수에서 기능적인 원인에 의한 것이다. 가능하다면 응급 MRI 확산강조영상(DWI scan)이 이상적이다.

기능적 위약(functional weakness)은 흔하며, 특히 급성의 심한 두통과 동반되는 경우가 많다. 응급 평가 환경에서 기능적 위약을 정의하는데 특별히 유용한 지침은 어깨 외전검사에서 어깨(팔)가 힘없어 툭 떨어지거나(dropped shoulder sign), jerky weakness를 보이다가 주저앉는(give-way) 형태이다. 기능성 하지 위약이 의심되는 환자에서 정상적인 운동 파워를 확인하는 방법은, 환자를 서게 하고 균형을 위해 조사자를 잡게 한 후, 한 다리를 지면에 띄운 상태에서 다음을 시행해보면 된다.

1. 까치발을 들고 서기: 지면에서 몸을 들어 올리고 발목의 족저굴곡(plantar flexion) 이 있으면 정상임을 나타낸다.
2. 무릎을 일부 구부린 후 다리를 곧게 펴기 – 고관절과 슬관절의 신전이 있으면 정상임을 나타낸다.

어떠한 동작에서는 파워가 정상이지만 다른 동작에서는 비정상임을 알려주는 것이 환자의 회복에 있어서 도움이 될 수 있다. Jon Stone 박사가 환자에게 도움을 주고자 만든 www.neurosymptoms.org에 들어간다면 기능적 증상들에 대한 깊이 있는 토론을 할 수 있다.

3) 대사성 뇌증(metabolic encephalopathy)과 섬망

대사성 뇌증으로 인한 전반적 인지기능장애(global cognitive impairment)는 때때로 뇌졸중으로 착각할 수 있다. 증상의 시작 형태와 진행에 대한 관심과 이들 질환에 대한 지식이 이러한 문제를 피할 수 있다. 의식만 저하된 것은 뇌졸중에서는 매우 일반적이지 않은 양상이다. 왜냐하면 망상활성계(reticular activating system)를 포함한 **상부 뇌간 경색**이 생겨야 의식저하가 있을 수 있는데, 이 경우는 항상 편측 혹은 양측의 동공 불균등과 안구 정렬이상을 동반하기 때문이다. 대사성 뇌증과 **섬망**에서는 흔히 각성장애가 있는데 졸림(기면)으로 나타나거나, 수술 후 섬망 같은 경우에는 격정(agitation)을 동반한 과다각성이 나타난다. 대사성 뇌증에서 언어가 영향을 받는 경우는 드물지만, 받더라도 의사 소통에 장애를 줄 만큼 심각하지 않은 경미한 단어 실어증을 보여준다. 대사성 뇌증의 현저하고 명확한 이상 소견은 주의력과 집중력장애인데, 이는 장소와 시간에 대한 지남력, 세개의 단어 등록 후에 100에서 7 연속해 빼기나 요일을 거꾸로 말하기 같은 작업기억 검사를 하고, 등록한 세 단어 회상하기 평가를 통해 빠르고 효과적으로 검사를 할 수 있다. 대개의 경우, 세 단어의 등록조차 성공하지 못한다. 양측 팔다리를 움직일 수 있는 것으로 보임에도 불구하고 일반적인 신경 진찰에 협조를 잘 하지 않을 수 있다. 다른 전형적인 특징(흔하지는 않지만)들로는 다발성 근강대성 경련(multifocal myoclonic jerk)과 자세고정불능(asterixis) 등이 있다.

4) 벨마비, 비골신경 마비, 요골신경 마비

급성으로 발병한 벨마비, 비골신경 마비, 특히 술에 취해 있거나 진정제를 복용한 상태에서 압박에 의해서 생기는 요골신경 마비는 뇌졸중으로 때로 오인된다.

- **벨마비(Bell's palsy)**

  벨마비의 증상은 종종 전날에 가벼운 형태로 시작되며, 당일 날에 증상이 훨씬 심해진다. 안면의 하위운동신경 위약, 감각 이상, 일측성 미각소실, 귀 뒤의 통증 및 같은 귀의 청각 과민증이 무리지어 나타나는 것은 벨마비에서 흔하며 뇌졸중에서는 나타나지 않는다. 다른 뇌신경장애는 동반되지 않는다. 뇌간에 있는 제7뇌신경 핵 주변으로 제6뇌신경이 돌아가는데도 불구하고 제6뇌신경의 장애인 수평복시가 나타나지 않으며 팔이나 다리의 위약과 같은 장경로징후(long tract sign)도 없다. 대화, 언어, 연하(삼킴)는 영향을 받지 않는다.

- **요골신경 마비(Radial nerve palsy)**

  알코올 중독된 상태에서 상완골에 대한 압박으로 발생한 요골신경 마비는 손목, 손가락 및 엄지 손가락의 신전근 위약을 유발하며, 그 결과 손목과 손가락의 굴곡이 일어나고, 전완과 손, 그리고 손가락을 평평한 곳에 올려놓고 진찰하지 않는다면, 손가락의 외전이 약해진다.

- 비골신경 마비(Peroneal nerve palsy)

  비골신경 마비는 발목의 발등굴곡과 외번의 특징적인 위약을 유발하나 발목의 내번은 정상적으로 나타나는데(발목의 내번은 경골신경[정강신경, tibial nerve]이 신경지배를 하고 있는 뒤정강근에 의해 수행된다), 이는 급성 뇌졸중에서는 보이지 않는다. 무릎 반사와 발목 반사는 정상소견이다. 이 하위운동신경 위약은 보행시에 전형적인 발의 축 늘어짐(foot drop)을 유발한다. 이러한 말초신경 압박의 증상은 보행 중에 처음 발견 될 수 있으며 종종 알콜중독으로 인해 평소보다 깊은 수면 중에 빠져서 말초신경의 압박이 일어나 나타날 수 있다. 알코올이나 진정제, 그리고 만성 통증에 대한 마취제로 인한 부분적인 마취가 흔한 원인이며 이들 약물의 사용은 흔히 언급되지 않거나 완전히 부인되곤 한다.

5) 현훈

현훈은 뇌졸중으로 인해 발생할 수 있으나, 대부분 특발성 삽화성 현훈[42]이며, 일반적으로 편두통 때문이다.

14.7.6 뇌졸중: 병변은 어디이며, 예후는 어떠한가?

뇌졸중 증례에 대한 옥스포드 연구 분류는 병변의 위치와 중증도를 결정하는 데 가장 유용한 진찰 결과에 대한 지침이자 가능한 결과에 대한 지침이다. 병변은 임상 소견에 의해 다음과 같이 나뉘어 진다.

1. 전전순환경색 – TACI (Total anterior circulation infarct)

중대내동맥(MCA) 영역의 급성의 큰 병변이 있는 환자들은 쉽게 인지할 수 있다. 우성 반구에 병변이 있으면 **언어상실증**이 특징적인 증상이다. 비우성 반구에 병변이 있으면, 흔히 **구음장애**가 나타나며, 감각과 시각의 **무시**(neglect)나 **반맹증**(hemianopia)이 있을 수

---

42 양성발작성체위성현훈이 해당된다.

있다. 만약 전운동피질(premotor)에 큰 병변이 있으면, 머리와 눈은 병변의 반대쪽으로 편위되며 무감동과 반응저하를 동반할 것이다.

병변 부위가 우성 반구[43]에 있는 경우	징후
Dorsal anterior frontal lobe	머리와 안구가 병변쪽 방향으로 편위
Lateral anterior frontal lobe	표현 언어장애
Superior temporal lobe	수용 언어상실증
Dorsal posterior frontal	안면 운동조절(특히, 윗입술, 흔히 뺨), 팔과 다리
Dorsal anterior parietal	감각 소실
Posterior parietal lobe	반맹
병변 부위가 비우성 반구에 있는 경우	징후
Dorsal anterior frontal lobe	머리와 안구가 병변쪽 방향으로 편위
Lateral anterior frontal lobe	없음
Superior temporal lobe	없음
Dorsal posterior frontal	안면 운동조절(특히, 윗입술, 흔히 뺨), 팔과 다리
Dorsal anterior parietal	감각 소실
Posterior parietal lobe	반맹, 시각 무시, 감각 무시

2. 부분전순환경색 – PACI (Partial anterior circulation infarct)

후대뇌동맥, 중대뇌동맥, 전대뇌동맥 영역의 작은 피질경색은 전전순환경색(TACI) 증후군의 하나 혹은 그 이상의 증후들을 보일 것이다. 즉, 비우성 반구에 병변이 있을 때는 감각소실을 동반한 반맹, 감각/시각 무시, 우성 반구에 병변이 있을 때는 수용성 실어증[44] 혹은 표현 실어증, 그리고 중뇌동맥 영역에 생길 때는 얼굴 중간부(mid-face)와 한쪽 상지에 주로 국한된 마비, 전뇌동맥 영역에 병변이 있을 때는 한쪽 다리에만 나타나는 마비가 나타날 수 있다.

---

43 일상 생활에 매우 중요한 기능인 언어와 손잡이를 관여하는 중추가 있는 쪽 대뇌반구를 우성 반구(dominant hemisphere)라 한다. 오른손잡이는 대부분 좌측 반구에 언어중추가 있다.
44 Receptive aphasia. Wernicke's aphasia, sensory aphasia로도 불린다. 자신이 말한 내용의 의미를 모르고 이야기한다.

일측성 반구 피질 병변의 유무와 그 정도를 결정하기 위해서는 위에서 언급한 국소적 뇌기능장애의 징후들을 체계적으로 조사해야한다.

3. 열공 경색 - LACI

열공 경색 증후군은 얼굴 그리고 상지와 하지에 같은 중증도로 증상을 유발하는 경향이 있으며, 대개 언어장애나 감각 무시(예외는 있지만), 시야장애, 두통, 졸림, 구토 증상은 동반되지 않는다. **순수운동뇌졸중(pure motor stroke)**과 **감각운동뇌졸중(sensorimotor stroke)**은 속섬유막뒤다리(posterior limb of the internal capsule)의 무릎(genu)이나 앞부분에 병변이 있을 때 나타나며, **교뇌**의 앞면에 병변이 있을 때는 **구음장애나 손움직임이 서툰** 증상이 나타나는 경향이 있다. 실조성 반불완전마비(ataxic hemiparesis)는 속섬유막의 후방부, 후뇌동맥의 말단영역 혹은 교뇌(pons)에 병변이 있을 때 발생하는 경향이 있다. **순수감각뇌졸중(Pure sensory stroke)**은 시상(thalamus)에 열공 경색이 있을 때 전형적으로 보이는 증상이다.

열공 경색으로 가능한 양상들은 아래와 같다.
- 순수운동 반불완전마비 Pure motor hemiparesis
- 순수감각뇌졸중 Pure sensory stroke
- 감각운동뇌졸중 Sensorimotor stroke
- 실조성 반불완전마비 Ataxic hemiparesis
- 구음장애/서툰손증후군 Dysarthria/Clumsy hand syndrome

4. 후순환경색 - POCI (Posterior circulation infarcts)

- "Top of the basilar syndrome"[45] and basilar occlusion
- 교뇌 정중옆의 병변 Pontine paramedian lesions[46]

---

45 기저동맥 상부의 혈전으로 인해 oculomotor nucleus과 medial thalami에 뇌경색을 유발하며, Rostral Brainstem Infarction으로도 불린다. 중뇌, 시상, 뇌후엽에 영향을 주어 각성(의식), 행동, 기억 그리고 안구 운동에 변화가 온다.

46 교뇌 정중옆(paramedian pontine) 부위엔 안구운동핵들(뇌신경 III, IV, VI)이 분포하고 의식과 관련된 망상 활성계(reticular activating system)가 지나간다.

- 외측연수증후군 Lateral medullary syndrome51 [47]
- 소뇌경색 Cerebellar infarcts
- *F−N−F[48] and H−S[49] ataxia;
- 소뇌 충부(정중선) Cerebellar vermis[50]
- *Broad−based unsteady gait[51] only
- 급성 현훈 Acute vertigo

현훈은 특히, HINTS criteria[52]를 만족한다면 하나의 명백한 뇌졸중의 임상 양상일 수 있다.

HINTS는 수평 전정−안구 반사(horizontal vestibulo−occular reflex)에 정상반응, 다방향성 안구진탕(multidirectional nystagmus), 그리고 편위검사(test of skew)에서 안구편위를 보일 때 뇌간이나 하부소뇌병변을 의심하게 된다[31]. 편위검사는 Snellen 시력판이나 유사한 타켓에 시선을 고정시킨 상태에서 수직안구 오정렬(vertical ocular misalignment)을 증명하기 위한 차폐검사이다. 뇌간이나 하부 소뇌의 병변은 작아서 초기에 MRI DWI 검사에서 80%의 민감도를 보인다.[53] 48시간 이후 MRI scan에서는 병변을 발견할 가능성이 더 높다.

현훈은 말초 전정기관 병변이 원인인 경우가 더욱 흔한데, 이들 중 대부분은 삽화성 특발성 급성 현훈(episodic idiopathic acute vertigo)이다. 전형적인 원인인, 염증성 전정신

---

47 현훈/균형감 이상, 일측성 상지 근긴장저하/상하지 운동실조, 흐려보임/복시, 안진, 병변 동측성 안면의 통증이나 불편감과 반대편 몸통이나 사지의 통증/온도 감각 소실 등의 증상이 나타난다.

48 finger−to−nose−to−finger test

49 heel−to−shin test

50 소뇌 중앙부(vermis) 손상으로 보행 실조, 균형상실, 겨냥 이상(dysmetria), 안구 이상, 머리 상하운동, 현훈 등이 발생한다.

51 Wide based walk로 양발을 넓게 벌리고 걷는 것을 말한다.

52 Head Impulse, Nystagmus, Test of Skew의 약자로 뇌간/소뇌 허혈과 전정신경염을 구별하는데 필요한 세 가지 검사를 말한다. 1) Head impulse는 환자에게 앞쪽을 주시하게 하고 머리를 15도 정도 돌릴 때 정상이나 뇌간/소뇌허혈의 경우는 시선은 정면을 계속 주시하나 전정신경염 환자는(Horizontal Vestibulo−Occular Reflex가 문제가 있기 때문에) 눈이 머리 돌린 방향으로 따라갔다가 빠르게 정면으로 돌아온다. 2) Nystagmus: 전정신경염에서는 안진이 한 방향으로만 나타나나 뇌간/소뇌허혈에서는 머리 자세 변경시마다 그 방향이 변한다. 3) Test of Skew: 한 눈을 가렸다가 다시 보이게 했을 때 뇌간/소뇌허혈의 경우는 수직으로 안구 편위가 있을 수 있다. 이 방법은 검사 시에 현훈이 있는 상태에서만 의미가 있다.

53 따라서 2일 이내에는 HINTS 진찰이 진단에 도움이 된다.

경염은 상대적으로 드문데 매년 10만 명당 3명꼴이다. 일부는 **메니에르병** 때문이며, 증상은 급성 현훈, 일측성 난청, 웅웅거리는 이명, 후진성 안구진탕을 가지며 30-75분 가량 지속된다. 어떤 이들은 현훈 당시 전형적인 두통이 동반되는 **편두통** 때문이다. 더 많은 사람들이 두통이 있든 없든 편두통 전조증상으로 현훈이 온 것으로 의심되는 특발성 증후군이다. 현훈이 비정상적인 징후 없이 몇주간 지속될 수도 있다. 때로는 편두통성 현훈이 있는 경우, 머리를 오른쪽이나 왼쪽, 중간으로 위치시킬 때 나타나는 두위변환 안진이 있을 수 있다.

현훈이 있는 환자군에서 특히 중요한 검사의 특징은 다음과 같다.
- 동공의 크기와 눈꺼풀의 위치(외측연수[lateral medullary] 병변을 시사하는 호너 증후군)
- 얼굴, 손, 발에 침통각검사(pin-prick perception)
- 안진(한쪽 방향에서만 나타나는 수평-회전 안진[horizontal-rotatory beating])은 전정기관의 병변을, 다방향성[multidirectional]은 뇌중추 병변을 의미한다.)
- 수평방향 자발 안구운동 및 추종안구운동(pursuit eye movements)[54]
- 수평 전정-안구 반사(horizontal vestibulo-ocular reflex)는 환자가 검사자의 코를 주시하게 하면서 머리를 갑자기 회전시킬 때 뇌간 병변에서는 정상 소견을, 급성 일측성 전정기관 병변에서는 비정상 소견을 보인다.
- 구음장애
- 구개편위(Palate deviation)
- 사지 운동실조
- 보행장애

---

54 수평주시 장애는 반대편 전두엽, 측-후-편두엽 영역, 혹은 교뇌 등에 병변이 있을 때 가능하다.

전정기관성 안진이 있는 환자들은 발사이의 간격이 좁은 보폭으로 걷고(narrow-based gait) 걸을 때 한쪽으로 쏠리기는 하지만 넘어지지는 않는 경향이 있다. 반면, 소뇌의 큰 병변이 있는 환자는 도움을 받지 않는 상태에서는 걸을 수 없는 것이 전형적이다.

명백하게 드러난 임상증상이 구토와 보행장애 뿐이라면 대량의 소뇌경색이나 출혈을 의심하여야 한다(CM Fisher는 이를 치명적 위장관염이라고 기술하였다).[55] 즉, 소뇌가 팽창되어 뇌간 압박을 일으켜 급격히 상태가 나빠지면서 수분 내에 사망에 이를 수 있다[32].

14.7.6.1 척추동맥, 기저동맥, 그리고 후뇌동맥 뇌졸중

1) 후뇌동맥경색

후뇌동맥(PCA)의 근위 분지들(proximal branches)은 정중옆 중뇌(paramedian mid-brain), 내측과 후외측 시상(thalamus)에 혈액을 공급한다. 반면, 후뇌동맥(PCA)의 표지 분지들(superficial branches)은 후엽(occipital lobes), 하위 측두엽과 내측 측두엽(inferior and medial temporal lobes), 내측 두정엽(medial parietal lobes)에 혈액공급을 한다. **시야결손**이 가장 흔한 장애이지만, 우성 후뇌동맥 뇌경색이 뇌량팽대(splenium of corpus callosum)에 생길 경우 우내측 후엽과의 단절로 인해 agraphia(실서증)[56]는 없는 alexia(실독증)[57]를 유발한다. 내측 시상 또는 우성 내측 측두엽의 병변은 기억력 소실을 비우성적으로 일으킬 수 있으며, 따라서 후뇌동맥 경색은 대개(경색이 양측에 생길 때에는) 얼굴인식불능증(prosopagnosia)을 일으킬 수 있다. 일측성과 양측성의 후뇌동맥경색의 영향에 대한 자세한 내용은 Caplan을 참고할 수 있다[33].

---

55 흔한 위장관염처럼 단순히 말초전정기관 병변으로 생각했다가 사망할 위험이 있음을 의미한다.

56 글자 하나하나를 쓸 수는 있지만 합쳐서 의미있는 단어나 글을 쓰지 못한다.

57 글을 읽지 못한다.

2) 기저동맥 폐색

(1) Top of the basilar syndrome[33]

(2) 시상과 중뇌 부위의 경색

- 수직안구운동장애[58] – 자발적 혹은 반사적인 수직 움직임이 없음
- 눈모음후퇴안진(convergence retraction nystagmus)[59], 한눈 또는 두눈이 안쪽으로 몰려서 6번뇌신경(외전신경) 마비처럼 잘못 보일 수 있고 때로는 수직편위(vertical skew)[60]가 생기며, 빛에 반응이 없는 동공축소, 중앙에 고정된 동공 또는 양측성의 3번뇌신경(동안신경) 마비
- 망상활성계(reticular activationg system) 침범으로 인해 졸림 혹은 기면, 안검하수, 환각, 발작으로 흔히 오인되는 생생한 사지의 간대성 운동발작 등 발생

(3) 교뇌의 정중옆 분지(pontine paramedian perforator)나 짧은 주위 분지 혈관(short circumferential branch)들의 폐색

가. 일측성 경색인 경우에 다음과 같은 증상이 초래된다.

- 피질척수로(Corticospinal tract) 침범 – 반대측 상하지 위약
- 피질연수로(Corticobulbar tract) 침범 – 반대측 구음장애, 발성장애, 연하곤란이 나타난다.
- 내측 섬유대(Medial lemniscus)[61] 침범 – 반대측 촉각, 진동감각장애

나. 감금증후군(Locked–in syndrome)[62]:

- 교뇌의 정중옆 가지혈관이나 짧은 주위분지혈관들이 양측성으로 막혀서 발생한다. 대부분 국소적인 혈전으로 인해 발생하며 광범위한 양측성 교뇌 경

---

58 수직 주시 중추(vertical gaze center)가 뇌간에 있음

59 중뇌의 질환으로 발생하며 수직주시 마비, (위로 쳐다볼 때) 눈모음후퇴안진, 동공반사 저하의 triad를 Perinaud syndrom으로 부른다.

60 한 눈을 차폐할 때 나타나는 안구의 수직 움직임을 말한다.

61 피부와 시상 사이의 연결 중 하나로, 접촉과 진동 감각을 전달한다.

62 pseudocoma. 환자는 의식은 하고 있지만 움직이거나 대화를 전혀하지 못하는 상태. 다만 수직안구주시와 눈 깜빡임은 가능하다. 대뇌에서 각 신체(corticospinal tract)와 얼굴(corticobulbar tract)로 가는 운동신경이 교뇌를 지나가는데 교뇌의 양측에 동시에 문제가 발생해 생김.

색을 유발하여 발생된다. 각성 정도는 교뇌의 망상체(pontine reticular formation)의 앞쪽(rostral part)의 침범여부에 따라 달라진다.

3) **상소뇌동맥(superior cerebellar artery) 폐색**
- 병변 동측의 상하지 운동실조가 나타나며 두통, 현훈, 안진이 때때로 동반된다.
- 구음장애
- 드물게, 동측의 호너 증후군, 반대측의 통증과 온도감각 소실, 반대측 4번 뇌신경마비에 의한 복시가 동반된다.

4) **전하소쇠동맥(Anterior inferior cerebellar artery) 폐색**
- 현훈, 안진, 구음장애, 동측의 이명, 난청, 호너 증후군, 반대측의 통증과 온도감각 소실, 안면 위약과 감각 이상, 주시 마비와 겨냥이상증(dysmetria)이 나타난다.
- 드물게 현훈 단독으로 나타난다.
- 외측연수증후군 Lateral medullary syndrome

병변	증상과 징후
Vestibular nuclei	현훈, 진동 시, 안진, 수직 복시, 수직 편위–병변쪽 안구가 하방으로
Inferior cerebellar peduncle	중심성 운동실조(truncal ataxia), 동측 상하지 실조
Spinothalamic tract	반대측 통증과 온도감각 소실
Spinal trigeminal nucleus and descending tract	동측 얼굴의 통증과 온도감각 소실
Nucleus ambiguus [63]	동측 연구개, 후두, 인두의 위약
Descending sympathetic	일측성 호너 증후군

---

63 연수 깊은 쪽에 위치하고 연구개, 후두, 인두에 9번 및 10번 뇌신경으로 연결되어 있다. 이 부위에 이상이 있으면 언어, 삼킴에 장애가 온다.

5) 척추동맥 혹은 후하소뇌동맥 폐색(Vertebral or posterior inferior cerebellar artery occlusion)

소뇌경색이 **현훈**만을 유발하기도 하는데 이는 후하소뇌동맥(PICA) 영역인 하부 소뇌의 병변일 때 가능하다. 단독소뇌경색(isolated cerebellar infarction)의 240명 증례의 10.4%는 전정신경염과 같은 임상증상을 나타낸다. 96%에서는 균형장애와 더불어 자발적이고 지속적인 현훈이 유일한 증상이었다. 한 증례에서는, 증상은 동일했지만 2일 후 신경학적 결손소견을 보였다. 96%의 가장 흔한 경색의 장소로는 후하소뇌동맥의 내측 분지 영역이었고, 한 증례에서는 전하소뇌동맥 영역에 경색이 생겼다[34].

흥미로운 사실은 눈을 감은 상태에서 병변 방향으로의 수평 편위이며, 이는 병변에서의 긴장성 전정 자극이 소실되어서 나타난다.

14.7.7   치명률과 기능상태: 증례 연구

중요한 점은 큰 중뇌동맥 뇌졸중의 예후가 매우 나쁘다는 것이다. 40%가 1개월 이내에 사망하며 50% 이상은 6개월 이내에 사망한다. 다른 뇌졸중들은 모두 예후가 좋은 편이며, 발병 직후 사망률이 낮고 3개월 후에 2/3가 도움없이 지낼 수 있다.

14.7.8   악성 중뇌동맥 경색

중뇌동맥 경색의 최대 10%에서 생명이 위태로운 뇌 부종이 일어난다. 예후는 나쁘며 사망률은 80%에 이른다. 내과적 치료는 모두 효과가 없다. 뇌압의 상승으로 인한 악화는 최대 1/3에서 24시간 이내에 Cheyne–Stokes 호흡이 동반된 기면상태가 뇌졸중이 발생한 지 24시간 이내에 발생한다. 하지만, 2일에서 5일 사이에 발생하는 경우가 더 흔하다.

혈전용해나 피떡제거술(clot retrieval)을 받았던 안 받았던 간에, 만약 중뇌동맥 경색이 CT에서 보이는 중뇌동맥 영역의 50%보다 넓게 발생하면, 환자가 건강하고 60세 이하인 경우에는, 감압 반뇌절제술(decompressive hemicraniectomy)을 하는 것이 장애를 줄

표 14-1. 뇌경색 분류에 따른 치명률과 기능상태: Oxford Community Stroke Project 자료

	열공 경색 (LACI)	전영역 경색 (TACI)	뇌피질 국한 (PACI)	척추기저동맥폐색(POCI)	전체
30일 후					
사망	2	39	4	7	10
생활의존	36	56	39	31	39
생활자립	63	4	56	62	50
6개월 후					
사망	7	56	10	14	18
생활의존	26	39	34	18	29
생활자립	66	4	55	68	52
1년 후					
사망	11	60	16	19	23
생활의존	28	36	29	19	28
생활자립	60	4	55	62	49

POCI (Posterior circulation infarct), PACI (partial anterior circulation infarction (PACI), LACI (lacunar infarction), TACI (total anterior circulation infarction)

이고 생존율을 향상시킨다. 결과는 심각한 악화가 일어나기 전에 빠르게 할수록 좋으며 대부분의 뇌졸중 발생 48시간 이내에 수술을 해야 한다.

3개의 임상 시험 대상자 93명의 환자를 종합하여 분석한 결과 감압수술을 뇌졸중 발생한지 48시간 이내에 받은 환자들에서 mRS (modified Rankin score)[64] 4점 이하인 사람들이 더 많았고(51%의 절대 위험도 차이), 3점 이하인 사람들은 23%의 절대 위험도 차이를 보여주었다. mRS 4점 이하의 기능을 갖고 생존할 확률이 50%의 절대 위험도 차이를 보였으며(2명을 감압수술을 하면 1명은 생존), mRS 3점 이하의 기능을 갖고 생존하려면 4명의 감압술이 필요하며 기능적 결과에 관계없이 평균 2명의 수술을 하면 사망률을 50%를 감소시킬 수 있었다.

---

64 뇌졸중 환자의 장애로 인한 일상 생활기능 의존도를 표시한다. 3점은 중등도장애로 일부 도움이 필요하나 보행은 혼자 걸을 수 있음을 의미하고, 4점은 중등도-중증장애로 혼자 걷지 못하고 도움이 필요하나 bedridden 상태는 아님을 말한다.

위의 3개의 임상 시험에서 감압술 적응증을 위해 사용한 뇌경색 용적의 진단기준은 다음과 같다. 145 cm³ 이상으로 확산강조 자기공명영상(diffusion weighted MRI)에서 보이거나(DECIMAL 연구), 뇌 CT에서 허혈성 변화가 기저핵을 포함하는 중뇌동맥 영역의 2/3이상에 영향을 미칠때(DESTINY 연구), 뇌 CT에서 ischemic change가 MCA 영역에서 적어도 2/3이상에 영향을 주고, 공간점유부종이 있을 때(HAMLET 연구)이다[35].

14.7.9 뇌졸중이 어떻게 유발되는가

14.7.9.1 허혈성 뇌졸중의 원인 조사

뇌졸중의 대다수는 죽종(atheroma), 심방세동 등에 의한, 심인성 색전 혹은 소혈관질환의 합병증에 기인한다. 이 중 20%는 임상적으로 확실한 심장의 색전 발생 원인인 심방세동, 심근 경색 또는 심장의 판막질환에 기인한다. 10%는 간헐적 심방세동, 심방중격동맥류을 동반하는 난원공개존(patent foramen ovale), 또는 세균성 심내막염과 같은 잠재적 원인에 기인한다. 20%는 소혈관질환에 의해 발생하는데, 이는 노화, 유전적 소인, 고혈압, 당뇨병이 중요한 원인이다. 고호모시스테인혈증은 드물지만 치료 가능한 원인이다. 40%는 죽상색전(atheroembolism)에 의해서 발생하는데 대개 경동맥 또는 척추동맥에서 일어나며, 종종 근위부 대동맥에서 생긴다. 일부에서는 뇌외 또는 뇌내 동맥의 죽종성 플라크 위로 국소적 혈전이 생겨서 폐색이 되거나 다른 드문 질환(동맥벽 박리, 섬유근육형성이상(fibromuscular dysplasia), 모야모야병, 사람면역결핍바이러스(HIV), 그리고 암과 같은 혈전 생성 경향에 의한 혈관 폐색이 생겨 발생한다.

합리적인 이차예방은 정확한 진단과 함께 시작한다. 경색이 있는지, 어디에 있는지, 원인을 알 수 있는지, 다른 원인을 찾을 수 있는지 알아본다.

전뇌동맥 경색(anterior circulation infarcts)이 있을 때는 심전도와 함께 경동맥의 이중초음파(duplex ultrasound)와 심방세동을 감별하기 위한 48시간 모니터링이 필요하다. 심초음파는 유용하지만 손쉽게 검사할 수 있는 것이 아니다. 혈전 경향성에 대한 검사는 흔히 유용하지 않으며 제한적이다.

14.7.9.2 뇌경색이 급성인가?

중재치료가 현실적인 옵션이라면, 급성 경색이 있는지 확인하는 것이 첫번째이다. 종종 급성 경색은 입원 시의 또는 입원 후 추가적인 CT scan를 통해 명백해진다. 만약 이것이 뇌졸중 증후군을 완벽하게 설명해준다면 추가적인 검사는 필요 없을 것이다. 확산강조 (DWI) MRI는 모든 급성 경색을 확인할 수 있는 유일한 방법이며, 다른 영역에 있는 다양한 병변들을 발견하는 것이 매우 중요한 정보이다.

14.7.9.3 뇌졸중 기전과 영상의학적 조사

증례의 최대 40%에서는 뇌졸중의 기저 기전을 확인하는 것이 어렵다[8]. 확산강조영상 MRI와 자기공명혈관조영술(MRA) 또는 컴퓨터단층혈관조영술(CTA) 중 하나를 가능하다면 빨리 시행하면 경색의 위치, 크기를 알려주어 하나의 동맥 영역에 발생한 뇌경색의 가능한 원인을 찾는데 도움을 주며, 하나 이상의 동맥 영역에 발생한 다발성 경색이라면 심장 혹은 대동맥 문제를 찾기 위해 임상의들이 민감하게 대응할 수 있게 도움을 준다. 확산강조영상(DWI)은 후뇌동맥 경색에 있어 80%정도의 민감도를 가졌다고 생각되며, 발병 48시간 이후에 시행하면 양성으로 나올 확률이 더 높아진다[36].

14.8   급성 중재

14.8.1   혈전용해술

14.8.1.1 과학적 근거

Alteplase (tissue plasminogen activator, tPA)를 급성 뇌졸중에서 사용한 NINDS trial은 뇌졸중이 발생한지 180분 이내로 혈전용해제를 투입했을 때의 이득을 증명한 첫번째 연구이다. 좋은 예후(3개월 후 Barthel 지수, 수정 Rankin척도, Glasgow 결과척도와 NIHS

뇌졸중 점수) 전체에 대한 오즈비는 1.7이었다.[65] tPA로 치료받은 환자들은 3개월 후에 최소한의 장애를 보이거나 장애가 없을 확률이 적어도 30% 증가하였다. 36시간 이내에 증상이 있는 뇌내출혈이 발생할 확률은 10배나 더 높았다. 즉, tPA로 치료받은 환자들의 6.4%에서 뇌내출혈이 있었던 반면, 위약을 받은 환자들에서는 0.6%이었다($P < 0.001$). 그러나 3개월 시점에서의 전체 사망률은 tPA를 받은 그룹이 17%로 위약군의 21%에 비해 큰 차이를 보이지 않았다($P = 0.30$).

2014 Stroke Thrombolysis Trialists' Collaborative Group의 메타분석[66]에서 9개의 alteplase와 위약을 비교하는 무작위 임상 시험 또는 비맹검 연구의 6,756명의 환자로부터 개인 환자의 자료를 받아 분석을 하였다. 치료가 빠를수록 좋은 결과가 나온다는 것을 증명하였고, 치료의 이득은 적어도 발병 후 4.5시간까지 지속된다는 것을 증명하였다. 고령의 환자들과 경색의 크기가 큰 뇌졸중의 환자들 또한 치료로 인한 이득이 있었다.

좋은 결과가 나왔다. 3시간 이내에 치료받은 787명의 사람들의 32.9%에서(762명의 대조군은 23.1%에서) 3-6개월 후 증상이 없거나 중대한 장애가 없는, 즉, mRS상 0점이나 1점인 상태가 되었다(OR 1.75, 95% CI 1.35-2.27). 발병 3시간에서 4.5시간 내에 치료받은 1,375명의 35.3%와 3시간 내에 치료받은 1,437명의 30.1%에서 증상이 없거나 중대한 장애가 없었다(OR 1.26, 95% CI 1.05-1.51). 앞선 대규모 연구에서 이러한 무장애 생존(disability free survival)에서 대략 10%의 절대적인 향상(3시간 이내 치료를 받으면 상대적으로 42%가 더 향상되었다)을 보인 것은 앞선 NINDS 임상 시험의 결과를 확인해 준 셈인데, 뇌출혈로 인한 조기 사망의 위험이 약 2% 증가한다는 위험이 있고 3개월째에 모든 원인에 대한 사망률은 치료군에서 1.4% 높았는데 통계적으로 의미 있는 차이는 아니었다. 즉 90일에서의 사망률은 치료군 17.9%, 대조군 16.5%이었으나 의미있는 차이는 아니었다.

Alteplase 치료군에서 유증상 뇌내출혈의 비율은 대조군의 1.3%에 비해 6.8%로 높았다. 임상적으로 중요한 출혈의 절대 위험도는 3.1% 증가하였다. 치명적인 뇌내출혈의 상대적인 증가는 치료의 지연, 나이 또는 뇌졸중의 중증도에 영향을 받지 않았고,

---

65 3시간 이내에 혈전용해제를 투여할 때 예후가 좋을 확률이 1.7배로 증가한다는 의미이다.

66 Lancet 2014:29;1929-35.

alteplase 치료로 인한 절대 위험도 증가는 더 중한 뇌졸중에서 높았다.

14.8.1.2 Alteplase의 임상 시험후 임상과 안전성

Alteplase에 대한 유럽연합 안전 모니터링 프로그램은 6,483명의 환자를 2002년부터 2006년까지 14개의 나라, 285개의 센터에서 모집하였다.

뇌내출혈 발생률은 NINDS 정의(증상이 있는 뇌내출혈에 1점 이상의 NIHSS 점수 악화가 있는 경우)를 사용했을 468/6438(7.3%; CI 6.7-7.9)이었다. SITS-MOTS에서 사망률은 3개월에 11.3%였다.

미국심장학회/미국마취과학회 과학위원회에서는 문헌고찰을 통해, 나이와 뇌졸중의 중증도는 혈전용해술 치료의 적격성에 영향을 끼치지 않는다는 같은 결론에 도달하였다.

나이가 많을수록 치료의 안전성에 대한 문제는 특히 급성 뇌졸중 관리에 필요하다. 허혈성 뇌졸중의 위험도는 55세 이후로는 10년마다 두 배가 되고[37], 단기적 그리고 장기적 결과가 80세 이상에서 더 나빠지는 것은 놀랄 일도 아니다.

분명한 사실은 혈전용해는 해당이 되는 뇌졸중 환자 모두에게 가능한 빨리 제공해야 하며 치료의 지연은 용납할 수 없다. 지역 사회와 병원의 시스템은 가능한 가장 빠르게 치료를 할 수 있게 준비되어야 한다.

14.8.1.3 근위부 큰 혈관 폐색: 경정맥 혈전용해의 결과

경정맥 tPA의 임상 성적은 원위 뇌내동맥과 근위 중뇌동맥 폐색에는 좋지 않다고 알려져 있으며, 특히 혈전의 길이가 8 mm를 넘는 경우에는 더욱 그렇다[38].

큰 동맥 폐색(Large vessel occlusion, LVO)에 경정맥 혈전용해의 성적은 아래 표와 같
다[39].

폐색 위치	혈관 재개통	사망률
원위 중뇌동맥 폐색	44.2%	17%
근위 중뇌동맥 폐색	30%	24%
말단 뇌내동맥 폐색	5.9%	45%
직렬(Tandem)[67] 내뇌동맥 폐색/ 직렬 중뇌동맥 폐색	27%	14%
기저동맥 폐색	30%	75%

14.8.1.4 큰 혈관 폐색에 대한 동맥내 혈전제거술

최근의 5개의 임상 시험에서 **경정맥 혈전용해 후 혈전제거술과 주로 2세대 스텐트(sten-
triever devices) 삽입**을 뇌졸중 시작으로부터 6시간 이내에 시작하고 8시간 이후 넘어서
지속하지 않는다면, 원위 중뇌동맥이나 근위 중뇌동맥의 혈전을 용해만 하는 것보다 더
효과가 훨씬 좋다는 것을 보여줬다. 이 5개의 연구에 등록된 1,287명 환자의 자료로 분
석한 메타분석에서 동맥내 혈전제거술은 90일 후의 장애 빈도를 감소시켰다(보정 오즈
비 2.49; 95% CI 1.76−3.53). 적어도 mRS가 1점 이상 감소하는 장애 감소 효과를 보기
위해 치료를 받아야 하는 대상자 수[68]는 2.6명이었다. 80세 이상의 15%에서 의미있는 효
과를 보였고 대조군에 비해 의미있는 효과가 있었으며, 경정맥 혈전용해가 금기인 대상
자들과 발병 후 5시간 후에 병원에 도착한 대상자들에서도 대조군보다 의미있는 개선을
보였으나 뇌내출혈과 90일 사망률은 대조군과 차이를 보이지 않았다[40]. 관류영상(Per-
fusion imaging)이나 측부순환영상(collateral imaging)[69]은 5개의 임상 시험 중 3개에서 쓰
였는데 그로 인해 환자 선택이 향상되었고, 성과가 향상되었으며, 표준 CT로 진단한 그
룹과 비교하여 치료 효과의 향상이 있었다. 일반적인 CT 뇌촬영에서 광범위한 허혈 형

---

67 연속해서 두 군데 이상이 막혀 있는 상태를 말한다.

68 Number needed to treat를 의미하며, 여기서는 2.6명을 치료하면 1명은 장애가 개선된다는 것이다.

69 측부순환(collateral vessel)의 상태를 평가함으로써 뇌조직이 살아있는지 알 수 있고, 동맥내 혈전제거술 후 혈
    액이 재순환이 될 때 뇌 기능 회복의 예후를 예측할 수 있다.

태를 보인 경우가 드물게 있었다. 중뇌동맥 원위부(중뇌동맥 M2 분절과 그 말단부)에서
는 이득이 보이지 않았다. 전신마취 또는 진정(sedation)이 결과에 영향을 주는지, 그리
고 스텐트 삽입 시에 흡입(aspiration), 풍선 카테터(balloon guiding catheter), 병발한 경
동맥 협착의 스텐트 삽입, 경동맥 혈전용해제 약물의 영향은 어떤지에 대한 기술적인 문
제들이 숙제로 남아있다[40].

경동맥 혈전제거술이 가능한 곳이면, 혈전제거술로 이득을 볼 것이라 생각되는 중뇌
동맥 증후군환자를 처음 검사할 때 혈관조영 CT를 찍어야 한다. 이러한 환자들은 첫 진
찰 때 뇌 결손의 범위와 중증도를 알아차리기 쉽지 않으며, 경정맥 혈전용해술를 받은
이후에 악화될 수 있다. 증상이 있는 기저동맥 폐색에서의 효과는 대조임상 시험을 통해
정식으로 평가된 적이 없지만, 관찰연구 결과들을 보면 치료가 효과적이며 효과를 보일
수 있는 적정치료시간(time window)은 발병 후 12시간까지 가능한 것으로 보인다. 치료
성적은 MRI에서의 경색의 정도에 따라 달라진다[41].

14.8.1.5 실제적 그리고 시스템 문제들

치료를 빨리 하기 위해서는 효율적인 진료 프로세스와 팀 접근이 필요하다.

진료평가(Audits)에서 실망스럽게도 치료에 적격인 뇌졸중 환자 중 실제로 혈전용해
치료를 받는 사람은 드물다는 것을 알 수 있다. 병원은 즉시 대응할 수 있는 팀으로 잘
조직화된 뇌졸중 진료체계가 필요하다. 치료 결정을 위해서 CT를 반드시 응급으로 찍어
야 한다는 합의가 필요하고 이를 준수해야만 한다.

뇌졸중 치료는 가능한 최대한 빠르게 시작해야 한다. 3시간 안에만 치료가 시작되면
효과적이라고 생각하고는 시간이 충분하다는 생각이 치료를 늦추게 만든다. "시간이
뇌이다(Time is brain)." — 치료가 매 15분씩 빨라질 때마다 다음과 같은 결과를 얻는다.

- 4%의 사망률 감소
- 4%의 증상 있는 뇌출혈 감소
- 4%의 보행 증가
- 3%의 초기 NIHSS 점수나 나이에 관계없이 집으로 퇴원할 확률 증가[42]

빠른 치료를 막는 원인에는 의사에게 증상을 표현하는 데까지 오래 걸리는 문제가 포함된다. 오직 22-31%의 허혈성 뇌졸중 환자들만 증상 발현한지 3시간 이내에 의사에게 증상을 호소한다. 대중들에게 뇌졸중의 증상과 빠른 치료가 필요하다는 인식을 개선시키는데 많은 노력이 필요하다.

구급대원들에 대한 구급교육의 통합은 지역 사회에서 급성 뇌졸중 환자를 식별하고 즉시 처치할 수 있는 팀이 있는 병원으로 신속하게 이송하는 데 도움이 된다. 응급구조 대로부터 환자가 곧 도착한다는 것을 환자에 대한 정보와 함께 뇌졸중 담당 팀에게 알림으로써, 이전의 의무기록을 확인하고, 영상의학과에 알려 놓으며, 검사 지시가 시작될 수 있게 준비하며, (환자 발병에 대한) 정보원에 대한 연락처 정보(contact information for informants)를 얻어서 증상이 언제 시작되었는지, 증상과 징후가 무엇인지를 도착 전에 알 수 있도록 해야 한다. 이런 방식으로 환자를 CT 검사실로 보내도록 하면 집 문에서 주사바늘을 꽂는 데까지 걸리는 시간(door-to-needle)이 20분으로 줄어들었다.

적절한 뇌졸중 대응 체계나 뇌졸중 담당 팀이 갖추어져 있지 않은 작은 병원들은 큰 뇌졸중 센터와 협업을 이루어야만 하고, 뇌졸중 전문의가 없다면 환자 평가에 원격의료를 사용해야 한다. 또한 사용되는 tPA 종류에 있어서 혼란이 있다. 대개 의사들은 성분명으로 수련받는데, tPA는 여러 가지 형태가 있다. Tenecteplase는 심근 경색에 사용되는데 훨씬 강력해서 뇌경색에 잘못 사용될 경우 뇌출혈을 야기한다. 뇌졸중 패스트 트랙(FAST track)에 tPA가 아닌 alteplase를 명시적으로 언급하는 것이 중요하다.

뇌졸중 대응 팀은 반드시 호출기를 통해서 빠르고 동시에 보고받아야 한다. 팀에는 최소한 두 명의 의사가 있어야 한다. 즉 한 명의 뇌졸중 전문의와 한 명의 뇌졸중 수련 전공의가 최소한 필요하며 두 명의 간호사가 필요한데, 특히 뇌졸중과 응급실 간호사가 있어야 한다.

병원에서, 응급실에서의 평가는 간단하면서 능률적으로 이루어져야 한다. 평가와 초기 치료를 위해서, 그리고 의료진이 혈압 조절을 모니터하고 수액을 투여하는 동안 악화되는 것을 감시하기 위해 90-120분 동안 필요한 전용 소생 및 치료 구역이 필요하다. 이런 능률적인 조치에 문제가 되는 것은 응급 통신에서 개인 정보 공개에 대한 우려에서부터 꺼진 CT 기계를 예열해야 하는 필요성에 이르기까지 다양하다. 다른 이유로 입원해 있는 환자에서 급성 뇌졸중이 생겨서, 혈전용해제 전달을 위해 전담 직원이 있는 신뢰할 수 있는 전용공간을 성사시키기도 어려울 수 있다.

가장 긴급한 조치는 우선순위를 두고 합의된 제도적 프로토콜에 따라 팀 구성원이 병렬적으로 수행하는 것인데 이에는 환자, 보호자 면담, 동의 구하기, 배제진단, 검사 의뢰, 경과 관찰, 혈압 감시, 심전도 검사, tPA 용량 계산들이 있다. CT 검사가 치료 계획을 결정하는 데 가장 중요한 단계이고 환자를 안정시키기 위한 응급처치말고 다른 조치로 인해 늦어져서는 안 된다.

NINDS의 tPA 제외 기준을 지나치도록 신중하게 해석하면 신속하고 효과적인 치료를 방해할 수 있다.

Alteplase의 출혈 위험성 때문에, 임상적, 영상학적, 그리고 진단검사실 관련 제외 기준이 2016 AHA/ASA의 급성 뇌졸중 처치 가이드라인에 수록되어 있다. 그러나, 몇몇 제외기준의 근거는 불확실하며, 그리고 효과와 비슷한 수준의 위험성에서도 사용하는 것이 허용되고, 일부 기준은 alteplase 투여 전에 수정되거나 되돌릴 가능성도 있다.

[현재 AHA의 승인된 제외 기준]
- 심한 머리 외상 혹은 3개월 이내의 뇌졸중 과거력
- 시주막하출혈을 시사하는 증상들
- 7일 이내에 지혈하기 힘든 부위의 동맥 천자
- 이전의 뇌출혈 과거력
- 두개내 종양 혹은 동정맥기형 혹은 동맥류
- 최근 두개내 수술 혹은 척추 내 수술
- 혈압 상승 (수축기 >185 mmHg, 이완기 >110 mmHg)
- 내부의 현성 출혈
- 급성 출혈 소질을 포함하되 이에 국한되지 않음
- 혈소판 수치 <100,000/㎣
- 48시간 이내에 Heparin을 투여받았고 비정상적으로 aPTT가 정상 상한치보다 높은 경우
- 현재 항응고제를 사용해서 INR >1.7 이거나 PT >15s

- 현재 Direct thrombin inhibitors 혹은 direct factor Xa inhibitors를 사용하여 aPTT, INR, 혈소판, ECT, TT, 적절한 factor Xa 활성 검사에서 수치 상승
- 혈중 포도당농도 <50 mg/dL
- CT상에서 다엽 경색(저강도음영 > 대뇌반구의 1/3)

[상대적인 제외 기준]

: 최근의 경험들을 통해 보건대, 어떤 상황에서는 신중하게 고려하여 위험 대비 효과를 따진다면 환자가 비록 상대적 금기의 한 항목에 해당하더라도 혈전용해 치료를 받을 수 있다. 상대적 금기에 해당하는 것이 하나라도 있다면 정맥 내로 rtPA를 투여하는 것의 위험 대비 효용을 따질 때 신중하게 해야 한다.

- 경미하거나 빠르게 회복하는 뇌졸중 증상만 있는 경우(저절로 좋아지는 경우)
- 임신
- 발작 후 잔류 신경학적장애로 시작된 발작
- 14일 이내에 큰 수술을 받았거나 혹은 심한 외상을 입은 경우
- 최근 21일 이내에 소화기계 혹은 비뇨기계 출혈
- 최근 3개월 이내에 급성 심근 경색

[제외 기준에 대한 참고사항]

- 급성 뇌졸중에 대한 전문의는 위의 제외 기준 항목들을 변경할 수 있다.
- 최근에 경구항응고제나 Heparin 치료를 받지 않은 환자에서 응고 검사 결과가 나오기 전에 정맥 내 rtPA를 시작할 수 있는데, 만약 INR이 1.7을 초과하거나 PT가 심하게 상승되어 있다면 중지해야만 한다.
- 혈소판저하증 병력이 없는 환자에서 혈소판 수치 검사를 확인하기 전에 정맥 내 rtPA를 시작할 수 있는데, 혈소판 수치가 100,000/㎣ 미만이면 반드시 중지해야만 한다.

[3시간 이내에 급성 뇌졸중 증상을 보인 1,838명의 환자에서 보인 금기 항목의 빈도]

금기 항목	%
경미한 증상 (NIHSS score <5)	11.5
수축기혈압 > 185 mmHg or 이완기혈압 >110 mmHg	3.2
이전 3개월 동안 뇌졸중/두부 손상	2.6
INR >1.7	2.1
aPTT >40 s	1.1
급성기 발작	0.7
이전 14일 동안 주요 수술을 받은 경우	0.6
최근 뇌내 출혈	0.5
동맥류	0.4
혈소판 수 <100,000	0.3
이전 3개월 동안 심근 경색	0.1
이전 3주 동안 위장관/요로계 출혈	0.1
혈당 <50 mg/dL	0.1
뇌 종양	0.1

14.8.1.6 제외기준에 대한 근거 및 그 기준을 완화할 수 있는 상황

제외기준은 무엇이며 그 기준을 언제 어떻게 변형해서 적용할지에 대한 자세한 내용은 2015 AHA/ASA statement Scientific Rational for the Inclusion and Exclusion Criteria for Intravenous Alteplase in Acute Ischemic 뇌졸중에 실려 있다.

14.8.1.7 가벼운 증상이 있는 경우나 빠르게 부분적으로 회복되는 경우는?

이전의 AHA 치료적응증에서는 가벼운 증상이나 NIHSS 5점 미만인 환자들은 제외했었다. NINDS 임상 시험의 환자들 선정에서 NIHSS 점수의 하한치는 없었지만, 언어, 운동 기능, 인지, 그리고 시선, 시야 및 무시(neglect)의 측정 가능한 손상이 있는 사람들이었다. 더 가벼운 뇌졸중에서도 예후가 좋지 않은 경우가 꽤 흔한데 그 이유는 신경학적 악화 때문일 수도 있고, NIHSS 검사에서 드러나지 않은 인지적장애나 재발성 뇌졸중으로 인한 장애로 발생할 수도 있다. 초기 뇌졸중 중증도가 심하고 뇌 영상에서 보이는 동맥 폐색을 가진 환자가 일시적으로 호전될 수 있는데 이런 환자가 초기 신경학적 악화의 위험이 높다[46,47]. 이들은 반드시 관찰보다는 치료를 받아야 한다.

14.8.1.8 동반된 혈압 상승은?

혈전용해 치료 이전과 도중, 그리고 이후에 혈압을 감시해야 할 필요성에 대한 인식은 Australian Streptokinase 연구로부터 나왔다. 이 연구(ASK)에서 고혈압은 제외 기준에 속하지 않았는데, 혈압 수치와 심각한 뇌출혈의 위험과 직접적인 연관성을 보였다. SITS와 GWTG 4상 연구에서도 발병 시의 높은 혈압은 뇌출혈의 위험성을 높인다는 것이 밝혀졌다. 혈압이 수축기 185 mmHg 미만, 이완기 110 mmHg 미만으로 유지된다면 tPA를 사용해도 안전한 것으로 간주한다. 혈압은 시술 후 24시간 동안 세심하게 조절되어야 하고, 치료와 상관없이 며칠에 걸쳐 떨어지는 경향을 보인다.

14.8.1.9 과거 3개월 동안 심한 머리 외상이 있었던 경우는?

최근의 심한 머리 외상은 절대적인 금기이다.

14.8.1.10 과거 3개월 동안 뇌졸중이 있었던 경우는?

이전의 뇌졸중 병력 이후 tPA를 사용하는 것의 안전성은 알려져 있지 않다. 범위가 넓은 심장 기원 색전성 뇌졸중에 wafarin을 사용한다는 관점에서 볼 때, 출혈성으로 전환되는 위험성은 충분히 낮다고 판단되어 약 2주 후 항응고치료를 해도 안전하다고 볼 수 있다. 2-3주를 초과하는 경우 이전 경색 부위와 경과 시간의 크기에 따라 발생하는 위험성에 대한 고려를 하면 잠재적 이득이 더 높을 때 tPA를 반복 투여해볼 수 있다.

14.8.1.11 예기치 못한 응고장애에 대한 두려움

혈소판 수치와 INR 검사 결과를 기다리느라 tPA 투여 시작이 늦춰질 수 있다. tPA를 투여 받은 470명의 환자 중 6.4%가 혈액응고장애를 가졌지만, 0.4% 정도에서만 의심할 수 없는 경우였다. 혈액응고장애가 출혈의 위험성을 심각하게 증가시키는지도 불확실하다

[48]. 비정상적인 혈소판 수치나 INR 수치 역시 드물다. 1,752명의 뇌졸중 환자 중 오직 0.34%만이 초기의 병력 문진에서 발견되지 않는, 혈소판 수치가 10만 미만이었다[49]. 그래서 INR 검사 결과를 기다리는 동안 tPA 투여를 시작하고, 만약 결과가 뜻밖에 비정상이라면 AHA 제외 기준에 따라 투여를 중단하는 것이 합리적이다.

14.8.1.12 출혈 위험이 증가할 수 있는 다른 상황들

투석을 하고 있는 신부전 환자들에게 tPA는 비록 뇌졸중의 결과는 종종 나쁘지만, 안전하다. 월경 중에 tPA는 비록 월경량이 많은 두 여성에게서 수혈이 필요했지만, 안전하다. 임신 중에 tPA가 안전하게 사용되어왔지만, 자궁 출혈과 산모의 자발 뇌출혈이 보고되었었기에 부인과의 자문을 얻고 자궁 출혈에 대한 대비가 필요하다. 당뇨병성 혹은 다른 출혈성 망막병증으로 인한 출혈은 매우 드물어서 만약 tPA 치료가 시력 손실의 최소 위험을 감수하기에 충분한 이점이 있는 경우에는 치료를 고려해야 한다. 감염성 심내막염은 패혈성 색전을 일으키는데 막힌 부분의 국소적인 동맥염을 일으켜서 동맥의 벽을 약하게 한다. 이 경우 뇌경색은 흔히 출혈 변환(haemorrhagic transformation)이 발생하며, 따라서 감염성 심내막염의 색전성 뇌경색에서 정맥 내 Alteplase 투여는, 비록 배제 기준에 포함되어 있진 않지만, 권장되지 않는다. 간질환에서 정맥 내 Alteplase 사용은 환자가 정상 TT, aPTT, PT를 보일 경우에는 타당하다. Direct factor Xa inhibitors를 사용 중이라면 PT와 aPTT를 연장시킬 수 있지만, Direct factor Xa inhibitors에 의한 출혈 위험을 PT와 aPTT 증가로 평가하는 것은 신뢰할 만하지 않다.

14.8.1.13 발작이 동반된 급성 뇌졸중

허혈성 뇌경색에 복합된 발작을 Todd 마비[70]와 구별하는 것은 매우 어렵다. 몇몇의 문헌에 따르면 토드 마비의 절반 이상이 뇌경색 때문인 것으로 나타났다. 뇌졸중 유사질환(stroke mimics)[71]에서 뇌출혈의 발생 비율은 낮아서 약 0.6% 이하로 추정되므로[50], 만약 편마비의 원인이나 치료의 이득에 대해 여전히 고민이 된다면, 혈전용해제 치료가 정

---

70 발작 후에 나타나는 한쪽 팔다리의 위약증상으로, 대개 48시간 이내에 완전히 회복된다
71 뇌졸중 유사질환은 발작 이외에도 편두통, 실신, 패혈증, 뇌종양, 저혈당 등이 있다.

당화된다.

14.8.1.14 뇌내 동맥류가 있을 때는?

파열되지 않은 뇌동맥류는 보통 인구의 2-3%에서 나타나는데, 혈전용해치료로 인해 위험성이 증가한다는 대규모 레지스트리 연구에서의 근거는 없다. 큰 동맥류라면 주의가 필요하다.

14.8.1.15 뇌 미세출혈(cerebral microbleeds)이 있는 경우에는?

5개 연구의 총 790명에 대한 메타분석에 따르면, 뇌 미세출혈의 전체 유병률은 14.1%이었다. 미세출혈이 있는 경우 중 7.4%는 혈전용해 치료 이후 증상있는 뇌출혈을 겪었는데 반해, 뇌 미세출혈이 없는 경우에서는 4.4%에서 뇌출혈이 발생하였다. 종합한 뇌출혈의 상대 위험은 1.90 (95% CI 0.92-3.93)으로 의미있는 증가가 없었기 때문에, tPA를 중지할 사유가 되지 않는다[49].

14.8.1.16 매우 혈당이 높거나 매우 혈당이 낮은 경우에는?

저혈당과 고혈당 모두 뇌허혈을 악화시킬 수 있다. 급성 고혈압을 동반한 고혈당은 심한 뇌졸중에 대한 자율신경계 반응의 일부로도 나타난다. 2.77 mmol/L(약 50 mg/dL)보다 낮은 저혈당은 드물지만 저혈당성 편마비를 유발할 수 있다. 고혈당은 나쁜 예후와 관련이 있고[51], 혈관 재개통의 가능성을 줄이며[52], 동맥이 막힌 동안의 경색이 커지는 것을 가속시키는 것과 연관이 있으며[53], 뇌출혈의 위험성을 증가시킨다. 혈당을 조정하면 위험성이 감소하는지는 불확실지만, 저혈당을 피하면서 10-11 mmol/L (180-198 mg/dL)까지 낮추는 것이 합리적이다.

14.8.1.17 급성 심근 경색

최근에 심근 경색을 앓은 환자에게 정맥 내 alteplase를 투여할 때의 주요한 걱정은 심실 혈전이 혈전용해제에 의해 떨어져 나가 색전증을 일으키지 않을지, 심근 경색 후 발생한 심낭염이 혈전용해제에 의해 심낭출혈을 일으키진 않을지, 괴사된 심근벽의 혈전을 녹이면서 심장 파열을 유발하지 않을지 등이다. non-STEMI[72]나 우심장 또는 심실하벽에 경색이 있는 경우에는 tPA가 안전한 것으로 생각된다. 심실 전벽(anterior wall)의 경색에서의 위험성은 불확실하다.

14.8.2 혈전용해의 합병증

14.8.2.1 뇌졸중 유사질환에서 tPA 의 위험성

혈전용해제로 치료받은 781명의 환자 중 3%에서 뇌졸중 유사질환으로 밝혀졌다[54, 55]. GUSTO 연구에 따르면 tPA의 용량이 더 높고 Heparin을 같이 쓰는 경우에 심근 경색에서의 정맥 내 혈전용해 치료의 뇌출혈 비율은 0.65%이었다[50]. 5,581명의 환자가 포함된 다기관 관찰 코호트 연구에서 혈전용해치료를 받은 100명의 뇌졸중 유사질환 환자 중 1%에서 자발성 뇌출혈을 보였다[56]. 대표적인 뇌졸중 유사질환으로는 발작, 오래 지속되는 비전형적인 편두통, 히스테리나 기능적 위약감과 단독의 전실어증(global aphasia), 이해하거나 말하는데 있어서의 장애가 단독으로 생긴 경우들이다[55]. 이전의 신경학적 장애가 재발하는 것은 흔하게 나타났다. 이런 상황에서 응급 혈관조영 컴퓨터단층촬영 (CTA)과 MRI DWI가 대혈관폐색과 급성 경색을 배제하는 데 가장 좋은 방법이지만, 뇌졸중이 발생했을 상당한 가능성이 있다면 뇌졸중 유사질환에서 혈전용해치료 후 뇌출혈의 위험이 1% 미만이라는 것을 안다면 안심이 될 것이다. 비혈관성 뇌졸중 증후군에서 혈전용해치료로 인한 뇌출혈의 위험성은 낮다.

14.8.2.2 맥관부종(angioedema)

정맥 내 rtPA로 치료한 뇌졸중 환자의 1.3~5%에서 구강입술 주변 맥관부종이 보고된다[57]. 보통 일시적이고 가벼우며 각각의 도피질(insular cortex)[73]과 전두피질(frontal

---

72 ST 비상승 심근 경색(non ST-elevation Myocardial infarction)으로서, 혈액검사에서 심장손상의 표지자 (troponin-I 등)가 증가했으나 심전도에서 ST 상승이 없는 경우를 말한다.

73 도피질의 뇌경색은 자율신경 조절장애를 유발하며, 그 결과 혈관운동 긴장의 변화가 와서 맥관부종이 발생하는 것으로 보인다.

cortex)의 허혈성 병변의 반대쪽 구강에서 나타난다. 맥관부종의 위험성은 **ACE inhibitor** 복용과도 연관이 있다[58]. (상대 위험도 13.6; 95% 신뢰구간 3.0-62.7) 드물게 30분 이상 심하거나 빠르게 진행된다면 응급 기관삽관이나 윤상갑상연골절개술이 필요할 수 있다[59]. ACE inhibitor와 연관된 맥관부종을 겪은 228명의 환자에서, 앞쪽 혀와 입술에서민 부종이 발생한 145명의 환자들 중 단 한명도 기관삽관이 필요하지 않았다. 후두 혹은 인두 아래쪽에 맥관부종이 발생한 34%의 환자들과 입천장, 입 바닥 혹은 구인두에 발생한 18%의 환자에서는 기관삽관이 필요했다. 부종이 회복되는 데까지 걸린 평균 시간은 29시간이었다[60].

14.8.2.3 권장되는 관리 방법

rtPA 투여가 끝날 때까지 환자에 대한 면밀한 관찰은 지속되어야 하며, 특히 입과 혀의 **맥관부종**이 발생할 가능성이 높은 경우에 더 그러하다. 만약 한쪽 혹은 양쪽 혀나 입술이 붓는 징후가 보인다면 즉시 남은 rtPA 투여를 중지한다. 바로 dipenhydramine (Bendaryl)을 50 mg 정맥 내로 투여한 후에 ranitidine 50 mg이나 famotidine 20 mg을 정맥 내로 투여한다. 만약 환자를 재평가해서 diphenhydramine과 ranitidine 혹은 famotidine을 투여했음에도 입술이 계속 붓는다면, methylprednisolone 80-100 mg을 정맥 내로 투여한다. 만약 입혀 맥관부종이 멈추지 않는다면, epinephrine 0.1% 0.3 mL를 피하로 혹은 흡입기로 0.5 mL를 투여하고, 동시에 응급으로 이비인후과나 마취과 의사에게 구강 기관삽관 가능성을 평가하도록 하며, 만약 기관삽관을 실패하면 응급 윤상갑상연골절개술이나 기관절개술 혹은 광섬유 비강기관삽관을 시도한다[61].

14.8.2.4 tPA 후에 발생한 뇌출혈

중증 뇌출혈은 약 3%의 사례에서 발생하며 주입 후 24-36시간 내에 새로 생긴 두통, 메스꺼움, 구토, 반응 감소 또는 매우 높은 혈압이 있을 때 의심되어야 한다.

tPA는 체외배출 속도가 빠르고 단기 작용하는 약물이다. 그러나 연장된 PT, aPTT 및 감소된 피브리노겐 수준은 주입 후 24 시간 이상 지속될 수 있으며, 이는 tPA 투여 후 최대 24 시간내에 -아마도 최대 36시간까지 용해제 중지(lytic reversal)가 2차성 뇌출혈에 유용할 수 있음을 시사한다[62]. 허혈성 뇌졸중에 alteplase를 사용한 후 증상성 두개내출혈을 나타낸 128명의 환자를 대상으로 한 후향성 연구에서 혈종(hematoma)의 확장과 연관된 유일한 요인은 fibrinogen 농도가 150 mg/dL 이하인 것이었다. Fibrinogen 농도가 부족한 경우 동결침전제수혈(cryoprecipitate)로 보충할 수 있다[63]. 동결침전제수혈은 전형적으로 4−6단위를 주사하는데, 한 단위는 10−15 mL 정도로 150−250 mg의 fibrinogen을 포함한다.

두개내출혈이 의심된다면 tPA 주입을 중단하고 응급 CT를 찍어야 한다. CT에서 뇌출혈이 확인된다면 **cryoprecipitate** 6−8단위를 우선 공급한다. 만약 금기상황이거나 cryoprecipitate가 여의치 않은 상황이라면, **섬유소용해억제제(tranexamic acid** 10−15 mg/kg 정주, 20분간 또는 ε−aminocaproic acid 4−5 g 정주 1시간 이상 동안)를 사용할 수 있다. 하지만, 이런 처치에 대해서는 근거가 거의 없다. 만약 fibrinogen 농도가 150 mg/dL 이하로 계속 낮다면, Neurocritical Care Society의 권고에 따라 추가적인 cryoprecipitate도 가능하다[64].

혈소판 수혈은 효과가 입증되지는 않았다. 생명이 위급한 소뇌 출혈에만 수술이 꼭 필요한 적응증이며, 그 외에는 혈액내과의사 및 신경외과의사와 뇌내출혈의 관리방법에 대해 논의를 하는 것이 합리적이다. 표면으로부터 거리가 1 cm 이하에 30 mL이상의 대엽출혈(lobar haemorrhage)이 발생한 환자에서도 때로 수술이 고려된다[65].

14.8.3 급성기 뇌졸중 치료

급성기 뇌졸중 집중치료실에서 치료는 결과를 향상시킨다. 주요한 장점은 아마도 다음과 같다.

- 훈련받은 헌신적인 의사에 의한 지속적이고 조직적이며 가이드라인에 근거한 치료
- 예방가능한 합병증의 최소화
- 환자와 친지에게 교육 실시
- 치료과정과 의료진 교육을 통해 지속적으로 치료의 질을 향상
- 정확한 진단 그리고 가장 적절한 뇌졸중 메커니즘에 맞는 이차적인 예방을 할 수

있는 신뢰성 있는 기관

- 환자에게 도움이 되는 시점부터 바로 시작하는 조직화된 재활
- 실현 가능하다면 필수적인 지역 사회기반 치료와 지원이 있는 곳으로 조기 퇴원 계획

14.8.3.1 악화 상황에 대한 모니터링

입원한 뇌졸중 환자의 약 1/3이 입원 후에 악화되었다. **조기 악화**는 주혈관 폐색 과정이 진행되거나, 분기부(bifurcation)에 박혀있던 색전이 원위부로 옮겨 가는 경우, 색전이 조각나서 여러 개의 원위부 허혈을 일으키거나, 혈전 폐색이 진행된 경우, 근위부에서 색전이 다시 떨어져 나온 경우, 또는 뇌경색 부위에 출혈성 변형이 오는 것 등 때문일 수 있다. 주요 혈관이 거의 완전 폐색되었다면, 혈류량 감소의 문제가 일어날 수 있고, 이 경우 환자를 편평한 자세로 두면 증상을 완화시킬 수 있다. 중증 뇌졸중에서 경색된 조직으로 인해 부종이 일어나면서 뇌압상승이 발생해 악화될 수도 있다. **뇌압상승**은 처음 24시간 이내에 시작될 수 있으나 보통은 48-72시간 정도에 일어난다. 머리를 높이 위치시키거나, 적절히 과다호흡시키거나, 악성 중뇌동맥 또는 소뇌경색에는 수술적인 감압과 같은 처치를 할 수 있다.

부종이 진행되면 rostro-caudal pattern[74]으로 악화되면서 **체인-스토크스호흡(Cheyne-Stokes)**[75] 형태의 주기적 호흡과 함께 반응 둔화가 나타난다. 만약 악화가 지속된다면, 경천막헤르니아(transtentorial herniation)[76]가 일어나 헤르니아가 나타난 쪽의 3번째 신경에 마비가 올 수 있고, 중뇌를 압박하여 중추신경성 과다호흡이 나타날 수 있다.

14.8.3.2 혈압 감소에 대한 미국심장협회AHA 가이드라인 요약

tPA 주입 이전과 주입할 때

경정맥 rtPA가 가능한 환자는 혈압을 신중하게 낮춰야하는데, tPA 투여 전에 수축기

---

74 Rostro(입부리, 입), caudal(꼬리의). 허혈성 변화가 대뇌에서 시작해 교뇌, 연수 그리고 척수로 진행하는 양상을 말한다.

75 교대성 무호흡으로 호흡의 깊이가 규칙적으로 증감하며, 무호흡기가 중간 중간에 발생한다.

76 내측 측두엽이 천막의 구멍을 통해 중뇌쪽으로 밀고 내려가는 현상을 말한다.

혈압 185 mmHg 미만 그리고 이완기 혈압은 110 mmHg 미만으로 안정화된 상태여야 하고, 경정맥 tPA 투여 이후 최소 처음 24시간 동안은 180/105 mmHg 이하로 유지되어야 한다(AHA class I; level of evidence B).

tPA가 필요없는 급성 뇌졸중 환자에서의 혈압

급성 허혈성 뇌졸중에서 고혈압을 치료하는 것의 장점은 잘 입증되지 않았다. 많은 환자들의 혈압은 뇌졸중이 발생한 이후 처음 24-48시간 동안 자발적으로 감소한다. 악성 고혈압 또는 혈압을 적극적으로 낮춰야 하는 상태에서는 필요에 따라 치료해야한다. 매우 높은 혈압(수축기 혈압>220 mmHg 또는 이완기 혈압 >120 mmHg)은 뇌졸중 발생 이후 첫 24시간 동안 15% 정도 낮추는 것이 바람직하다. 기존에 고혈압이 있었고 신경학적으로 안정화된 환자에서 처음 24시간 이후에 항고혈압제를 시작하거나 재시작하는 것은 합리적이다.

14.8.3.3 삼키는 것과 먹는 것

연하곤란은 뇌졸중으로 병원에 입원한 환자의 절반에서 나타나는 임상적인 문제이고 이것은 이후 나타나는 영양 부족, 폐렴, 그리고 조기 사망률 증가의 원인이 될 수 있다 [66]. 한 연구에서 처음으로 급성 뇌졸중이 나타나 병원으로 입원한 128명의 환자에 대해 3일 내에 임상적으로 삼킴을 평가하고, 비디오투시검사 video fluoroscopy (VF)로는 10일 동안 평가한 후 6개월 동안 추적조사를 하였다. 그 결과 임상적으로 삼킴장애는 51%의 환자에서 나타났으며, VF에서는 64%에서 나타났다. 20%는 6개월 동안 폐렴을 겪었다. 6개월까지 생존자 112명 중 87%의 환자는 정상 식이로 돌아갔는데, 이 중 50%에서 임상적으로 명백하게 삼킴 문제가 남아있었다. 비디오투시검사에서는 76%에서 장애가 남아있었는데, 34명의 환자에서 false cord가 침투당했으며(penetration of false cords)[77], 그 중 17명에서는 추가로 흡인(aspiration)[78] 도 나타났다. 비디오투시검사 결과

---

77 인후부 성대 위에 단단한 vestibular folds 한 쌍이 있는데 이를 false vocal cords라고도 부르며 음식이 호흡기로 넘어가는 것을 막아주는 역할을 한다. 그런데 음식이 이 구조물을 넘어 내려가면 침투(penetration)되었다고 표현한다.

78 성대를 넘어 호흡기로 음식이 내려간 것을 말한다.

에서 나타난 폐렴에 대해 유일한 독립적인 예측인자로는 삼킴 반사가 느려지거나 소실
된 것과 정상식이로 돌아가지 못하는 것이었다[66].

환자가 먹거나 마시거나 경구용 약제를 시작하기 전에 삼킴 평가를 하는 것이 권고되며
(AHA/ASA class I; level of evidence B) 이것은 표준 처치법이 되어야한다.

비록 폐렴이나 욕창이 생기지 않도록 하기 위해 영양이 중요하지만, 4,023명의 환자
가 참여한 대규모의 국제적 FOOD trial에서 나타난 결과에 의하면 기존의 병원 식이에
더해 추가로 단백질과 칼로리를 보충받은 환자에서 이득 또는 피해 어느 쪽도 나타나지
않았다[67].

연하곤란이 나타난 환자에서 처음 7일 이내에 조기 비경구 영양공급(parenteral feed-
ing)의 역할은 불확실하다. 초기 7일 동안 정맥으로만 수액을 투여하고 필요한 경우 늦게
장관 영양공급(enteral feeding)을 시작한 경우와 비교하여, 조기 장관 영양공급을 시행한
환자가 5.8%의 생존율 향상이 있었으나, 좋지 않은 결과도 4.7% 증가하였다. 특히, 절반
의 환자에서 **경관 영양공급(tube feeding)**을 줄이고, 조기 **경피적내시경위조루술(percuta-
neous endoscopic gastrostomy, PEG)**을 피할 수 있었다. FOOD trial 연구자들은 치사율
을 감소시키기 위해서는 연하곤란이 있는 환자는 입원시켜서 처음 며칠 이내에 비위관
(nasogastric tube)을 통해 장관 영양공급을 받아야한다고 결론내렸다. 또한, 7일 이내에
조기 PEG 영양공급을 시작하는 것은 비위관 영양공급보다 조금 더 위해성이 있었다[68].
반면, 장기간의 PEG 영양공급을 하면 위장관 출혈을 낮추는 데 효과적이었다[69]. 두 임
상 시험 중 어느 쪽도 뇌졸중 재발, 신경학적 악화, 폐렴, 요로 감염, 또는 정맥 혈전색
전증에 대해 두 그룹 간 큰 차이를 보이지 않았다. 하지만, 위장관 출혈률은 경관 영양공
급을 회피했던 환자보다 조기에 이를 시행한 환자에서 더 높았으며(22/429 vs. 11/430,
P=0.04), PEG 보다는 비위관 영양공급에서 더 높았다(18/162 vs. 5/159, P=0.005). 비위
관 영양공급은 발병 첫 2-3주 동안에는 PEG 영양공급보다 더 선호된다[68].

급성과 아급성(발병 시작으로부터 6개월 이내) 뇌졸중 환자에서 연하곤란에 대한 처
치 및 영양과 수액 공급의 효과에 대한 Cochrane 체계적 문헌고찰을 살펴보면, 행동 중
재가 연하곤란을 감소시켰으며, 비위관 영양공급에 비해 PEG는 치료 실패와 위장관 출
혈을 감소시키면서 영양 공급이 더 잘되고, 알부민 농도도 높게 나타났다. 영양 보충 공

급은 압창의 감소와 에너지와 단백질 흡수 증가와 관련이 있었다[69].

AHA/ASA에서 고형 음식과 액체를 경구로 섭취하지 못하는 환자는 삼킴 기능을 회복하기 위한 노력을 하는 동안 비위(**nasogastric**), 비십이지장(**nasoduodenal**) 또는 경피적내시경위조루(**percutaneous endoscopic gastrostomy**) 영양공급을 시행하여 수분 및 영양을 유지해야 한다고 권고했다(**class I; level of evidence B**).

14.8.3.4 폐색전증 예방

급성 뇌졸중 이후 움직이지 못하게 되면 심부정맥혈전증과 폐색전증의 가능성이 높아진다. 낮은 용량의 **항응고제**는 이러한 위험을 감소시킬 수 있으나, IST[79]에 의하면 헤파린 또는 헤파린과 아스피린을 같이 투여하는 것의 어떠한 이점은 재출혈의 가능성을 넘어설 정도의 이점은 아니라고 설명한다. 심부정맥혈전증과 폐색전증의 위험이 큰 환자는 또한 출혈의 위험도 크다[70,71].

압박 스타킹은 수술받는 환자들에서는 효과가 있지만 두 개의 Clots in Legs Or sTockings after Stroke (CLOTS) 임상 시험에서는 뇌졸중 환자에게 유용성이 입증되지 않았다. CLOTS 3번째 임상 시험에서는 급성 뇌졸중으로 인해 움직이지 못하는 환자에게 허벅지 높이의 슬리브를 통해 양 다리에 30일 동안 **간헐적인 공기압박**(intermittent pneumatic compression, IPC)을 하면 30일 이내 발생하는 근위부 심부정맥혈전증을 1/3 감소시켰으며 그리고 무작위 배정 6개월 이내의 사망 또한 IPC 군에서 상당히 낮았다[72].

사용 가능하다면 **간헐적인 공기압박**은 급성 뇌졸중으로 인해 움직이지 못하는 환자들에서 30일동안 사용되어야한다. 피하 low molecular weight heparin과 저용량 아스피린 병합 요법의 위험도와 이점의 균형은 알려진 바가 없지만, (간헐적 공기압박 사용으로 인해) 경색 부위가 출혈로 변화하는 주요한 위험은 걱정할 필요가 없게 되었다.

---

79 Internation Society for Thrombosis의 약어이다.

14.8.4 CT에서 경색 크기 측정(ASPECT 점수)

Alberta Stroke Program Early CT score (ASPECTS)는 10점 만점의 CT 영상소견을 정량적
으로 나타내는 점수이다. ASPECTS는 전방 순환(anterior circulation)에 급성 허혈성 뇌졸
중이 발생한 환지에서 치료 전 CT에서 나타나는 초기 허혈성 변화를 평가하기 위한 재
현가능한 등급 시스템을 도입함으로써 평가의 신뢰도와 유용성을 높였다. ASPECTS 시
스템은 비조영 CT에서 경색 발생 여부와 크기를 평가하기 위한 표준 시스템이 되었다.

14.8.4.1 ASPECT 점수 계산하는 방법

다음의 정보는 ASPECTS 평가 훈련 웹사이트 http://www.aspectsin뇌졸중.com에서 가져
왔으며 이것은 설명, 예시 그리고 교육 자료를 포함하고 있다.

ASPECTS는 중대뇌동맥 영역 중 표준화된 두 가지 부위에 대한 평가로 결정된다. 그
두 부위 중 첫째는 기저핵 높이 사진으로 시상, 기저핵, 그리고 미상(caudate)을 포함한
다. 두 번째 높이는 대뇌부챗살(corona radiata)과 난형중심(centrum semiovale)을 포함하
는 기저핵상부(supraganglionic) 높이이다.

어떤 부위가 포함되어 있는지 평가를 하기 위해서는 기저핵 또는 기저핵 상부 구조물
들을 모두 포함하는 단면들이 필요하다. 의심스러운 부위에 부피 평균화[80] 효과가 아닌
실제 이상이 있다고 확인하기 위해서는 최소 2개 이상의 연속된 단면에서 이상 소견이
보여야한다.

ASPECTS를 계산하기 위해서 정의된 각 부위에서 조기 허혈성 변화가 보이면 10점에
서 1점씩 빼서 계산한다.

정상 CT scan은 ASPECTS에서 10점으로 계산한다. 0점은 중대뇌동맥 영역에 전체적
으로 허혈성 소견이 있음을 의미한다.

---

80 뇌 MRI에서 구조물의 부피를 평가할 때 나타나는 오류로, 복잡한 뇌구조가 있는 부위에서는 30-60%의 오차가
    나타날 수 있다.

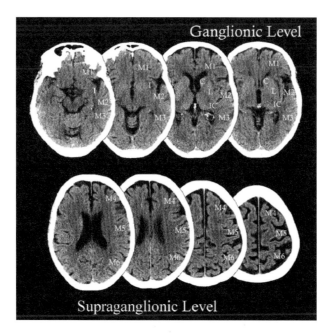

그림 14-1. Aspects score calculation from CT slices

(Source: www.aspectsinstroke.com)

14.8.4.2 급성 허혈성 뇌졸중에서 ASPECT 점수 사용하기

ASPECT 점수는 평가자간 및 평가자내 변동성이 낮아 신뢰할 수 있고 재현성이 있는 평가법이다.

중대뇌동맥 뇌졸중이 발생한지 3시간 이내에 계산된 ASPECTS 점수는 NIHSS의 중증도와 기능 결과에 반비례한다.

7점 이하의 점수는 중대뇌동맥 영역에서 더 광범위한 저음영(hypoattenuation)을 보이는 것을 의미하는데, 이것은 좋지 못한 기능성 결과와 증상성 대뇌출혈 둘 다와 관련이 있다.

여러 임상 시험에서 비조영 CT scan에 적용된 ASPECTS의 결과를 볼 때, ASPECTS 점수가 높을 수록(8-10점) 경정맥 혈전용해를 사용했을 때의 이점이 컸다.

14.9   이차 예방

14.9.1   심각한 허혈성 뇌졸중 발생 후 이차 뇌졸중의 예방

고혈압, 흡연, 고지질혈증, 비만 그리고 비활동성은 추가적인 뇌졸중과 심장 질환의 위험을 높였으며 반드시 치료되어야 한다. 운동 프로그램은 이런 위험을 낮추고 기분을 개선시켰다. 심방세동이 있는지 반드시 확인해야 하고, 있다면 뇌졸중 위험을 줄이기 위해 항응고제를 사용할 수 있다. Statin과 항혈소판제 치료는 별개의 기전이 밝혀지지 않은 경우 거의 대부분의 경우에서 필요하다.

증례: 결과 및 토론

CT 스캔상 경증의 뇌 위축만 확인되었다. 145/90이었던 혈압은 도착하자마자 188/94로 상승했으며, 180/90으로 낮추기 위해 2회에 걸쳐 labetolol를 투여하였다. 12시 10분에 혈전 용해 치료가 시작되었다. 주입 중에 간헐적 GTN (Glyceryl Trinitrate)이 필요했다. 오후 2시경 환자의 의식이 더 좋아졌다. 그는 왼쪽 얼굴의 위약감이 남았지만 왼쪽 팔과 다리는 회복되었다. 그는 삼킴 검사에서 정상이었고 Madopar를 복용할 수 있었다. 24시간 후 시행한 CT 두부 스캔에서 경색이 보이지 않았다. 혈청 크레아티닌은 84–89[81] 였고, 추정 사구체 여과율(eGFR)은 64–70이었다. 5일째, 그는 다비가트란 110 mg/일 복용을 시작하였다. 그는 재활병원으로 이송되었고 병원에서 17일 만에 집으로 퇴원했다.

그는 2005년 이후 진전(tremor)이 주된 파킨슨병을 앓아왔고, 이는 오른손보다 왼손에 더 많은 영향을 미쳤다. 오전 7시, 오전 11시에 Madopar 확산정[82] 187.5 mg 및 오후 4시에 125 mg을 파킨슨병 치료를 위해 복용하였다. 그는 약 투약시간 사이의 약효감소 (wearing-off of effect)[83] 가 없었으며 기립성저혈압 증상도 없었다. 그는 이동성이 점차 떨어지고 침대 위에서 돌아눕는 데 어려움을 겪었다. 그는 쉽게 잠들곤 하였으나 소변을 보기 위해 매일 밤 3–4회 깨곤 했으며 침대 옆 일회용 변기를 사용하였다. 2014년 6월 그는 여전히 운전 중이었다.

---

81 미국에서는 creatinine 단위를 mg/dL로 사용하고, 카나다와 일부 유럽국가에서는 μmol/L을 사용하는데 크레아티닌 1 mg/dL은 88.4 μmol/L에 해당한다.

82 확산정은 삼키지 못하는 환자에게 유용하며 입안에서 녹는다.

83 Levodopa를 수년간 사용하면 나타나는 현상으로, 약물 복용 후 다음 복용시점 이전에 파킨슨 증상이 원상복귀 되거나 더 심해지기도 한다.

그는 자신이 남의 도움 없이 살고 싶어하는 것과 그를 돕고자 하는 사람들에 의해 스트레스를 받는 것 사이에서 실질적 압박감을 느낀다고 신경과 전문의에게 말했다. 뇌졸중 후 재활치료에 대한 다학제 평가팀(multidisciplinary evaluation team, MDT) 보고서는 다음과 같았다. 그는 입원 이전에는 일주일에 세 번 방문요양기관으로부터 목욕 서비스를 받고 있었다. 이 병원에 입원 후 오브라이언은 일주일에 1회 샤워, 다른 날에는 거품 목욕, 그리고 옷을 입고 벗는 데 도와주는 지원을 늘리는데 동의했다. 요양기관 직원은 그가 자신의 필요사항들을 직원에게 알릴 수 있으며, 의사 소통을 잘하며, 독서와 라디오 듣는 것을 좋아하기 때문에, 그의 인지 상태에 대해 "걱정 없다"고 보고했다. 그러나 나는 그가 퇴원한 몇 주 후에 분명한 목적이 없는 예상치 못한 전화를 받았다. 그 전화는 병동 회진에서 그에게 추천했던 책과 모호하게 관련 있었다. 그는 대체로 밤새 잠은 잘 자고 소변통에 혼자 스스로 소변을 볼 수 있었다.

물리치료사들은 그가 병동에서 독립적으로 걸을 수 있으며, 호흡곤란으로 약 40 m로 정도 이내로만 보행보조기를 사용하여 걸을 수 있다고 확인했었다. 그는 감독자가 지켜보는 동안 2개의 레일을 잡고 4개의 계단을 한 단계씩 오르내릴 수 있었다. 그러나 그는 하나의 레일만 있는 계단을 오를 수 없었으므로, 그의 집 계단을 사용할 수 없었고, 집으로 구급차 이송이 필요했다. Hey는 지역 사회 물리치료 팀이 계단 연습을 포함하여 가정에서 움직이는 훈련을 계속하도록 주선했다. 그는 침대 레버(bed lever)[84], 의자 플랫폼(chair platform)[85], 보행기(walking frame) 및 회전식 목욕의자(swivel bather)[86]를 장기간 사용했으며 일주일에 한 번의 샤워, 다른 날에는 스폰지 목욕 및 옷을 입고 벗는데 도움을 주는 지원을 받았다.

환자가 자신의 환경에서 이동성과 이동 관리 능력을 검토하기 위해 직업 치료사와 코디네이터 간호사(liaison nurse)가 방문한 것은 퇴원 후 14일에 이루어졌다. 그의 침대는 간병인들에게 너무 낮은 것으로 판명되었으며, 그 중 한 명은 요통 때문에 이미 방문을 중단해야 했다. 그는 전기 침대를 제공 받았지만 기록되지 않은 이유로 부부가 이용하지 않고 있었다. 대신 이동이 쉽게 하기 위해 침대를 벽돌 위에 올려 놓고 사용하고 있었지만 침대에서 나오는 이동성은 여전히 문제가 되었다. 매일 2회 돌봄 지원이 효과적인 것으로 여겨졌지만, 부부는 개인생활의 침범을 당하는 것을 어려워하고 있었으며, 그럼에도 환자가 집에서 생활하려면 돌봄지원이 꼭 필요함을 알고 있었다. 퇴원 후 2주차 방문 시 압력 완화 쿠션과 팔받침이 있는 식당형 의자에 대한 정보를 제공하고 자비로 구입하도록 권고하였다.

---

84 bedside handles, bed grab rails, or bed loops로도 불리며 침대 옆 손잡이를 부착하여 잡고 쉽게 일어나게 도와주는 장치이다.
85 의자 높이를 높여주는 받침대이다.
86 욕조 위에 설치하여 환자가 욕조 위에 쉽게 옮겨가게 만든 의자이다.

Summary Points

항응고 치료는 출혈 위험이 높으며, 심각한 뇌경색 환자가 그 치료로 사망할 수도 있지만 완전 회복이 될 수 있다. 심방세동에서 생기는 뇌졸중은 일반적으로 심각하고, 사망이 빈번하며, 생존자들에게 심한 장애를 남긴다.

치료의 결정은 위험을 저울질 해보고 결정되는데, 여기서 저울질이란 단순히 피가 나는 것이 아니라 출혈로 인한 사망의 위험과 뇌경색 자체의 위험 사이에서 일어난다. 뇌졸중 자체의 위험 보다 항응고제 사망 위험이 높은 정당한 이유가 있는 경우가 아니라면, 항응고제를 중단해서는 안된다. 낙상 후 생길 출혈 위험에 대한 두려움 때문에 치료를 중단하는 것은 적절하지 않다. 연간 뇌졸중 위험이 5 %인 사람(CHADS2 점수 4-5)에서 낙상에 따른 출혈 위험이 warfarin의 뇌졸중 발생 위험 감소를 초과하기 위해서는 295번 넘어져야 한다[6].

나이는 급성 뇌졸중의 중재 결정에 장애가 되지 않는다. 나이가 많을수록 뇌경색 발병의 위험이 높아지고 치료 위험도 높으며 뇌졸중 증상이 더 심해지지만, 대조임상 시험 및 대규모 등록 연구에서 연령에 관계없이 모든 성인에서 치료가 가치 있는 것으로 나타났다.

심각한 뇌졸중으로 인해 장애가 매우 심해져서 삶의 질이나 간병의 수월성이 향상되는 연령, 장애 또는 의학적 상태는 없거나 거의 없으며, 따라서 치료가 헛된 것이 아니라면 치료 조건이 되는 환자에게 혈전용해제를 투여해야 한다.

조기 치료는 의심 할 여지없이 매우 좋은 결과를 낳을 수 있다. 이 환자의 뇌졸중은 입원 시 매우 중증으로 보였다. 병원도착부터 주사 투여까지의 소요 시간(door-to-needle time)은 약 70분으로 예상보다 길었다. 경험이 없고 신중한 당직의사(RMO, residential medical officer)는 평가와 치료 과정을 다소 지연시켰지만, 결과적으로 명백한 지장은 없었다. 뇌졸중 팀은 훈련을 잘 받아야하며 항응고제 치료 시작까지의 과정을 가능한 빨리 진행하도록 동기부여된 선임 직원이 포함되어 있어야 한다. 입원 치료에서 지역 사회 또는 가정 재활로 치료를 이전하는 것은 흔히 활발하지 못하다. 가정에서의 평가와 조기 치료는 단절됨 없이 통합될 필요가 있다. 회복을 촉진해주는, 환자의 생활자립에 대한 욕구가 때때로 보호자와 충돌을 일으킬 수 있다. 이 환자에서 진행된 파킨슨병으로 인한 가벼운 인지장애는 질병 발생 후 10년에서 20년 사이에 피할 수 없는 상태이며, 주간 졸음이 흔한 증상이다.

Reference

1. Bamford J, Sandercock P, Dennis M, Burn J, Warlow C. Classification and natural history of clinically identifiable subtypes of cerebral infarction. Lancet. 1991;337(8756):1521–6.
2. Rothwell PM, Giles MF, Chandratheva A, Marquardt L, Geraghty O, Redgrave JNE, et al. Effect of urgent treatment of transient ischaemic attack and minor stroke on early recurrent stroke (EXPRESS study): a prospective population-based sequential comparison. Lancet. 2007;370(9596):1432–42.
3. Feigin VL, Krishnamurthi RV, Barker-Collo S, McPherson KM, Barber PA, Parag V, et al. 30-year trends in stroke rates and outcome in Auckland, New Zealand (1981–2012): a multi-ethnic population-based series of studies. PLoS One. 2015;10(8):e0134609.
4. Aho K, Harmsen P, Hatano S, Marquardsen J, Smirnov VE, Strasser T. Cerebrovascular disease in the community: results of a WHO collaborative study. Bull World Health Organ. 1980;58(1):113–30.
5. Sacco RL, Kasner SE, Broderick JP, Caplan LR, Connors JJB, Culebras A, et al. An updated definition of stroke for the 21st century: a statement for healthcare professionals from the American Heart Association/American Stroke Association. Stroke. 2013;44(7):2064–89.
6. Man-Son-Hing M, Nichol G, Lau A, Laupacis A. Choosing antithrombotic therapy for elderly patients with atrial fibrillation who are at risk for falls. Arch Intern Med. 1999;159(7):677–85.
7. Whisnant JP, Matsumoto N, Elveback LR. Transient cerebral ischemic attacks in a community. Rochester, Minnesota, 1955 through 1969. Mayo Clin Proc. 1973;48(3):194–8.
8. Mohr JP, Caplan LR, Melski JW, Goldstein RJ, Duncan GW, Kistler JP, et al. The Harvard Cooperative Stroke Registry: a prospective registry. Neurology. 1978;28(8):754–62.
9. Dennis MS, Bamford JM, Sandercock PA, Warlow CP. Incidence of transient ischemic attacks in Oxfordshire, England. Stroke. 1989;20(3):333–9.
10. Dennis MS, Bamford JM, Sandercock PA, Warlow CP. A comparison of risk factors and prognosis for transient ischemic attacks and minor ischemic strokes. The Oxfordshire Community Stroke Project. Stroke. 1989;20(11):1494–9.
11. Donnan GA, O'Malley HM, Quang L, Hurley S, Bladin PF. The capsular warning syndrome: pathogenesis and clinical features. Neurology. 1993;43(5):957–62.
12. Kumar S, Goddeau RP Jr, Selim MH, Thomas A, Schlaug G, Alhazzani A, et al. Atraumatic convexal subarachnoid hemorrhage: clinical presentation, imaging patterns, and etiologies. Neurology. 2010;74(11):893–9.
13. Akoudad S, Portegies MLP, Koudstaal PJ, Hofman A, van der Lugt A, Ikram MA, et al. Cerebral microbleeds are associated with an increased risk of stroke: the Rotterdam study. Circulation. 2015;132(6):509–16.
14. Nadarajan V, Perry RJ, Johnson J, Werring DJ. Transient ischaemic attacks: mimics and chameleons. Pract Neurol. 2014;14(1):23–31.
15. Easton JD, Saver JL, Albers GW, Alberts MJ, Chaturvedi S, Feldmann E, et al. Definition and evaluation of transient ischemic attack: a scientific statement for healthcare professionals from the American Heart Association/American Stroke Association Stroke Council; Council on Cardiovascular Surgery and Anesthesia; Council on Cardiovascular Radiology and Intervention; Council on Cardiovascular Nursing; and the Interdisciplinary Council on Peripheral Vascular Disease. The American Academy of Neurology affirms the value of this statement as an educational tool for neurologists. Stroke. 2009;40(6):2276–93.
16. A classification and outline of cerebrovascular diseases. II. Stroke 1975;6(5):564–616.
17. Paul NLM, Simoni M, Rothwell PM, Study OV. Transient isolated brainstem symptoms preceding posterior circulation stroke: a population-based study. Lancet Neurol. 2013;12(1):65–71.
18. Wardlaw JM, Brazzelli M, Chappell FM, Miranda H, Shuler K, Sandercock PAG, et al. ABCD2 score and secondary stroke prevention: meta-analysis and effect per 1,000 patients triaged. Neurology. 2015;85(4):373–80.
19. Rothwell PM, Coull AJ, Giles MF, Howard SC, Silver LE, Bull LM, et al. Change in stroke incidence, mortality, case-fatality, severity, and risk factors in Oxfordshire, UK from 1981 to 2004 (Oxford Vascular Study). Lancet. 2004;363(9425):1925–33.
20. Wang Y, Wang Y, Zhao X, Liu L, Wang D, Wang C, et al. Clopidogrel with aspirin in acute minor stroke or transient ischemic attack. N Engl J Med. 2013;369(1):11–9.

21. Wang Y, Pan Y, Zhao X, Li H, Wang D, Johnston SC, et al. Clopidogrel with Aspirin in Acute Minor Stroke or Transient Ischemic Attack (CHANCE) Trial: one-year outcomes. Circulation. 2015;132(1):40–6.
22. Eliasziw M, Kennedy J, Hill MD, Buchan AM, Barnett HJM, North American Symptomatic Carotid Endarterectomy Trial Group. Early risk of stroke after a transient ischemic attack in patients with internal carotid artery disease. CMAJ. 2004;170(7):1105–9.
23. Johnston SC, Gress DR, Browner WS, Sidney S. Short-term prognosis after emergency department diagnosis of TIA. JAMA. 2000;284(22):2901–6.
24. Strömberg S, Gelin J, Osterberg T, Bergström GML, Karlström L, Osterberg K, et al. Very urgent carotid endarterectomy confers increased procedural risk. Stroke. 2012;43(5):1331–5.
25. Bonati LH, Lyrer P, Ederle J, Featherstone R, Brown MM. Percutaneous transluminal balloon angioplasty and stenting for carotid artery stenosis. Cochrane Database Syst Rev. 2012;(9):CD000515.
26. Chimowitz MI, Lynn MJ, Derdeyn CP, Turan TN, Fiorella D, Lane BF, et al. Stenting versus aggressive medical therapy for intracranial arterial stenosis. N Engl J Med. 2011;365(11):993–1003.
27. Adams HP Jr, Bendixen BH, Kappelle LJ, Biller J, Love BB, Gordon DL, et al. Classification of subtype of acute ischemic stroke. Definitions for use in a multicenter clinical trial. TOAST. Trial of Org 10172 in Acute Stroke Treatment. Stroke. 1993;24(1):35–41.
28. Sanna T, Diener HC, Passman RS, Di Lazzaro V, Bernstein RA, Morillo CA, et al. Cryptogenic stroke and underlying atrial fibrillation. N Engl J Med. 2014;370(26):2478–86.
29. Sacco RL, Ellenberg JH, Mohr JP, Tatemichi TK, Hier DB, Price TR, et al. Infarcts of undetermined cause: the NINCDS Stroke Data Bank. Ann Neurol. 1989;25(4):382–90.
30. Bogousslavsky J, Van Melle G, Regli F, Kappenberger L. Pathogenesis of anterior circulation stroke in patients with nonvalvular atrial fibrillation: the Lausanne Stroke Registry. Neurology. 1990;40(7):1046–50.
31. Kattah JC, Talkad AV, Wang DZ, Hsieh YH, Newman-Toker DE. HINTS to diagnose stroke in the acute vestibular syndrome: three-step bedside oculomotor examination more sensitive than early MRI diffusion-weighted imaging. Stroke. 2009;40(11):3504–10.
32. Schmahmann JD, Macmore J, Vangel M. Cerebellar stroke without motor deficit: clinical evidence for motor and non-motor domains within the human cerebellum. Neuroscience.2009;162(3):852–61.
33. Caplan LR. "Top of the basilar" syndrome. Neurology. 1980;30(1):72–9.
34. Lee H, Sohn SI, Cho YW, Lee SR, Ahn BH, Park BR, et al. Cerebellar infarction presenting isolated vertigo: frequency and vascular topographical patterns. Neurology. 2006;67(7):1178–83.
35. Vahedi K, Hofmeijer J, Juettler E, Vicaut E, George B, Algra A, et al. Early decompressive surgery in malignant infarction of the middle cerebral artery: a pooled analysis of three randomised controlled trials. Lancet Neurol. 2007;6(3):215–22.
36. Newman-Toker DE, Curthoys IS, Halmagyi GM. Diagnosing stroke in acute vertigo: the HINTS family of eye movement tests and the future of the "Eye ECG". Semin Neurol. 2015;35(5):506–21.
37. Carandang R, Seshadri S, Beiser A, Kelly-Hayes M, Kase CS, Kannel WB, et al. Trends in incidence, lifetime risk, severity, and 30-day mortality of stroke over the past 50 years. JAMA. 2006;296(24):2939–46.
38. Riedel CH, Zimmermann P, Jensen-Kondering U, Stingele R, Deuschl G, Jansen O. The importance of size: successful recanalization by intravenous thrombolysis in acute anterior stroke depends on thrombus length. Stroke. 2011;42(6):1775–7.
39. Saqqur M, Uchino K, Demchuk AM, Molina CA, Garami Z, Calleja S, et al. Site of arterial occlusion identified by transcranial Doppler predicts the response to intravenous thrombolysis for stroke. Stroke. 2007;38(3):948–54.
40. Goyal M, Menon BK, van Zwam WH, Dippel DWJ, Mitchell PJ, Demchuk AM, et al. Endovascular thrombectomy after large-vessel ischaemic stroke: a meta-analysis of individual patient data from five randomised trials. Lancet. 2016;387(10029):1723–31.
41. Kumar G, Shahripour RB, Alexandrov AV. Recanalization of acute basilar artery occlusion improves outcomes: a meta-analysis. J Neurointerv Surg. 2015;7(12):868–74.
42. Saver JL, Fonarow GC, Smith EE, Reeves MJ, Grau-Sepulveda MV, Pan W, et al. Time to treatment with intravenous tissue plasminogen activator and outcome from acute ischemic stroke. JAMA. 2013;309(23):2480–8.
43. Demaerschalk BM, Kleindorfer DO, Adeoye OM, Demchuk AM, Fugate JE, Grotta JC, et al. Scien-

tific rationale for the inclusion and exclusion criteria for intravenous alteplase in acute ischemic stroke: a statement for healthcare professionals from the American Heart Association/American Stroke Association. Stroke. 2016;47(2):581 – 641.

44. Jauch EC, Saver JL, Adams HP Jr, Bruno A, Connors JJB, Demaerschalk BM, et al. Guidelines for the early management of patients with acute ischemic stroke: a guideline for healthcare professionals from the American Heart Association/American Stroke Association. Stroke. 2013;44(3):870 – 947.

45. de Los Ríos la Rosa F, Khoury J, Kissela BM, Flaherty ML, Alwell K, Moomaw CJ, et al. Eligibility for intravenous recombinant tissue-type plasminogen activator within a population: the effect of the European Cooperative Acute Stroke Study (ECASS) III Trial. Stroke. 2012;43(6):1591 – 5.

46. Kim JT, Park MS, Chang J, Lee JS, Choi KH, Cho KH. Proximal arterial occlusion in acute ischemic stroke with low NIHSS scores should not be considered as mild stroke. PLoS One. 2013;8(8):e70996.

47. Ferrari J, Knoflach M, Kiechl S, Willeit J, Schnabl S, Seyfang L, et al. Early clinical worsening in patients with TIA or minor stroke: the Austrian Stroke Unit Registry. Neurology. 2010;74(2):136 – 41.

48. Rost NS, Masrur S, Pervez MA, Viswanathan A, Schwamm LH. Unsuspected coagulopathy rarely prevents IV thrombolysis in acute ischemic stroke. Neurology. 2009;73(23):1957 – 62.

49. Charidimou A, Kakar P, Fox Z, Werring DJ. Cerebral microbleeds and the risk of intracerebral haemorrhage after thrombolysis for acute ischaemic stroke: systematic review and meta-analysis. J Neurol Neurosurg Psychiatry. 2013;84(3):277 – 80.

50. Investigators G. The effects of tissue plasminogen activator, streptokinase, or both on coronary-artery patency, ventricular function, and survival after acute myocardial infarction. The GUSTO Angiographic Investigators. N Engl J Med. 1993;329(22):1615 – 22.

51. Bruno A, Levine SR, Frankel MR, Brott TG, Lin Y, Tilley BC, et al. Admission glucose level and clinical outcomes in the NINDS rt-PA Stroke Trial. Neurology. 2002;59(5):669 – 74.

52. Ribo M, Molina C, Montaner J, Rubiera M, Delgado-Mederos R, Arenillas JF, et al. Acute hyperglycemia state is associated with lower tPA-induced recanalization rates in stroke patients. Stroke. 2005;36(8):1705 – 9.

53. Ribo M, Molina CA, Delgado P, Rubiera M, Delgado-Mederos R, Rovira A, et al. Hyperglycemia during ischemia rapidly accelerates brain damage in stroke patients treated with tPA. J Cereb Blood Flow Metab. 2007;27(9):1616 – 22.

54. Guillan M, Alonso Canovas A, Gonzalez-Valcarcel J, Garcia Barragan N, Garcia Caldentey J, Hernandez-Medrano I, et al. Stroke mimics treated with thrombolysis: further evidence on safety and distinctive clinical features. Cerebrovasc Dis. 2012;34(2):115 – 20.

55. Winkler DT, Fluri F, Fuhr P, Wetzel SG, Lyrer PA, Ruegg S, et al. Thrombolysis in stroke mimics: frequency, clinical characteristics, and outcome. Stroke. 2009;40(4):1522 – 5.

56. Zinkstok SM, Engelter ST, Gensicke H, Lyrer PA, Ringleb PA, Artto V, et al. Safety of thrombolysis in stroke mimics: results from a multicenter cohort study. Stroke. 2013;44(4):1080 – 4.

57. Hill MD, Lye T, Moss H, Barber PA, Demchuk AM, Newcommon NJ, et al. Hemiorolingual angioedema and ACE inhibition after alteplase treatment of stroke. Neurology. 2003;60(9):1525 – 7.

58. Hill MD, Buchan AM. Canadian Alteplase for Stroke Effectiveness Study (CASES) Investigators. Thrombolysis for acute ischemic stroke: results of the Canadian Alteplase for Stroke Effectiveness Study. CMAJ. 2005;172(10):1307 – 12.

59. Engelter ST, Fluri F, Buitrago-Téllez C, Marsch S, Steck AJ, Rüegg S, et al. Lifethreatening orolingual angioedema during thrombolysis in acute ischemic stroke. J Neurol. 2005;252(10):1167 – 70.

60. Al-Khudari S, Loochtan MJ, Peterson E, Yaremchuk KL. Management of angiotensin-converting enzyme inhibitor-induced angioedema. Laryngoscope. 2011;121(11):2327 – 34.

61. O'Carroll CB, Aguilar MI. Management of postthrombolysis hemorrhagic and orolingual angioedema complications. Neurohospitalist. 2015;5(3):133 – 41.

62. Yaghi S, Eisenberger A, Willey JZ. Symptomatic intracerebral hemorrhage in acute ischemic stroke after thrombolysis with intravenous recombinant tissue plasminogen activator: a review of natural history and treatment. JAMA Neurol. 2014;71(9):1181 – 5.

63. Jalbert JJ, Nguyen LL, Gerhard-Herman MD, Jaff MR, White CJ, Rothman AT, et al. Outcomes after carotid artery stenting in Medicare beneficiaries, 2005 to 2009. JAMA Neurol. 2015;72(3):276 – 86.

64. Frontera JA, Lewin Iii JJ, Rabinstein AA, Aisiku IP, Alexandrov AW, Cook AM, et al. Guideline for

reversal of antithrombotics in intracranial hemorrhage : a statement for healthcare professionals from the Neurocritical Care Society and Society of Critical Care Medicine. Neurocrit Care. 2016;24(1):6 – 46.

65. Morgenstern LB, Hemphill JC 3rd, Anderson C, Becker K, Broderick JP, Connolly ES Jr, et al. Guidelines for the management of spontaneous intracerebral hemorrhage: a guideline for health-care professionals from the American Heart Association/American Stroke Association. Stroke. 2010;41(9):2108 – 29.

66. Mann G, Hankey GJ, Cameron D. Swallowing function after stroke: prognosis and prognostic factors at 6 months. Stroke. 1999;30(4):744 – 8.

67. Dennis MS, Lewis SC, Warlow C, FOOD Trial Collaboration. Routine oral nutritional supplemen-tation for stroke patients in hospital (FOOD): a multicentre randomised controlled trial. Lancet. 2005;365(9461):755 – 63.

68. Dennis MS, Lewis SC, Warlow C, FOOD Trial Collaboration. Effect of timing and method of enteral tube feeding for dysphagic stroke patients (FOOD): a multicentre randomised controlled trial. Lancet. 2005;365(9461):764 – 72.

69. Geeganage C, Beavan J, Ellender S, Bath PMW. Interventions for dysphagia and nutritional support in acute and subacute stroke. Cochrane Database Syst Rev. 2012;10:CD000323.

70. Geeganage CM, Sprigg N, Bath MW, Bath PMW. Balance of symptomatic pulmonary embolism and symptomatic intracerebral hemorrhage with low-dose anticoagulation in recent ischemic stroke: a systematic review and meta-analysis of randomized controlled trials. J Stroke Cerebrovasc Dis. 2013;22(7):1018 – 27.

71. Whiteley WN, Adams HP Jr, Bath PMW, Berge E, Sandset PM, Dennis M, et al. Targeted use of heparin, heparinoids, or low-molecular-weight heparin to improve outcome after acute ischaemic stroke: an individual patient data meta-analysis of randomised controlled trials. Lancet Neurol. 2013;12(6):539 – 45.

72. CLOTS (Clots in Legs Or sTockings after Stroke) Trials Collaboration, Dennis M, Sandercock P, Reid J, Graham C, Forbes J, et al. Effectiveness of intermittent pneumatic compression in reduction of risk of deep vein thrombosis in patients who have had a stroke (CLOTS 3): a multicentre randomised con-trolled trial. Lancet. 2013;382(9891):516 – 24.

노인의 심방세동 관리에서 특별한 문제들   **15**
Special Problems in Management of Atrial Fibrillation in the Elderly

Syamkumar M. Divakara Menon

Key Points

- 심방세동은 임상에서 가장 흔한 부정맥이며, 그 유병률은 노화와 함께 증가한다.
- 심방세동은 노인 인구에서 심혈관 이환율과 사망률의 주요 원인이며 심인성 혈전색전증의 가장 흔한 원인이다.
- 심방세동 환자는 혈전색전증 예방 및 빈맥과 관련된 증상 관리에 중점을 둔다.
- Warfarin 및 비 비타민 K 의존성 화합물(NOACs)로 대표되는 경구 항응고제는 심방세동과 관련된 혈전색전증을 예방하는데 매우 효과적이다.
- 심박수 조절과 리듬 조절은 심방세동을 관리하기 위한 두 가지 주요 접근 방식이다.
- 리듬 조절은 특히 증상이 있는 젊은 환자의 발작성 심방세동에서 선호된다. 카테터 전극 도자절제술은 발작성 심방세동 환자에서, 효능과 독성에서 제한점이 있는 항부정맥 약물보다 리듬 제어를 위한 더 유망한 치료법으로 발전하고 있다.
- 노화로 인해 심방세동의 유병률은 증가한다.
- 선진국에서 심방세동은 대부분 비판막성 심장질환에 의해 발생한다.
- 심방세동은 심각한 이환율과 사망률을 유발하며 주요 합병증은 뇌졸중이다.
- 노인에서는 치료를 개별화해야 하는 것은 맞지만, 노인에서 경구용 항응고제의 복용으로 많은 이익을 얻을 수 있음에도 과소 처방되고 있다.
- 심박수 조절은 더 지속적이고 증상이 적은 심방세동 환자에서 바람직하다. 증상 및 심실 기능장애가 있는 환자에서는 관대한 심박수 조절에 비해 엄격한 심박수 조절이 선호된다. 두 접근 방식 모두 나머지 환자 군에서는 유사한 예후를 보인다.

Case Study

John Smith는 85세 남자로, 2주 동안 숨이 가쁘고 호흡하기 어려우며, 양측 발목 부종이 생기고 체중이 증가하였다. 워커를 사용하여 일어나서 걸어 다닐 때 그는 심장이 빨리 뛰는 것을 느끼고 아찔하면서 머리가 어질어질했다. 20년 이상 항고혈압제를 복용하고 있다. 과거력으로 약물로 잘 조절되는 당뇨병, 두 차례의 심근 경색, 48시간 이내에 완전히 회복된 뇌졸중이 있다. 그는 또한 전립선 비대증과 만성 신부전(크레아티닌 150 μmol/L)[1]이 있다. 작년부터 인지기능이 점차 감퇴하는 것을 그의 아내가 발견했다. Atenolol, aspirin, ramipril, metformin, tamsulosin, nitrates 및 종합 비타민 보충제를 복용하고 있다.

응급실에서 그는 약간 빈호흡을 보였고 산소포화도는 90%였다. 맥박수는 분당 130회였고, 혈압은 180/100 mmHg로 측정되었다. 경정맥은 확장되었고 평균 경정맥압은 흉골 각도에서 12 cm였다. 심혈관계 진찰을 통해 경증에서 중등도의 대동맥 협착음과 함께 심장 비대 소견을 보였다. 심부전을 시사하는 폐 기저부에 미세한 수포음이 있었다.

심전도상 120 bpm의 빠른 심방세동, 좌심실 비대 및 오래된 하벽 심근 경색 추정 소견을 확인했다. 생화학 검사에서 약간 증가한 트로포닌, 정상 전해질, 크레아티닌 200 mmol(신사구체 여과율 40 ml/min/1.73 m²), 정상 총 백혈구 수, 정상 범위의 간기능 검사 수치 및 갑상선 자극 호르몬 수치를 보였다.

심초음파 검사에서 좌심실 비대, 심실의 경미한 확장, 40%의 전반적 좌심실 기능 (global left ventricular function)[2], 심하게 확장된 심방 및 중간 정도의 판막 통과 변화도[3]를 보이는 경화된 대동맥 판막을 확인했다. 경미한 승모판 역류도 있었다. Smith를 어떻게 관리하고 치료를 최적화해야 하는가? 장기 치료 계획을 어떻게 세워야 하는가?

Smith의 증상은 빠른 심방세동과 좌심실부전의 특징을 보여준다.

---

1   1.7 mg/dL
2   Left ventricular global functional inde x (LVGFI)는 다음의 계산식을 통해 구할 수 있다. LVGFI = [SV/(LVEDV + LVESV)/2 + LV mass/1.05)] x 100에서 좌심실의 수축 시 용적을 좌심실의 평균 용적에 좌심실량을 더한 값으로 나눈 값이며, 좌심실량은 좌심실 심근용적에 심근의 밀도(1.05 g/mL)를 곱한 값이다. 비슷한 용어로 좌심실구혈율(left ventricular ejection fraction, LVEF)이 있으며, 다음의 계산식을 통해 구할 수 있다. LVEF = LVSV/ LVEDV x 100% = (LVEDV − LVESV)/LVEDV x 100의 LVEF은 심실 용적에서 심실 질량을 고려하지 않은 단점이 있는데, 이를 보완한 것이 LVGFI이다.
3   Transvalvular gradient로 판막의 앞과 뒤의 혈류 압력차이를 의미한다.

15.1   심방세동의 역학

심방세동(AF)은 임상에서 발생하는 가장 흔한 지속성 심장 부정맥이다. 심방세동의 유병률은 나이가 들수록 증가하며, 대략 85세 이상의 유병률은 약 20%에 달한다. 50세 이후에는 유병률이 10년마다 두 배씩 증가하는데, 전체 심방세동 발생 건수의 2/3가 75세 이상이다.

인구 고령화와 고혈압, 관상동맥질환, 심부전 등과 같은 다른 심혈관 위험 요인의 유병률 증가로 인해 전 세계적으로 심방세동의 부담이 증가하고 있다. 선진국에서는 심방세동 대부분이 앞서 언급한 요인들로 인한 비판막성이다[3].

15.2   노인에서의 심방세동의 임상적 증상

심방세동의 가장 흔한 증상은 두근거림, 심부전 증상, 가슴 통증, 그리고 실신 및 전실신 등이다. 노화 및 관련 고혈압으로 인해 심실의 순응도(탄성)가 감소하기 때문에, 짧고 불규칙한 심실 간격[4]과 더불어 심실 충전에 대한 심방 기여의 상실로 인해 심실 충진압(ventricular filling pressures)과 폐울혈의 증가를 초래한다. 노인에서 심방세동의 주요 합병증은 **뇌졸중**이며, 이것이 초기 징후로 나타날 수도 있다. 심방 나트륨 이뇨호르몬 방출 증가로 인한 **다뇨** 증상도 심방세동의 또 다른 증상이다. 장기간 빈맥이 지속되면 빈맥성 심근증과 수축기 심부전이 수반된 심부전으로 이어질 수 있다[5]. **심부전** 증상이 악화되면서 심방세동의 유병률이 증가하고 있다. 유병률은 NYHA class 1 환자에서 10% 미만, NYHA class 4 환자에서 최대 50%까지 보고되었다. 영구적 심방세동 환자의 최대 40%에서 증상이 없을 수 있으며[6], 뇌졸중이 첫 번째 징후가 될 수 있다. 무증상 사례들은 남성에서 더 흔하다.

---

4   심실 수축과 이완 사이의 간격을 의미한다.

15.3   노인에서 심방세동의 예후

심방세동은 노인 인구에서 유병률과 사망률에 상당히 기여한다. 삶의 질 저하, 인지기능 저하, 심부전, 입원, 뇌졸중, 전신 색전증의 주요 원인이다. 심방세동은 남녀 모두에서 그리고 굉범위한 연령내에 걸쳐서 사망률을 1.5-1.9배 증가시킨다[7-11].

심방세동은 **인지 저하** 및 **치매**와 관련 있다. 제안된 메커니즘은 대부분 치료 용량보다 적은 항응고제 처방에 따른 재발성 뇌 미세혈관 폐색, 미세 출혈, 뇌 저관류를 유발하는 불규칙한 심박수 및 전염증성 상태 등이 있다. 치매에 걸리기 쉬운 심방세동 환자는 유전적 요인과 관련이 있다.

심부전은 심방세동과 복잡한 관계를 갖고 있다. 심방세동은 심부전 발병의 주요 위험인자로서, 두 질환 사이에 악순환을 형성할 수 있다. 심부전의 중증도가 증가함에 따라 심방세동의 유병률은 증가한다. 심방세동은 빈맥, 심실충전장애로 인한 이완 기능장애와 폐울혈 등으로 수축 기능장애(빈맥성 심근증)[5]를 유도하여 심부전을 악화시킬 수 있다.

심방세동의 가장 치명적이고 흔한 합병증 중 하나는 특히 **뇌의 혈전색전증**이다. 심방세동은 뇌졸중의 위험을 최대 5배까지 증가시킨다. 나이가 들면서 심방세동에 의한 뇌졸중 위험은 점차 증가하며 80-89세는 최대 23.5%, 90세 이상인 경우 35%까지 증가한다[13,14].

동리듬을 가진 환자와 비교했을 때, 심방세동 환자들은 나이에 상관없이 **사망률**이 50-90% 증가한다. 심방세동의 연간 사망률은 5-8%이며, 그 중 절반은 심혈관 질환에 의한 것이다[11,14].

여성에서 사망률이 높지만, 연령 보정을 거치면 남성에서 더 높은 사망률을 보였다. 무증상 환자에서도 연간 사망률이 거의 두 배(9.4% 대 4.2%)에 이른다.

나이가 많을수록 심방세동에 의한 입원율도 증가한다. 그 입원율은 65-69세 환자는 인구 10만 명당 511명, 85세 이상 환자는 인구 10만 명당 1,367명이었다.

---

5   빠르거나 불규칙한 심근 수축으로 심방/심실의 기능부전이 발생하는 것으로 원인 부정맥을 치료하면 회복될 수 있다.

심방세동의 경제적 영향은 의료 시스템에 중대한 도전을 제기한다. 심방세동의 연간 비용은 주로 입원이 차지하며, 약 60-260억 달러 정도이다.

15.4   치료 방침

다음 문제에 대한 심방세동 환자 관리 방법:

1.   혈전색전증 예방

2.   증상의 개선

3.   삶의 질 향상

치료 전략에는 심방세동 환자의 항응고, 심박수 또는 리듬 조절이 포함된다. 이러한 목표는 약물적 접근 또는 비약물적 접근에 의해 달성할 수 있다.

15.5   혈전색전증 예방

항응고제는 혈전색전증 발생 위험이 높은 환자에게 사용한다. **Warfarin** 요법은 뇌졸중 위험을 64% 감소시키는 것으로 입증되었다. 이러한 사실에도 불구하고, 경구 항응고요법은 노인에서 상당히 적게 처방되고 있다. 이는 출혈의 위험성에 기인한 것으로, 매년 이 요법으로 치료 중인 환자의 1-13% 정도에서 출혈이 보고되고 있다[14].

뇌졸중의 출혈 위험뿐 아니라 뇌졸중 위험을 평가하는 다양한 점수평가법(스코어링 시스템들)이 있어서 의사가 항응고요법 대상 환자를 선택하는데 도움을 준다. 현행 지침은 금기사항이 없다면 **CHA$_2$DS$_2$-VASc** 점수가 2점 이상인 환자를 대상으로 항응고제를 권고한다. 점수평가법은 **HAS-BLED**[6](고혈압, 비정상적인 간/신기능, 뇌졸중, 출혈 이력 또는 소인, 불안정한 INR, 노인(>65세), 약물/알코올 동시 사용)을 포함한 출혈 위험 계산에 사용할 수 있다. 이 점수는 다른 점수 시스템에 비해 출혈 위험을 더 잘 판별할 수 있으며, 점수가 3점 초과인 경우 출혈 위험이 더 높다는 것을 나타낸다. 그러한 경우 보다 면밀한 모니터링 및 위험편익분석이 권상된다(표 15-1, 15-2, 15-3, 15-4 및 15-5).

표 15-1. CHA_2DS_2-VASc scoring system과 계산된 뇌졸중의 위험도

CHA_2DS_2-VASc 위험도 기준	점수
울혈성 심부전 / 좌심실 부전	1
고혈압	1
75세 이상	2
당뇨	1
이전의 뇌졸중, 일과성 허혈발작, 혈전증	2
말초혈관질환이나 관상동맥질환	1
65~74세	1
성별(여성)	1

표 15-2. CHA_2DS_2-VASc 점수로 조정된 뇌졸중 위험도

점수	CHA_2DS_2-VASc 점수에 기반한 뇌졸중 발생률 (% per year)
0	0
1	1.3
2	2.2
3	3.2
4	4.0
5	6.7
6	9.8
7	9.6
8	9.7
9	15.2

---

6   **h**ypertension, **a**bnormal liver/renal functions, **s**troke, **b**leeding history or predisposition, **l**abile INR, **e**lderly (>65 years), **d**rugs/alcohol use concomitantly

표 15-3. HAS-BLED scoring system

환자의 출혈 위험 결정

고혈압 수축기혈압 > 160 mmHg	신장/간 기능 이상	뇌졸중	출혈 병력	불안정한 INR	고령	약/음주	최대 점수
1	1 or 2	1	1	1	1	1 or 2	9

신장: 말기신장질환(ESRD) 또는 Cr>200 umol/L[7], 간: 간경화 또는 bilirubin 정상 상한치의 2배 초과(>2x upper normal limit (ULN)), AST/ALT>3x ULN
불안정한 INR: 치료 범위에 들어있는 기간이 60% 미만이거나 흔한 불안정한 INRs
약물: 항혈소판제/비스테로이드진통소염제(NSAIDs)
점수가 2점 이상인 경우 고위험군을 의미하며, 항혈전 치료에 대한 주의가 필요하며 주기적인 평가가 필요하다.

표 15-4. HAS-BLED scores로 측정한 주요 출혈의 발생률

점수	주요 출혈의 발생률 (%/year)
0~1	1
2	1.9
3	3.7
4	8.7
5	12.5

표 15-5. 경구 항응고제의 약리학적 특성 및 복용량

약물 특성	Warfarin	Dabigatran	Rivaroxaban	Apixaban
작용 메커니즘	비타민 K 길항	직접 thrombin (factor II) 억제	직접 factor Xa 억제	직접 factor Xa 억제
혈장 단백질 결합률 %	96	35	>90	87
최고농도까지 도달 시간	1	3	2-4	1-3
반감기	36-42	12-17	5-12	9-15
제거	간, 신장, 대장	80% 신장	33% 신장, 66% 간	25% 신장, 75% 대장
복용량	5 mg 이하로 시작, INR 2-3을 목표로 조절	150 mg BID 80세 초과 환자나 출혈 고위험군은 110 mg BID 크레아티닌 청소율이 낮은 환자 (15-30 mL/min)는 75 mg BID	20 mg daily 크레아티닌 청소율이 15-30 mL/min인 환자는 15 mg daily	5 mg BID 신기능 저하 환자, 80세 초과 환자, 60 kg 미만 체중인 환자는 2.5 mg BID

---

7   2.26 mg/dL

15.6   경구 항응고제 선택 기준

비타민 K 길항제, 특히 **warfarin**은 1950년대부터 최근까지 사용 가능한 유일한 경구 항응고제였다. 직접 트롬빈 억제제 및 factor Xa 억제제의 도입으로, 이제 더 편리하고 유연하게 적용 가능한 항응고요법 선택권이 다양해졌다. 가장 많이 연구된 비 비타민 K 의존성 항응고제(NOACs)[8]는 dabigatran, rivaroxaban, apixaban, edoxaban이다.

Warfarin은 수십 년 동안 노인 환자들에게 효과적으로 사용되어 왔다. 그러나 노인 환자들의 warfarin을 관리하는 데 있어 가장 큰 어려움은 음식, 약물, 알코올, 간 기능, 노화에 따른 변이, 그리고 유전적 변이와 관련된 상호 작용이다. Warfarin으로 치료받은 환자의 혈전색전증과 출혈 합병증 예방을 위해 국제표준화 비율(INR)의 주기적 모니터링과 잦은 복용 조정이 필요하다.

Warfarin을 이용한 항응고치료의 유익성과 위해성은 INR 값이 2와 3사이에 해당되는 시간의 비(이를 TTR [Time in Therapeutic Range]이라 부른다)와 직결되어 있다. Warfarin 사용 시의 TTR은 아주 좋지는 않으며, 한 예로 5,210명을 대상으로 한 ORBIT-AF 연구에서 TTR은 59%에 불과했다.

Warfarin을 사용하는 항응고요법에서 직면하는 또 다른 문제점은 복용 순응도 및 임의 중단이다. 치료 중단은 놀랍게도 25-50%에 달한다.

NOACs의 사용은 warfarin의 불편한 점들을 보완한다. NOACs은 2008년부터 임상에서 사용되고 있으며, 효과, 안전성, 편의성 면에서 warfarin과 비슷하거나 더 나은 효과를 보이며, 빈번한 모니터링이 필요하지 않다. 나이에 따른 NOACs의 용량조절 역시 필요하지 않다. 하지만 신기능장애를 가진 환자에게는 복용량 조절이 필요하다. NOACs은 혈액투석을 하는 말기 신장질환자와 기계식 심장판막이 있는 자에게 권장되지 않는다. 특정 항응고제 선택 시, 환자의 선호도, 신장기능, 비용 역시 고려해야 한다.

---

8   new oral anticoagulant 혹은 non-vitamin K antagonist oral anticoagulant을 의미한다. 최근에는 NOAC 의 복수형(NOACs)이 "No ACS"와 혼돈된다는 이유로 NOAC보다는 DOAC (direct oral anticoagulant)란 용어를 많이 사용하고 있다.

15.7   심박수와 리듬 조절

다섯 가지 주요 전향적 무작위 시험(PAF2, STAF, PIAF, RACE, 그리고 AFFIRM)을 통해 심박수 조절 전략을 리듬 조절 전략과 비교했을 때, 이 모든 시험들은 유사한 결과를 보여주었다[23-27]. 시험에 등록된 대부분의 피험자들은 심방세동의 역학을 반영하듯이 노인이었다. 이 연구들은 **리듬 조절** 전략이 심박수 조절보다 이득이 없다는 것을 보여주었다. AFFIRM 연구의 사전 지정된 하위 그룹 분석에서 리듬 조절 전략이 심박수 전략보다 더 높은 사망률을 보여주었다. 두 가지 치료법 모두 기능적 측면이나 인지기능에는 큰 차이를 보이지 않았다. 리듬 조절 치료법은 심박수 조절 치료법에 비해 비용이 많이 들고 더 많은 자원을 소비한다.

70대 환자군에서는 **심박수 조절**이 리듬 조절에 비해 낮은 사망률 및 입원율과 관련이 있었다[31]. 이러한 증거에 근거하여, 심박수 조절은 노인의 심방세동에서 선호하는 치료 전략이다. 그러나 심박수 조절 후에도 증상이 심한 경우나, 운동 불내성[9], 혹은 개인적인 선호가 있는 경우에는 리듬 조절 전략이 더 적절할 수 있다.

15.8   심방세동에서의 리듬 조절 전략

심방세동에서 리듬 조절을 위한 세 가지 주요 접근 방법은 항부정맥제, 화학적 또는 전기적 심율동 전환, 그리고 전극도자절제술이다.

심율동 전환(cardioversion)은 심방세동 지속시간이 48시간 미만이고 뇌졸중 위험이 없는 경우에 항응고요법 없이 안전하게 수행할 수 있다. 심방세동 지속시간이 48시간 이상인 경우 warfarin (INR 2-3 사이 유지하기 위해) 또는 NOACs을 심율동 전환 시행하기 전에 최소 3주, 그리고 시행 후 4주 동안 사용해야 한다. 심방세동의 지속시간이 48시

---

9   Exercise intolerance로 자신의 연령, 성별, 근육량 등을 고려해 기대되는 운동수준이나 운동시간을 수행하는 데 어려움이 있는 상태를 말한다.

간 이상이고 항응고요법을 3주 동안 기다리는 것이 부적절하다고 판단될 경우, 좌심방과 좌심방이에 혈전이 존재하는지 확인하기 위해 경식도심초음파검사(transesophageal echocardiogram, TEE)를 시행할 수 있다. 심율동 전환은 직접적인 **전류 충격**이나 **항부정맥제**의 사용으로 진행할 수 있다. 약물 중 flecainide, propafenone, dofetilide, ibutilide 정주는 심율동 전환을 위한 class I, amiodarone은 class Ⅲ로 간주된다. 항응고요법의 장기간 지속 여부는 CHA_2DS_2-VASc score로 평가된 뇌졸중 위험에 따라 결정된다.

항부정맥제(antiarrhythmic drugs, AAD)는 심율동 전환 이후 장기간 동리듬을 유지하는 데 효과적이나, 이러한 약물의 장기간 사용 시 위험과 이익은 여전히 명확하지 않다. 항부정맥제 중 amiodarone은 동리듬을 유지하는데 가장 효과적이며 class 1 약제에 비해 낮은 사망위험성을 보인다. 어떤 항부정맥제를 선택할지는 환자의 동반 질환과 심장의 구조적 기저 질환의 유무에 따라 달라진다[33]. **Class 1 약물은 심장의 구조적인 질환을 가지고 있는 환자에게 부정맥을 유발**할 수 있으므로 매우 주의하여 사용해야 한다. Sotalol이나 amiodarone과 같은 class 3 약물을 사용하는 환자에 있어서는 주기적인(심전도) QT 간격의 모니터링이 필요하다.

15.9 심실 박동수 제어

심방세동의 증상은 대부분 빈맥과 관련이 있으며, 따라서 심박수 조절은 삶의 질을 향상시키는 매력적이고 비용 효과적인 치료 전략이다. 심박수 조절은 **방실결절 차단 약물**이나 **방실결절 절제 후 영구 심장박동기의 이식**으로 진행될 수 있다. **심박수 조절**에 사용되는 일반적인 약물은 (1) 베타(아드레날린) 차단제, (2) non-DHP CCB[10], (3) digitalis 등이다. 베타 차단제와 칼슘채널차단제 모두 심방세동에서 심박수 제어에 효과적이다. **Digoxin**은 수축기 심부전이 있는 환자를 제외하면 일차 심박수 조절 약물에 비해 덜 추

---

10 Non-dihydropyridine (DHP) 칼슘채널차단제를 말한다. 심장에 작용하여 심근 수축력 감소, 심장전도 지연을 통한 심박수 감소효과를 내는 칼슘차단제로 diltiazem, verapamil 등이 있다.

천된다. Digoxin의 작용 메커니즘은 방실 결절(AV node)의 미주신경긴장도[11]를 항진시키는 것으로 휴식 시 심박수 조절에 용이하다. 운동을 하면 미주신경성(부교감성) 쇠퇴(vagal withdrawal)가 발생하므로, digoxin은 심방세동에서 매우 흔히 보는 운동 유발성 빈맥에 그다지 유용한 약이 아니다. 좁은 치료농도범위, 다른 심장 약물이나 warfarin과의 상호 작용, 노인의 신기능 저하에 따른 독성 유발 가능성으로 인해 심방세동을 치료하는 데 있어 Digoxin은 선호되는 약물이 아니다.

다른 중요한 고려 사항은 심박수 조절 시 **목표 심박수** 설정이다. 영구적 심방세동을 가진 환자들을 대상으로 한 무작위 대조군 시험에서 보다 관대한 심박수 조절(휴식 시 심박수 <110 bpm)을 한 그룹은 휴식 시 80 bpm 이하와 운동 시 110 bpm 이하의 엄격한 심박수 조절한 그룹에 비해 그 효과가 열등하지 않는 것으로 밝혀졌다[34]. 다른 연구에서는 심박수 제어를 위한 세 가지 전략을 비교하였고, 이들의 임상적 결과에 있어서 차이가 없다는 것을 보여주었다[35].

많은 지침들에서 증상이 있는 환자에서는 휴식 시 80 bpm 이하의 보다 엄격한 심박수 조절을 권고한다(class IIa). 좌심실 기능이 보존된 무증상 환자에서는 빈맥성 심근병증을 예방하기 위한 심박수 조절 목표(<110 bpm)는 더 관대하게 권고된다(class IIb).

15.10 심방세동 관리의 비약물학적 방법

심방세동의 비약물학적 관리 전략에는 전극도자절제술, 외과적 절제, 그리고 좌심방이의 폐색이 있다.

---

11 부교감신경긴장도를 말한다.

15.11   노인 심방세동 환자에서 전극도자절제술(Catheter ablation) 의 역할

전극도자절제술(폐정맥 분리[12])은 약물(적어도 하나의 class 1 혹은 3의 항부정맥제 약물) 에 반응하지 않는 발작성 심방세동에 대해서 class 1 적응증이다. 80세 이상 환자에서의 결과는 젊은 환자와 비슷하며, 합병률은 더 높지 않았다[36]. '65세 이상의 노인'은 전극 도자절제술의 초기 치료의 성공에도 불구하고 심방세동이 진행되는 요인으로 밝혀졌다 [37]. 75세 이상에서 심방세동에 대한 전극도자절제술을 받고 동리듬을 유지하는 환자들 은 전극도자절제가 실패했거나 혹은 절제하지 않은 심방세동 환자들보다 사망률과 뇌졸 중 비율이 더 낮았다[38].

MAZE 수술[13]은 다른 이유로 심장 수술을 받는 환자에게 권장되는데(class IIa), 노인 환자에서도 그 결과가 비슷하다[39].

좌심방이[14] 폐쇄 또는 절제는 항응고제에 대한 출혈의 위험이 높은 비판막성 심방세동 환자의 뇌졸중 예방을 위한 비약물적 요법이다. 이 시술은 심장 수술을 받는 환자에서는 class IIb의 적응증이다[40]. 경피 좌심방이(LAA) 폐쇄 장치도 위의 환자그룹에서 사용된 다. Watchman™ 장치를 사용한 경피 좌심방이 폐쇄는 뇌졸중 및 출혈 위험이 높은 환자 를 대상으로 승인되었다.

좌심방이 폐쇄와 관련된 두 가지 무작위 시험에 대한 메타 분석에서 warfarin에 비해 출혈성 뇌졸중, 심혈관/설명할 수 없는 사망 및 출혈율의 개선을 보였다[41].

현재 미국의 심방세동 관리 임상 지침에는 뇌졸중 예방을 위한 좌심방이 폐쇄 장치의 사용에 대한 권고가 포함되지 않는다. 단 하나의 장치(Watchman from Boston Scientific) 만이 미국 FDA의 승인을 받았는데, 현재 Watchman™이 항응고요법의 표준으로 간주

---

12 Pulmonary vein isolation. 심방세동은 좌심방의 후면에 있는 폐정맥의 myocardial sleeve 부위에서 생성되는 비정상적인 전기자극으로 발생한다. 저극도자절제술로 이 폐정맥부위를 심방과 분리함으로써 비정상적인 전기 자극이 좌심방으로 흘러 들어오는 것은 막는 것이 pulmonary vein isolation이다.

13 미로 시술로도 알려진 콕스 메이즈 시술(Cox maze procedure)은 심방세동 치료를 위한 심장 수술의 한 유형으 로 maze(미로)는 심방에서 미로형 패턴으로 일련의 절개를 하는 것을 말한다. 미국의 James Cox 흉부외과 의 사가 개발한 기법이다.

14 Auricula atrii 혹은 atrial appendage. 심방이 또는 심방귀라고 부르는 심방의 귀 형상을 한 부속기로 비판막성 심방세동에서 혈전의 90%가 좌심방이에서 발생한다고 한다.

되는 warfarin 요법과 비교한 임상 시험을 거친 유일한 장치이다. 심방세동 관리를 위해 2012년 유럽심장학회(European Society of Cardiology)에서 업데이트된 내용은 경피적 기술을 사용한 좌심방이 차단/폐쇄/절제에 대해서는 비교적 약한 권장 사항으로 정하였다. 이 시술은 뇌졸중 위험이 높지만 장기간 항응고요법을 할 수 없는 환자에게 권장된다(class IIb 권장 등급, 증거 수준 B)[9] (그림 15-1).

결론

심방세동은 임상에서 가장 흔한 지속성 부정맥이며, 나이가 많을수록 발생률과 유병률이 증가한다. 심방세동은 상당한 이환율 및 사망률을 유발하며, 의료 시스템에 막대한 영향을 미친다. 심방세동 관리에는 항응고요법을 통한 뇌졸중 예방과 증상 및 삶의 질을 향상시키기 위한 심박수 또는 리듬 조절 전략이 있다. 속도나 리듬 조절의 결정은 이러한 접근법들 간의 임상 결과에 큰 차이가 없기 때문에 개별화되어야 한다. NOACs의 등장, 절제 치료를 위한 전극도자절제술의 개선, 그리고 뇌졸중 예방을 위한 좌심방이 폐쇄 전략 등은 심방세동 관리 분야에서 이루어진 발전 가운데 하나이다. 진행 중인 연구와 무작위 시험은 약물요법의 개선뿐 아니라 심방세동의 중재 관리방법의 개선에 도움이 될 것이다.

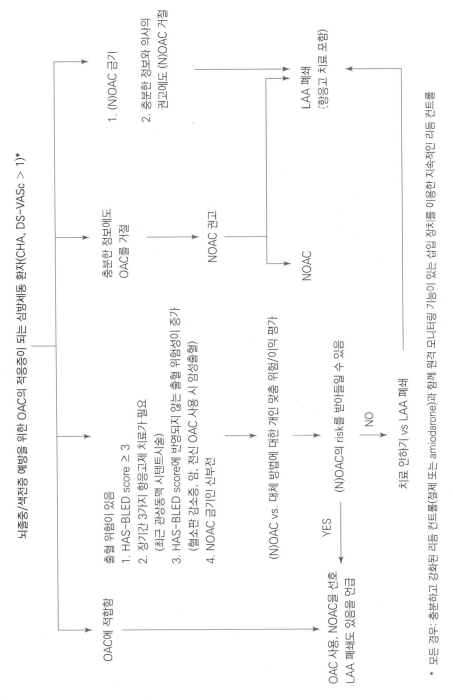

그림 15-1. 심방세동에서의 뇌졸중 예방 알고리즘. LAA left atrial appendage, NOAC non-vitamin K antagonist oral anticogulant, OAC oral anticoagulant (adapted from Ref. 42)

Case Continued

Smith의 사례는 심방세동과 심부전을 지닌 환자의 치료 및 관리 방법에 대해 검토해 볼 기회를 제공하고 있다. Smith는 혈역학적으로 불안정하기 때문에 심율동전환이 필요하며, 이는 DC shock으로 가장 잘 이루어 질 수 있다. 심방세동의 발생 이후 지속 시간이 명확하지 않고 뇌졸중 위험이 매우 높기 때문에 이상적인 치료 전략으로는 경식도심초음파로 좌심방이 혈전 가능성을 배제한 후 심율동전환을 시행하는 것이다. 장기간 항응고요법이 필요하며, 사구체 여과율(GFR)이 낮기 때문에 약물은 warfarin 또는 apixaban을 선택한다. Smith의 좌심실 기능은 40%이며, 이는 일차성 심근병증 또는 빈맥심근병증일 수 있다. 동리듬을 회복한 후 반복적인 심초음파 검사를 통해 이를 구별할 수 있다. 빈맥을 예방하기 위해 심박수 조절과 리듬 조절 모두를 시도해볼 수 있다. 좌심실 비대 및 좌심실 기능장애를 고려할 때, 유일하게 사용할 수 있는 항부정맥제로 amiodarone이 있다.

Amiodarone에 반응하지 않고 증상이 있는 심방세동의 재발은 전극도자절제술을 이용하여 속도 또는 리듬을 조절하는 비약물적 요법의 적응증이 된다. 방실 결절 절제 및 심장박동기 이식 또는 폐정맥/좌심방이 절제는 각각 속도 조절 및 리듬 조절을 위한 전략이다. 환자와 의사 간 합의 하에 장기간 관리에 대한 결정을 내려야 한다.

Smith는 경식도초음파를 받았고, 이후 전기심율동전환(electrical cardioversion)을 받았다. 그는 3주에 걸쳐 총 10 g의 용량 그리고 200 mg의 유지 용량으로 amiodarone을 투여하였다. 항응고요법은 apixaban 2.5 mg BID로 시작했다. 좌심실 기능장애를 고려하여, 신기능의 지속적인 모니터링을 거쳐 베타 차단제인 bisoprolol, ACEi인 Ramipril 소량을 투여하였다. 그가 약물에 반응하지 않거나, 약물 부작용이 발생하는 경우에 대비하여 장기 계획으로 영구 심장박동기 이식 및 방실결절 절제에 대하여 논의하였다. Amiodarone[15]을 복용하고 있으므로, 6개월마다 간 기능, 갑상선 기능 검사, 매년 흉부 X선 촬영 및 안과 검사를 받기로 하였다.

---

15 Amiodarone의 장기투여에 따른 부작용으로 갑상선기능이상(14-18%), 만성 간질성 폐렴, 급성기질환 폐렴, 급성 호흡부전 증후군, 고립성 폐결절 등의 호흡기 부작용, 간 독성, 심장 독성, 각막 혼탁 등이 있을 수 있다. 사용 후 일시적인 간수치 상승이 약 25%에서 보이나 대부분 회복되며, 간염이나 간경화가 3% 미만에서 발생할 수 있다. 각막 혼탁은 시력저하를 일으키지 않아 대부분 경과관찰해도 되지만, 10년 이상 장기간 사용한 환자에서는 1-2%에서 시신경병증을 일으켜 실명까지 초래할 수 있으므로 주의가 필요하다. Amiodarone은 thyroxine과 구조적으로 비슷하며 분자량의 37%가 요오드이다. 심방세동 치료의 일차 약제는 아니지만 관상동맥질환, 좌심실비대, 좌심실기능부전이 동반된 경우에 안전하게 사용할 수 있다.

Reference

1. Heeringa J, van der Kuip DA, Hofman A, Kors JA, VanHerpen G, Stricker BHC, Stijnen T, Lip GYH, Witteman JCM. Prevalence, incidence and lifetime risk of atrial fibrillation: the Rotterdam study. Eur Heart J. 2006;27:e949–53.

2. Donoghue OA, Jansen S, Dooley C, De Rooij S, Van DerVelde N, Kenny RA. Atrial fibrillation is associated with impaired mobility in community-dwelling older adults. J Am Med Dir Assoc. 2014;15(12):929–33.

3. Kirchhoff P, Ammenorp B, Darius H, et al. Management of atrial fibrillation in seven European countries after the publication of 2010 ESC guidelines for atrial fibrillation. Primary results of the PREvention of thromboembolic events—European registry in Atrial Fibrillation (PREFER in AF). Europace. 2014;16(1):6–14.

4. Zallo MA. Atrial regulation of intravascular volume: observations on the tachycardia-Polyureasyndrome. Am Heart J. 1991;122(1 pt 1):188–94.

5. Maisel WH, Stevenson LW. Atrial fibrillation in heart failure: epidemiology, pathophysiology and rationale for therapy. Am J Cardiol. 2003;91(6A):2D–8D.

6. Boriani G, Laroche C, Diemberger I, et al. Asymptomatic atrial fibrillation: clinical correlates, management and outcomes in the EORP-AF pilot general registry. AM J Med. 2015;128(5):509–18.e2.

7. Benjamin EJ, Wolf PA, D'Agostino RB, et al. Impact of atrial fibrillation on the risk of death: the Framingham Heart Study. Circulation. 1998;98(10):946–52.

8. European Heart Rhythm Association; European Association for Cardio-Thoracic Surgery, Camm AJ, Kirchhof P, Lip GY, Schotten U, Savelieva I, Ernst S, Van Gelder IC, Al-Attar N, Hindricks G, Prendergast B, Heidbuchel H, Alfieri O, Angelini A, Atar D, Colonna P, De Caterina R, De Sutter J, Goette A, Gorenek B, Heldal M, Hohloser SH, Kolh P, LeHeuzey JY, Ponikowski P, Rutten FH. Guidelines for the management of atrial fibrillation: The Task Force for the Management of Atrial Fibrillation of the European Society of Cardiology (ESC). Eur Heart J. 2010;31(19):2369–429.

9. Lip GY, Nieuwlaat R, Pisters R, Lane DA, Crijns HJ. Refining clinical risk stratification for predicting stroke and thromboembolism in atrial fibrillation using a novel risk factor-based approach: the Euro Heart Survey on atrial fibrillation. Chest. 2010;137(2):263–72.

10. January CT, Wann LS, Alpert JS, Calkins H, Cleveland JC Jr, Cigarroa JE, Conti JB, Ellinor PT, Ezekowitz MD, Field ME, Murray KT, Sacco RL, Stevenson WG, Tchou PJ, Tracy CM, Yancy CW. 2014 AHA/ACC/HRS guideline for the management of patients with atrial fibrillation: executive summary: a report of the American College of Cardiology/American Heart Association Task Force on Practice Guidelines and the Heart Rhythm Society. J Am Coll Cardiol. 2014;64(21):e1–76.

11. Pisters R, Lane DA, Nieuwlaat R, de Vos CB, Crijns HJ, Lip GY. A novel user-friendly score (HAS-BLED) to assess 1-year risk of major bleeding in patients with atrial fibrillation: the Euro Heart Survey. Chest. 2010;138(5):1093–100. doi:10.1378/chest.10-0134.

12. Jacobs V, Cutler MJ, Day JD, Bunch TJ. Atrial fibrillation and dementia. Trends Cardiovasc Med. 2015;25(1):44–51.

13. Kazemian P, Oudit G, Jugdutt BI. Atrial fibrillation and heart failure in the elderly. Heart Fail Rev. 2012;17(4–5):597–613.

14. Hanon O, Assayag P, Belmin J, Collet JP, Emeriau JP, Fauchier L, Forette F, Friocourt P, Gentric A, Leclercq C, Komajda M, Le Heuzey JY, French Society of Geriatrics and Gerantology; French Society of Cardiology. Expert consensus of the French Society of Geriatrics and Gerontology and the French Society of Cardiology on the management of atrial fibrillation inelderly people. Arch Cardiovasc Dis. 2013;106(5):303–23.

15. Naderi S, Wang Y, Miller AL, Rodriguez F, Chung MK, Radford MJ, Foody JM. The impact of age on the epidemiology of atrial fibrillation hospitalizations. Am J Med. 2014;127(2):158. e1–7.

16. Kim MH, Johnston SS, Chu BC, Dalal MR, Schulman KL. Estimation of total incremental health care costs in patients with atrial fibrillation in the United States. Circ Cardiovasc Qual Outcomes. 2011;4:313–20.

17. Hart RG, Pearce LA, Aguilar MI. Meta-analysis: antithrombotic therapy to prevent stroke in patients who have nonvalvular atrial fibrillation. Ann Intern Med. 2007;146:857–67.

18. Pokorney SD, Simon DN, Thomas L, Fonarow GC, Kowey PR, Chang P, Singer DE, Ansell J, Blan-

co RG, Gersh B, Mahaffey KW, Hylek EM, Go AS, Piccini JP, Peterson ED, Outcomes Registry for Better Informed Treatment of Atrial Fibrillation (ORBIT-AF) Investigators. Patients' time in therapeutic range on warfarin among US patients with atrial fibrillation: results from ORBIT-AF registry. Am Heart J. 2015;170(1):141−148., 148.e1, Epub 1 Apr 2015. doi:10.1016/j.ahj.2015.03.017.

19. Spivey CA, Qiao Y, Liu X, Mardekian J, Parker RB, Phatak H, Claflin AB, Kachroo S, Abdulsattar Y, Chakrabarti A, Wang J. Discontinuation/interruption of warfarin therapy in patients with nonvalvular atrial fibrillation. J Manag Care Spec Pharm. 2015;21(7):596−606.

20. Fang MC, Go AS, Chang Y, Borowsky LH, Pomernacki NK, Udaltsova N, Singer DE. Warfarin discontinuation after starting warfarin for atrial fibrillation. Circ Cardiovasc Qual Outcomes. 2010;3(6):624−31.

21. da Silva RM. Novel oral anticoagulants in non-valvular atrial fibrillation. Cardiovasc Hematol Agents Med Chem. 2014;12(1):3−8.

22. Ruff CT, Giugliano RP, Braunwald E, Hoffman EB, Deenadayalu N, Ezekowitz MD, Camm AJ, Weitz JI, Lewis BS, Parkhomenko A, Yamashita T, Antman EM. Comparison of the efficacy and safety of new oral anticoagulants with warfarin in patients with atrial fibrillation: a meta-analysis of randomised trials. Lancet. 2014;383(9921):955−62.

23. Brignole M, Menozzi C, Gasparini M, Bongiorni MG, Botto GL, Ometto R, Alboni P, Bruna C, Vincenti A, Verlato R, PAF 2 Study Investigators. An evaluation of the strategy of maintenance of sinus rhythm by antiarrhythmic drug therapy after ablation and pacing therapy in patients with paroxysmal atrial fibrillation. Eur Heart J. 2002;23:892−900.

24. Carlsson J, Miketic S, Windler J, et al. Randomized trial of rate-control versus rhythm-control in persistent atrial fibrillations: (STAF) strategies of treatment of atrial fibrillation study. J Am Coll Cardiol. 2003;41:1690−6.

25. Hohnloser SH, Kuck KH, Lilienthal J. Rhythm or rate control in atrial fibrillation—pharmacological intervention in atrial fibrillation (PIAF): a randomised trial. Lancet. 2000;356:1789−94.

26. Van Gelder IC, Hagens VE, Bosker HA, et al. Rate control versus electrical cardioversion for persistent atrial fibrillation (RACE) study group. N Engl J Med. 2002;347:1834−40.

27. Wyse DG, Waldo AL, DiMarco JP, et al. The atrial fibrillation follow-up investigation of rhythm management (AFFIRM) investigators. A comparison of rate control and rhythm control in patients with atrial fibrillation. N Engl J Med. 2002;347:1825−33.

28. Jenkins LS, for the NHLBI AFFIRM Quality of Life Substudy Investigators. Quality of life in patients with atrial fibrillation and risk factors for stroke and death: an AFFIRM substudy. PACE 2002. Presented at annual scientific sessions of the north American Society of Pacing and Electrophysiology as a late-breaking clinical trial; May 11, 2002, San Diego, CA.

29. Gronefeld GC, Lilienthal J, Kuck KH, Hohnloser SH, for the Pharmacological Intervention in Atrial Fibrillation (PIAF) Study Group. Impact of rate versus rhythm control on quality of life in patients with persistent atrial fibrillation. Results from a prospective randomized trial. Eur Heart J. 2003;24:1430−6.

30. Marshall AD, Levy AR, Vidaillet H, et al. Cost-effectivenessof rhythm versus rate control for treatment of atrial fibrillation: results from the AFFIRM study. Ann Intern Med. 2004;141:653−61.

31. Shariff N, Desai RV, Patel K, Ahmed MI, Fonarow GC, Rich MW, Aban IB, Banach M, Love TE, White M, Aronow WS, Epstein AE, Ahmed A. Rate-control versus rhythm-control strategies and outcomes in septuagenarians with atrial fibrillation. Am J Med. 2013;126(10):887−93.

32. Klein AL, Grimm RA, Murray RD, Apperson-Hansen C, Asinger RW, Black IW, Davidoff R, Erbel R, Halperin JL, Orsinelli DA, Porter TR, Stoddard MF. Use of transesophageal echocardiography to guide cardioversion in patients with atrial fibrillation. N Engl J Med. 2001;344:1411−20.

33. Lafuente-Lafuente C, Mouly S, Longás-Tejero M, Mahé I, Bergmann J. Antiarrhythmic drugs for maintaining sinus rhythm after cardioversion of atrial fibrillation: a systematic review of randomized controlled trials. Arch Intern Med. 2006;166(7):719−28.

34. Van Gelder IC, Groenveld HF, Crijns HJ, Tuininga YS, Tijssen JG, Alings AM, Hillege HL, Bergsma-Kadijk JA, Cornel JH, Kamp O, Tukkie R, Bosker HA, Van Veldhuisen DJ, Van den Berg MP, RACE II Investigators. Lenient versus strict rate control in patients with atrial fibrillation. N Engl J Med. 2010;362(15):1363−73.

35. Groenveld HF, Tijssen JG, Crijns HJ, Van den Berg MP, Hillege HL, Alings M, Van Veldhuisen DJ,

Van Gelder IC, RACE II Investigators. Rate control efficacy in permanent atrialfibrillation: successful and failed strict rate control against a background of lenient rate control: data from RACE II (rate control efficacy in permanent atrial fibrillation). J Am Coll Cardiol. 2013;61(7):741 – 8.

36. Bunch TJ, Weiss JP, Crandall BG, May HT, Bair TL, Osborn JS, Anderson JL, Lappe DL, Muhlestein JB, Nelson J, Day JD. Long-term clinical efficacy and risk of catheter ablation for atrial fibrillation in octogenarians. Pacing Clin Electrophysiol. 2010;33(2):146 – 52.

37. Takigawa M, Takahashi A, Kuwahara T, Okubo K, Takahashi Y, Watari Y, Takagi K, Fujino T, Kimura S, Hikita H, Tomita M, Hirao K, Isobe M. Long-term follow-up after catheter ablation of paroxysmal atrial fibrillation: the incidence of recurrence and progression of atrial fibrillation. Circ Arrhythm Electrophysiol. 2014;7(2):267 – 73.

38. Nademanee K, Amnueypol M, Lee F, Drew CM, Suwannasri W, Schwab MC, Veerakul G. Benefits and risks of catheter ablation in elderly patients with atrial fibrillation. Heart Rhythm. 2015;12(1):44 – 51.

39. Nakamura T, Izutani H, Sawa Y. Mid-term outcomes of the modified Cox-maze procedure for elderly patients: a risk analysisfor failure. Interact Cardiovasc Thorac Surg. 2011;12(6):924 – 8.

40. Van Wagoner DR, Piccini JP, Albert CM, Anderson ME, Benjamin EJ, Brundel B, Califf RM, Calkins H, Chen PS, Chiamvimonvat N, Darbar D, Eckhardt LL, Ellinor PT, Exner DV, Fogel RI, Gillis AM, Healey J, Hohnloser SH, Kamel H, Lathrop DA, Lip GY, Mehra R, Narayan SM, Olgin J, Packer D, Peters NS, Roden DM, Ross HM, Sheldon R, Wehrens XH. Progress toward the prevention and treatment of atrial fibrillation: a summary of the Heart Rhythm Society Research Forum on the Treatment and Prevention of Atrial Fibrillation, Washington, DC, December 9 – 10, 2013. Heart Rhythm. 2015;12(1):e5 – e29.

41. Holmes DR Jr, Doshi SK, Kar S, Price MJ, Sanchez JM, Sievert H, Valderrabano M, Reddy VY. Left atrial appendage closure as an alternative to warfarin for stroke prevention in atrial fibrillation: a patient-level meta-analysis. J Am Coll Cardiol. 2015;65(24):2614 – 23. doi:10.1016/j.Jacc.2015.04.025.

42. Meier B, Blaauw Y, Khattab AA, Lewalter T, Sievert H, Tondo C, Glikson M. EHRA/EAPCI expert consensus statement on catheter-based left atrial appendage occlusion. EuroIntervention. 2015;10(9):1109 – 25.

수축기 단독 고혈압
Isolated Systolic Hypertension

Syamkumar M. Divakara Menon

Key Points

- 수축기 단독 고혈압(ISH)은 이완기 혈압은 정상이거나 낮으면서(90 mmHg 미만) 수축기 혈압이 140 mmHg 이상인 경우에 진단한다.
- 나이가 들면서 수축기 단독 고혈압의 유병률은 증가하며, 노인의 고혈압 문제 중 하나이다.
- 기존의 개념과는 달리, 수축기 단독 고혈압은 심혈관 이환율 및 사망률의 강력한 예측인자이다.
- 맥파(pulse wave)의 반사를 승상시키는 동맥 경지도의 증가는 내피 기능장애, 항진된 교감신경긴장 및 비정상적인 나트륨 항상성과 같은 기능 변화와 함께 수축기 단독 고혈압의 주요 병리생리학적 기전이다.
- 수축기 단독 고혈압의 관리는 까다로울 수 있으며, 맥파증강지수(augmentation index)를 낮추는 약물이 불응성 사례에서 중요한 역할을 한다.

Case Study

JS는 고혈압 진단을 받은 84세 남성이다. 그는 활동적이고 매일 45분 동안 적당한 강도로 운동하며 적절한 체중을 유지하고 있다. 2형 당뇨병을 앓고 있으며 매일 metformin 500 mg을 복용한다. 과거에 경미한 뇌졸중을 앓았는데 신경학적 손상 없이 완전히 회복되었다. 세 가지 항고혈압제 atenolol 50 mg, amlodipine 10 mg 및 lisinopril 10 mg 복용하였으나 적정 혈압으로 조절하기가 매우 어려웠다.

최근 클리닉 진료에서 맥박수는 분당 55회, 혈압 170/75 mmHg, 흉부 진찰상 정상 소견을 보였다. 심전도는 좌심실 비대와 동리듬을 보였다. 심초음파 결과는 정상 좌심실 기능과 함께 경미한 좌심실 비대를 확인하였다. 혈액화학검사에서 신기능, 전해질, 간기능, 당화혈색소를 포함한 혈당은 정상이었지만 혈청 요산은 정상 상한 값을 보였다.

JS는 어떻게 고혈압을 관리해야 할 것인가?

16.1   수축기 단독 고혈압

정의: WHO/ISH guideline 및 제 6차 고혈압 Joint National Committee에 따르면, 수축기 혈압이 140 mmHg 이상이고 이완기 혈압이 90 mmHg 미만일 때 진단한다.

그동안 인구집단에 기반한 연구들은 수축기 혈압과 이완기 혈압 모두 50대까지 연령이 증가하면서 함께 증가하는 것을 보여주었다[1,2]. 그 후 노년기에 수축기 혈압은 증가하는데 비해 이완기 혈압은 천천히 감소한다. 과거에는 수축기 혈압이 아닌 이완기 혈압의 상승이 혈관질환의 이환율 및 사망률의 주요 위험 요소라고 생각하였다. 이완기 혈압은 항고혈압제의 주요 치료 표적이었다. 하지만 전향적 및 후향적 역학 연구들에 의해 수축기 혈압이 이완기 혈압과는 관계없이 중요한 위험 표지자임이 밝혀졌다.

16.2   병태생리학

16.2.1   맥박 파형의 발생

수축기 단독 고혈압의 병인을 이해하기 위해서는 맥파(pulse wave)의 발생에 대한 이해
가 필요하다. 맥파는 좌심실 수축에 의해 생성되며 동맥혈관벽을 따라 전파된다. 정상
적인 맥파는 'upstroke(상승파)', 'peak(정점)', 그리고 'descending limb(하행부)'로 구성된
다. 첫번째 상향하는 파동(excursion)은 가파른 'upstroke' 혹은 percussion wave(충격파)이
다. 충격파 뒤에는 수축기 말에 진행되는 대동맥 판막 폐쇄에 의해서 발생하는 뾰족한
'dicrotic notch(중복맥 패임)'가 이어진다. 'dicrotic notch'와 'dicrotic wave(중복파)'는 중심
동맥에서 더 잘 기록되고 말초동맥으로 갈수록 희미해진다. '중복파(dicrotic wave)'는 발
생된 파동에 대한 동맥층의 반사에 의한 것이다. 정상적인 혈관계에서는 반사 정도가 작
고 이완기에 나타나기 때문에 첫 번째 파동과는 합쳐지지 않는다(그림 16-1, 16-2).

　노화에 따른 동맥 유연성 순응도(arterial compliance)의 구조적, 기능적 감소는 수축기
단독 고혈압의 발생에 있어서 주된 병리생리학적 기전이다. 이러한 변화들은 주로 혈관
의 내막(intima)과 중막(media)에 영향을 미친다[3-5]. 세포외 기질 단백질뿐 아니라 콜
라겐, 기질의 변화에 의해서 큰 혈관의 해부학적 변화뿐만 아니라 기능적인 특성의 변화
역시 유발된다. 동맥벽에 있는 elastin의 양은 노화가 진행됨에 따라 감소하며 그 결과 분
절화되고 잘 구분되지 않는 기질로 변하게 된다. 혈관 중막의 동맥경화 과정 및 석회화
역시 동맥벽의 경직성을 증가시키고 탄력성을 감소시키는 데에 기여한다. 다공성의 내
부 탄력층(elastic lamina)을 통해 미분화 평활근 세포들이 내막으로 이동하여 증식하고
콜라겐을 축적시켜 내막층의 섬유화를 유발한다. 이에 따라 결국 동맥벽이 경화된다. 이
과정의 최종 결과는 내강 대 벽의 비율(lumen-to-wall ratio)의 감소, 전체 내강 단면적
의 감소, 그리고 동맥 경화의 감소이다. 이러한 변화들은 주로 대동맥과 큰 동맥들 같은
탄력성 동맥에 잘 나타난다[6,7].

그림 16-1. 건강한 혈관에서의 맥파.
각각 P percussion wave, D dicrotic
wave, 화살표는 Dicrotic notch를 의
미함. 중복파(dicrotic wave) 혹은 D
는 작고 이완기에 나타나기 때문에 P
percussion wave와는 합쳐지지 않음.

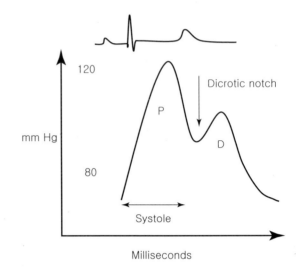

**그림 16-2. 수축기 단독 고혈압에서의
맥파.** 과속화된 맥파의 반사에 의해서
중복파(Dicrotic wave)가 더 일찍 생겨
수축기에 존재하게 되고, 첫 번째 파형과
합쳐지게 됨. 이 합산 효과에 의해서 수
축기 혈압이 증가함.

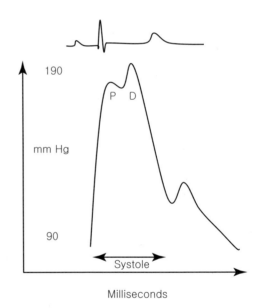

이러한 변화들이 맥파 속도를 증가시킨다. 이로 인해 말초 반사 부위로부터 발생하
는 반사압력파가 일찍 돌아와서 첫 번째 맥파와 합쳐지고 수축기 혈압의 증가로 이어
진다[8].

이러한 반사에 의한 맥압의 증가는 **맥파증강지수(augmentation index, AIx)**[1] 로 표현된다[9]. 이는 또한 혈관 벽의 스트레스를 높이고 죽상동맥경화 과정을 강화하며, 좌심실비대로 이어지게 된다.

16.3 기능적 변화들

나이가 들면서 교감신경 긴장도(sympathetic tone)는 증가한다. 즉, 베타수용체의 감수성 감소와 압수용체(baroreceptor)의 감수성 감소로 혈중 노르에피네프린 농도가 증가한다. 한편, 노인에서 알파수용체 활성도는 유지되기 때문에 결과적으로 전반적인 혈관 수축과 혈관운동 긴장도(vasomotor tone)의 증가 상태가 된다.

16.3.1 혈관내피세포 기능장애(Endothelial dysfunction)

심혈관계 질환의 위험인자들, 특히 당뇨병, 신기능장애, 이상지질혈증은 혈관을 확장시켜주는 산화질소(nitric oxide, NO)의 생성 저하와 혈관확장 긴장도 상실을 보이는 혈관내피세포의 기능장애를 유발한다. 이로 인해 발생하는 긴장성 혈관수축 상태는 반사파

---

1 그림 16-2에서 동맥경화증으로 인해 말초동맥에 의해 반사되어 온 맥파가 원래의 심장수축에의한 맥파를 강화시키게 되는데, 이 강화된 맥압이 전체 맥압에서 차지하는 비율이 '맥파증강지수'이다.

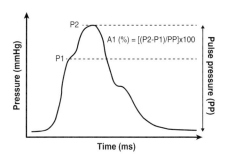

(reflective wave)를 증가시켜 수축기 혈압을 높이게 된다.

16.3.2 용적 상태(volume status)와 나트륨 항상성(sodium homeostasis)

노인 고혈압 환자는 나트륨 섭취로 인한 체내 용적 증가에 더 민감하다. 즉, 염분에 의한 내인성 산화질소 생산 억제작용에 대한 감수성이 증가하여, 혈관수축근의 긴장도(vasoconstrictor tone)가 증가할 수 있다[15,16].

16.4   수축기 단독 고혈압의 역학

연령은 수축기 단독 고혈압의 발생과 밀접히 연관되어 있다. 50세 미만에서 0.8%인 유병률은 80세 이상에서는 23.6%에 달한다. 백인에 비해 미국의 흑인과 여성의 유병률이 더 높다. 하지만 이 결과는 WHO 가이드라인에서 정한 수축기 단독 고혈압의 기준인 '수축기 혈압 160 mmHg 초과, 이완기 혈압 90 mmHg 미만'을 적용한 연구에서 나온 것이다. 앞에서 기술한대로, 6차 미국고혈압합동위원회(Sixth Joint National Committee on hypertension)의 수축기 단독 고혈압의 진단 기준은 '수축기 혈압 140 mmHg 초과, 이완기 혈압 90 mmHg 미만'으로 재설정되었다[21].

16.5   수축기 단독 고혈압의 이환율(morbidity)과 사망률(mortality)

수축기 단독 고혈압의 위험성은 1959년에 Build and Blood Pressure Study에서 처음으로 소개되었다. 보험회사의 자료를 토대로 한 후향분석(retrospective analysis)에서 수축기 혈압과 사망률의 관계가 제시되었다. 나이와 상관없이 수축기 혈압과 사망률은 높은 관련성을 보였다[22]. 이 후향분석의 결과는 추후 전향적 연구로 입증되었다. 즉, Multiple Risk factor Intervention Trial (MRFIT)과 US Hypertension Detection and Follow-Up Program의 연구에서 수축기 혈압의 증가와 심혈관계 위험성의 연관성을 보여주었다 [23,24]. 이 두 연구에서 **수축기 혈압이 1 mmHg 올라갈 때마다 심혈관계 질환으로 인한 사망률이 1%씩 증가**한다는 것이 다중회귀분석을 통해 밝혀졌다. Framingham study는 수축기 고혈압이 심혈관계 질환의 이환율과 사망률을 높인다는 것을 다시 한번 보여주었다. Framingham 인구집단에서 **수축기 단독 고혈압은 비치명적 심근 경색(nonfatal MI) 의 발생률은 2배, 뇌졸중의 발생률은 3배 증가**를 보였다[11,12].

　MRFIT의 자료는 이완기 혈압보다 수축기 혈압의 증가가 심혈관계 사건(cardiovascular events)[2]의 발생에 더 중요한 위험인자임을 보여주었다.

2　허혈성 심질환, 말초동맥질환, 뇌졸중/일과성뇌허혈발작 등을 의미한다.

16.6   치료를 통한 심혈관 합병증의 개선

표 16-1은 수축기 단독 고혈압 관리에 대한 세 가지 주요 무작위 위약−대조군 연구의 결과를 요약한 것이다. 수축기 단독 고혈압의 치료를 받은 집단에서 심혈관계 질환 이환율과 사망률이 분명하게 감소하였다[25−27].

표 16-1. Randomized trials in management of ISH [3]

Study	No. of patients	Age group	Enrollment BP (mean)	Drugs	F/U (years)	Mean BP reduction (S/D)	End point reduction
MRC	4396	65−74	183/91	Diuretic/ atenolol	5	−20/−10	25% stroke 19% cardiac
SHEP	4736	>60	170/77	Diuretic/ atenolol	4.5	11−14/ 3−4	36% stroke 27% MI (NS)
SYST-EUR	6403		160~219/95	Nitrendipine/ enalapril/ diuretic	2	23/7	42% fatal stroke 44% nonfatal stroke 26% fatal/ nonfatal cardiac events

---

3   표 16-1 설명: MRC 연구는 65세에서 74세 환자 4,396명에 대해 진행되었다. 평균 혈압은 183/91이었고 치료약은 이뇨제와 atenolol로 진행되었으며 5년간 추적 관찰하였다. 치료를 통해 평균적으로 수축기 혈압 20, 이완기 혈압 10이 감소하였고, 그 결과 뇌졸중 25%, 심장질환 19%가 감소하였다. SHEP 연구는 60세 이상 환자 4,736명에 대해 진행되었다. 평균 혈압은 170/77이었고 치료약은 이뇨제와 atenolol로 진행되었으며 4.5년간 추적 관찰하였다. 치료를 통해 평균적으로 수축기 혈압 11−14, 이완기 혈압 3−4가 감소하였고, 그 결과 뇌졸중 36%, 심근 경색 27%가 감소하였다. SYST-EUR 연구는 6,403명의 환자를 대상으로 진행되었다. 평균 혈압은 160−219/95이었고 치료약은 nitrendipine과 enalapril과 이뇨제로 진행되었으며 2년간 추적 관찰하였다. 치료를 통해 평균적으로 수축기 혈압 23 mmHg, 이완기 혈압 7 mmHg이 감소하였고, 그 결과 치명적 뇌졸중 42%, 비치명적 뇌졸중 44%, 치명적/비치명적 심장 질환 26%가 감소하였다.

16.7   수축기 단독 고혈압의 치료

혈압측정은 최소 서로 다른 3회의 혈압 측정을 통해 진단되어야 한다. 체위성 저혈압의 징후가 없는지 주의를 기울여야 한다. 수축기 단독 고혈압을 진단하기 전에, 대동맥 판막 폐쇄부전증, 갑상샘 중독증, 빈혈, 각기병, 동정맥 샛길(arteriovenous fistulae), 뼈 파제트 병과 같이 드물지만 치료가 될 가능성이 있는 이차적인 원인들에 대해 감별해야 한다. 백의고혈압(white coat hypertension)이 의심되는 상황이나 측정 혈압의 변화폭이 큰 경우 활동혈압측정이 권장된다.

16.8   비약물적 치료

비약물적 치료에는 체중 감소, 운동, 나트륨 섭취 제한, 알코올 섭취 절제 등이 포함된다. 하루에 60-90 mmol의 범위의 적은 나트륨을 섭취하는 식습관은 수축기 단독 고혈압 환자의 수축기 혈압조절에 주목할 만한 긍정적인 영향을 미친다. 또한 나트륨 섭취의 감소는 동맥 경직의 감소와 수축기 혈압의 감소에도 연관이 있다[28-30].

노인 환자에서 운동의 영향은 현재 연구로는 결론에 이르지 못하여 추가적인 연구가 필요하다. 절반이 수축기 단독 고혈압 환자였던 109명의 노인 고혈압 환자들을 대상으로 한 연구에서 운동의 영향으로 명확한 수축기 혈압의 감소가 보고된 바가 있다. 하루에 5시간 이상 움직인 집단에서 그 이하로 움직인 집단보다 수축기 혈압이 확실히 낮았다. 그러나 다른 연구를 보면, 8주 동안 중등도의 운동을 한 집단에서 동맥 경직에 대한 의미 있는 변화를 증명해내지 못하였다[32]. 경증의 수축기 단독 고혈압의 경우 이러한 생활습관의 변화만 필요할 수 있다. 더 심한 수축기 단독 고혈압 환자에서는 약물치료와 함께 생활습관 변화가 지속되어야 한다. 생활습관 변화에도 수축기 혈압이 160 mmHg 이상인 경우에 약물치료의 적응증이 된다. 당뇨, 관상동맥질환, 그리고 좌심실 비대와 같은 말단기관 손상 등의 동반이 있는 환자의 경우 약물치료를 시작하는 역치를 낮추어 혈압이 140-160 mmHg이라도 약물치료를 시작하여야 한다.

16.9   수축기 단독 고혈압 치료제 선택

젊은 고혈압 환자 치료에 사용되는 대부분의 항고혈압제는 수축기 단독 고혈압이 있는
노인을 관리하는 데 사용될 수 있는데, 이 때 고려해야 할 사항이 몇 가지 있다. 우선 혈
압을 과도하게 낮추면 **기립성 저혈압**이 발생하여 낙상 위험이 높아질 수 있다. 이를 예
방하기 위해 치료 시 항고혈압제 사용 용량을 최저로 시작하고 목표 혈압 수준(일반적으
로 수축기 혈압 140 mmHg 이하)이 되도록 조심스럽게 조절하여야 한다. 실제로 80세까
지의 환자에서는 항고혈압제 치료는 기립성 저혈압을 유발하는 위험은 있으나 임상 결
과의 향상이 있는 것으로 밝혀졌다. **치료 시 동반되는 이완기 혈압의 감소는 관상동맥 관
류 감소**를 야기할 수 있는데, 특히 죽상경화로 인해 관상동맥이 좁아진 환자에서 관류
감소가 발생할 위험이 있다. 혈압 감소로 관상동맥 관류압이 낮아져 있고 좌심실비대가
같이 있는 경우에 관상동맥 관류 증가 수요가 증가한다면 **심근 과수요 허혈(myocardial
demand ischemia)**[4]이 악화될 수 있다.

　수축기 단독 고혈압의 병태생리학적 기전이 항고혈압제 선택의 가이드가 될 수 있을
것이다. 약물의 선택은 동반 질환에 따라 개별화되어야 한다. 표 16-2는 병리생리학적
기전에 기초한 수축기 단독 고혈압 치료법을 요약한 것이다.

16.10   병태생리학적 기전에 기초한 항고혈압제 선택

약물치료를 계획할 때, 환자의 병태생리학 기전에 맞는 프로그램을 선택하기 위한 모든
시도를 해야 한다. 베타 차단제처럼 중복 맥박 반사와 파형 증가 지수에 거의 영향을 미
치지 않는 약제들보다는 **nitrates**처럼 반사파와 파형 증가 지수를 낮추는 약물이 수축기
혈압을 선택적으로 낮추는데 더 효과적이라는 것이 입증되었다.

---

4   Demand ischemia. 관상동맥의 협착은 없고 심근의 산소 수요가 증가되었으나(예; 감염, 빈혈, 빈맥성 부정맥)
저혈압 등으로 필요한 만큼의 충분한 혈액(산소)이 공급되지 않아서 생기는 협심증.

표 16-2. 병태생리 기전에 따른 단독수축기고혈압의 치료[5]

약제 유형	병태생리 대상	효과	부작용
이뇨제	나트륨 민감도, 혈액량	수축기 혈압 감소, 혈관의 나트륨 민감도 감소	대사적: 고뇨산혈증, 신기능장애 악화, 당뇨병
칼슘차단제: DHP 형태	동맥 경직도, 반사파	혈관확장, 평활근 이완, 반사파 감소, AIx(파형 증강지수) 개선	말초부종
ACE차단제/안지오텐신 II 차단제	동맥 경직도, 반사파	혈관확장, 평활근 이완, 반사파 감소, AIx(파형 증강지수) 개선	기침(ACE 차단제) 맥관부종
질산염	동맥 경직도, 반사파	혈관확장, 평활근 이완, 반사파 감소, AIx(파형 증강지수) 개선	내성
베타 차단제	후부담/맥파전달(forward pulse) 속도	후부담 감소/전방 맥파전달 (forward pulse) 속도 감소	사망률 감소 없음 당뇨병 유발 위험

네 가지 대표적인 항고혈압제(베타 차단제, 칼슘채널차단제, 안지오텐신 전환효소 억제제, 이뇨제)에 대한 비교에서 **베타 차단제**는 이뇨제, 칼슘채널차단제, 안지오텐신 전환효소 억제제에 비해 파형증가지수에 미치는 효과가 현저히 낮은 것으로 나타났다. (베타 차단제를 제외한) 이 세 가지 약의 효능은 ALLHAT 실험에서 비교되었다. 두 개의 연구에서 **thiazaide계 이뇨제** 기반의 치료가 수축기 단독 고혈압에 효과적이라는 것을 보여주었다[36,37]. 이 두 연구에 사용된 이뇨제는 각각 indapamide와 chlortalidone 이었다.

수축기 단독 고혈압 환자에게 이뇨제 기반 치료가 제안되었고 chlortalidone의 경우 장기적인 결과의 향상이 입증되었지만 그럼에도 불구하고 당뇨병과 같은 기저질환을 가진 환자들의 경우, 이뇨제가 신장 및 대사에 미치는 영향을 고려해야 한다. chlortalidone 사용 중에 당뇨가 생긴 환자는 기존 당뇨병 환자보다는 예후가 좋았다[37].

---

5 [표 16-2] 설명. 이뇨제는 혈관의 나트륨에 대한 민감도를 감소시켜서 수축기 혈압을 낮춘다. 반면 혈액량을 감소시켜서 신기능 저하의 위험이 증가하고 고요산혈증, 당뇨 발생 위험이 증가한다.

16.11 수축기 단독 고혈압에 쓰는 기타 항고혈압 약물

SHEP와 SYST-EUR 연구 결과를 바탕으로 JNC VI는 혈압 140/90 mmHg 미만을(당뇨 환자는 130/85 mmHg 미만을) 목표로 수축기 단독 고혈압 환자에서 베타 차단세와 이 뇨제를 조합해 사용할 것을 권고했다. 140 mmHg 이하에서도 혈압을 감소시키는 효과 에 대한 추가적인 증거는 JNC VI 이후 ALLHAT 시험에서 발견했다. ALLHAT은 임상 적으로 중요한 종결점(endpoint)을 줄이는 데 유사한 효능(efficacy)을 보였으나, 발표된 시험의 메타분석 결과 칼슘채널차단제(CCB)가 이뇨제/베타 차단제에 비해 뇌졸중 감 소에 우수했고 역으로 이뇨제/베타 차단제와 ACEi가 CCB에 비해 심부전 감소에 우수 했다[38].

베타 차단제는 다른 고혈압 치료에 비해 뇌졸중 예방 능력이 떨어지는 것으로 밝혀지 면서 수축기 단독 고혈압 치료제로서의 매력을 잃었다. LIFE 임상 시험과 ASCOT 임상 시험의 이러한 결과를 바탕으로, 고혈압의 1차 치료제로 베타 차단제를 사용하지 말아 야 한다는 주장이 제기되었다.

ASCOT-BPLA의 하위 연구인 CAFÉ 연구는 두 치료군(treatment arms)에서 혈역학 적 효과를 조사하였다. Atenolol±thiazide 치료군과 amlodipine±perindopril 치료군을 비 교하였다. 상완 혈압의 감소는 두 군에서 비슷했지만 중심 대동맥압과 맥파증강(pulse wave augmentation)은 후자 군에서 전자 군보다 더 유의하게 감소하였다. 이를 통해 수 축기 단독 고혈압과 관련 합병증에서 반사파와 맥압증강지수의 병태생리학적 기전의 중 요성을 확인하였다.

드물지 않게, 이미 표준 고혈압 약물을 복용하고 있는 환자들에서 수축기 단독 고혈 압이 나타난다. 질산염을 이용한 보조 요법(adjuvant therapy)은 이러한 경우 맥압증강지 수와 수축기 단독 고혈압을 감소시키는 것으로 나타났다.

알파 차단제와 중추성 교감신경억제제(central sympatholytic)는 체위성 저혈압을 유 도하는 경향 때문에 이러한 환자에게 적합하지 않다. 심부전, 부정맥 또는 관상동맥 질 환과 같은 적응증이 없는 한 베타 차단제는 권장되지 않는다. **질산염**은 여러 가지 고혈 압약에 반응하지 않는 사람들이나 특히 맥압(pulse pressure)이 높은 사람들에게 추가하 면 좋다.

따라서 수축기 단독 고혈압에서 항고혈압 약물의 선택은 환자의 병력, 기존 치료 약물 및 약물에 대한 과거력에 따라 개별화되어야 한다. Thiazide계 이뇨제는 당뇨병, 고요산혈증, 신장의 장애를 가진 사람들을 제외하고는 치료 시작하기 좋은 약물이다. 비 DHP 칼슘채널차단제(Non DHP CCB)[6] 및 ACEI/ARB와 같은 혈관 확장제는 특히 당뇨병 환자에게 유용하다.

결론

수축기 단독 고혈압은 심혈관 이환율 및 사망률의 주요 위험인자이다. 수축기 단독 고혈압의 유병률은 나이가 들어감에 따라 증가하며 고령 인구 고혈압 환자의 23%가 이를 갖고 있다. 이전의 개념과 달리 수축기 고혈압은 이완기 고혈압보다 더 위험하다. 수축기 단독 고혈압의 병리 생리학은 동맥 경화 및 맥파반사의 증가와 관련이 있다. 이들 동맥경화와 맥파반사 증가는 내피 기능장애 및 나트륨 과민증을 유발한다. 따라서 약물요법의 원칙은 이러한 메커니즘을 다루어야 한다. 이뇨제 및 혈관 확장제, 특히 non-DHP 칼슘채널차단제[7] 및 ACE inhibitor가 치료의 주된 대상이다. 맥파반사 및 맥파증강지수 (AIx)를 감소시키는 약물은 특히 혈압을 낮추는 것은 물론 심혈관 이환 및 사망률을 감소시키는 데 유용하다.

---

6   Verapamil, diltiazem이 대표적이다. 단백뇨가 동반된 환자에서 nondihydropyridine agents(예; diltiazem, verapamil)가 dihydropyridine drugs(예; amlodipine, felodipine)보다 선호되는데, 그 이유는 전자의 경우 단백뇨를 줄일 수 있기 때문이다.

7   일반적으로 노인의 수축기 고혈압에는 non-DHP (Dihydropyridine) 칼슘차단제 보다는 DHP 칼슘차단제를 더 추천한다. non-DHP 칼슘차단제(예; diltiazem)는 혈관확장 보다는 심장수축 억제 기능이 더 강하며. DHP 칼슘차단제(예; amlodipine)는 혈관 확장 기능이 강하다. 따라서 본문의 non-DHP 칼슘차단제는 DHP 칼슘차단제의 오기로 보인다.

Case Continued

JS는 전형적인 수축기 단독 고혈압 사례를 보여주고 있다. 그는 이미 최대 용량의 amlodipine 과 ACE inhibitor를 복용하고 있으며 atenolol은 용량을 증가시킬 수 있는 약물 중 하나이다. 그 러나 그의 심박수는 서맥 범위에 있고 베타 차단제의 추가 시 증가된 복용량 은 서맥을 악화 시킬 수 있다. 이뇨제 처방도 가능하지만, 높은 요산 농도로 인해 면밀한 모니터링이 필요하 나. 이뇨제 중에서 indapamide는 신진대사적으로 가장 문제를 덜 일으키는 중성적 약물이며 hydrochlorothiazide 또는 chlorthalidone과 같은 다른 thiazide 계열 약물 보다 효능이 떨어지는 단점이 있음에도 유익할 수 있다. 이러한 합병증을 감안할 때 맥파증강지수에 유리한 영향을 미치는 지속방출형 isosorbide mononitrate (ISMN)와 서방형 질산염은 수축기 단독 고혈압을 관리하기 위한 선택 약물이 될 수 있다.

Reference

1.   Fletcher AE, Bulpitt CJ. Isolated systolic hypertension in the elderly. Cardiovasc Risk Factors. 1992;2:133–9.
2.   Whelton PK, Jiang HE, Klag MJ. Blood pressure in westernized populations. In: Swales JD, editor. Textbook of hypertension. Blackwell Scientific Publications: London; 1994. p. 11–21.
3.   Khder Y, Des Boscs LB, Aliot E, Zannad F. Endothelial, viscoelastic and sympathetic factors contributing to the arterial wall changes during ageing. Cardiol Elder. 1996;4:161–5.
4.   Salvetti A, Ghaidoni L, Gennari A, Taddei S. Age influence on some aspects of cardiovascular adaptation to hypertension. High Blood Pressure. 1995;4:87–96.
5.   Vanhoutte PM. Aging and vascular responsiveness. J Cardiovasc Pharmacol. 1988;12(Suppl 8):S11–8.
6.   Fantini F, et al. Parallel increase in carotid, brachial and left ventricular cross-sectional areas in arterial hypertension. J Hum Hypertens. 1997;11:515–21.
7.   Gariepy J, et al. Echographic assessment of carotid and femoral arterial structure in men with essential hypertension. Am J Hypertens. 1996;9:126–36.
8.   O'Rourke MF, Kelly RP. Wave reflection in the systemic circulation and its implications in ventricular function. J Hypertens. 1993;11:327–37.
9.   Schiffrin EL. Vascular stiffening and arterial compliance. Implications for systolic blood pressure. Am J Hypertens. 2004;17:39S – 48.
10.   Society of Actuaries. Build and Blood pressure study, vol. 1. Chicago: Society of Actuaries;1959. p. 268.
11.   Wilkinson IB, Hall IR, MacCallum H, et al. Pulse-wave analysis. Clinical evaluation of a non-invasive, widely applicable method for assessing endothelial function. Arterioscler Thromb Vasc Biol. 2002;22:147 – 52.
12.   Cohn JN. Vascular wall function as a risk marker for cardiovascular disease. J Hypertens. 1999;17(Suppl 5):S41 – 4.
13.   Stokes GS. Nitrates as adjunct hypertensive treatment. Curr Hypertens Rep. 2006;8:60 – 8.
14.   Stokes GS, Barin ES, Gilfillan KL. Effects of isosorbide mononitrate and AII inhibition on pulse wave reflection in hypertension. Hypertension. 2003;41:297 – 301.

15. Weinberger MH, Miller JZ, Luft FC, et al. Definitions and characteristics of sodium sensitivity and blood pressure resistance. Hypertension. 1986;8:127 – 34.

16. Bagrov AY, Lakatta EG. The dietary sodium-blood pressure plot "stiffens". Hypertension. 2004;44:22 – 4.

17. Silagy CA, McNeil JJ. Epidemiologic aspects of isolated systolic hypertension and implications for future research. Am J Cardiol. 1992;69:213 – 8.

18. The sixth report of the Joint National Committee on prevention, detection, evaluation, and treatment of high blood pressure. Arch Intern Med. 1997;157:2413 – 46.

19. Rowe JW, Troen BR. Sympathetic nervous system and aging in man. Endocr Rev. 1980;12:167 – 79.

20. WHO/ISH Guidelines Subcommittee. 1993 guidelines for the management of mild hypertension: memorandum from a WHO/ISH meeting. J Hypertens. 1993;11:905 – 18.

21. Multiple Risk Factor Intervention Trial. Risk factor changes and mortality results. JAMA. 1982;248:1465 – 77.

22. Curb JD, et al. Isolated systolic hypertension in 14 communities. Am J Epidemiol. 1985;121:362 – 70.

23. Kannel WB, Dawber TR, McGee DL. Perspectives on systolic hypertension. The Framingham Study. Circulation. 1980;61:1179 – 82.

24. Wolf PA, D'Agostino RB, Belanger AJ, Kannel WB. Probability of stroke: a risk profile from the Framingham Study. Stroke. 1991;22:312 – 8.

25. Medical Research Council trial of treatment of hypertension in older adults: principal results. MRC Working Party. Br Med J. 1992;304:405 – 12.

26. SHEP Cooperative Research Group. Prevention of stroke by antihypertensive drug treatment in older persons with isolated systolic hypertension. JAMA. 1991;265:3255 – 64.

27. Staessen J, Amery A, Fagard R. Isolated systolic hypertension in the elderly. J Hypertens. 1990;8:393 – 405.

28. Townsend MS, Fulgoni VL III, Stern JS, et al. Low mineral intake is associated with high systolic blood pressure in the Third and Fourth National Health and Nutrition Examination Surveys. Could we all be right? Am J Hypertens. 2005;18:261 – 9.

29. He FJ, Markandu ND, MacGregor GA. Modest salt reduction lowers blood pressure in isolated systolic hypertension and combined hypertension. Hypertension. 2005;46:66 – 70.

30. Gates PE, Tanaka H, Hiatt WR, Seals DR. Dietary sodium restriction rapidly improves large elastic artery compliance in older adults with systolic hypertension. Hypertension. 2004;44:35 – 41.

31. Brennan P, Pescatello LS, Bohannon RW, et al. Time spent moving is related to systolic blood pressure among older women. Prev Cardiol. 2005;8:160 – 4.

32. Ferrier KE, Waddell TK, Gatzka CD, et al. Aerobic exercise training does not modify large-artery compliance in isolated systolic hypertension. Hypertension. 2001;38:222 – 6.

33. Chen C-H, Ting C-T, Lin S-J, et al. Different effects of fosinopril and atenolol on wave reflections in hypertensive patients. Hypertension. 1995;25:1034 – 41.

34. TO M, Lauri J, Bertram D, Anderson A. Effect of different antihypertensive drug classes on central aortic pressure. Am J Hypertens. 2004;17:118 – 23.

35. The ALLHAT Officers and Coordinators for the ALLHAT Collaborative Research Group. Major outcomes in high-risk hypertensive patients randomized to angiotensin-converting enzyme inhibitor or calcium channel blocker vs diuretic. The antihypertensive and lipid-lowering treatment to prevent heart attack trial (ALLHAT). JAMA. 2002;288:2981 – 97.

36. London G, Schmieder R, Calvo C, Asmar R. IndapamideSR versus candesartan and amlodipine in hypertension: the X-CELLENT Study. Am J Hypertens. 2006;19:113 – 21.

37. Kostis JB, Wilson AC, Freudenberger RS, et al. Long term effect of diuretic-based therapy on fatal outcomes in subjects with isolated systolic hypertension with and without diabetes. SHEP Collaborative Research Group. Am J Cardiol. 2005;95:29 – 35.

38. Turnbull F, Blood Pressure Treatment Trialists' Collaboration. Effects of different blood-pressure-lowering regimens on major cardiovascular events: results of prospectively designed overviews of randomized trials. Lancet. 2003;362:1527 – 153.

39. Kjeldsen SE, Lyle PA, Kizer JR, et al. The effects of losartan compared to atenolol on stroke in patients

with isolated systolic hypertension and left ventricular hypertrophy. The LIFE study. J Clin Hypertens. 2005;7:152 – 8.

40. Dahlof B, Sever PS, Poulter NR, et al. Prevention of cardiovascular events with an antihypertensive regimen of amlodipine adding perindopril as required versus atenolol adding bendroflumethiazide as required, in the Anglo-Scandinavian Cardiac Outcomes Trial-Blood Pressure Lowering Arm (ASCOT-BPLA): a multicentre randomised controlled trial. Lancet. 2005;366:895 – 906.

노인에서 심박출률 보존 심부전: 도전과 관리

Heart Failure with Preserved Ejection Fraction in the Elderly : Challenges and Management

17

Sanjay Ganapathi

Key Points

- 노인에서 심박출률 보존 심부전(heart failure with preserved ejection fraction, HFpEF)[1] 은 입원의 주요 원인 중 하나이다.
- HFpEF 증후군은 종종 다른 일반적인 질환과 동반된다.
- 이 질환은 좌심실 이완에 영향을 미치는 이상에 의해 발생한다.
- 증상 및 위험 요인의 조절과 동반 질환의 치료는 관리에서 중요한 단계이다.
- 장기 예후는 심박출률 감소 심부전(heart failure with reduced ejection fraction, HFrEF)[2] 과 유사하다.

Case Study

83세의 비만한 AB는 지난 2주 동안 호흡곤란과 피로가 악화된다는 증상으로 찾아왔다. 또한 같은 기간에 양측 발목 부종과 체중 증가가 있었다고 하였다. 그는 침대에서 일어나려고 할 때 현기증과 약간 어지럼증을 느낀다. 그는 지난 30년간 고혈압을 진단받아 리시노프릴 20 mg과 클로르탈리돈 12.5 mg을 복용해오고 있으며, 당뇨를 앓고 있어 경구용 약물뿐만 아니라 지속형 인슐린 사용을 권고받았다. 이 외에도 전립선 비대증으로 tamsulosin을 복용하고 있다.

---

1   과거 이완기 심부전(diastolic heart failure)이라고 불림
2   과거 수축기 심부전(systolic heart failure)이라고 불림

15년 전 그는 서맥이 동반된 유증상의 동기능 부전증후군(symptomatic sick sinus syndrome)이 진단되어 심박동기를 이식했고 4년 전 맥발생기(pulse generator)를 교체했다. 10년 전 하벽 심근 경색(inferior wall myocardial infarction) 병력이 있었는데, 약물 용출성 관상 동맥 스텐트(drug-eluting coronary stent) 이식으로 1차 혈관성형술을 받았으며 매일 81 mg 아스피린과 질산염, 그리고 20 mg의 rosuvastatin을 복용하고 있다. 아내는 최근 악화되기 전에 그의 활동이 점차적으로 감소하고, 무기력하고 낮잠이 증가했다고 보고했다. 그녀는 그보다 먼저 잠들기 때문에 그가 취침약을 잘 복용하는지 확신하지 못했다.

응급실에서 그는 빈호흡이 있으며 실내공기에서 산소포화도 90%이다. 그의 맥박수는 분당 60회, 규칙적이고 혈압은 180/75 mmHg이다. 경정맥은 12 cm에서 a파 소실, 두드러진 v파 및 y 하강을 볼 수 있다. 심혈관계 진찰 결과 심장 비대, 부드러운 첫 심음, 단일성의 큰 제2심음, 경증 대동맥 협착증의 조기 박출성 잡음(early peaking ejection murmur)이 있다. 심부전을 암시하는 폐기저 수포음이 있다. 양쪽 다리에 부종이 있다.

심전도에서 분당 60회 맥박에 P파가 없고 규칙적이고 넓은 QRS 파를 보인다. 생화학은 정상 트로포닌, 8,000 pg/mL의 NT-Pro BNP, 혈청 나트륨 135 mmol/L, 칼륨 3.6 mmol/L, 크레아티닌 1.5 mg/dL, 계산된 사구체 여과율(GFR) 48, 헤모글로빈 6.5 g/dL, 총 백혈구수 및 백혈구 감별계수 정상, 혈청 총 단백질 7 g/dL, 알부민 3.4 g/dL 및 정상 빌리루빈 및 간 효소 및 TSH를 보였다. 대변 잠혈 검사는 양성으로 나왔다. HbA1c는 6.8%이다.

심초음파에서 좌심실 비대, 좌우 심실의 경미한 확장, 전체 좌심실 기능(left ventricular function) 52%, 확장된 심방 및 가벼운 경판막 압력차(mild transvalvular gradient)가 있는 경화성 대동맥 판막을 보였다. 경증 승모판 역류도 있다. 추정 폐동맥 수축기압은 60 mmHg이다. 그의 이전 의료 기록을 검토한 결과, 9개월 전에 심박동기를 점검한 적이 있으며 주로 심실 박동조율이 발생하는 가운데 심방 박동조율이 간헐적으로 있었다고 기재되어 있다.

AB를 어떻게 관리하고 치료를 최적화해야 할까?

17.1   서론 및 정의

다양한 등록체계에서 울혈성 심부전 환자들의 거의 절반이 정상적인 좌심실 박출률을 가지고 있는 것으로 발견되었다[1]. 이 질환은 이완기 심부전[3], 더 넓은 개념으로는 보존된 박출률을 가진 심부전(heart failure with preserved ejection fraction, HFpEF)으로 알려져 있으며, 역학 및 병태생리학적으로 분명한 특성과 치료상의 난제를 가지고 있는 것으로 알려졌다. 현재, 진단은 심부전의 전형적인 증상, 징후, 그리고 생화학적인 증거를 보이는 환자가 영상이나 심장 도관술에서 좌심실 이완기능장애 및 심박출률 50% 이상을 보이며, 심장 이외의 원인은 배제될 때 가능하다(표 17-1).

표 17-1. 다양한 지침에서 사용되는 HFpEF의 정의-개요

ESC 2012	HFSA 2010	ACC/AHA 2013	ESC 2016
심부전의 대표적인 증상 및 징후 BNP>100 pg/mL NT-proBNP>800 pg/mL	심부전의 임상증상/징후 검사: 바이오마커 또는 흉부 X-선 또는 심폐운동 검사	HFpEF: EF(심박출률)≥50%, 이완기 심부전. 심부전 암시하는 증상의 다른 비심장 원인 배제 후 진단가능	심부전의 증상/징후 좌심실 박출률≥50% BNP(뇌나트륨이뇨펩티드) 증가[a] • 급성: - BNP≥100 pg/mL - NT-proBNP≥300 pg/mL • 비급성: - BNP>35 pg/mL - NT-proBNP>125 pg/m
정상 또는 약간만 감소된 좌심실 박출률 및 좌심실이 확장되지 않음(좌심실확장기말 용적≤97 mL/m² 또는 조정된 49 mL/m²)	보존된 좌심실 박출률 > 50% 정상 좌심실확장기말 용적	HFpEF 경계선: EF 41~49%. 특성, 치료 패턴 및 결과는 HFpEF 환자와 유사	
심초음파 또는 심장 도관술에서 관련 구조적 심장 질환(좌심실비대 또는 좌심방확장) 및/또는 이완기 기능장애	심초음파 검사, 심전도, 스트레스 영상 또는 심장도관술을 사용하여 HFpEF 및 기타 장애를 구별 비심근 질환 제외	HFpEF 개선: EF>40%. 이전에 HFrEF가 있었던 HFpEF 환자 아집단 포함	하나 이상의 추가 기준: - 관련 구조 심장 질환 (좌심실비대 및/또는 좌심방확장) - 이완기 기능장애

ESC European Society of Cardiology 유럽 심장학회, HFSA Heart Failure Society of America 미국 심부전학회, ACC American College of Cardiology/AHA American Heart Association 미국 심장협회/심장학회
a: ESC 2016 지침에 따라 BNP 값은 아래 상황에서 심부전을 배제하는데 더 유용하다. 증가된 BPN의 양성 예측도는 낮다.

---

3   이완기 심부전(HFpEF)은 좌심실의 경직도가 증가되고 심근 이완이 느려지는 것이다. 따라서 심박출량 정상, 좌심실 용적 정상이고 좌심실 충만속도가 높아진다. 반면 심박출량이 감소하는 수축기 심부전에서는 좌심실 용적이 커지고 좌심실 심박출량이 감소한다.

17.2 역학

HFpEF의 유병률은 연령에 따라 증가하며 65세 이후 10년마다 발병률이 두 배씩 증가한다. HFpEF는 이 연령대에서 입원하는 주요 원인이다[7]. 80세 이상이 노인들 중 거의 10명 중 1명이 이 질환을 앓고 있다[8]. HFpEF 환자의 5년 생존율은 HFrEF 환자와 거의 유사하며 약 50%이다[9]. HFpEF 환자는 **고령 여성, 고혈압, 당뇨병, 심방세동** 환자일 가능성이 높다. HFpEF 환자의 1/4 이상(30%)이 심혈관 이외의 질환으로 사망하며, 급성심장사는 또 다른 1/4을 차지한다[10]. 나이가 들수록 심혈관질환과 그 위험 요인의 유병률이 증가하는 것처럼 수면무호흡증, 만성신장질환, 만성폐쇄성폐질환과 같은 동반 질환의 유병률도 높아진다. 이 모든 것들이 이 연령대의 HFpEF 발달에 크게 기여하고 있다. 게다가 심부전은 입원한 노인 환자들에게서 가장 흔한 합병증 중 하나로, 예후가 좋지 않고 입원 기간이 길다.

17.3 노화와 심부전

노화의 과정은 심근, 혈관조직에 영향을 미치며 신경호르몬(neurohumoral)이 활성화되는 결과를 초래한다. 콜라겐의 증가와 엘라스틴의 감소로 인해 혈관은 더욱 딱딱해지고, 이것은 석회화에 의해 복합적으로 된다. 이렇게 되면 후부하가 증가하고 근세포질세막(sarcoplasm reticulum)의 칼슘 섭취 변화로 심근 세포에 영향을 미치므로 이완기 보존량이 감소한다. 좌심실의 조기 확장기 충만율은 노년층에서 감소한다[11]. 노인들의 심장근육세포 내 미토콘드리아는 스트레스 중 ATP (adenosine 5'-triphosphate)를 적절히 발생시킬 수 있는 용량이 감소해 심근의 최대성능을 제한한다. 혈관의 혈관 확장능은 내피 아산화질소 합성 감소와 및 동맥경화성 변화에 의해 영향을 받는다. 신경호르몬계의 둔화는 심박동수 변동부전(chronotropic incompetence)과 심박수 변동성 감소, 운동 후의 심박출량 증가 둔화로 나타난다. 고혈압, 당뇨병, 신장장애, 비만과 같은 합병증은 심실과 동맥의 경직화를 악화시킨다. 이 모든 것이 심혈관계 예비능의 현저한 감소를 초래하

표 17-2. 노인에서 심부전을 유발하는 흔한 질환들

고혈압
심근허혈
과도한 염분 섭취
부정맥, 특히 심방세동
빈혈
감염/패혈증
신기능장애
알코올
폐질환
갑상선기능장애
폐쇄성 수면 무호흡증

고, 노인들은 종종 운동과 같은 생리학적 스트레스 반응이나 빈혈, 감염, 심근허혈 등과 같은 병리학적 과정에 대응하여 정상적인 심장 출력을 유지할 수 없게 된다(표 17-2).

17.4   이완기장애의 혈역학

좌심실 탄성이 감소하면 좌심실 충만에 영향을 미치며, 좌심실 부피의 증가에 대응하여 좌심실 이완기 압력이 불균형적으로 증가하는 것을 특징으로 한다. 이것은 좌심방 고혈압을 유발하고 폐정맥 울혈, 폐고혈압 및 전신 정맥 울혈을 초래한다. 손상된 좌심실 충만은 또한 심박출률이 크게 영향을 받지 않을 때에도 낮은 전방 심장 출력으로 나타난다. 심실 이완 이상은 심방 비대증을 유발하여 심방세동의 원인이 될 수 있으며, 이는 다시 전방 심장 출력의 손실에 기여한다. 이완기 기능장애가 진행된 환자들의 경우 심방 수축기는 일회박출량의 25–30%에 기여하며, 심방세동이 발생하면 이러한 '부스터 펌프 효과'의 상실은 더욱 증상이 나타나게 만든다.

17.5 노인에서의 박출률이 보존된 심부전(HFpEF): 임상적 도전

17.5.1 진단

노인에서 HFpEF의 증상들은 일반적인 노쇠의 증상들과 겹칠 수 있다. 노인들은 노화와 다른 동반 질환들로 인한 **피로감**을 종종 보이는데, 이러한 환자들에서의 심부전은 진단되지 않을 수 있다. **착란, 식욕부진**, 그리고 **신체적인 활동의 감소**와 같은 비전형적인 증상들이 아주 나이가 많은 노인에서 주증상일 수 있다. 병력청취는 인지장애로 어려울 수 있다. 신체진찰은 젊은 환자들에 비해 도움이 되지 않을 때가 흔히 있다. **발목 부종**과 같은 징후는 만성정맥부전 또는 칼슘채널차단제 사용으로 인해 발생할 수 있다. 폐야에서 들리는 **수포음**은 만성폐질환 또는 무기폐로 인한 것일 수도 있다.

심초음파 검사는 이러한 상태를 진단하는 데에 유용한데, 특히 승모판 혈류 속도와 승모판륜 조직(mitral annular tissue)의 도플러 이미지가 유용하다. 노화 그 자체도 도플러로 보았을 때 **등용적 이완시간(isovolumic relaxation time)의 연장, 초기 승모판 혈류 유입 속도의 감소**, 그리고 **초기 심실 충만기의 연장**과 같은 경도의 이완기장애의 특징들이 보이게 된다. 심각한 증례에서 심초음파를 하면 진행된 이완기장애의 소견이 보인다. 심실 이완기장애[4]의 여러 단계들과 심초음파적 특징들은 표 17-3에 나와있다; 이완기장애의 심초음파적 특징들에 대한 자세한 토의를 제시한 훌륭한 리뷰들이 있다.

뇌나트륨이뇨펩티드(BNP)와 아미노말단(N-terminal) proBNP와 같은 바이오마커들은 호흡곤란과 비특징적인 증상들을 호소하는 노인들에 있어서 진단의 정확도를 높여주는 데에 유용하다. 그러나 75세 이상의 환자들에 대한 BNP와 NT-proBNP의 절단값(cutoff value)은 75세 이하의 환자들의 값보다 각각 거의 2배 그리고 4배 높다. 또한, 여자 환자들과 콩팥기능장애 환자들의 cutoff가 더 높다. PRIDE study [12]에 따르면, 호흡곤란을 호소하며 응급실에 내원하였던 환자 중에서, 심부전으로 진단 내리기 위해서 GFR < 60 mL/min/1.73 m²인 환자들에서는 혈장 NT-ProBNP의 절단값은 1200 pg/

---

4 심실 이완기는 isovolumetric relaxation (both aortic and mitral valves are closed and LV pressure is declining), early LV filling with opening of the mitral valve, a mid-diastolic phase, late or atrial filling with left atrial contraction의 단계를 거친다.

표 17-3. 이완 장애의 여러 등급의 초음파 특징

지표	Grade 0	Grade 1	Grade 2	Grade 3a	Grade 3b
명명법	정상	비정상적인 이완	가성정상화	가역적인 제한적 기능장애	비가역적인 제한적 기능장애
혈역학적 이상		- ↑ 초기 좌심실 이완압 - 휴식 시 좌심방압 정상 - ↓ 초기 좌심실 충만, 후기 충만으로 보상	- 초기 충만으로 좌심방압 상승 - 좌심방으로부터 좌심실로 혈액 유입된 후 좌심실은 천천히 이완함 - 초기 이완기 좌심실 충만은 압력-용적 관계의 변화로 빨리 끝남	- 추가적인 좌심방압 상승과 더 저명한 "atrial kick" - 이완기 내내 뚜렷한 좌심실 이완의 느려짐과 지연 - 좌심실 초기 이완기압의 더 빠른 상승 - 전부하 감소로 부분적으로 되돌릴 수 있음	- 3a등급과 동일, 하지만 전부하 감소(니트로글리세린, 발살바 조작)로 이러한 상황들을 되돌릴 수 없음
승모판 도플러	E/A[5] 0.8~1.5 DT 140~240 ms	E/A 0.8-1.5 EDT[6] >200 ms	E/A 0.8-1.5 EDT 160-200 ms	E/A ≥2 EDT <160 ms	
조직 도플러	중격 e' ≥8 cm/s	중격 e' <8 cm/s 평균 E/e'[7] ≤8	중격 e' <8 cm/s 평균 E/e' = 9-12	평균 E/e' ≥13	
폐정맥 도플러	Ar 속도 < 35 cm/s	S/D>1 Ar-A 기간 = 0 ms	S/D<1 Ar 속도 ≥30 cm/s Ar-A 기간 ≥30 ms	S/D<1 Ar 속도 ≥30 cm/s Ar-A 기간 ≥30 ms	
발살바 조작	E/A 변화 없음	⊿E/A <0.5	⊿E/A ≥0.5	⊿E/A ≥0.5	E/A 변화 없음

LV 좌심실, LA 좌심방
E 초기 좌심실 충만파 속도, A 후기 좌심실 충만파 속도 (도플러 초음파로 구해짐)
e' = 초기 이완기의 승모판륜 속도 (도플러 초음파로 구해짐)
E/e' = E와 e' 속도의 비율
폐정맥 도플러 속도: S 수축기 충만파, D 이완기 충만파, Ar 심방 역행파, Ar – A 기간; Ar파와 후기 이완기 좌심실 충만파 사이 기간
IVRT 등용적 이완기 시간(이완기 동안의 대동맥판 닫힘과 승모판 열림 사이의 기간)
발살바 조작: 이를 시행하면 좌심실로 들어오는 혈액이 감소하기 때문에 환자의 충만 압력(초기 심실이완 장애에 대한 보상으로 심방 수축력)이 증가해 있다면 E 속도의 감소, E속도의 DT 증가, A 속도 증가가 일어난다.

---

5 E/A ratio 증가는 좌심방이 수축하기 전에 충분히 좌심실로 혈액을 채우지 못함을 의미. E는 심실 이완초기의 승모판(사이로 유입되는) 최고 혈류 속도, A는 심실 이완 말기의 승모판 최고 혈류 속도.

6 E(초기 좌심실 이완시의 승모판 혈류속도)의 DT (deceleration time). EDT의 증가는 승모판 개방 후에도 LV(좌심실)수축 압력이 계속 감소할 정도로 LV(좌심실)이완이 현저하게 지연된 것을 의미.

7 E속도: peak early diastolic mitral E velocity. 좌심방압력의 영향을 가장 많이 받고, 다음으로 좌심실이완의 영향을 받는다. E'속도: peak early diastolic E' velocity at mitral annulus(승모판륜, 승모판을 둘러싼 섬유조직). 초음파로 승모판륜의 종축 이동속도를 측정한 것이 E'이며 이는 심실의 이완능력을 의미함. 좌심실 이완의 지표로 사용됨. E/E' ratio: 좌심실 이완 부족을 극복하기 위해 좌심방압력이 높아지는 것을 의미함. 심실이완 장애 초기부터 E'(초기 심실이완능력)은 감소하나 E(초기 승모판 혈류속도)는 정상을 보일 수 있는데 이는 좌심방에 의한 충만압력이 증가해 이를 보상하기 때문이다.

mL이며, 이를 초과할 경우의 민감도와 특이도는 각각 89%와 72%였고, 반면에 GFR $\geq$ 60 mL/min/1.73 m^{2}인 경우는(50세 이하에서는 NT-ProBNP > 450 pg/mL, 50세 이상에서는 NT-ProBNP > 900 pg/mL을 기준으로) 각각 85%와 88%였다. BNP와 NT ProBNP의 혈장 수치는 비만 환자들이 더 낮다. 호흡곤란을 나타내는 환자들에서 낮은 혈장 BNP(<100 pg/mL) 또는 NT-ProBNP(<300 pg/mL) [13] 수치는 심부전 진단을 배제하는 데에 훌륭한 음성예측도를 갖는다. 패혈증이나 빈혈과 같은 특정한 다른 상황들이 BNP의 수치를 높일 수 있으나, 대개는 심혈관계 손상을 나타낸다. 흥미롭게도, BNP는 효소의 기질이기 때문에, neprilysin[8] inhibitor (sacubitril)를 이용한 치료는 혈장 BNP 수치를 높일 수 있다.

17.5.2   동반 질환과 노쇠

심부전이 있는 노인 환자는 종종 심부전의 관리와 예후에 영향을 미치는 동반 질환을 가진다. 심부전 발생자체가 다른 질환에 안 좋은 영향을 줄 수도 있다. 다음 표 17-4에서 흔히 있는 문제와 연관성을 기술하였다.

---

8   **Neprilysin**은 natriuretic peptides를 분해하는 효소.

표 17-4. 노인에서 동반되는 질환들과 그들의 심부전과의 상호 작용

동반 질환	원인	영향
빈혈	영양적, 만성적 질환들 소화기계 실혈	심부전 증상을 악화 예후에 영향을 줌 운동 능력 부족 허혈 악화
콩팥기능장애	나이 연관 약제유발-RAAS 차단제(ACEI, ARB), 이뇨제	심부전과 만성콩팥질환은 서로의 치료를 어렵게 만듦 콩팥기능장애에서 이뇨제의 효과가 떨어짐 전해질 불균형의 위험도 상승
폐 질환		진단의 혼란 호흡이 힘들어지며 심부전의 정도를 악화
폐쇄적 수면 무호흡증		교감신경계의 활성도 증가, 좌심실 후부하 증가, 저산소 성 폐혈관수축, 이 모든 것은 심박출량 감소를 일으킴 심부전 입원률과 사망률 증가
체위성 저혈압	자율신경계 기능장애 약제로 인한 악화 (혈관확장제, 이뇨제)	치료요법에 방해가 됨 낙상 위험 활동에 방해가 됨
인지기능장애		약물 복용과 비약물적인 치료에 방해가 됨
골관절염		NSAIDs 치료가 심부전과 콩팥기능장애를 악화
복압성 요실금	고령, 특히 여성에서 흔함 이뇨제나 ACEI로 인한 기침에 의해 악화	민망함을 피하기 위해 말을 하지 않고 치료를 건너뛸 수 있음

17.6 관리

HFrEF 환자와는 다르게 HFpEF 환자에서는 약물이 생존율을 향상시키지 못했다. 치료는 폐정맥 또는 전신정맥 울혈의 완화, 기저 심질환과 악화요인의 관리를 목표로 한다. 비약물치료뿐만 아니라 약물치료를 통해 시도될 수 있다. HFrEF 환자에서는 **renin-angiotensin-aldosterone 축 억제약물**이나 **베타 차단제** 일부(carvedilol, metoprolol, bisoprolol)가 생존율을 향상시키지만, HFpEF 환자에서는 ACE 차단제, 안지오텐신 수용체 차단제, 베타 차단제 등 치료가 심부전에 의한 입원율은 개선시켰지만(candesartan in CHARM-Preserved trial, perindopril in PEP-CHF, and nebivolol in SENIORS), 생존율

에는 영향이 없었다. **이뇨제**는 환자의 전해질 불균형이나, 심박출량 감소로 피곤을 더 느낄 수는 있지만 심부전 증상을 완화시킨다.

지침에 따른 **혈압 조절**은 HFpEF환자에서 심혈관 질환의 발생이나, 사망률, 입원율을 낮추는 가장 중요한 방법이다. 관상동맥 혈관재건술은 심각한 협심증이나 관상동맥의 심각한 협착이 있이 심근 허혈을 나타내는 환자에게 고려해 볼 수 있다. 심방세동이 있는 환자에서는 심박수의 조절, 동성리듬전환 등을 고려하여 심부전으로 인한 증상을 완화시킬 수 있다. 디곡신은 빠른 심실 박동율을 가진 환자에게 처방할 수 있다.

노인 심부전 환자의 임상적 평가는 심부전을 규명하고, 심부전 발생에 연관된 요소를 치료하는 것을 목표로 한다. 때때로 의료인이 심부전 조절에 초점을 맞추다 보면 악화요인이 간과되기도 한다. 신중하게 병력과 자세한 진찰을 통해 인지 못할 상황을 찾아내어 해결할 수 있다. 노인들은 배변습관 변화, 수면, 감염 등과 같은 요소들에 쉽게 기울어질 수 있는 섬세한 균형을 유지한다. 관리란 이러한 문제들도 바로 잡는 것을 포함한다.

17.7   비약물적 치료

관찰연구에서 높은 식이 염분 섭취로 인해 환자의 수분 저류나 입원의 위험이 높아진다는 결과가 있었지만, 다른 연구들은 심부전(특히 HFrEF 환자에서)환자에서 염분을 제한할 경우 나쁜 결과를 가져온다는 결과가 있다. 그러나, 현재 가이드라인은 심부전 환자의 염분 섭취 제한을 권고한다. 입원 동안 수분과 염분 제한 정도는 소변량과 체액상태에 따라서 결정된다. 비대상성(decompensated) 심부전 환자에서 **염분 제한**을 하지 않거나 진통소염제(NSAID) 약물을 투여하게 되면 loop 이뇨제에 대한 저항성을 높이고, 심부전을 악화시킨다. 환자들이 염분 제한이나 수분 제한에 소홀해지거나, 약을 거르게 되면 비대상성 심부전으로 발전하는 것을 흔히 볼 수 있다. 금연이나 음주 소비 개선도 필요하면 권고할 수 있다. 심부전 환자에서 기초대사율이 1/4 정도 증가하여 영양실조가 일반적이기 때문에 **식이요법** 조언은 에너지 요구량을 포함해야 한다. 식단을 계획하는 동안 환자의 체내 수분 상태와 전해질 균형을 고려할 필요가 있다. **운동훈련**은 수축기 및 이완기 기능에 큰 영향을 주지 않으면서 HFrEF를 가진 환자의 심폐기관의 건강을 향상시키는 데 효과가 있는 것으로 밝혀졌다[14]. 이것은 입원 기간 동안 비대상적 상태가 개선된 후 시작하고, 퇴원 후에 향상시킬 수 있다.

환자 관리: 계속

대상성(compensated) 혈류역학적 상태를 유지하던 AB는 비대상성 상태로 악화되었고, 그 원인을 병력과 검사로 입증할 수 있었다. 아스피린 사용과 관련이 있을 것으로 보이는 소화기 출혈로 인한 빈혈, Lisinopril 야간 복용약물의 미복용 가능성, 수면 무호흡증, 최근 심방세동 발현 등이 현재의 임상 상태를 초래한 것으로 보인다. 게다가, 그가 관절염 때문에 임시로 일반의약품인 진통제를 복용했다고 부인이 말해주었다. 혈액가스검사에서 고탄산혈증이 나타났고, 따라서 초기 관리에 양압환기(positive pressure ventilation)가 포함되었다. 니트로글리세린 주사로 폐정맥울혈을 감소시킬 수 있었다. 정맥으로 loop 이뇨제를 칼륨보존 이뇨제(spironolactone)와 병행하거나 경구 칼륨 보충을 하여 전해질과 신기능을 신중하게 주의하며 투여할 수 있었다. 칼륨보존 이뇨제는 HFpEF 환자에서 생존율 향상의 이점은 없지만, 저칼륨혈증 상황에서는(칼륨보존 이뇨제를 사용함으로써) loop 이뇨제 용량을 최대한으로 줄여 사용하게 도와줄 수 있다. 그러나 사구체 여과율이 감소하는 상황에서 이러한 이뇨제 사용의 결정은 주의깊게 해야 한다. 환자의 심장 전도 이상은 대사 이상으로 인해 명백하게 나빠졌거나 그로 인해 영향을 받았다. HFpEF 환자들은 심방의 승압펌프 작용에 크게 의존하기 때문에 심방세동이 시작되면 심각한 증상이 나타난다. 심박동기를 심장박출량을 향상시키기 위해 더 빠른 속도로 조정할 수 있었다. 환자의 임상 상태가 개선되지 않는 경우 방실 동기화를 복원하려는 시도도 이루어질 수 있으며, 동리듬(sinus rhythm)의 복원은 이식된 이중방 인공심장박동기[9]가 있는 경우에 도움이 될 수 있다. 농축 적혈구 수혈을 하거나 고혈압 치료에 다른 종류의 약제인 베타 차단제를 첨가하여 고혈압 치료법을 최적화하는 것은 이 단계에서 중요한 고려사항이다. 정맥혈전염의 초기 예방은 소화기에서의 혈액 손실에 대한 평가가 완료될 때까지는 탄력 압박 스타킹과 같은 비약물학적 방법으로 제한한다. 매일 체중을 측정하는 것은 환자의 체액 상태에 대한 중요한 정보를 제공한다.

퇴원 시 수면에 대한 조사가 수행되어야 하며, 가정 양압환기의 사용을 계획할 수 있다. 식이요법 상담, 약물 투약시기 조정, 체중 모니터링에 관한 정보, 감독 받지 않는 비스테로이드성 항염증제 복용 피하기, 출혈 위험을 평가한 후에 항응고 처방 여부 고려, 신장 기능의 면밀한 모니터링 및 낙상 예방 전략 등이 실시되어야 한다.

---

9 Dual-chamber pacemakers. 전극이 우측 심방과 우측 심실에 있다.

Reference

1. Owan TE, Hodge DO, Herges RM, Jacobsen SJ, Roger VL, Redfield MM. Trends in prevalence and outcome of heart failure with preserved ejection fraction. N Engl J Med. 2006;355(3):251–9.
2. Vasan RS, Levy D. Defining diastolic heart failure: a call for standardized diagnostic criteria. Circulation. 2000;101(17):2118–21.
3. McMurray JJ, Adamopoulos S, Anker SD, Auricchio A, Bohm M, Dickstein K, et al. ESC guidelines for the diagnosis and treatment of acute and chronic heart failure 2012: The Task Force for the Diagnosis and Treatment of Acute and Chronic Heart Failure 2012 of the European Society of Cardiology. Developed in collaboration with the Heart Failure Association (HFA) of the ESC. Eur J Heart Fail. 2012;14(8):803–69.
4. Heart Failure Society of America, Lindenfeld J, Albert NM, Boehmer JP, Collins SP, Ezekowitz JA, et al. HFSA 2010 comprehensive heart failure practice guideline. J Card Fail. 2010;16(6):e1–194.
5. Yancy CW, Jessup M, Bozkurt B, Butler J, Casey DE Jr, Drazner MH, et al. 2013 ACCF/AHA guideline for the management of heart failure: a report of the American College of Cardiology Foundation/American Heart Association Task Force on Practice Guidelines. J Am Coll Cardiol. 2013;62(16):e147–239.
6. Ponikowski P, Voors AA, Anker SD, Bueno H, Cleland JG, Coats AJ, et al. 2016 ESC Guidelines for the diagnosis and treatment of acute and chronic heart failure: The Task Force for the diagnosis and treatment of acute and chronic heart failure of the European Society of Cardiology (ESC) Developed with the special contribution of the Heart Failure Association (HFA) of the ESC. Eur Heart J. 2016;37(27):2129–200.
7. O'Connell JB, Bristow MR. Economic impact of heart failure in the United States: time for a different approach. J Heart Lung Transplant. 1994;13(4):S107–12.
8. Roger VL, Go AS, Lloyd-Jones DM, Adams RJ, Berry JD, Brown TM, et al. Heart disease and stroke statistics—2011 update: a report from the American Heart Association. Circulation. 2011;123(4):e18–e209.
9. Tribouilloy C, Rusinaru D, Mahjoub H, Soulière V, Lévy F, Peltier M, et al. Prognosis of heart failure with preserved ejection fraction: a 5 year prospective population-based study. Eur Heart J. 2008;29(3):339–47.
10. Zile MR, Gaasch WH, Anand IS, Haass M, Little WC, Miller AB, et al. Mode of death in patients with heart failure and a preserved ejection fraction: results from the Irbesartan in Heart Failure with Preserved Ejection Fraction Study (I-Preserve) trial. Circulation. 2010;121(12):1393–405.
11. Upadhya B, Taffet GE, Cheng CP, Kitzman DW. Heart failure with preserved ejection fraction in the elderly: scope of the problem. J Mol Cell Cardiol. 2015;83:73–87.
12. Anwaruddin S, Lloyd-Jones DM, Baggish A, Chen A, Krauser D, Tung R, et al. Renal function, congestive heart failure, and amino-terminal pro-brain natriuretic peptide measurement results from the ProBNP Investigation of Dyspnea in the Emergency Department (PRIDE) Study. J Am Coll Cardiol. 2006;47(1):91–7.
13. Januzzi JL, van Kimmenade R, Lainchbury J, Bayes-Genis A, Ordonez-Llanos J, Santalo-Bel M, et al. NT-proBNP testing for diagnosis and short-term prognosis in acute destabilized heart failure: an international pooled analysis of 1256 patients: the International Collaborative of NT-proBNP Study. Eur Heart J. 2006;27(3):330–7.
14. Pandey A, Parashar A, Kumbhani DJ, Agarwal S, Garg J, Kitzman D, et al. Exercise training in patients with heart failure and preserved ejection fraction: meta-analysis of randomized control trials. Circ Heart Fail. 2015;8(1):33–40.

골관절염
Osteoarthritis

Vasi Naganathan

18

Key Points

- 골관절염은 노인에게 매우 흔한 질환이다.
- 비만과 손상이 일반적인 위험 요인이다.
- 비약물적 치료 역시 약물치료와 마찬가지로 중요하다.
- 골관절염을 진단하기 전에 다른 병리학적 요인들이 배제되어야 한다.

Case Study

Mavis Reynolds 부인은 혼자 사는 83세 여성이다. 그녀의 남편은 6개월 전에 세상을 떠났다. 그녀는 무릎 통증이 심해져 움직이기 힘들어 진료를 받으러 왔다. 그녀는 12개월 전에 낙상으로 척추 골절상을 입었고 또 다른 골절을 염려하고 있다. 만성 심부전, 제2형 당뇨병을 앓고 있고 소화성 궤양의 병력이 있다. 진찰 결과 양측성 무릎 골관절염(골 기형, 마찰음, 무릎 굴곡 및 신전 제한)과 대퇴사두근의 위축 및 약화 소견을 보였다. 그녀는 픽업 프레임(워커)을 이용하여 걷는다.

18.1   개요

골관절염은 노인들에게 가장 흔한 질병 중 하나이다. 미국의 한 종적 연구에 따르면 성인의 절반이 85세까지 증상이 있는 무릎 골관절염에 걸릴 것이라고 결론지었다[1]. 증상이 있는 수부 골관절염은 너 흔한 반면, 증상이 있는 고관절 골관절염은 덜 흔하다. 50세 이상 성인의 무릎 골관절염 위험 요인에 대한 최근 체계적인 검토에 따르면 무릎 통증의 발병과 관련된 주요 요인은 과체중(pooled OR 1.98[1], 95 % 신뢰 구간(CI) 1.57 – 2.20), 비만(pooled OR 2.66, 95 % CI 2.15 – 3.28), 여성(pooled OR 1.68, 95 % CI 1.37 – 2.07) 및 이전 무릎 부상(pooled OR 2.83, 95 % CI 1.91 – 4.19)이었다[2]. 새로운 무릎 통증이 발생한 환자 사례의 5.1%는 이전에 당한 무릎 부상으로 인한 것이었으며 24.6%는 과체중 또는 비만과 관련이 있었다. 골관절염은 많은 노인들의 기능적 제한과 장애의 주요 원인 중 하나이며[3] 삶의 질에 있어 유해한 영향을 미친다[4]. 골관절염 관리의 주요 목표는 통증을 최소화하고 기능을 극대화하는 것이다.

18.2   골관절염

18.2.1   골관절염 환자 평가

골관절염으로 인해 통증을 겪는 환자들은 일반적으로 활동 시 더 심해진다고 표현하며, 30분 이내로 한정된 아침의 강직과 휴식 중의 뻣뻣함이 동반된다고 설명한다. 신체진찰에서 찾아야 할 주요 사항은 골 비대(bone enlargement), 파열음 및 관절의 운동 범위 감소이다. 골관절염 가능성이 있는 사람을 평가하는 데 있어 가장 중요한 목표 중 하나는 통증과 장애가 다른 병리나 질환이 아닌 골관절염 때문인지 확인하는 것이다. 예를

---

1   OR란 Odds Ratio(교차비)로서 OR 1.98이란 의미는 과체중이 있는 사람은 그렇지 않은 사람에 비해 무릎 골관절염이 있을 가능성이 1.98배 높다는 뜻이다. 95% 신뢰구간의 최저값이 1을 넘으므로 이는 통계적으로 유의한 결과이다.

들어, 무릎 골관절염은 염증성 관절질환과 구별되어야 한다. 무릎 골관절염의 경우, 주의해야 할 중요한 증상 및 징후 중 일부는 무릎의 '잠김(locking)'감각이 관절 내 유리체(loose bodies) 또는 반월상 연골 병변 때문일 수 있다는 것이다. 삼출이 있을 수 있지만 일반적으로 관절에 열감이나 발적은 없다. 대퇴사두근 위축은 특정 치료가 필요할 수 있으므로 확인하는 것이 중요하다. 고관절 통증은 고관절 골관절염으로 인한 것일 수 있지만, 고관절 점액낭염, 무혈성 괴사 또는 허리의 질병으로 인한 연관통과 같은 상태를 고려해 볼 수 있다. 후관절 관절염(facet joint arthritis)은 노인에서 허리 통증의 일반적인 원인이지만 골극과 디스크 변성으로 인해 좌골 신경 압박으로 이어질 수 있다. 좌골 신경통과 같은 통증에 대해 물어보고 신경 압박의 징후를 검사하는 것이 중요하다.

통증 평가는 매우 중요하다. 단기간 지속되는 급성 발병의 통증은 골관절염 때문일 가능성이 적지만 만성 골관절염의 'flare(발적)' 때문일 수 있다. 골관절염의 결과로 인한 장애를 확인해야 한다. 일상 생활 활동을 결정하기 위해 검증된 도구를 사용하는 것 외에도 어떤 활동이 증상에 의해 영향을 받고 영향을 받는 관질의 기능이 저하되는지 구체적으로 묻는 것이 중요하다. Western Ontario and McMaster Universities Arthritis Index (WOMAC)는 연구 환경에서 널리 사용되는 검증된 도구이며, 통증, 경직성 및 기능을 평가하기 위해 환지에게 질문을 할 때 어떤 유혛으로 해야하는지에 대한 지침으로 사용할 수 있다[5].

노인에서 많은 요인이 골관절염 관리에 영향을 미치기 때문에 골관절염의 맥락과 영향을 완전히 이해하기 위해 노인포괄평가(comprehensive geriatric assessment)를 수행하는 것이 중요하다. 예를 들어, 무릎 골관절염보다는 심부전으로 인한 운동성 호흡곤란이 신체 기능의 장애의 주된 이유라는 것이 노인포괄평가를 통해 밝혀질 수 있고 그 반대의 경우도 가능한데, 이를 통해 치료 우선 순위를 결정하는데 도움을 준다. 노인은 만성 신부전, 소화성 궤양과 같은 동반 질환이 흔히 있기 때문에 비스테로이드성 항염증제로 인한 부작용의 위험이 더 높다. 인지장애는 통증 인식에 영향을 미칠 수 있다. 치매 환자의 골관절염 통증 정도를 측정하는 것은 어려워서 과소 또는 과다 치료로 이어질 수 있다. 가족과 간병인으로부터 정보를 얻는 것이 중요할 수 있다. "(보호자가 보시기에) 환자가 얼마나 고통스럽다고 생각하시나요?", "무릎 문제로 일상적인 기능을 하는데 얼마나 힘들어합니까?"와 같은 간단한 질문들은 통증 및 기능 측면에서 골관절염의 영향을 결정하는 데 도움이 될 수 있다.

골관절염 평가에서 많은 검사를 수행할 필요는 없다. 주로 임상적으로 진단이 이뤄지며 대개 병력 및 임상 검사를 기반으로 한다. 방사선 사진이 항상 필요한 것은 아니다. CT 및 MRI 스캔은 무혈성 괴사, 압박 골절 또는 골수염을 배제하는데 유용하다. 임상 병리 검사는 주로 골관절염과 유사한 양상으로 나타나거나 통풍처럼 골관절염의 증상을 악화시킬 수 있는 다른 치료 가능한 질환을 찾는 데 주로 사용된다.

18.2.2   골관절염으로 인한 통증 및 기능장애 관리

골관절염 관리는 통증 완화, 기능 극대화, 장애 영향 감소, 삶의 질에 중점을 둔다. 노인들에게 이는 종종 포괄적인 노인 평가 및 관리 계획과 관련이 있다. 골관절염의 특이적 치료로는 비약물학적, 약물학적 또는 외과적 치료가 있을 수 있다[6,7]. 노인의 경우 관리에 여러 전략이 포함될 것이다.

18.2.2.1 교육 및 심리 사회적 개입

골관절염의 특성에 대해 환자 및 가족과 이야기하는 것이 중요하다. 환자는 골관절염이 빠르게 진행되지는 않는다는 얘기를 들으면 안심하겠지만 치료법이 없다는 사실을 알 필요가 있다. 운동과 같은 비약물학적 개입의 중요성을 강조하고 환자와 협력하여 현실적인 목표를 설정해야 한다.

환자의 심리적 건강을 평가하는 것이 중요하다. 만성적으로 지속되는 통증 치료에 있어 심리적 개입의 중요성을 과소 평가해서는 안된다[8]. 모든 연령의 성인에서 만성적으로 지속되는 통증을 대상으로 한 인지 행동 치료의 유익함을 입증한 증거가 있으며, 특히 노인을 대상으로 한 몇 가지 연구에서 적용 가능성을 보여주고 있는데, 그들이 배운 자기 관리 방법을 잘 따라하며 임상적 이점이 있었다[9]. 우울증과 같은 기분장애를 찾아야 한다. 기저에 깔린 임상적 우울증을 성공적으로 치료하면 처음에는 골관절염으로 인한 것으로 생각한 통증이나 기능장애가 극적으로 개선되기도 한다.

18.2.2.2 체중 감량

역학 연구에 따르면 비만은 무릎 골관절염의 위험 요소이고, 체질량지수(BMI)가 무릎 골관절염 진행의 위험 요소이다. 체계적 문헌 고찰을 통해 무릎 골관절염이 있는 비만 환자의 체중 감소가 통증과 장애를 줄이는데 효과적이라는 사실이 밝혀졌다[10]. 특히 체질량지수가 28 kg/m² 이상이고 무릎 골관절염이 있는 60세 이상 노인을 대상으로 한 임상 실험에서, 적정한 체중 감소와 운동이 함께 이뤄진 경우 각각 단독으로 시행했을 때보다 자가 보고된 기능 및 통증 측정과 이동성 측정 결과가 더 크게 개선되었음을 확인하였다[11]. 고관절 골관절염이 있으면서 비만한 사람들의 체중 감소에 대한 근거는 적다.

그러나 노인에서 체중 감량에 관해서는 일이 그렇게 간단하지 않다. 비만이 아닌 노인의 경우, 역학 데이터는 체중 감소가 오히려 해로울 수 있음을 시사한다[12]. 골관절염 증상을 겪는 많은 노인들은 노쇠하거나 근감소증을 앓고 있는데, 이런 경우는 전반적인 건강상의 이득, 신체 기능 및 삶의 질을 위해서 체중을 유지하거나 심지어 증가시키는 것이 골관절염을 위해 체중을 감량하는 것보다 우선 순위가 높다. 또한 일부 노인들은 높은 체지방량과 상대적으로 낮은 골격근량과 근력을 동반하는 근육감소성 비만(sarcopenic obesity)에 해당된다고 알려져 있다[13]. 현재는 골관절염은 물론, 근육 감소성 비만 환자에게 권장되어야 하는 식이 중재 및 최적의 운동 프로그램 유형을 제공할 충분한 근거가 없다[14].

18.2.2.3 운동

대퇴사두근 쇠약(Quadriceps weakness)은 무릎 골관절염이 있는 사람들에게 흔하며, 대퇴사두근 강화 운동의 이점에 대한 증거가 있다[15,16]. 10건의 임상 시험을 포함한 체계적 고찰에 따르면 육상 기반 치료 운동 프로그램이 고관절 골관절염 증상이 있는 사람들의 통증을 줄이고 신체 기능을 개선할 수 있음을 확인했다[17]. 노인들을 염두에 둔 가정 기반 운동 중재와 물치료(hydrotherapy)가 무릎 및 고관절 골관절염의 증상에 도움이 될 수 있다는 증거가 있다[18]. 고강도 운동이 저강도 운동보다 효과적이라는 강력한 증거가 없기 때문에 운동 강도는 노인이 견딜 수 있고 꾸준히 할 수 있는지에 달려 있다[19]. 다만 노쇠한 노인에게 특별히 시행된 임상 시험이 거의 없고 대부분 짧은 기간만 수행되었다는 것이 앞선 근거의 제한점이다. 노인을 대상으로 한 많은 운동 연구는 낙상 예방을 목표로 한 것이었다. 하지의 골관절염이 낙상 위험을 증가시킨다는 증거가 있으며[20] 근력 및 균형 운동(골관절염 치료 위해 처방될 수 있음)이 낙상 위험도 감소시킬 것이라는 좋은 증거가 있다[21].

18.2.2.4 기타 관리방법들

단일 맹검 시험에서 지팡이는 무릎 골관절염 환자의 통증을 줄이고 기능을 향상시키는 것으로 나타났다[22]. 치료용 초음파가 비록 근거 수준이 낮고 통증과 기능에 미치는 영향의 크기가 불확실하지만 무릎 골관절염 환자에게 유익할 수 있다는 몇 가지 증거가 있다[23]. 고주파를 이용한 투열 요법, 전기 자극, 버팀대, 뒤꿈치 쐐기, 보조기, 자기 자극[15] 및 침술[7,24]의 이점에 대한 근거는 서로 상충되거나 적지만, 위약효과라 할지라도 골관절염의 통증, 뻣뻣함, 기능을 개선하는 데 효과적일 수 있음이 알려져있다. 따라서 환자가 이런 치료들이 시간, 불편 또는 비용 측면에서 불리한 영향을 미치지 않고 분명히 도움이 된다고 말하면 이러한 치료를 중단해서는 안된다. 결국, 이러한 치료의 대부분은 아래에 설명된 약물학적 치료보다 안전하다.

18.3   약물학적 제제

골관절염에 사용되는 약물학적 제제는 질병 자체의 변화보다 통증 완화를 목표로 한다.

18.3.1   국소 비스테로이드 항염증제(NSAIDs)

국소 NSAIDs는, 전통적인 경구 NSAIDs에 대한 우려 때문에, 노인에게 처방하기에 매력적인 치료법으로 보인다. 임상연구 결과들과 최근의 체계적 검토를 보면, 디클로페낙과 케토프로펜 국소제제(패치, 젤)의 경우 통증성 무릎 골관절염을 앓고 있는 10명 중 약

6명이 6-12주 후 통증이 훨씬 감소한 반면 국소 위약을 사용한 경우 10명 중 5명이 그 효과를 보였다(중간 수준의 근거)[26].

18.3.2　Paracetomol

Paracetomol은 비교적 양호한 부작용으로 인해 특히 노인 골관절염 통증을 치료하는데 사용되는 1차 경구 약물이다. 많은 고관절염 지침에서도 첫 번째로 권장되는 치료제이다. 그러나 최근 임상 시험과 체계적 검토를 거쳐, 무릎과 고관절 골관절염에서 paracetamol의 효능에 의문을 제기하고 있으며[27], 관찰 연구에서는 위장 및 심혈관 독성으로 인해 고용량 정기적 복용의 안전성에 대해 의문이 제기되었다[28].

18.3.3　경구 비스테로이드성 항염증제(NSAIDs)

임상 시험들을 보면 NSAIDs가 통증 치료에 paracetomol보다 약간 더 효과적임을 보여준다[29]. 그러나 6개월 이후의 효능을 평가한 연구는 거의 없다. 경구용 NSAIDs가 특히 심각한 염증이 있는 경우 골관절염 통증의 급성 발적(flare)에 더 효과적이라는 느낌이 있다. 많은 노인들은 골관절염 통증의 '발적'이 있을 때 NSAID가 최상의 통증 완화를 보였다고 보고할 것이다. 국소 NSAID가 그들에게 똑같이 효과적인지 먼저 살펴볼 필요가 있다. 위장, 신장 및 심장 부작용(특히 심부전)의 위험, 그리고 특히 안지오텐신전환효소억제제(ACEI) 및 안지오텐신수용체 차단제(ARB)와의 약물상호 작용[2]의 위험성 때문에 노인에게, 특히 소화성 궤양의 병력이 있거나 신장 또는 간장애가 있는 경우, 또는 아스피린도 같이 복용하고 있는 노인에게는 상기 약물을 처방하는 것을 꺼리게 만든다. 따

2　ACEI 혹은 ARB는 efferent renal artery(신장에서 나온 동맥)의 이완을 유발해 사구체 여과율을 감소시키는 특징이 있는데 NSAID는 prostaglandin 억제로 인해 afferent renal artery(신장으로 들어가는 동맥)의 수축을 유발하여 사구체 기능을 감소시킬 수 있으며, 따라서 NSAID와 ACEI 혹은 ARB를 같이 사용하면 신부전의 위험성이 증가할 수 있다.

라서 경구용 NSAIDs의 사용 여부는 환자 각각의 위험과 이점을 고려하여 결정해야 한다. 복용이 필요한 경우에는, 필요할 때만, 짧은 기간 동안, 가급적 가장 적은 용량으로 사용하고, 양성자펌프억제제 또는 misoprostol[3]을 함께 처방하고, 새로운 질환이 발생하면 중단하는 것이 좋다.

18.3.4 Cyclooxygenase-2 억제제(Coxibs)

고령자에게는 NSAIDs와 마찬가지로 coxib[4]에 대한 유사한 우려가 있다. coxib는 궤양 합병증의 위험성이 낮은 반면, 심혈관 합병증의 위험성이 높다. 위장 보호제와 동시 처방을 포함하여 위의 NSAIDs에 대해 설명한 것과 동일한 처방 제안이 coxib에도 적용된다.

18.3.5 마약성 진통제

마약성 진통제(Opioids)는 만성 통증, 특히 노인의 골관절염으로 인한 만성 통증 치료에 점점 더 많이 사용되고 있다. 그럼에도 불구하고 노인에서 골관절염을 치료하기 위해 Opioids의 이점과 해를 구체적으로 조사한 임상 시험은 없다. 젊은 사람들을 대상으로 한 실험은 통증 감소 측면에서 효과가 있음을 보여주었지만 예상대로 opioids(경구 또는 경피)를 투여 받은 환자는 부작용으로 인해 중단할 가능성이 훨씬 더 컸다[30]. 실제 임상에서 경구용 옥시코돈 또는 경피용 opioids(패치)를 사용해 보고 이익 대비 위해를 면밀히 모니터링하는 것이 가치가 있지만, 골관절염을 관리하는 비약물적 방법을 중단해서는 안된다. 트라마돌 및 코데인 기반 opioids의 문제점은 통증 완화 측면에서 덜 효과적이고 부작용을 일으킬 가능성이 있다는 것이다.

---

3 NSAID 사용에 따른 위십이지장 궤양을 예방하는 데는 양성자펌프억제제와 misoprostol이 효과가 있다고 알려져 있으며 H2차단제는 십이지궤양 예방효과만 있으면 위궤양 예방효과는 증명되지 않았다.

4 coxib는 NSAID의 기전상 통증에 주로 작용하는 cyclooxygenase-2를 선택적으로 차단하며 위궤양, 출혈의 위험성이 감소한다.

18.3.6 관절 내 코르티코스테로이드 및 관절 내 히알루론산 주사

여러 질환이 동반되어 있고 다약제 복용 중인 노인의 경구 약물과 국소 치료를 비교하려는 아이디어는 특히 골관절염이 한두 개의 큰 관절에 증상과 동반되어 있는 경우에 효과적이다. 무릎 골관절염에 대한 약물적 치료를 비교한 최근의 체계적 검토 및 메타 분석에서 단기간 동안의 통증에 미치는 효과 크기(effect size)로 보았을 때 관절 내 히알루론산 주사가 가장 효과적인 치료법이었다[31]. 그러나, 다른 지침들은 관절 내 히알루론산의 이득이 확실치 않다고 하였다[30]. 관절 내 코르티코스테로이드 주사도 위약 대비 유익했지만 그 효과는 단기간의 효과였다. 흥미로운 점은 그 연구 결과에서 이러한 우월한 효과 중 일부는 관절 내 위약 효과에 의해 설명될 수 있음을 보여주었다는 점이다. 관절 내 위약 주사는 경구용 NSAID보다 효과가 더 컸다. 실제로, 환자들은 관절 내 주사에 대한 반응은, 즉각 증상이 완화되어 수 개월간 지속되는 경우부터 전혀 반응이 없는 경우까지 다양하였다. 고관절 관절염에 대한 관절 내 주사에 대한 연구결과는 훨씬 적다.

18.3.7 질병 개선

대부분의 가이드라인은 질병 개선을 위해 콘드로이틴 및 글루코사민과 같은 약물을 권장하지 않는데 그 이유는 혼재된 결과, 대규모의 질 좋은 연구들을 취합해도 효과크기가 작다는 점, 그리고 회사 후원 시험과 독자적 연구 간의 결과 불일치 등 임상 시험 결과들의 불확실성 때문이다[30].

18.4 수술 방법

증상이 있는 무릎의 골관절염에 대한 괴사조직제거(debridement)를 포함한 관절경 검사에 대해서는 근거가 제한적이다[32]. 절골술(osteotomy)[5]이 효과적인 통증 완화를 가져올 것이라는 의견이 있지만, 절골술이나 슬관절 부분치환술[7]에 대한 증거는 약하거나 제한적이다. 이는 관절 교체 수술의 필요성을 늦추기 위해 젊은 환자에게 시행되는 경향이 있다.

관절 치환술은 무릎 또는 고관절 골관절염을 가진 많은 노인 환자에게 효과적인 통증 완화 및 기능 개선을 제공 할 수 있다[33,34]. 관절 치환술은 수명이 한정되어 있기 때문에 재수술의 필요성을 최소화하기 위해 가능한 한 오래 수술을 늦춰야 한다는 의견이 있다. 그러나 심한 통증 및 기능 제한이 있는 많은 노인들은 관절 교체로 가능한 삶의 질을 즉각적으로 개선하고 재수술 가능성에 대해 덜 걱정할 수 있다. 노쇠한 노인의 경우 수술 전후의 위험은 관절 치환술의 장단점을 저울질할 때 분명히 중요한 고려 사항이다. 그러나 가장 중요한 고려 사항 중 하나는 환자가 치환된 관절의 합당한 기능을 회복하는 데 필요한 재활의 수준을 수행할 수 있는지 여부이다.

임상 사례

오른쪽 무릎 통증의 악화에 대한 평가는 그 이유가 무릎 골관절염의 악화 때문인지 확인하고 급성 통풍, 패혈성 관절염 또는 전위되지 않은 경골 고평부 골절과 같은 무릎 통증 증가의 원인이 될 수 있는 다른 질환이 있지 않은지 평가하는 것이어야 한다. 통증을 완화시키기 위해 규칙적인 paracetomol을 먼저 시도할 수 있다. 장기간 사용에 대한 최근의 우려에 따라 이는 제한된 기간 동안만 사용할 수 있고, 국소 NSAID는 통증의 급성 악화에도 처방될 수 있지만, 만성 심부전과 이전의 소화성 궤양의 동반 질환을 고려할 때 경구용 NSAID 또는 coxib을 처방하는 것을 꺼릴 수 있다. Opioids는 통증이 여전히 심한 경우에 고려할 수 있으나 부작용을 면밀히 모니터링하고 가능한 짧은 기간 동안 사용하는 것을 목표로 해야한다. 대퇴사두근 운동에 중점을 둔 근육 강화 운동은 골관절염으로 인한 통증과 기능 제한을 개선하고 낙상 위험을 줄이기 위한 목적으로 균형 운동과 함께 환자에게 가르쳐야 한다.

무릎 전치환술이 삶의 질을 탁월하게 개선할지를 생각할 때 고려해야 할 주요 사항은 그녀의 심장 질환으로 인한 수술 전후 위험과 반대쪽 무릎의 골관절염 및 만성 심부전이 있는 그녀가 관절 치환술 후 재활에 참여할 수 있을까 하는 점이다.

5　무릎의 내측 또는 외측에 과도한 체중이 실려, 결국에는 관절염을 초래하여 보행 장해를 일으키는 경우에 체중이 과다하게 실리는 부위의 뼈를 잘라주는 시술

Reference

1. Murphy L, Schwartz TA, Helmick CG, Renner JB, Tudor G, Koch G, et al. Lifetime risk of symptomatic knee osteoarthritis. Arthritis Rheum. 2008;59(9):1207–13.

2. Silverwood V, Blagojevic-Bucknall M, Jinks C, Jordan JL, Protheroe J, Jordan KP. Current evidence on risk factors for knee osteoarthritis in older adults: a systematic review and meta-analysis. Osteoarthritis Cartilage. 2015;23(4):507–15.

3. Covinsky K. Aging, arthritis, and disability. Arthritis Rheum. 2006;55(2):175–6.

4. Cook C, Pietrobon R, Hegedus E. Osteoarthritis and the impact on quality of life health indicators. Rheumatol Int. 2007;27(4):315–21.

5. Bellamy N, Buchanan WW, Goldsmith CH, Campbell J, Stitt LW. Validation study of WOMAC: a health status instrument for measuring clinically important patient relevant outcomes to antirheumatic drug therapy in patients with osteoarthritis of the hip or knee. J Rheumatol. 1988;15(12):1833–40.

6. Lozada C. Treatment of osteoarthritis. In: Firestein GS, Budd RC, Gabriel SE, McInnes IB, O'Dell JR, editors. Kelley's textbook of rheumatology. 9th ed. Philadelphia, PA: Elsevier Saunders; 2013. p. 1646–59.

7. Nelson AE, Allen KD, Golightly YM, Goode AP, Jordan JM. A systematic review of recommendations and guidelines for the management of osteoarthritis: the chronic osteoarthritis management initiative of the U.S. bone and joint initiative. Semin Arthritis Rheum. 2014;43(6):701–12.

8. Nicholas MK, Asghari A, Blyth FM, Wood BM, Murray R, McCabe R, et al. Selfmanagement intervention for chronic pain in older adults: a randomised controlled trial. Pain. 2013;154(6):824–35.

9. McGuire BE, Nicholas MK, Asghari A, Wood BM, Main CJ. The effectiveness of psychological treatments for chronic pain in older adults: cautious optimism and an agenda for research. Curr Opin Psychiatry. 2014;27(5):380–4.

10. Christensen R, Bartels EM, Astrup A, Bliddal H. Effect of weight reduction in obese patients diagnosed with knee osteoarthritis: a systematic review and meta-analysis. Ann Rheum Dis. 2007;66(4):433–9.

11. Messier SP, Loeser RF, Miller GD, Morgan TM, Rejeski WJ, Sevick MA, et al. Exercise and dietary weight loss in overweight and obese older adults with knee osteoarthritis: the Arthritis, Diet, and Activity Promotion Trial. Arthritis Rheum. 2004;50(5):1501–10.

12. Hirani V, Naganathan V, Blyth F, Le Couteur DG, Gnjidic D, Stanaway FF, et al. Multiple, but not traditional risk factors predict mortality in older people: the Concord Health and Ageing in Men Project. Age. 2014;36(6):9732.

13. Lee S, Kim TN, Kim SH. Sarcopenic obesity is more closely associated with knee osteoarthritis than is non-sarcopenic obesity: a cross-sectional study. Arthritis Rheum. 2012;64(12):3947–54.

14. Goisser S, Kemmler W, Porzel S, Volkert D, Sieber CC, Bollheimer LC, et al. Sarcopenic obesity and complex interventions with nutrition and exercise in community-dwelling older persons—a narrative review. Clin Interv Aging. 2015;10:1267–82.

15. Wang SY, Olson-Kellogg B, Shamliyan TA, Choi JY, Ramakrishnan R, Kane RL. Physical therapy interventions for knee pain secondary to osteoarthritis: a systematic review. Ann Intern Med. 2012;157(9):632–44.

16. Lange AK, Vanwanseele B, Fiatarone Singh MA. Strength training for treatment of osteoarthritis of the knee: a systematic review. Arthritis Rheum. 2008;59(10):1488–94.

17. Fransen M, McConnell S, Hernandez-Molina G, Reichenbach S. Exercise for osteoarthritis of the hip. Cochrane Database Syst Rev. 2014;4:CD007912.

18. Bartels EM, Lund H, Hagen KB, Dagfinrud H, Christensen R, Danneskiold-Samsoe B. Aquatic exercise for the treatment of knee and hip osteoarthritis. Cochrane Database Syst Rev. 2016;4:CD005523.

19. Regnaux JP, Lefevre-Colau MM, Trinquart L, Nguyen C, Boutron I, Brosseau L, et al. High-intensity versus low-intensity physical activity or exercise in people with hip or knee osteoarthritis. Cochrane Database Syst Rev. 2015;10:CD010203.

20. Dore AL, Golightly YM, Mercer VS, Shi XA, Renner JB, Jordan JM, et al. Lower-extremity osteoarthritis and the risk of falls in a community-based longitudinal study of adults with and without osteoarthritis. Arthritis Care Res. 2015;67(5):633–9.

21. Sherrington C, Whitney JC, Lord SR, Herbert RD, Cumming RG, Close JC. Effective exercise for the prevention of falls: a systematic review and meta-analysis. J Am Geriatr Soc. 2008;56(12):2234–43.

22. Jones A, Silva PG, Silva AC, Colucci M, Tuffanin A, Jardim JR, et al. Impact of cane use on pain, function, general health and energy expenditure during gait in patients with knee osteoarthritis: a randomised controlled trial. Ann Rheum Dis. 2012;71(2):172–9.

23. Rutjes AW, Nuesch E, Sterchi R, Juni P. Therapeutic ultrasound for osteoarthritis of the knee or hip. Cochrane Database Syst Rev. 2010;2010(1):CD003132.

24. Manyanga T, Froese M, Zarychanski R, Abou-Setta A, Friesen C, Tennenhouse M, et al. Pain management with acupuncture in osteoarthritis: a systematic review and meta-analysis. BMC Complement Altern Med. 2014;14:312.

25. Zhang W, Robertson J, Jones AC, Dieppe PA, Doherty M. The placebo effect and its determinants in osteoarthritis: meta-analysis of randomised controlled trials. Ann Rheum Dis. 2008;67(12):1716–23.

26. Derry S, Conaghan P, Da Silva AJ, Wiffen PJ, Moore AR. Topical NSAIDs for chronic musculoskeletal pain in adults. Cochrane Database Syst Rev. 2016;4:CD007400.

27. Machado GC, Maher CG, Ferreira PH, Pinheiro MB, Lin CW, Day RO, et al. Efficacy and safety of paracetamol for spinal pain and osteoarthritis: systematic review and meta-analysis of randomised placebo controlled trials. BMJ. 2015;350:h1225.

28. Richette P, Latourte A, Frazier A. Safety and efficacy of paracetamol and NSAIDs in osteoarthritis: which drug to recommend? Expert Opin Drug Saf. 2015;14(8):1259–68.

29. Verkleij SP, Luijsterburg PA, Bohnen AM, Koes BW, Bierma-Zeinstra SM. NSAIDs vs acetaminophen in knee and hip osteoarthritis: a systematic review regarding heterogeneity influencing the outcomes. Osteoarthritis Cartilage. 2011;19(8):921–9.

30. McAlindon TE, Bannuru RR, Sullivan MC, Arden NK, Berenbaum F, Bierma-Zeinstra SM, et al. OARSI guidelines for the non-surgical management of knee osteoarthritis. Osteoarthritis Cartilage. 2014;22(3):363–88.

31. Bannuru RR, Schmid CH, Kent DM, Vaysbrot EE, Wong JB, McAlindon TE. Comparative effectiveness of pharmacologic interventions for knee osteoarthritis: a systematic review and network meta-analysis. Ann Intern Med. 2015;162(1):46–54.

32. Kirkley A, Birmingham TB, Litchfield RB, Giffin JR, Willits KR, Wong CJ, et al. A randomized trial of arthroscopic surgery for osteoarthritis of the knee. N Engl J Med. 2008;359(11):1097–107.

33. Shan L, Shan B, Suzuki A, Nouh F, Saxena A. Intermediate and long-term quality of life after total knee replacement: a systematic review and meta-analysis. J Bone Joint Surg Am. 2015;97(2):156–68.

34. Shan L, Shan B, Graham D, Saxena A. Total hip replacement: a systematic review and meta-analysis on mid-term quality of life. Osteoarthritis Cartilage. 2014;22(3):389–406.

노인의 윤리와 돌봄
Ethics and the Care of the Elderly

19

Michael Lowe

Key Points

- 모든 문화권의 사람들은 노인을 존중하는 가치에 대해 동의하지만, 대부분의 지역 사회에서 노인 학대의 수준은 높다.
- 노인은 어떤 환경에서든 적절한 치료에 접근할 수 있어야 하며 병원은 노인에게 더 '친화적이어야' 한다.
- 많은 문화권에서 치매는 신경학적 질환이 아닌 정신 질환의 한 형태로 간주되고 있으며, 이는 치매가 나쁜 질환이라는 낙인이 찍혀있으며 흔히 드러내지 않음을 의미한다.
- 노인들은 사전돌봄계획을 통해 미래에 원하는 바가 받아들여질 수 있도록 밝힐 수 있으며, 이는 치매를 앓더라도 가능해야 한다.
- 노인의 요구에 대해 더 많은 옹호의 필요성이 있다.

Case Study

MS는 호주의 한 대도시에서 아들과 며느리와 함께 살고 있는 82세의 인도 남성이다. 그는 부인이 사망하고 나서 돌봄을 잘 받지 못하고 있다고 이웃들이 신고하여, 3년 전 그의 아들이 호주로 데려왔다. 그는 현재 아들의 집 아래 독립된 아파트에 살고 있으며 영구 시민권을 얻었으며, 이는 정부로부터 보조금을 받는 의료서비스를 받을 자격이 있다는 것을 의미한다.

381

MS의 아들과 며느리 모두 오전 8시부터 오후 7시까지 일하러 나가 집에 없다. 노인은 낮에 혼자 남겨져 아파트 주변에서 빈둥거리며 시간을 보낸다. 그는 또한 매일 여러 병의 위스키를 마시는 것처럼 보인다. 최근에 그는 더 착란 증상을 보였다. 그는 아들과 몇 가지 큰 소리로 싸우는 일이 있었고, 한 번은 아들의 목을 손으로 누르는 일도 있었다. 그는 학교에서 돌아온 손자들을 매일 돌보지만, 최근 들어 그들에게 더 짜증내고 화를 낸다.

샤워를 돕고 그가 약물 복용을 잊지 않게 도와주는 재가요양보호사가 매일 MS 집을 방문한다. 최근 요양보호사는 MS가 인근의 주거 노인 요양 시설(RACF[1])에 있는 주간 보호센터에 매일 가거나 노인 요양 시설에 있는 입소하는 것을 고려해야 한다고 건의했다. 아들과 며느리는 MS가 주간보호센터에 가는 것을 기쁘게 생각하겠지만 요양 시설 입소는 가능한 피하고 싶어한다. 그럼에도 불구하고, 그들은 선택권이 별로 남지 않을 경우를 대비해, 이에 대한 서류 작업을 시작하도록 권유 받아왔다. 그들은 전일제 간병인 비용이 얼마인지 알아보았는데, 그 비용이 너무 많아서 MS를 돌보는 데 도움이 되는 가족을 인도에서 데려오는 것을 생각해보고 있다. 그들은 아내나 남편이 일을 중단하면 살아가기 힘들다.

아들과 며느리 둘 다 가족이 MS를 돌봐야한다고 생각하지만 현재의 생활 환경에서는 그렇게 할 방법이 없다.

이 장에서는 노인 돌봄의 윤리적 문제를 살펴볼 것이다. '노인'의 정의는 '인구(population)'에 따라 다르다. 호주에서는 현재 노인의 정의가 65세 이상의 사람들을 가리킨다 (일부 정부 부처는 70세 이상의 인구로 대신 사용한다). 호주 원주민은 50세 이상을 노인으로 간주한다. 인도와 말레이시아와 같은 국가에서는 60세 이상이면 노인으로 간주한다.

윤리는 또한 다양한 방법으로 정의될 수 있다. 한 가지 방법은 윤리 영역에서 우리가 해야 할 일을 살피는 것이란 것이다. 이런 식으로 생각한다면, 이 장의 목적은 우리가 어떻게 노인에게 돌봄을 제공해야 하는지를 이해하는 것이다. 위의 사례에서 MS의 가족은 노인을 어떻게 돌봐야 하는지에 대한 윤리적 문제에 직면해 있다. 윤리적 질문의 특징 중 하나는 사람들이 결과에 대해 중요하게 느낀다는 것이다[1]. 가족이 MS를 돌보는 데 어떤 접근 방식을 취하든, 그들은 죄책감을 느끼거나 가족이나 가족 외의 사람들로부터 잘못했다는 비난의 말을 들을 수 있다.

일반적으로 노인의 임상 치료는 각 노인과 그들의 가족이 직면하는 개별적인 문제를 받아들이려는 정직하고 동정적인 시도에 기초해야 한다.

---

1   residential aged-care facility

이를 위해서는 좋은 의사 소통 능력, 적절한 시간, 적절한 자원(필요한 경우 보청기 및 번역기 포함), 좋은 임상기술과 지식, 각 노인의 생활 환경에 대한 통찰력, 그리고 환자 중심의 관점에서 그들의 어려움에 접근하려는 의사 또는 치료자의 선의가 필요하다. 노인의학에는 환자의 생활 상태를 이해하는 가장 좋은 방법으로서, 그들의 사회적, 환경적 맥락을 파악할 수 있는 '가정 방문(home visiting)'이라는 전통이 있다.

19.1 노인에 대한 존중

대부분의 사회는 노인들을 돌보고 존중하는 방식에 자부심을 느낀다. 그러나 어느 사회에서나 가족 지원 및 필요한 사회적 보살핌을 받지 못하는 노인들이 있다. 예를 들어, Janice Reid는 호주 북부의 원주민 사회(Yolngu people)에서 노인들의 역할에 대해 저술했다.

노인의 대우와 지위는 아마도 서구 사회에서보다 원주민 사회에서 오히려 더 균일하지 않다. 개별 노인들의 운명의 차이는 주로 그들의 성격과 경제적, 정치적, 사회적 구조에서의 차별적 위치를 반영한다. 오늘날 일부 나이든 Yolngu 사람은 사회 변화의 방향을 활용하여 지위와 물질적 안정을 증진시킬 수 있었다. 다른 사람들은 현대화의 세력에 의해 우회되거나 소외되었으며, 그들의 운명이 그들이 나이가 들면서 감소하는 것을 보았다. 노인의 보살핌과 관련된 [주요 주제]는 누군가가 돌보는 역할을 기꺼이 하도록 하는 것이 중요하다는 것이다. '힘 있는 남자(big men)'는 젊은 아내 또는 돌보는 아이들이 있다. 많은 여성들은 자신의 자녀를 두고 있지만, 나이 많은 과부, 홀아비 또는 총각은 마지막에 그들을 간호할 사람이 없었을 것이다[2].

대부분의 다른 사회에서도 마찬가지일 것이다. 가족, 친구 및 주변의 다른 사회 구조에서 많은 사회 자본을 구축한 노인들은 나이가 들어도 잘 지내며 노화 과정에서도 지원받고 존중될 가능성이 높다. 반면에 가족이 죽거나 접촉이 끊어진 경우, 알코올 중독자 혹은 정신 질환이 있거나, 어떤 이유로 가족이 관리해줄 수 없는 사람들은 나이가 들면서 좋은 사회적 자원을 받을 가능성이 없다.

　　노화의 궤적은 문화적 차이에 의해 크게 달라지게 된다. 예를 들어, 인도에서 친족의 개념은 전통적으로 노년기의 부모와 같이 살면서 부모를 부양하는 것이 자녀, 특히 아들의 의무라고 규정하고 있다. 노인 남성의 약 60%, 노인 여성의 25%가 배우자, 자녀, 손자녀와 함께 살고 있다. 반면, 남성의 12%와 여성의 45%는 같은 상황이지만 배우자없이 살고 있다. 노인 남성의 약 2%, 노인 여성의 10%가 혼자 살고 있다[3].

　　자녀 및 손자녀와 함께 생활하는 것은 노인들에게 사회적 및 재정적 지원을 제공할 뿐만 아니라 사회적 역할을 제공하게 된다. 이러한 장점은 혼자 사는 사람들뿐만 아니라 배우자(노인 남성의 20%와 인도 노인 여성의 11%)와 단둘이 사는 사람들에게도 부족하다[33]. 가족과 따로 사는 연로한 부부에서 나타나는 어려움은 서구에서 크게 논의되지 않았으며, 오히려 부부만 사는 것이 노인들에게 거의 이상적인 생활 준비로 여겨진다.

19.2　　노인 학대

학대의 경험에서 벗어나는 것이 노인들이 혼자 살기를 원하는 이유 중 하나이다. 노인 학대는 나이가 들면서 일부 노인들이 점차 무력해지기 때문이며, 아동 학대와 배우자 학대와 더불어 대부분의 사회에서 흔히 경험하는 가족 학대의 하나이다.

노인 학대는 때때로 다음과 같이 나뉜다.

- 재정적 학대
- 신체적 학대
- 성적 학대
- 심리적 학대
- 사회적 학대
- 영적 학대
- 방임

물론, 학대의 한 형태는 쉽게 다른 형태로 이어질 수 있다. 예를 들면, 노인이 돈을 달라고 요구받고, 거절하자 밀어 넘어뜨린다. 즉 신체적 학대를 받는다.

노인 학대는 불행히도 흔한 일이다. 뉴욕에 있는 노인을 대상으로 한 연구에서, 노인의 **정서적 학대**의 1년 유병률은 1.9%, **신체적 학대**는 1.8%, 방임은 1.8%였으며, 총 유병률은 4.6%였다. 정서적 학대 또는 신체적 학대는 별거하거나 이혼한 경우, 저소득 가구, 기능장애, 그리고 젊은 나이에서 더 흔했다. 방임은 나쁜 건강, 별거 또는 이혼, 빈곤과 젊은 나이와 관련이 있었다[4]. 400명의 한 도시 지역 사회에서 노인 학대의 유병률은 14%이었다. 만성적인 **언어 학대**는 재정적 학대, 신체적 학대 및 방임에 이어 가장 많았다. 남성, 성인 자녀, 며느리, 배우자 및 사위와 비교하여 여성들이 훨씬 더 많이 학대에 직면하였다.

19.2.1 노인의 병원 진료

노인은 젊은 사람들 보다는 더 높은 비율로 입원하고, 평균 입원 기간이 더 길고 합병증이 더 많이 발생한다. 그러나 급성기 치료 병원은 종종 노인의 치료에 부적절한 환경을 제공한다고 알려져 있다. 니콜과 윌슨은 다음과 같이 적고 있다.

> 급성기 병원은 노쇠한 노인에게 위험한 장소이며, 따라서 더 나은 병원 설계, 직원 수준의 향상 및 식사제공 및 청결의 기준을 개선함으로써 환자의 안전을 향상시키는 역할을 해야 한다[6].

입원은 그 자체로 노인에게 위험할 수 있지만, 입원에 대한 접근성 부족 또한 병원 내에서 적절한 치료에 대한 접근성 부족만큼이나 문제가 될 수 있다. 병원에서의 입원 치료는 종종 붐비는 대기실에서 긴 대기, 응급실에서 불편하고 혼란스러운 체류, 복도의 이동침대에서 기다리는 긴 시간을 거쳐야 가능할 수 있다. 많은 국가에서 부적절한 공공 병원 인프라로 인해 이러한 스트레스를 완화하기 위해 할 수 있는 일이 거의 없다. 일부 국가에서는 정부가 정책을 통해 병원에서 노인들의 이러한 나쁜 경험을 개선하기 위해 노력해 왔으며, 예를 들어 인도 정부는 노인들이 별도의 대기 줄에서 기다릴 수 있어야 하며 노인을 위한 별도의 침대가 준비되어 있어야 한다고 규정하고 있다[7].

미국에서는 노인들을 위해 특별히 설계된 응급실이 현재 많은 곳에서 문을 열고 있다. 이 새로운 응급실은 소음 등의 감각 과부하를 줄이고, 낮과 밤의 시간 지남력을 높이고, 더 나은 설계를 통해 낙상 및 지남력 상실의 빈도를 줄이는 것을 목표로 한다. 기존 응급실도 소음 및 조명에 대한 관심, 낙상 위험 감소, 섬망의 인지 및 인지장애의 관리에 대한 직원 교육, 그리고 케어를 개선하고 퇴원을 더 잘 조정하기 위해 노인 코디네이터 간호사 제공 및 다학제 의료 서비스 강화 등을 통해 '노인 친화적'으로 바뀔 수 있다[8].

19.3   치매

치매에 대한 주요 위험 요소는 연령 증가이다. 노인이 고령화됨에 따라 치매 위험이 증가하고 있으며, 전 세계 사회가 노화되어 가면서 치매의 유병률이 계속 증가할 것이다. 아시아 태평양 지역에서는 치매 환자가 2015년 2,300만 명에서 2050년까지 약 7,100만 명으로 증가할 것으로 예상된다. 즉, 2050년까지 전 세계 치매 환자(1억 3,500만 명)의 절반 이상이 이 지역에 거주하게 된다[9].

서방 국가에서 논의되는 치매 케어의 윤리 문제에는, 가족이 해온 케어를 언제 기관 시설로 이전해야 하는지, 치매 환자를 급성기 병원 환경에서는 어떻게 관리해야 하는지 그리고 치매가 발생하기 전에 내린 결정들을 자신이 더 이상 판단 능력이 없을 때에 어떻게 실행할 수 있는지를 고려하는 것이 포함된다. 다른 노인들과 마찬가지로 무력함, 착취 및 학대의 문제가 이 치매 노인들에게 더 중요하다.

Shaji는 개발도상국에서 다음과 같은 문제가 치매 관리에 공통적인 현상이라고 제시하였다.

1. 치매는 숨겨진 문제이며 과소 평가된다.
2. 치매는 건강 상태로 생각되지 않는다.

3. 치매는 낙인이 찍히는(stigmatized) 질환이다.

4. 전통적인 간병 방식은 어려움에 처해 있다.

5. 간병 부담 문제는 제대로 인정되지 않는다.

6. 보건의료 시스템은 치매를 가진 사람들의 필요도에 민감하지 않다.

7. 서비스 개발이 부족하다[10].

위에서 Shaji가 제시한 첫 세 개는 주로 낙인(stigmatization) 문제에 관한 것이다. 치매로 발생하는 행동장애는 종종 '미친 사람'으로 해석될 수 있으며, 따라서 치매는 대개 정신 건강 문제의 광범위한 낙인의 하나로 취급되곤 한다. 그에 대한 일반적인 반응은 치매 가족을 숨기는 것이다. 그러나 단기 요양을 위한, 이용가능한 자원의 부족으로 인해, 치매 환자들을 훈련된 간병인이 아닌 훈련되지 않은 가족 구성원 또는 가정부가 돌보게 된다. 많은 사람들에게 가장 간단한 방법은 환자의 집에 그를 가두어 버리는 것이다[11].

Shaji가 위에서 제시한 4번째는 전통적인 간병 방식이 어려움을 겪고 있다는 것이다. 개발도상국에서 서양 생활방식이 등장함에 따라 가족들이 멀리 이주할 수도 있으며, 여성들이 직업을 갖게 되고 가족이 해체되는 일이 더 흔해졌다. 이로 인해 노인들을 돌볼 사람이 없는 위험에 처하게 된다.

요양 시설 입소 케어는 아시아 국가에서 더 흔한 일이 되기 시작했지만 아직도 좋지 않은 인식이 널리 퍼져 있다. 호주에서는 중국이나 인도의 혈통을 가진 사람들은 흔히 질병 말기까지 집에서 노인들을 돌보고 있다. 호주에 있는 이들 민족에게 요양 시설 입소 케어는 아마 그들의 본국에서 보다는 덜 나쁜 일로 생각되고 있으며, 이들은 점차 고품질의 요양 시설 케어를 제공하는 장소가 있다는 것을 알게 된 것으로 보인다.

인건비가 저렴한 국가에서는 시설이나 가족이 간병하지 않는 대안도 가능하다. 많은 중산층 또는 부유한 가정은 잘 훈련된 요양보호사에 의한 24시간 간병을 가정에서 감당할 수 있다. 이러한 식의 간병은 그 비용 때문에 서양 국가에서는 전혀 불가능하지만, 비용지불을 감당할 수 있는 사람들에게는 시설에서의 간병보다 더 문화적으로 적합한 간병 모델을 제공할 수 있다.

서방 국가에서는 치매 환자에서, 특히 치매의 행동정신증상(BPSD[2])이 있는 사람들을 포함해서 요양 시설 간병이 특별한 역할을 한다. 인도의 치매 환자의 행동정신증상(BPSD)은 흔하고 또 환자와 간병인에게 상당한 고통을 일으키는 원인이 된다[12]. 그러나 BPSD는 행동 중재, 적당한 약물치료 및 간병인을 위한 휴식의 제공에 관하여 적절한 교육을 통해 내부분의 경우에 관리될 수 있어야 한다.

19.4   정신적 판단 능력에 장애가 있는 사람

스스로 결정을 내릴 수 없는 사람을 '판단 능력장애(impaired capacity)[3]' 또는 '정신 능력 저하(decreased mental competence)'를 갖고 있다고 말한다. 이 글에서는 이 두 용어를 같은 의미로 사용하고 있다.

'Capacity(결정 능력)'와 '**mental competence(정신 능력)**'이란 용어는 어떤 목적을 위해 중요한 정보를 받아들이고, 그것을 이해하고, 무엇을 해야 하는지에 대한 결정을 내리고 그 결정을 표현하는 능력을 말한다. 서로 다른 인지 능력들이 다양한 정보들과 수많은 결정들에 필요하다. 예를 들어, 유언장을 만들 수 있는 능력(소위 유언 능력)은 누가 빚을 지고 있는지, 현재의 재산과 재정 상황을 이해하는지 등의 장기적인 기억 여부에 달려 있다. 이와는 대조적으로, 사람이 수술에 동의하는 능력은 제안된 수술 절차를 이해하고 수술을 받게 될 때의 위험과 이점을 저울질할 수 있는 능력을 필요로 한다.

치매가 있는 사람들이라면 누구나 모든 판단결정의 능력이 손실되는 것은 아니다. 사람이 특정 결정에 대한 판단 능력을 상실했는지 여부를 판단하는 접근 방식은 먼저 지금 당장 해야할 결정을 해 나가면서 이야기를 나누는 것이고 그리고 나서 더 일반적인 인지 검사를 통해 앞서 대화로 획득한 정보를 보완해 나가는 것으로 결정된다. 판단 능력의 평가를 인지평가와 혼동하지 않는 것이 중요하다. 정신 질환을 앓고 있는 사람은 인지기

---

2   Behavioural and psychological symptoms of dementia
3   Capacity란 정보를 이용하고 이해하여 의사 결정을 내리고 그 결정을 다른 사람에게 전달하는 능력이다.

능은 양호할지라도, 가령 망상이 심한 경우 판단 능력이 나쁠 수 있다. 반대로 인지기능 좋지 않은 사람이라도 대리 의사 결정자로 아내 또는 자녀를 임명하는 결정에 대해서는 판단 능력이 유지될 수 있다. 그러나 일반적으로는 치매의 유병률이 높은 사회의 노인들에게 판단 능력과 인지기능의 장애는 흔히 함께 나타나곤 한다.

사람이 결정을 내릴 때 필요한 판단 능력의 정도가 주로 결정의 **복잡성**에 달려있는지 아니면 결정에 따른 결과의 **심각성**에 달려있는지에 대한 윤리 논쟁이 계속되고 있다. 유용한 원칙 하나는 결정이 복잡할수록 결과에 더 많은 인지 능력이 필요하다는 것이다. 그러나, 결정의 결과가 더 가혹할수록 평가자는 그 사람의 판단 능력에 대한 결정에 더 확신이 있어야 한다. 예를 들어, 어떤 사람이 다리를 절단해야 할지를 결정해야 하고 그렇지 않으면 죽을 것이라는 것이 분명하다면, 이는 매우 간단한 결정이며, 심한 인지기능장애를 가진 사람들이라도 대다수가 다리 절단이라는 선택을 이해할 수 있을 것이다. 그러나 그 사람이 수술을 거부한다면 대상자의 판단 능력을 평가하도록 요청을 받은 전문의는 그 거절의 결과가 너무 심각하므로, 그 사람이 판단 능력이 있는지 매우 확실히 알고 싶을 것이다. 그러나 사람의 판단 능력을 완전히 정확하게 평가하는 검사방법이나 설문지는 없으므로, 이 평가가 항상 어느 정도는 주관적일 수 밖에 없음을 유의하는 것이 중요하다.

19.5 (판단)능력이 없는 사람을 대신해 누가 대신 결정을 내릴 수 있는가?

사람이 결정을 내릴 능력이 없는 것으로 판명되면, 서방 국가의 일반적인 관행은 먼저 관련된 **사전돌봄지침(advance care directive)**을 찾아보는 것이며, 만약 이것이 발견되지 않으면 **대리 의사 결정자(surrogate decision-maker)**의 활용을 통해 결정을 내리도록 하고 있다[13]. 사전돌봄지침은 많은 국가에서 시행되고 있지 않으며, 대리 의사 결정자의 활용이 더 일반적인 접근 방식이다.

저자마다 대리 의사 결정의 개념 관련해 서로 다른 용어를 사용한다. 이 장에서는

'대리 의사 결정(surrogate decision-making)'이란 한 사람의 판단 능력이 부족한 이유로 다른 사람이 그 사람을 대신해 결정하는 모든 상황을 말한다. '**대리 판단(substituted judgement)**'이란 대리 의사 결정자(surrogate decision-makers)가 판단 능력이 결핍된 사람을 대신해 그 사람에 대한 지식을 사용하여 그 대상자라면 어떤 판단을 내릴지를 결정을 내리는 것을 밀한다. 이 과정을 '대리 의사 결정'이라고도 할 수 있다.

대리 의사 결정자가 판단 능력이 손상된 사람을 대신하여 의사 결정을 내리거나 이를 지원하는 방법은 여러 가지가 있다. '알츠하이머 호주(Alzheimer's Australia)' 단체는 대리 의사 결정자는 치매가 있는 사람의 판단 능력이 감소함에 따라 악화되는 상태의 단계별로 의사 결정 과정을 수정할 수 있다고 제안하고 있다[14]. 의사 결정을 촉진할 수 있는 몇 가지 방법은 다음과 같다.

1. 의사 결정 보조활동: 회의에 그 환자를 참여시키고 그들이 문서를 확실히 이해하게 하는 것과 같은 간단한 일들을 하는 것
2. 의사 결정 지원활동: 사안들을 조사하고 설명도 해주지만 최종 결정은 환자가 내릴 수 있도록 하는 것
3. 대리 의사 결정: 환자를 대신해서 대리자가 의사 결정을 하는 것을 포함

의사 결정 보조나 의사 결정 지원은 치매가 있는 사람들을 돕는 중요한 방법이다. 그러나 주의해야 할 것은 강압의 요소가 개입되어서는 안된다는 것이다. 일부 재판부는 대리인의 의사 결정이 아닌 법원이 임명한 보호자가 환자의 최선의 이익의 입장에서 대리 결정을 하도록 하고 있다.

인지기능장애가 발생한 사람들을 위해 결정을 내리는 데 가장 자연스러운 사람들은 가까운 가족이다. 많은 노인들이 그들의 배우자와 가족들의 결정이 자신의 소원과 가치를 반영할 가능성이 가장 높다는 믿음으로 그들이 자신들을 위해 결정을 내릴 것에 신뢰한다[15,16]. 가족 구성원은 일반적으로 그들의 사랑하는 가족을 위해 옳은 일을 하려고 하며 의사 보다 더 정확하게 환자의 치료에 대한 선호도를 추측할 수 있다.

그러나 가족 구성원은 또한 다양한 의도가 있을 수 있다. 젊은 가족 구성원이 인지기능이 감퇴한 노인에게서 금융 및 기타 재산을 빼앗아버리거나 유언장을 자신들에게 유

리하게 변경하거나 환자의 최선의 이익에 반하는 행동 등으로 노인을 착취하는 경우가 적지 않다. 가족 구성원들이 해당 노인의 이익에 반해 행동하는 다른 흔한 유형은 쓸데 없는 수술이나 시술을 포함하여 모든 것을 수행해달라고 주장할 때이다. 이것은 환자의 최선의 이익이 아니라 오히려 다른 가족의 비난으로부터 자신을 방어할 수 있게 하려는 것이다. 마지막으로, 가족이 종종 친척 노인을 돌보는 것에 대해 반대하기도 한다.

적절한 대리 의사 결정자가 없거나 대리 의사 결정자가 노인의 최선의 이익을 위해 행동하는 것으로 보이지 않는 상황에서는 **법적 후견인(legal guardian)**을 임명할 수 있으 며, 적절한 가족이나 친구를 찾을 수 없는 경우에는 **공공 후견인(public guardian)**을 임 명할 수도 있다. 많은 관할권에서 금융과 재산 문제 그리고 건강과 사회 문제에 대해 별 도의 관리를 위한 조항이 있다. 인도와 같은 일부 국가에서는 치매 노인의 후견인은 정 신 건강 법규(http://keralalaw.blogspot.com.au/2010/02/laws-relating-to-guardianship-inindia.html)에 따라야하는 반면에, 호주에서는 정신 질환을 앓고 있는 사람들, 발달장 애가 있는 사람 및 치매 환자를 '정신 건강(mental health)'이 아닌 판단 능력장애에 관련 된 법률에 따르도록 하고 있다.

후견인을 위한 많은 법적 신청절차를 해결하는 데 오랜 시간이 필요하다는 것과 점 점 더 많은 사람들이 대리인으로 나설 적절한 친척이 없다는 사실을 감안할 때, 판단 능 력장애가 있는 사람들에게 자신들을 위해 대신 결정을 내릴 수 있는 사람이 없다는 것은 드문 일이 아니다. 이러한 상황에서 의료계 종사자들이 사람들을 치료하는 것을 정당화 하기 위해서는 '관습법(common law)'에 의존해야 한다. 많은 국가의 관습법은 생명을 구 하거나 심각한 부상에서 사람들을 구할 수 있을 경우 동의 없이 그들을 치료할 수 있는 조항을 갖고 있다. 예를 들어, 판단 능력장애가 있지만 법적 후견인이 없는 사람들이 병 원에서 퇴원할 경우 큰 피해를 입을 가능성이 있기 때문에, 환자 자신의 의지에 반해서 병원에 계속 입원해 있어야 한다고 주장하는 데 때때로 사용된다.

19.6 사전돌봄계획(Advance Care Planning)

'사전돌봄계획'은 판단 능력을 상실한 상태에서 어떤 일이 일어났을 때를 대비해서 아직 판단 능력이 있는 사람이 자신의 선호도를 정하는 과정이다. 사전돌봄계획의 아이디어는 심폐소생술 및 **심폐소생술 거부 명령**과 관련된 의사 결정에서 시작되었다. 사전돌봄계획은 종종 **임종 계획**의 질문으로 이어지게 된다. 서방 국가에서는 사전돌봄계획에 대한 폭넓은 대중의 지지가 있으며, 심폐소생술 금지 결정 같은 몇몇 사전돌봄계획은 법적 구속력이 있다.

비서방 국가들은 종종 이것에 대해 서로 다른 견해를 가지고 있다. 예를 들어, Htut와 동료들은 말레이시아 노인을 상대로 사전돌봄계획에 대해 인터뷰했으며, 대다수가 미래의 의료 관리를 계획하고 의사와 임종 문제에 대해 공개적으로 논의하는 것이 중요하다는 것에 동의했지만 공식적인 서면으로 사전 지침을 작성할 필요는 없다고 생각하고 있음을 알게 되었다. Htut에 따르면, 대부분의 사람들은 미래를 운명이나 하나님께 맡기는 것이 가장 좋은 방법이라고 느끼고 있으며, 누구도 심각한 미래의 질병에 대한 비상 계획을 세우지 않고 있는데 그 이유로 종교를 언급하였다[17].

서양적 관점에서, 임종의 상황은 주로 하나님의 뜻에서 일어나는 것으로 여겨지는 문화 속에서는 임종기 의사 결정이 많은 영향을 미칠 것 같지는 않다. 그러나, 재정 계획 및 사람이 치매에 걸릴 경우 치료에 대한 선호도에 대한 논의와 같은 다른 영역에서는 여전히 사전돌봄계획이 어느 정도 지원을 받을 수 있다.

결론

이 장에서 우리는 사람들의 돌봄과 관련된 다양한 윤리적 문제를 살펴보고 남아시아를 강조하면서 서양 구조를 넘어서 보려고 노력했다. 다른 문화에서 서구 윤리 사상의 역할에 대한 윤리에 대한 주요 논쟁이 있으며, 서구의 윤리 개념과 비서구 윤리 사상에 대한 논의가 모두 필요한 것 같다.

서구와 다른 지역의 윤리의 주요 차이점 중 하나는 지역에 따라서 다른 주제들이 두드러진다는 것이다.

미래가 운명이나 신에 맡기는 것이 가장 좋은 선택인지에 대한 질문은 이것의 좋은 예이다. 그것은 일반적으로 임종기 돌봄에 대한 서양적인 토론에는 포함되지 않으나 비 서구 국가에서의 토론에서는 중요한 근본적인 문제가 될 수 있다.

비서구 국가와 서구 국가 간의 강조가 다른 또 다른 영역은 치매를 '정신 질환'으로 포함시켜 낙인을 찍는가 아닌가이다. 많은 개발도상국에서는 치매가 정신질환과 연관된 것으로 낙인 찍혀 있고, 서구에서는 치매가 기질적인 원인(간질, 발달장애, 최근에는 약물남용 포함)을 갖는 다른 질환과 마찬가지로 '정신질환'으로 간주되지 않고 있다. 호주와 같은 국가의 법률은 정신적 허약함으로 인해 '판단 능력이 없는 사람(incapable person)'과 '정신병자(mentally ill person)'를 구분하고 있다. '정신병자'는 자신의 이익과 공익 모두를 위해 돌봄, 치료 또는 통제를 필요로 하지만, 정신적으로 허약한 사람은 자신의 할 일을 해낼 수 없는 사람일 뿐이며 치료나 통제가 필요하지 않다[18]. 원래 미성년자의 보호를 위한 의도로 만들어진 후견인 제도는 치매 환자들의 문제들을 결정하기 위한 표준 접근법이 되었으며, 정신 건강 법규는 통제에 더 중점을 두고 다른 정신 질환을 앓고 있는 사람들에게 적용된다.

호주에서는 '알츠하이머 호주(Alzheimer's Australia)'와 같은 단체가 치매의 낙인을 줄이는 데 성공한 것으로 보이며, 대중의 생각에서 정신 질환으로의 연결을 끊는 것도 부분적으로는 성공한 것으로 보인다. 이러한 종류의 새로운 정의가 정신 질환의 근본적인 낙인이라는 주요 문제에 영향을 주지는 않는다고 주장할 수 있지만, 호주에서는 치매는 이제 정신 질환과의 연결에서 해방되었고, 공적인 관심과 지원을 얻게 되었다. 따라서 치매를 가진 사람들을 두려움보다는 동정심을 갖고 치료를 받고 있다.

Reference

1. Williams B. Morality. Cambridge: Cambridge University Press; 1972.
2. Reid JA. 'Going Up' or 'Going Down': the status of old people in an Australian Aboriginal society. Ageing Soc. 1985;5:69–95.
3. Jadhav A, Sathyanarayana KM, et al. Living arrangements of the elderly in India: who lives alone and what are the patterns of familial support? IUSSP 2013; Session 301: Living arrangement and its effect on older people in ageing societies, Busan, Korea; 2013.
4. Burnes D, Pillemer K, et al. Prevalence of and risk factors for elder abuse and neglect in the community: a population-based study. J Am Geriatr Soc. 2015;63(9):1906–12.
5. Chokkanathan S, Lee AE. Elder-mistreatment in urban India: a community based study. J Elder Abuse Negl. 2005;17:45–61.
6. Nicholl C, Wilson KJ. Elderly care medicine: lecture notes. Oxford: Wiley-Blackwell; 2012.
7. Govt of India. India.gov.in archive; 2011. http://www.archive.india.gov.in/citizen/senior_citizen/senior_citizen.php?id=12. Retrieved 11 Oct 2015.
8. Kahn JH, Magauran BG, et al. Geriatric emergency medicine: principles and practice. Cambridge: Cambridge University Press; 2014.
9. Alzheimers Disease International and Alzheimer's Australia. Dementia in the Asia-Pacific region. London: Alzheimer's Disease International; 2014.
10. Shaji S. Dementia care in developing countries. In: Hughes J, Lloyd-Williams M, Sachs G, editors. Supportive care for the person with dementia. Oxford: Oxford University Press; 2010.
11. Craggs R. In India, families struggle to find care for loved ones suffering from dementia. The Huffington Post Australia; 2013. http://www.huffingtonpost.com.au/2013/11/11/indiadementia-patients_n_4174256.html?ir=Australia. Retrieved 11 Oct 2015.
12. Shaji KS, George RK, et al. Behavioral symptoms and caregiver burden in dementia. Indian J Psychiatry. 2009;51(1):45–9.
13. Kerridge I, Lowe M, et al. Ethics and law for the health professions. Annandale, NSW: The Federation Press; 2013.
14. Alzheimer's Australia. Key principles for planning with, or for, someone else; 2015. start2talk. org.au. http://start2talk.org.au/key_principles_for_planning_for_someone. Retrieved 01 Nov 2015.
15. Chambers-Evans J, Carnevale FA. Dawning of awareness: the experience of surrogate decision making at the end of life. J Clin Ethics. 2005;16(1):28–45.
16. Shalowitz DI, Garrett-Mayer E, et al. The accuracy of surrogate decision makers: a systematic review. Arch Intern Med. 2006;166(5):493–7.
17. Htut Y, Shahrul K, et al. The views of older Malaysians on advanced directive and advanced care planning: a qualitative study. Asia Pac J Public Health. 2007;19(3):58–67.
18. Ticehurst S. Is dementia a mental illness? Aust N Z J Psychiatry. 2001;35(6):716–23.

사전돌봄계획
Advance Care planning

20

Amy Waller and Balakrishnan Kichu R. Nair

Key Points

- 사전돌봄계획(advance care planning, ACP)은 개인과 사회 그리고 경제적으로도 이득을 줄 수 있음에도 불구하고, 신청률이 낮고 변동이 심하다.
- 건강하고 판단 능력이 있는 노인은 누구나 사전돌봄계획을 신청할 수 있지만 복합적인 건강 문제기 있는 사람들에게 특히 중요하다.
- 임종에 대한 논의를 시작할 최적의 시기는 각 개인의 상황에 따라 달라진다.
- 환자의 현재와 미래의 건강 상태, 일반적인 가치 및 치료의 목표에 대한 이해를 이끌어 내 논의해야 하며, 어떤 방식으로 결정을 내리기를 원하는지, 누가 대신해 의사 결정을 내리기를 원하는지, 그리고 그들 중 우선 순위는 어떻게 되는지를 포함한 논의가 있어야 한다.
- 환자는 대리 의사 결정권자(substitute decision-maker)를 지명하고 의료팀의 모든 구성원과 공유할 수 있도록 치료 계획에 대한 자신의 선호도를 문서화하는 것이 좋으며, 이를 검토하고 정기적으로 보완해야 한다.

Case Study

J. Smith는 88세의 은퇴한 은행 매니저로 집에서 지내다 병원으로 입원했다. 그는 허혈성 심장 질환, 심근 경색, 심방세동, 영구 심박동기, 만성 신부전 및 만성 폐쇄성 폐질환의 병력을 가지고 있었다. 그는 척추관 협착증과 양측 무릎 인공관절술을 받았다. Smith는 정신은 또렷했으며 이전에 집에서 넘어진 적이 있었다.

20395

평소 warfarin, simvastatin, furosemide, spironolactone, clopidogrel, 그리고 만성 폐쇄성 폐질환에 대한 흡입기(inhaler), 허리와 엉덩이 통증에 대한 opioids를 복용하고 있었다. 그는 아내와 함께 살았고, 네 딸은 모두 그를 잘 지지해주고 자주 방문해왔다. 지난 6개월 동안 그의 기동성이 악화되었고, 그는 집 밖에 나오지 못하는 상태였다. Smith는 호흡 곤란과 다리 부종 증가로 입원했다. 심장내과 팀이 제공하는 치료법은 환자의 심부전 치료를 극대화하는 것이었다.

3주간의 입원치료에도 불구하고, 그의 증상과 징후는 개선되지 않았다. 이뇨제를 증량했을 때 신장 기능이 악화되었다. 그의 허리 통증이 악화되고 발 뒤꿈치와 둔부 부위에 압창이 발생했다. 심장 초음파 검사 결과 대동맥 경화증과 심한 수축기 및 확장기 심장 기능부전을 보였다. 4주 동안, 가족은 그를 편안하게 해주고 싶었고 더 이상 그에게 제공되는 치료를 원하지 않았다. 그들은 환자의 삶의 질이 나쁘며 삶을 연장하는 것이 적절하지 않다는 믿음을 갖고 있었다. 그는 더욱 의식이 혼미해지고, 소변 및 대변의 실금이 발생되었다. 환자의 혈중 크레아티닌 농도가 입원 전 260 mmL(2.9 mg/dL)에서 400 mmL(4.5 mg/dL)까지 올라갔고 의식은 기면(drowsy)상태가 되었다.

20.1   사전돌봄계획이란 무엇인가?

사전돌봄계획[1]은 "개인이 가족 구성원, 의료 종사자 또는 중요한 다른 사람들과 협의하여 나중에 결정 능력의 손실을 경험할 경우를 대비해서 미리 의료 서비스에 대한 결정을 논의하고 문서화하는 절차이다"[1]. **결정 능력(capacity)**은 경제적 사안(예; 집 구입), 개인사(예; 거주 장소), 그리고 건강 결정(예; 치료 거부)의 세 가지 광범위한 영역에 대한 결정을 내리고 의사 소통하기 위해 정보를 이해하고 적용하는 능력을 말한다. 사전돌봄계획은 자신이 원하거나 원하지 않는 의료서비스와 이런 결정을 내리게 된 자신의 가치관을 기술한 서면 지시서, 예를 들어 **사전의료지시서(advance directives)** 또는 유언장(living wills)의 형태를 취할 수 있다[3]. 사람들은 또한 결정 능력을 잃을 경우 그들을 위

---

1   사전돌봄계획(advance care planning)은 미래에 건강이 악화나 사고 혹은 갑작스런 질병으로 자신이 의사 결정을 내릴 수 없는 상태를 대비해서 대리 의사 결정권자를 지명하고 사전의료지시서(advance care directives)나 그와 유사한 서류를 완성하는 것이다. 즉, 사전돌봄계획은 사전(의료) 지시서와 대리 의사 결정권자 지명 등을 합친 내용이다.

해 의료 결정을 내릴 사람, 즉 **대리 의사 결정자(substitute decision-maker)**를 임명하도록 선택할 수 있다[3].

20.2   사전돌봄계획에 참여하는 것이 노인에게 왜 중요한가?

노인들은 여러 가지 이유로 사전돌봄계획이 중요한 그룹에 해당된다. 65세 이상으로 정의된 노인 인구수는 2050년 전 세계적으로 20억 명 이상으로 증가할 것으로 예상된다. 이 인구의 고령화와 함께 매년 사망하는 사람들의 수가 증가할 것으로 보인다[4].

노인에서 사망하기 전까지 기능감퇴의 세 가지 패턴이 두드러진다. (a) 꾸준한 진행과 비교적 명확한 말기 단계(예; 암) (b) 점진적 감소를 보이면서 간헐적인 급성 악화와 약간의 회복(예; 장기 부전) (c) 장기간 점진적 기능감퇴(예; 노쇠한 노인 또는 치매를 가진 사람들)[5]. 따라서, 인지기능의 퇴행과 치매와 같은 질환의 유병률이 증가하면서 많은 사람들이 결정 능력 손실의 위험에 놓여있다[6,7].

그럼에도 불구하고 이러한 결정 능력 문제가 항상 발견되거나 적절하게 관리되는 것은 아니다. 예를 들어, 최근의 체계적 검토에 따르면 의사들은 의료결정 능력이 부족하다고 객관적으로 증명된 환자들의 42%만을 발견했다고 한다[8]. 또한 가족이 지리적으로 떨어져 살고 있을 수 있는데 이 경우 의료결정이 필요한 경우 환자를 대신해 의사 결정할 사람을 바로 찾을 수가 없게 된다[9]. 그 결과 삶의 질을 유지하고 기능 및 인지장애를 회피하는 것이 많은 노인에게 중요한 목표임에도 불구하고, 임종 전의 치료 방법이 흔히 부적절하게 공격적으로 되게 된다[10]. 게다가, 대체로 집에서 임종을 맞고 싶다고 말하지만, 대체로 급성기의료병원과 노인요양 시설에서 죽음을 맞게 된다[4,11-13]. 이것은 현재의 임종의료 서비스의 적합성에 대한 의문을 제기하게 되며 환자가 선호하는 방식으로 임종을 맞을 수 있도록 도와줄 수 있는 방법들에 대한 요구가 증가하게 되었다.

20.3   사전돌봄계획에 참여함으로써 노인들이 얻게 되는 잠재적 이점은 무엇인가?

사람들의 약 70%는 삶의 끝에서 결정을 내릴 능력이 부족하게 된다[14]. 그렇게 되면 의료 제공지와 가족이 협력하여 환자의 소망과 가치관을 가능한 반영하면서 환자를 위한 최선의 선택을 결정하도록 권고된다. 환자의 소원과 가치관에 따른 결정을 기초로[15] **사전의료지시서**[2] 와 **심폐소생술금지(do not resuscitate, DNR) 지시서**가 요양 시설에 입소한 환자에 미치는 영향과 제공되는 의료(돌봄)서비스의 질에 미치는 영향에 대한 많은 효능 분석 연구들이 시행되었으나, 그 결과는 복합적이다[16]. 포괄적인 사전돌봄계획 프로그램의 체계적 검토 논문들을 보면, 환자와 가족 및 의료진 간의 의사 소통을 개선하고, 의료서비스와 삶의 질에 대한 만족도를 향상시키며, 불필요하고 원치 않는 의료서비스를 줄이고, 입원율과 입원 기간을 단축하며 호스피스 이용률이 증가하고, 환자가 선호하는 임종서비스와 실제의 임종서비스 사이의 일치도를 증가시키는 데 있어 중등도의 성공을 보였다[1, 16, 17]. 사전돌봄계획 설문에 자신의 선호도를 표현하는 것은 다른 이를 대신하여 결정을 내릴 것을 요구 받는 사람들의 정서적, 재정적 부담을 완화할 수 있다[1]. 사전돌봄계획은 문화적, 도덕적 가치가 다르거나 질병에 대한 이해도 달라서 나타나는 가족과 의료제공자 간의 갈등이 발생할 가능성을 줄일 수 있다[18]. 사전의료지침 덕분에 이러한 주요 결정자들이 환자의 임종 소원을 따를 가능성이 높아질 수 있다[17]. 임종의료에 대한 토론이 의료비용을 낮추는 것과 관련이 있다는 논문들이 발표된 바 있다[1, 19, 20].

---

2   사전의료지시서는 미래에 건강이 악화나 사고 혹은 갑작스런 질병으로 자신이 의사 결정을 내릴 수 없는 상태로 올 때를 대비해서 자신이 원하는 혹은 원하지 않는 의료서비스에 대해 설명 해놓은 법적 문서이다. 사전의료지시서에는 의료서비스에 대한 결정만 포함되며 재정적 문제는 다루지 않는다. 한국의 사전의료의향서가 해당된다.

20.4   노인들이 사전돌봄계획에 참여하고 있을까?

사전돌봄계획의 잠재적인 이점에도 불구하고, 신청률은 낮으며 노인들이 처한 환경에 따라 신청률은 다양하다. 미국에서는 종양 환자에게 임종 논의 비율이 37%로 높으며 사전지시까지 이어지는 확률은 70%[19,21]로 높다. 그러나 사전돌봄계획 및 성년후견인 지명을 하는 사람은 적다는 것이 국제적으로 잘 알려져 왔다[22,23]. 예를 들어, 주거 노인 요양 시설에 거주하는 2,764명의 주민을 대상으로 한 호주 인구 기반 연구에서는 0.2%만이 공식적인 사전 관리 지침을 가지고 있었으며, 1.1%는 의무기록에 소생술 금지 명령이 있었고 2.8%는 영구적 후견인(enduring guardian)이 있었다[24]. 또 다른 호주 연구에서 171명의 지역 사회 거주 노인 중 14%만이 사전돌봄계획이 있었고 37%가 성년후견인이 있었다[25]. 그러한 낮은 수용률을 보이는 데는 여러 가지 요인이 있다. 많은 노인들이 미래를 대비해 의료 결정을 계획할 법적 권리[26], 서로 다른 의료 중재의 예후나 잠재적인 파급 효과[27,28]에 대해 잘 이해하지 못하고 있다. 노인과 자신의 대리 의사 결정권자(substitute decision-makers) 사이에 임종 시에 선호하는 방법에 대해 혹은 토론을 정말 한 적이 있는지에 대해서 조차도 불일치가 있을 수 있다. 미국의 한 연구에서 의료결정 위임이 완료되었는지와(임종 시에) 어떤 의료서비스를 선호하는지에 대해 논의를 했는지에 내해 환자와 대리인 간의 1/3에서 불일치를 보였다[29]. 노인을 돌보는 의료종사자들이 환자의 판단 능력 결정과 사전돌봄계획의 유효성 같은 관련 법률에 대한 중요한 지식 부족이 보고된 바 있다[30,31]. 사전돌봄계획에 대한 시스템 관련 장벽으로는 건강 및 법률 서비스에 대한 접근성의 격차(특히 개인 변호사와 건강 보험을 감당할 수 없는 사람들의 경우)[26], 판단 능력 결정을 위한 표준화 된 절차의 부족[31], 노인이 여러 의료 시설들을 전전함에 따라 문서를 저장하고 검색하는 데 어려움[31], 그리고 사용되는 용어, 문서의 형식 및 내용의 다양성 등이 포함된다.

20.5 언제 환자와 사전돌봄계획 논의를 시작해야 하는가?

임종의료를 한 가지 보편적인 방식으로만 접근하는 것은 논란의 여지가 있음이 밝혀졌으며[15], 이는 유연하고 맞춤형 접근법의 필요성을 강조한다. 이에 따라 일부 사람들은 사전돌봄계획을 5단계에 걸쳐 대상자가 단계적으로 전환되어 가는 '변화 단계'과정으로 개념화했다. (1) 심사숙고 이전 단계(사전돌봄계획에 대한 지식이나 참여 의향이 없음), (2) 심사숙고 단계(참여하려는 의향이 있음), (3) 준비 단계(임종의료의 가치, 신념 및 치료 목표를 명확히 하는 것), (4) 행동 단계(선호하는 내용을 논의 및/또는 문서화) (5) 유지 단계(사전돌봄계획에 대한 선호도 검토 및 갱신)[32].

이는 토론을 시작할 최적의 시간은 각 환자 개인의 상황에 따라 다르다는 것을 의미한다. 건강하고 신체 기능이 좋은 노인은 누구라도 사전돌봄계획에 참여할 수 있지만, 복합적인 건강문제가 있는 노인에게 특히 중요하다[33]. 일차의료, 지역 사회 및 홈 케어 제공자를 일상적으로 방문했을 때가 토론을 시작할 적당한 시간일 수 있다. 그러나 사전돌봄계획이 지역 사회에서 체계적인 방식으로 시작되지 않는다[34, 35]. 예를 들어, 노인들이 65세 미만의 사람들보다 훨씬 높은 비율로 이러한 서비스를 이용하기 때문에 토론을 시작하기에 노인들이 대개 적합한 상황에 있으며, 참여할 능력을 갖고 있을 확률이 높다. 노인 환자들은 의료서비스 제공자가 사전돌봄계획 논의를 시작해주기를 기대한다. 그러나, 의료제공자는 환자나 가족이 이 주제를 먼저 꺼내기를 기다리거나 환자가 매우 건강하여 이러한 논의가 부적적할다고 받아들이는 경우가 흔하다[3, 36-38]. 사람들의 선호도가 시간이 지남에 따라 변경될 수 있기 때문에 너무 일찍 사전돌봄계획을 소개하는 것에 대한 우려가 제기되어왔다[39]. 정기적으로 재검토하지 않고 사전돌봄계획을 준비하면 의료서비스에 오류가 발생할 위험이 있다. 그러나 입원과 같이 의료적 위기가 발생할 때까지 사전돌봄계획을 지연하는 것은 모든 관련자들에게 추가 부담을 줄 수 있다[28]. 이런 상황에서는 사전돌봄계획을 달성할 가능성은 떨어질 수 있다[40].

사전돌봄계획 토론을 위한 계기들[3,41,42]
- 노인을 위한 일상적인 건강 평가(예; 호주의 75+ 노인건강 평가)
- 만성적인 또는 생명을 제한하는 질병 또는 심각한 부상의 진단 시점
- 기존 상태의 예후 변화(예; 전이성 암 진단)
- 12개월 이내에 사망해도 의사가 놀라지 않을 환자
- 급성기 병원 또는 주거 노인 요양 시설에 입원할 때
- 환자의 가족 또는 생활 상황의 변화
- 환자나 가족이 사전돌봄계획 주제를 꺼낼 때

20.6 사전돌봄계획 토론을 수행할 때 어떤 과정을 따라야 하는가?

20.6.1 1 단계: 토론을 시작하기

어떤 환자들은 임상의에게 그 주제를 꺼내겠지만, 대부분은 의사가 사전돌봄계획 대화를 먼저 시작하기를 기대한다. 임상의는 모든 사람이 이러한 개념을 알고 있는 것이 아니기 때문에 사전돌봄계획의 목적과 잠재적인 이점에 대한 명확하고 간결한 정의를 제공하는 것부터 시작해야한다. 예후 및 임종 문제에 대한 의사 소통을 위한 합의 기반 지침에서 환자와의 관계형성과 적극적인 청취의 필요성을 강조하고 있다[43]. 토론은 개인정보 보호 원칙 하에 진행되어야 하며 가능하면 더 오랜 시간을 확보해 놓아야 한다. 임상의는 또한 의료 전문 용어의 사용을 피해야 한다[43].

20.6.2 2 단계: 토론에 대한 환자의 허락을 얻기

임상의는 환자가 사전돌봄계획에 대해 논의할 의향이 있는지를 평가하는 것으로 시작해야 한다[32]. 모두가 이러한 토론이 자신과 관련이 있다고 인식하는 것은 아니다(예; "나는 아직 그런 시점은 아니에요")[44]. 일부 노인들은 이러한 토론에 화를 내기도 하며 그

렇지 않더라도 의사 결정에 더 수동적인 자세를 선호할 수 있다. 따라서 의료제공자는 노인 환자에게 의사 결정에서 얼마나 적극적인 역할을 하고 싶어하는지, 그리고 자신이 선택한 다른 사람, 가령 대체 의사 결정자의 참여를 원하는지를 토론을 시작하기 전에 물어봐야 한다[45].

20.6.3   3 단계: 사전돌봄계획과 현재 및 미래의 건강 상태에 대한 이해를 하 도록 하기

환자들이 의사 결정에 효과적으로 참여하기 위해서는 그들이 이해할 수 있는 방식으로 관련 정보가 제시되어 있어야 한다. 임상의는 임종기에 환자에게 가능한 선택들뿐만 아니라 그런 선택들의 잠재적인 효과 또는 무가치에 대한 의학 지식을 가지고 있다[46]. 많은 노인들은 그에 대한 지식이 부족하며, 그들이 인식하고 있는 것들이 의학적 진실과 매우 다를 수 있다. 예를 들어, 심폐소생술(CPR)에 대한 노인 입원환자의 이해에 대한 한 연구에서 45%는 심폐소생술 중에 무슨 일이 일어나는지 알지 못하고 있었다[47]. 질병과 예후에 대한 이해 부족은, 치료의 부담이나 예상되는 결과에 대한 무지와 함께 환자의 설명 정보에 입각한 선택을 할 수 있는 능력을 방해할 수 있다[48,49]. 따라서 환자의 건강 상태와 치료 선택사항에 대한 오해를 찾아내고 수정하는 것이 중요하다. 첫째, 임상의는 환자가 받아들이고자 하는 정보의 양과 유형을 포함하여, 정보에 대한 환자의 선호도를 알아내야 한다. 환자의 선호도 및 상황과 일치하는 방식으로 정보가 제공되면 이에 대해 관심을 갖고 이해하게 되며 선택할 가능성이 더 높아진다[50]. 제공된 정보는 각 개인의 건강 이해 능력, 의사 소통 능력 및 문화적 요구에 맞게 조정되는 것이 중요하다. 예를 들어, 영어에 익숙하지 않은 사람들과 상담할 때 자격을 갖춘 통역사의 도움이 필요할 수 있다[51,52]. 사람들이 한 번에 모든 정보를 받아들이기 어려울 수 있으므로 정기적으로 이해를 확인하는 것이 중요하다. 환자의 기억 회생과 이해도를 증가시키는 것으로 나타난 근거 기반 전략은 정보를 제공할 때 적용하는데, 분명한 분류, 쉬운 용어 사용 및 반복 설명이 포함된다[53,54]. 서면 정보로 구두 정보를 보충하면 기억력 및 이해력을 증가할 수 있다[55].

20.6.4 4 단계: 환자의 가치, 신념 및 경험을 이끌어 내기

사람들의 케어의 목표는 개인적인 믿음, 가치 관념 및 경험에 의해 영향을 받는다. 이들은 보건의료 제공자 또는 가족의 그것과 매우 다를 수 있으며, 옳고 그르다고 판단해서는 안된다. 많은 노인 환자들이 임종 시에 치료보다는 편안함을 최우선 시하는 완화의료 (comfort care)를 선호한다. 그러나 소수의 사람들은 여전히 생명 연장 치료를 받는 것을 희망한다[48,56]. 따라서 임상의는 사전돌봄계획 토론을 수행할 때 각 개인의 가치와 상황에 민감해야 한다. 사람들의 임종 시 케어 선호도가 시간이 지남에 따라 변경될 수 있다는 점을 감안할 때 이에 대해 논의할 때 단계적 접근이 권장된다[3,28,41]. 특정 치료에 대한 당사자의 선호도에만 의존하는 것은 그러한 선택이 직면하는 특정 상황과 관련이 없는 경우 효과적으로 치료를 안내하기에는 충분하지 않을 수 있다. 어떤 사람들은 덜 침습적이고 단기간의 치료보다는 더 침습적이고 장기적인 치료를 더 피하고 싶어한다는 연구 결과들이 있다[57].

의료제공자는 다른 가족구성원의 참여를 포함하여 환자의 선호하는 의사 결정 모드를 평가하는 것으로 시작해야 한다[58]. 환자는 수동적(공급자가 결정을 내리는), 공유적(환자 및 공급자가 함께 결정을 내리는) 또는 적극적(환자가 결정을 내리는) 역할 등 [58] 그 선호도가 다를 수 있다. 일반적인 가치와 치료의 목표를 먼저 알아내야 한다 [3,59]. 자신이 아프거나 부상을 당한 경우 대상자가 어떤 방식으로 결정을 내리고 싶은지, 누가 자신을 대신해서 결정을 내리거나 대변하게 하고 싶은지, 그리고 가장 중요한 우선 순위가 무엇인지에 대해 개방적 질문을 하는 것이 토론을 이끄는 데 도움이 될 수 있다. 이러한 일반적인 가치에 대한 논의 후에는 개인의 상황과 관련된 특정 치료 선택 사항에 관한 특정 시나리오를 논의할 수 있다[42]. 대상자가 대리 의사 결정권자를 지정하게 하고 그 사람과 선호하는 내용들을 논의하도록 권장해야 한다[3]. 이러한 논의가 없다면, 환자의 선호도와 대리 의사 결정권자의 판단 사이의 일치도는 낮게 될 것이다 [60]. 또한 환자가 그녀 또는 그의 대리 의사 결정권자가 얼마나 자유재량권을 갖게 할지에 대해 토론하는 것 또한 유용하다[42]. 일반인 대상자가 질병별 상황들과 예측 가능한 임종 시 선택사항에 집중하게 할 뿐 아니라 임종의료 결정을 내리도록 돕기 위해 보조 자료들을 사용할 수 있다[61,62]. 가능하다면 다시 토론하고 결정사항을 문서화할 차

기 모임을 약속한다면 최종 의사 결정을 하기 전에 제공된 정보를 받아들이고 심사숙고
해 볼 수 있는 기회를 줄 수 있을 것이다.

20.6.5 5 단계: 사전돌봄계획 문서를 준비하고 완료하기

환자의 사전돌봄계획 정보를 의료 기록으로 옮기는 과정은 지역 사회 거주 노인[63]뿐
만 아니라 요양기관에서 요양을 받고 있는 사람들[40]에서조차 늘 형편없다. 선호도를
문서화하지 못하면 여러 임상의가 환자의 치료(요양)시설 안과 밖에 걸쳐 관여하고 있다
는 것을 고려할 때 환자의 희망한 선택을 따르기 어렵게 될 가능성이 높다. 제공자는 자
신이 이해한 것과 노인 환자 그리고 그들의 대리 의사 결정권자의 이해와 일치하는지를
확인하기 위해 논의된 것을 요약하고 되돌아보는 것으로 시작해야 한다. 그런 다음 결
정사항은 의료 기록과 사전돌봄계획 문서에 기록되어야 한다[3,41,42]. 토론에 참석하지
않은 대리 의사 결정권자 및 다른 중요한 사람들에게 모든 결정사항뿐만 아니라 사전돌
봄계획 문서의 보관 위치도 함께 알려야 한다. 관련 문서의 사본은 해당 의료 팀의 다른
구성원들(예를 들면 일반 개업의, 기타 전문의)이 쉽게 접근할 수 있게 해야 되는데, 그
이유는 그 의료 팀의 일원 사이에 불충분한 의사 소통은 효과적인 사전돌봄계획 수행에
흔히 알려진 장벽이기 때문이다[36].

20.6.6 6 단계: 정기적으로 검토 및 갱신하기

사전돌봄계획 참여에 대한 흔한 장벽은 문서화된 결정을 철회하거나 변경할 수 없다는
믿음이다. 제공자는 모든 결정사항 및 관련 문서가 원하는 대로 재검토하고 갱신될 수
있음을 환자와 그들의 대리 의사 결정자에게 분명히 해야 한다. 토론을 끝마치면서, 임
상의는 이 사전돌봄계획을 다시 검토하기를 선호하는지를 대상자와 논의해야 한다. 다
시 말하지만, 문서를 재검토할 최적의 일정은 없다. 그러나 건강이나 개인 상황의 변화
와 같은 계기들이 재검토를 촉발할 수 있다.

단계	상담 예제
토론 시작하기	• 현재는 당신은 건강합니다. 이것은 미래에 당신의 건강에 대해 생각할 좋은 시간입니다. 위기가 없을 때 이야기하는 것이 흔히 더 쉽습니다. • 사전돌봄계획이라는 용어를 들어보셨습니까? 나중에 결정을 내릴 수 없는 경우를 대비하여 미래에 있을지 모를 의료서비스에 대해 생각하고 계획하는 것이 포함됩니다. • 갑자기 건강이 나빠졌을 경우에 어떤 돌봄을 원하는지에 대해 생각해 본 적이 있습니까?
토론에 대한 환자의 허락을 받기	• 사전돌봄계획은 당신이 원하지 않는 치료를 받지 않도록 당신을 돌보는 데 모든 사람에게 당신의 소원을 명확하게 이해할 수 있습니다. 당신은 미래에 당신이 무엇을 원할 것인지에 대해 이야기하는 것에 관심이 있습니까? • 지금 이러한 문제를 논의하는 것에 대해 어떻게 생각하십니까? • 우리가 이것을 논의할 때 참석하기를 바라는 사람이 있습니까?
사전돌봄계획 및 현재 및 미래의 건강 상태에 대한 이해 확립하기	• 만약 질병에 걸렸다면 당신의 질병과 미래의 상황에 대한 정보를 얼마나 알고 싶으신가요? • 질병이 위중해서 결정을 내릴 수 없는 상황이 된다면 어떤 의료 서비스를 원할지에 대해 누구와 토론한 적이 있습니까? • 현재 건강 상태에 대해 어떻게 알고 있으며 향후 12개월 동안 어떤 일이 있을 것으로 기대합니까?
환자의 가치, 신념 및 경험을 유도해내기	• 당신의 의료 서비스 선택 결정에 얼마나 관여하고 싶으신가요? • 중요한 결정을 내리는 데 도움을 주도록 의지하는 사람이 있습니까? 그 사람이 당신의 소원을 정확히 따르기를 원하시나요 아니면 자신의 판단으로 결정하기를 원하시나요? • 만약 당신이 죽어간다면 친구, 가족 및 의사가 당신을 돌볼 때 당신이 가장 중요하게 알게 하고 싶은 것은 무엇입니까?
사전돌봄계획 문서 준비 및 완료하기	• 그래서 나는 당신의 주요 목표는 당신이 의사 소통할 수 없거나 가족이나 친구를 인식할 수 없는 지점에 도달하고 싶지 않다는 것으로 이해한다고 생각합니다. 맞습니까? • 우리가 오늘 논의한 것을 적어 모든 사람이 당신의 선호하는 것이 무엇인지, 그리고 어떻게 결정을 내리길 원하는지를 적어놓으면 정말 도움이 되겠습니다. • 당신이 이 문서를 준비했다는 것을 가족이 알게 하고, 그들이 어디에서 이 문서를 찾을 수 있는지를 알게 하는 것이 정말 중요합니다.
정기적으로 검토하고 갱신하기	• 상황이 안 좋아졌을 때를 대비해서, 당신이 원하는 것에 대해 오늘 이야기했지만, 당신은 항상 당신의 마음을 바꿀 수 있으며 새로운 계획을 세울 수 있습니다. • 앞으로 몇 주 동안 이것을 생각해 보시고 다음에 만날 때 다시 이야기합시다. • 이러한 결정은 당신의 건강 상태에 따라 변경될 수 있습니다. 우리는 당신이 원하는 만큼 자주 이것을 다시 논의할 수 있습니다.

사례에 사전돌봄계획의 적용

다행히 Smith는 최종위임권을 행사하였고 변호사의 증인 하에 사전돌봄계획을 잘 문서화하였다. 이 문서는 그 이전 6개월 동안 충분히 검토되었다.

가족들은 그가 자신의 수명을 단지 연장하고 싶지 않다고 말해 왔으며, 치료가 상황을 개선하지 않는다면 가족들은 그를 편안하게 해드리기를 원한다고 조언했다. 그들은 3년 전에 그의 변호사가 증인으로 선 '영구위임권(enduring power of attorney)'의 복사본을 보여주었다. 그의 아내와 장녀는 법적 후견인이었다. 이 문서는 그가 살 곳, 받게 될 의료서비스의 종류 및 치료를 받거나 거부할지 여부를 가족들이 결정할 수 있다고 적혀 있었다. 또한 그가 어떤 난치성 질병의 말기 단계에 또는 혼수 상태에 또는 회복할 가능성이 없는 경우가 되면, 그는 완화 치료 이외의 어떤 치료도(그의 생명을 연장한다 해도) 받고 싶지 않았다고 진술해 놓았다. 그는 이 문서에서 인공 수액공급이나 소생술을 받고 싶지 않다고 분명히 밝혔다.

가족들은 그의 모든 약물을 중단하고 그가 편안히 지낼 수 있도록 요청했다. 치료 팀은 이것이 가장 좋은 선택이며 추가 치료의 가치가 낮다고 결정했다. Smith는 comfort care(완화의료 서비스)를 받았고 통증이 없게 유지하였다. 모든 혈액 검사가 취소되고 정맥주사 라인들이 제거되었다.

그는 Smith 부인과 그의 딸들에 둘러싸여 평화롭게 죽었다. 가족들은 그를 돌보고 88세의 좋은 인생을 마치고 '평안한 죽음'을 허락해 준 의료 팀에게 감사를 전했다.

1) 사전연명의료의향서

사전연명의료의향서란 19세 이상의 사람이(건강할 때) 연명의료 및 호스피스에 관한 의사를 직접 문서로 밝혀두는 것이다. 미리 작성해 둔 사전연명의료의향서가 있는 사람은 향후 임종과정에 있는 환자가 되었을 때, 이를 근거로(담당 의사의 확인을 거쳐) 연명의료를 유보 또는 중단할 수 있으며, 이미 작성된 사전연명의료의향서라 할지라도 작성자는 언제든 그 의사를 변경하거나 철회할 수 있다.

사전연명의료의향서는 반드시 보건복지부 지정을 받은 사전연명의료의향서 등록기관을 통해 충분한 설명을 듣고 직접 작성해야 한다. 국립연명의료관리기관에서 운영하는 연명의료정보처리시스템(intra.lst.go.kr)을 통해 온라인으로 작성할 수도 있다.

편집자 주) 한국에서 **연명의료결정법(일명, 웰다잉법)**이 있다. 연명의료결정법이란 회생 가능성이 없는 환자가 자기의 결정이나 가족의 동의로 연명치료를 받지 않을 수 있도록 하는 법이다. 정식 명칭은 '호스피스·완화의료 및 임종 과정에 있는 환자의 연명의료 결정에 관한 법'으로 연명의료 분야는 2018년 2월 4일부터 시행에 들어갔다. 그 결과 연명의료에 관한 본인의 의향을 사전연명의료의향서나 연명의료계획서를 통해 남겨 놓을 수 있다.

2) 연명의료계획서

말기환자(암, AIDS, 만성폐쇄성폐질환, 간경화 환자) 중 담당의사 1인과 해당분야 전문의 1인이 말기환자로 진단한 경우 또는(질병에 관계 없이) 임종과정에 있는 환자는 연명의료의 유보 또는 중단에 관한 자신의 의사를 담당의사와 상의하여 연명의료계획서로 남겨 놓을 수 있다(연명의료계획서는 환자의 뜻에 따라 담당의사가 환자의 연명의료 중단 여부를 기록). 연명의료계획서를 작성한 환자는 향후 연명의료에 대한 결정이 필요한 시점에 도달했을 때, 이를 근거로 연명의료를 유보 또는 중단할 수 있으며, 이미 작성된 연명의료계획서라 할지라도 작성자는 언제든 그 의사를 변경하거나 철회할 수 있다. 연명의료계획서의 작성은 의료기관윤리위원회가 설치된 의료기관에서 가능하다.

Reference

1. Detering KM, Hancock AD, Reade MC, et al. The impact of advance care planning on end of life care in elderly patients: randomised controlled trial. BMJ. 2010;340:c1345. doi:10.1136/bmj.c1345.
2. O'Neill N, Peisah C. Capacity and the Law Sydney. Sydney: Sydney University Press; 2011.
3. Scott IA, Mitchell GK, Reymond EJ, et al. Difficult but necessary conversations — the case for advance care planning. Med J Aust. 2013;199:662–6.
4. Swerisson H, Duckett S. Dying well. Australia: Grattan Institute; 2014.
5. Murray SA, Kendall M, Boyd K, et al. Illness trajectories and palliative care. BMJ. 2005;330:1007–11.
6. Sharp T, Moran E, Kuhn I, et al. Do the elderly have a voice? Advance care planning discussions with frail and older individuals: a systematic literature review and narrative synthesis. Br J Gen Pract. 2013;63:e657–68.
7. Kaambwa B, Ratcliffe J, Bradley SL, et al. Costs and advance directives at the end of life: a case of the 'Coaching Older Adults and Carers to have their preferences Heard (COACH)' trial. BMC Health Serv Res. 2015;15:545.
8. Sessums LL, Zembrzuska H, Jackson JL. Does this patient have medical decision-making capacity? JAMA. 2011;306:420–7.
9. Moye J, Marson DC. Assessment of decision-making capacity in older adults: an emerging area of practice and research. J Gerontol B Psychol Sci Soc Sci. 2007;62:P3 – P11.
10. Earle CC, Landrum MB, Souza JM, et al. Aggressiveness of cancer care near the end of life: is it a quality-of-care issue? J Clin Oncol. 2008;26:3860 – 6.
11. Calanzani N, Moens K, Cohen J, et al. Choosing care homes as the least preferred place to die: a cross-national survey of public preferences in seven European countries. BMC Palliat Care. 2014;13:48.
12. Perrels AJ, Fleming J, Zhao J, et al. Place of death and end-of-life transitions experienced by very old people with differing cognitive status: retrospective analysis of a prospective population-based cohort aged 85 and over. Palliat Med. 2014;28:220 – 33.
13. Gomes B, Calanzani N, Gysels M, et al. Heterogeneity and changes in preferences for dying at home: a systematic review. BMC Palliat Care. 2013;12:1 – 13.
14. Silveira MJ, Kim SY, Langa KM. Advance directives and outcomes of surrogate decision making before death. N Engl J Med. 2010;362:1211 – 8.
15. NSW Government: End-of-life care and decision-making – guidelines. In Ministry of Health N (ed). Sydney; 2005.

16. Houben CH, Spruit MA, Groenen MT, et al. Efficacy of advance care planning: a systematic review and meta-analysis. J Am Med Dir Assoc. 2014;15:477 – 89.

17. Brinkman-Stoppelenburg A, Rietjens JA, van der Heide A. The effects of advance care planning on end-of-life care: a systematic review. Palliat Med. 2014;28:1000 – 25.

18. Azoulay E, Timsit JF, Sprung CL, et al. Prevalence and factors of intensive care unit conflicts: the conflicus study. Am J Respir Crit Care Med. 2009;180:853 – 60.

19. Wright AA, Zhang B, Ray A, et al. Associations between end-of-life discussions, patient mental health, medical care near death, and caregiver bereavement adjustment. JAMA. 2008;300:1665 – 73.

20. Zhang B, Wright AA, Huskamp HA, et al. Health care costs in the last week of life: associations with end-of-life conversations. Arch Intern Med. 2009;169:480 – 8.

21. Teno JM, Gruneir A, Schwartz Z, et al. Association between advance directives and quality of end-of-life care: a national study. J Am Geriatr Soc. 2007;55:189 – 94.

22. Aw D, Hayhoe B, Smajdor A, et al. Advance care planning and the older patient. QJM. 2012;105:225 – 30.

23. Teixeira AA, Hanvey L, Tayler C, et al. What do Canadians think of advanced care planning? Findings from an online opinion poll. BMJ Support Palliat Care. 2015;5:40 – 7.

24. Nair B, Kerridge I, Dobson A, et al. Advance care planning in residential care. Aust N Z J Med. 2000;30:339 – 43.

25. Jeong S, Ohr S, Pich J, et al. 'Planning ahead' among community-dwelling older people from culturally and linguistically diverse background: a cross-sectional survey. J Clin Nurs. 2015;24:244 – 55.

26. Coumarelos C, Macourt D, People J, et al. Access to justice and legal needs. Sydney: Law and Justice Foundation of NSW; 2012.

27. Frost DW, Cook DJ, Heyland DK, et al. Patient and healthcare professional factors influencing end-of-life decision-making during critical illness: a systematic review. Crit Care Med. 2011;39:1174 – 89.

28. You JJ, Downar J, Fowler RA, et al. Barriers to goals of care discussions with seriously ill hospitalized patients and their families: a multicenter survey of clinicians. JAMA Intern Med. 2015;175:549 – 56.

29. Fried TR, Redding CA, Robbins ML, et al. Agreement between older persons and their surrogate decision-makers regarding participation in advance care planning. J Am Geriatr Soc. 2011;59:1105 – 9.

30. Cartwright C, Montgomery J, Rhee J, et al. Medical practitioners' knowledge and self-reported practices of substitute decision making and implementation of advance care plans. Intern Med J. 2014;44:234 – 9.

31. Purser KJ, Rosenfeld T. Evaluation of legal capacity by doctors and lawyers: the need for collaborative assessment. Med J Aust. 2014;201:483 – 5.

32. Sudore RL, Fried TR. Redefining the "planning" in advance care planning: preparing for end-of-life decision making. Ann Intern Med. 2010;153:256 – 61.

33. Koller K, Rockwood K. Frailty in older adults: implications for end-of-life care. Cleve Clin J Med. 2013;80:168 – 74.

34. Glaudemans JJ, Moll van Charante EP, Willems DL. Advance care planning in primary care, only for severely ill patients? A structured review. Fam Pract. 2015;32:16 – 26.

35. Sellars M, Detering KM, Silvester W. Current advance care planning practice in the Australian community: an online survey of home care package case managers and service managers. BMC Palliat Care. 2015;14:15.

36. Lund S, Richardson A, May C. Barriers to advance care planning at the end of life: an explanatory systematic review of implementation studies. PLoS One. 2015;10:e0116629.

37. De Vleminck A, Pardon K, Beernaert K, et al. Barriers to advance care planning in cancer, heart failure and dementia patients: a focus group study on general practitioners' views and experiences. PLoS One. 2014;9:e84905.

38. Boddy J, Chenoweth L, McLennan V, et al. It's just too hard! Australian health care practitioner perspectives on barriers to advance care planning. Aust J Prim Health. 2013;19(1):38 – 45.

39. Fried TR, Byers AL, Gallo WT, et al. Prospective study of health status preferences and changes in preferences over time in older adults. Arch Intern Med. 2006;166:890 – 5.

40. Heyland DK, Barwich D, Pichora D, et al. Failure to engage hospitalized elderly patients and their families in advance care planning. JAMA Intern Med. 2013;173:778 – 87.

41. Lum HD, Sudore RL, Bekelman DB. Advance care planning in the elderly. Med Clin North Am. 2015;99:391 – 403.
42. You JJ, Fowler RA, Heyland DK. Just ask: discussing goals of care with patients in hospital with serious illness. CMAJ. 2014;186:425 – 32.
43. Clayton JM, Hancock KM, Butow PN, et al. Clinical practice guidelines for communicating prognosis and end-of-life issues with adults in the advanced stages of a life-limiting illness, and their caregivers. Med J Aust. 2007;186:S77., S79, S83 – 108.
44. Simon J, Porterfield P, Bouchal SR, et al. 'Not yet' and 'Just ask': barriers and facilitators to advance care planning—a qualitative descriptive study of the perspectives of seriously ill, older patients and their families. BMJ Support Palliat Care. 2015;5:54 – 62.
45. van Eechoud IJ, Piers RD, Van Camp S, et al. Perspectives of family members on planning end-of-life care for terminally ill and frail older people. J Pain Symptom Manage. 2014;47:876 – 86.
46. Tak HJ, Ruhnke GW, Meltzer DO. Association of patient preferences for participation in decision making with length of stay and costs among hospitalized patients. JAMA Intern Med. 2013;173:1195 – 205.
47. Heyland DK, Frank C, Groll D, et al. Understanding cardiopulmonary resuscitation decision making: perspectives of seriously ill hospitalized patients and family members. Chest. 2006;130:419 – 28.
48. Fried TR, Bradley EH, Towle VR, et al. Understanding the treatment preferences of seriously ill patients. N Engl J Med. 2002;346:1061 – 6.
49. Hagerty RG, Butow PN, Ellis PM, et al. Communicating prognosis in cancer care: a systematic review of the literature. Ann Oncol. 2005;16:1005 – 53.
50. van der Meulen N, Jansen J, van Dulmen S, et al. Interventions to improve recall of medical information in cancer patients: a systematic review of the literature. Psychooncology. 2008;17:857 – 68.
51. Johnstone MJ, Kanitsaki O. Ethics and advance care planning in a culturally diverse society. J Transcult Nurs. 2009;20:405 – 16.
52. Detering K, Sutton E, Fraser S, et al. Feasibility and acceptability of advance care planning in elderly Italian and Greek speaking patients as compared to English-speaking patients: an Australian cross-sectional study. BMJ Open. 2015;5:e008800.
53. Girgis A, Sanson-Fisher RW. Breaking bad news: 1. Current best advice for clinicians. Behav Med. 1998;24:53 – 9.
54. Ley P, Bradshaw PW, Eaves D, et al. A method for increasing patients' recall of information presented to them. Psychol Med. 1973;3:217 – 20.
55. Murphy PW, Chesson AL, et al. Comparing the effectiveness of video and written material for improving knowledge among sleep disorders clinic patients with limited literacy skills. South Med J. 2000;93:297 – 304.
56. Heyland DK, Dodek P, Rocker G, et al. What matters most in end-of-life care: perceptions of seriously ill patients and their family members. CMAJ. 2006;174:627 – 33.
57. Pearlman RA, Cain KC, Starks H, et al. Preferences for life-sustaining treatments in advance care planning and surrogate decision making. J Palliat Med. 2000;3:37 – 48.
58. Moorman SM. Older adults' preferences for independent or delegated end-of-life medical decision-making. J Aging Health. 2011;23:135 – 57.
59. Winter L. Patient values and preferences for end-of-life treatments: are values better predictors than a living will? J Palliat Med. 2013;16:362 – 8.
60. Shalowitz DI, Garrett-Mayer E, Wendler D. The accuracy of surrogate decision makers: a systematic review. Arch Intern Med. 2006;166:493 – 7.
61. Jain A, Corriveau S, Quinn K, et al. Video decision aids to assist with advance care planning: a systematic review and meta-analysis. BMJ Open. 2015;5:e007491.
62. Butler M, Ratner E, McCreedy E, et al. Decision aids for advance care planning: an overview of the state of the science decision aids for advance care planning. Ann Intern Med. 2014;161:408 – 18.
63. Yung VY, Walling AM, Min L, et al. Documentation of advance care planning for community-dwelling elders. J Palliat Med. 2010;13(7):861.

Additional ACP Resources

Advance Care Planning Australia (http://advancecareplanning.org.au).
Alzheimer's Australia Start2Talk (http://start2talk.org.au).
National Health Service Improving Quality (http://www.nhs.uk/Planners/end-of-life-care/Pages/planning-ahead.aspx).
The Conversation Project (www.theconversationproject.org).
PREPARE (www.prepareforyourcare.org).
Speak Up (http://www.advancecareplanning.ca/).

노인의 완화의료
Palliative Care of the Older Person

21

Susan Newton

Key Points

- 완화의료는 생명을 위협하는 질병을 앓고 있는, 연령이나 질병 중증도에 관계 없이 모든 환자에게 제안되어야 한다.
- 노인은 분명한 완화의료의 필요성이 있다.
- 노인 환자에게 통증이나 호흡곤란에 대해 opioid를 처방할 때는 처음에는 용량을 줄이거나 복용 빈도를 낮추어 시작해야 한다.
- 임종의 진단은 증상과 징후의 복잡하고 객관적인 평가를 통해서 가능하다.
- 삶의 마지막 며칠 동안 일상적인 관찰은 활력 징후의 측정으로부터 '중요한 안락(vital comforts)'에 대한 관심으로 이동한다.

Palliate… 중세 라틴어 *palliare*: 덮기… 근본 원인을 해결하지 않고 문제를 완화하기.

이 장은 진행되는 환자 증례의 토론을 통해 완화 과정의 본질을 보여준다. 이 장이 완료되면 독자는 다음을 수행할 수 있어야 한다.

1. 완화, 완화의료와 노쇠를 정의한다.
2. 완화의료 환자의 임상적 특징을 인지한다.
3. 노인 환자의 특정 완화 요구를 인지한다.
4. 증상과 관리에 대한 일반적인 지식을 터득한다.
5. 말기 단계, 즉 '임종의 진단'을 이해한다.
6. 위안을 제공하기 위한 조치를 실행할 수 있다.

증례

Good 부인은 83세의 미망인으로, 혼자 살고 있는 간호사이며, 자신을 지지해주는 딸과 아들의 어머니이다. 그녀는 제2형 당뇨병, 만성 폐쇄성 폐질환(COPD), 허혈성 심장질환(IHD), 심부전(CHF) 및 고혈압 등 다발성 질환을 갖고 있다. 치료 순응도도 높았고 치료를 최대한 받았음에도 불구하고, 지난 몇 개월 동안 그녀는 더 피곤해지고 체중이 감소했으며 움직이려 하지 않았다. 그녀의 주치의와 최근에 있었던 논의에서, 주치의는 그녀와 그녀의 가족에게 부드럽게 말하였고 그들은 Good 부인의 질병이 악화되었고, 그녀에 대한 관리 초점이 '완화(vital comforts)' 단계에 진입하고 있다는 사실을 받아들였다.

세계 보건 기구(WHO)는 완화의료(palliative care)를, 통증 및 기타 문제에 대한 조기 발견, 완벽한 평가 및 치료를 통해 고통의 예방과 회복을 거쳐 생명을 위협하는 질병에 직면한 환자와 그 가족의 삶의 질을 향상시키는 접근법으로 정의하고 있다. 완화의료는 삶을 긍정적으로 생각하고 죽음을 정상적인 과정으로 받아들이고 죽음을 서두르지도 지연하지도 않으며, 필요한 경우에 사별 상담을 포함하여 환자와 그 가족의 요구를 해결하기 위하여 팀 접근을 이용한다[1].

　전통적으로 완화의료는 암환자의 임종의료와 동의어로 사용되어 왔다. 그러나 현재 완화의료는 생명을 위협하는 질병으로 고통받는 사람은 연령 또는 질병의 진행정도에 관계없이 누구나 제공받을 수 있고 또 반드시 제공되어야 하는 것으로 인식되고 있다. 더욱이 완화의료는 '지지적 치료(supportive care)'의 하나의 필수적인 부분으로, 적극적인 치료와 함께, 질병 진행과정의 어느 단계에서나 제공될 수 있다.

　우리 사회가 고령화되고 65세 이상의 사람들의 비율이 꾸준히 증가함에 따라 과거에는 '상대적으로 무시되어 왔던' 두 가지 의학 분야¹를 급박하게 통합해야 할 필요성이 있다[1]. 노인의 완화의료에 관심을 집중하는 것은 도덕적으로나 지적으로 타당한 일이다.

　완화의료의 원리와 실천내용을 노인의학적 진료로 통합하는 것을 목표로, 다음의 핵심 개념들[2]이 강조되어왔다.

1　완화의료와 임종의료

1. 개인 및 가족의 선호도와 치료의 목표를 명확히 하고 문서화
2. 환자/가족 중심의 치료 및 근거 기반의 의료 제공
3. 학제간 팀 접근 방식 채택
4. 약물 관리에 세심한 주의
5. 대인관계 기술 및 의사 소통 기술을 사용하여 환자, 가족 및 기타 건강 전문가와 효과적인 정보 교환
6. 특히, 환자에게 치료 환경과 질병 경과에서 이행(변화)이 올 때 케어의 조정
7. 가족 보호자의 중요성을 소중하게 생각하고 그들의 요구를 인지하고 해결
8. 비용 효율성과 경제적 부담을 고려하여 결정된 치료 계획의 제공
9. 삶의 질과 신체 기능의 극대화
10. 환자와 보호자에게 심리사회적, 영적, 사별 지원 제공

구체적으로, 노인 환자가 완화의료의 제공에 대한 '뚜렷한 필요'를 가지고 있음을 인식하는 것이 중요하다[3]. 노인들의 특성은 다음과 같다.

- 노화와 함께 발생하는 독특한 생리적 변화를 겪는다.
- 오랜 기간 고통받아온 다수의 만성 질병들이 흔히 동반되어 있으며, 그 각각의 질병들이 전체의 질병 궤도에서 다른 단계를 차지한다.
- 흔히 인식되지 않는 증상들의 유병률이 높다[4].
- 치매의 유병률이 높고 따라서 고지에 입각한 결정(informed decision)을 내릴 수 있는 능력이 낮을 수 있다.
- '간병인(carer) 부족 현상'[3]으로 인해 '케어의 제공에 대한 전 영역에 걸친 시설 환경들에 의존하게 된다'[5].

Good 부인의 병세 악화와 다음 단계로의 진입에 대한 가족 토론은 그녀가 임종에 접근하고 있을 수 있음을 시사하는 다음의 세 가지 점검 사항들[6]을 주치의가 확인하면서 급히 성사되었다.

1. 환자에 대한 임상적 판단에 기초해 볼 때, 지금이 Good 부인의 삶의 마지막 1년이라도 놀랍지 않을 상황이다. 즉 **서프라이즈 질문(The Surprise Question)**인 "환자가 앞으로 몇 달, 몇 주, 혹은 며칠 후에 죽는다면 놀라겠습니까?"에 주치의가 "아니오. 놀랍지 않습니다."라고 생각한다.

2. **기능 쇠퇴와 수발 요구증가를 시사하는 일반적인 지표들**이 나타난다. 그녀의 일상생활 수행 능력이 악화되고 있으며, 가족의 도움에 더욱 의존하게 되고 있다.

3. **기능 쇠퇴의 특정 임상 지표**가 나타난다. 그녀의 만성 질환은 예전보다 치료에 잘 반응하지 않는다. Good 부인은 '항상성을 유지할 예비 능력이 감소되어 장기의 기능부전으로 이어지는 생리적 기능 저하'의 과정인 노쇠에 대한 진단기준을 만족한다[7].

추가 악화가 예상되는 시점이라면 더 심각한 기능 쇠퇴가 오기 전에 환자의 선호도와 요구를 논의할 수 있는 기회이다. 자원 및 지지 서비스를 동원할 수 있다. 케어의 제공 방법과 제공 장소를 결정하는 계획들을 시행할 수 있다. 보호자들을 이동해 오게 하고 간병을 제공할 준비를 하게 할 수 있다.

> 집에 거주하면서, Good 부인은 몇 주 동안 호흡곤란이 악화되고, 가끔 가래 없는 기침과 피로감을 보이면서 쇠약해졌다. 어느날 밤, 딸이 어머니가 매우 좋지 않은 상황임을 발견했다. 구급차가 호출되고, 그녀는 급성 호흡곤란과 매우 놀란 표정으로, 지역 응급실로 이동했다. 흉부 엑스레이 및 일상적인 혈액 검사 결과 폐부종, 심장비대, 그리고 신장 기능 악화가 발견되었다. 응급의학과 의사는 Good 부인, 그녀의 가족, 그리고 주치의와 토론한 후 소량의 이뇨제와 모르핀으로 증상을 치료하고 소생술 계획을 마련하였다.

가정에서 병원 응급실로의 원활한 이행을 하면 불필요한, 쓸모없고 불편하며 비용이 많이 드는 검사나 조사를 방지할 수 있다. 가족 및 1차의료 팀, 일반 개업의, 지역 사회 간호사 및 완화의료 간호사는 그 환자의 현재 상태, 이미 시작된 치료 및 수행된 모든 조사에 관하여 응급실 의료인과 직접 통신하고, 무엇보다도 흔히 사전돌봄계획으로 알려진, 케어에 대한 합의된 접근방식에 대한 세부사항을 공식적으로 제공하는 것이 이상적이다.

이 사전돌봄계획은 '미래에 악화될 때를 대비하여 당사자와 치료 제공자 사이에 미래의 치료에 대한 선호도'[1]에 대한 논의를 담고있다. 이 계획은 임종 준비, 삶의 남은 부분에 대한 통제를 확실히 하고 케어의 부담을 덜어주는 지원을 포함하여 케어의 목표들을 담을 수 있다.

사려 깊은 사전돌봄계획에 대한 토론을 통해, 다음과 같은 몇몇 결과가 도출될 수 있다[1].

1. 그 사람의 '케어(돌봄)'에 대한 일반적인 가치와 시각에 대한 소원과 선호도에 대한 **사전 진술**(법적 구속력이 없음)
2. 미리 정의된 잠재적 상황에서 특정 치료를 거부하는 **사전 결정**(개인이 판단 능력을 잃은 경우에만 일부 국가에서 법적 구속력을 가짐)
3. 판단 능력이 상실될 경우 대상자에 대한 결정을 대신할 사람을 정하는 영구적 **위임권자[2](또는 후견인)** 임명

케어의 목표와 그 대상자가 질병의 과정 중 어느 위치에 있는지를 이해하면 완화 관리가 결정되게 된다[8]. 응급실에 도착하면 환자의 일차진료팀은 사전돌봄계획에 대해 알려주어야 하며 의료진은 그 계획에 대해 환자 및 보호자와 상의해야 한다. 그 사전돌봄계획이 최신의 것이며 현재 상황에 적절하다고 간주된다면, 그 계획서류는 종이로 복사해서 의료 기록에 눈에 띄게 넣어야 한다. 환자가 원하는 케어 접근법이 완화의료라는 것이 고지된 것이라면, 임상진료의 초점은 진단과 질병 치료에서 증상 관리, 안락 및 고통의 경감으로 바뀌어야 한다.

환자의 완화의료를 용이하게 하기 위해, 가능하다면 가족과 보호자가 돌봄을 위해 침대 옆에 있을 수 있는 시설 제공과 더불어, 환자를 위해 의료진 스테이션에서 직접 시야에 보이는 조용한 침대공간이 제공되어야 한다. 환자의 병력 및 진찰은 부드럽게 수행해야 하며, 가족과 보호자에게서 확증적인 근거를 확보한다. 일상 생활 기능과 활동에 대한 간결한 객관형 질문을 그 지역 토속언어로 하는 것이 환자를 지나치게 피곤하

---

2   Enduring power of attorney (or guardian)

게 만들지 않으며 임상적으로 집중할 증상의 범위를 신속하게 밝힐 수 있다. 그러한 질
문에는, 예를 들어, "걷고 이야기 할 수 있습니까? 먹고 마실 수 있습니까? 당신은 소변
보기(wee)와 대변보기(poo)를 할 수 있습니까? 통증이 있습니까? 잠을 잘 수 있습니까?
걱정이 되거나 두려운가요? 당신의 가족과 함께 할 수 있습니까?" 등이 있다. 쉽게 회
복이 가능한 원인들을 찾아내기 위한 최소한의 침습적 검사 및 조사는(환자의 임상 상
태가 검사 및 조사를 허용할 정도이고 환자에게 부담이 작은 경우) 수행 할 수 있다.

숨을 쉬기 어려운 상태의 주관적인 증상인 **호흡곤란**은 말기 질환 환자의 55−70%에
서 발생한다[2]. 노인은 특히 호흡곤란 즉 '숨 가쁨(shortness of breath)'을 경험하기 쉽다.
폐 탄력성, 확산 용량 및 가스 교환은 나이가 들면서 감소하는데, 흡연과 만성 질환의
만성적인 영향에 의해 악화된다. 영양실조와 퇴행성 질환에 의해 나빠진 근골격계는 폐
용량을 줄이고 호흡을 더욱 나빠지게 만드는 역할을 한다.

Good 부인의 **호흡곤란**은 심각하며 두려움 및 불안과 밀접하게 연관되어 있다. 따라
서 첫 번째로 해야 할 관리는 그녀의 근본적인 심폐 질환의 치료를 계속하기보다는 오히
려 호흡곤란의 증상을 개선시키는 방향으로 가야 한다. 가능하면 머리, 목 및 양팔을 받
쳐주도록 한다. 환풍기를 틀거나 창문을 여는 것 같은 간단한 개입은 공기의 움직임을
증가시켜 호흡곤란을 완화할 수 있다[9]. 저용량 이뇨제를 경구 또는 정주로 투여하여
수분 과부하를 개선시킬 수 있다.

산소 보충은 자동으로 공급해서는 안 되며[9] 공기 부족이 있을 때 또는 산소 포화도
가 90% 미만인 경우와 같이 급성 단계에서만, nasal prongs을 통해 2 L/min의 속도로 제
공할 수 있다. 산소 요구도는 72시간 이상 모니터링 되어야 하며 그 이득이 지속되지 않
으면 중단되어야 한다.

오피오이드(Opioid)는 완화의료 환자에서 호흡곤란을 위한 1차적 치료제이다. 그러
나 사람마다 특정 opioid에 대한 반응이 다르다[10]. 노인에서는 opioid의 신체 내 청소
율이 간질량 및 혈류량의 변화로 인해 감소한다. 이러한 변화는 높은 **지방−제지방 비율**
[3]과 합쳐져서, opioid 대사산물의 축적을 증가시키고 생체 이용률을 증가시킬 수 있다.
또한, 사구체 여과율이 노화에 의해 감소하는데 대부분의 opioid는 소변에서 제거되기

---

3   노인은 제지방(수분과 근육)에 비해 지방량이 높기 때문에 opioid와 같은 지용성 약물이 체재에 넓게 오래 축적된다.

때문에 신장장애가 있는 환자에서 용량 조정이 필요하다.

모르핀은 이용하기 쉽고 여러 경로, 구강 및 주사로 투여 가능하므로 가장 흔히 사용된다. 모르핀은 저산소증과 고탄산혈증에 대한 환기 반응[4]을 감소시키며, 대사율을 낮추어 산소 소모량을 감소시키며, 호흡곤란에 대한 인지를 감소시키고 혈관확장을 유발함으로써 호흡곤란을 감소시킨다.

Opioid의 대사산물 축적(과용량)의 징후로는 간대성 근경련(myoclonus), 의식혼란 및 기면이 포함된다. 특히, 신장장애가 있는 환자에서 모르핀 대사산물의 축적은 호흡 억제, 진정, 그리고 오심 및 구토를 일으킬 수 있다[10]. 조심스럽게 사용하면 호흡 속도 감소에 대한 보상으로 일회 호흡량을 증가시켜 폐활량을 유지하기 때문에 호흡억제 같은 부작용이 잘 발생하지 않는다[3].

따라서 노인 환자는, 통증이나 호흡곤란을 위해 opioid를 처음 사용할 때는 용량을 줄이거나 횟수를 줄여서 처방을 해야 한다. "적게 시작하고 천천히 증량하라(start low and go slow)". 즉, 급성 호흡곤란이 있지만 opioid 경험이 없고, 알레르기가 없는 환자라면, **모르핀**[5]은 2.5-5 mg을 2시간 내지 4시간마다 피하주사해야 한다. 덜 심한 호흡곤란은 모르핀 혼합물 2 mg/mL 제제 1-2 mL를 2시간 내지 4시간마다 경구로 투여할 수 있다.

심한 신장기능장애 또는 진성 모르핀 알레르기가 있을 경우에는 모르핀 대신에 **펜타닐**[6] 25-50 mcg을 피하주사 또는 **히드로모르폰** 혼합물 1-2 mg을 4시간마다 경구 투여할 수 있다. 펜타닐과 히드로모르폰은 다른 opioid에 비해 신장기능장애에 의한 영향을 덜 받는다[10]. 환자가 이미 opioid 유지요법 중이었다면, 경도-중등도의 호흡곤란에는 용량을 25-50% 증량하고 중증 호흡곤란에는 50-100%를 증량할 수 있다.

서방형 opioid를 소량 사용하는 것이 호흡곤란에 충분하고 지속적인 치료 효과가 있기에, 환자가 안정이 되면 바로 이 방법(예; 서방형 황산 모르핀[**MS Contin**][7] 5-10 mg 경구로 하루 2회)을 사용할 수 있다.

---

4   신체가 더 높은 비율로 산소를 섭취하고 처리하도록 하는 것으로, 저산소증에 의해 유도된 환기의 증가를 의미한다.

5   1앰플에 50 mcg/mL로 1 mL, 2 mL, 10 mL의 제형이 있다.

6   1앰플에 785 mcg/10 mL

7   상품명 옥시콘틴이며, 10 mg, 30 mg 제형이 있다.

환자의 호흡곤란 발현은 대개 불안이나 우울증과 같이 동반되어 나타나며, 따라서 항불안제의 사용을 부가적인 치료법으로 고려해볼 만하다[9]. **벤조디아제핀**이(흔히 심한 호흡곤란과 동반된) 불안과 공황(panic)을 완화할 수 있으나 호흡곤란 자체의 1차 치료제는 아니다. opioid처럼 벤조디아제핀도 저산소증과 과탄산증에 대한 호흡 증가 반응을 억제할 수 있다. opioid가 단독으로 효과적이지 않은 경우에는 midazolam[8] 2.5 mg을 2시간마다 피하주사 혹은 또는 lorazepam[9] 0.25-1 mg을 4시간마다 경구로 주도록 한다.

Opioid는 말기 질환 환자의 호흡곤란 및 통증 관리에 효과적이지만, **"위장관 부작용으로 인해 그 임상적 효용가치를 떨어뜨릴 가능성이 있다"**[11].

모르핀 복용 시 오심이나 구토의 부작용이 있을 것으로 예상해야 하며 이와 함께 **항구토제**를 처방한다. 오심은 홍조, 빈맥, 발한, 타액분비 증가 및 구토 욕구와 동반된 위장과 인후의 불쾌한 주관적인 감각이다. opioid는 화학 수용체 트리거 영역을 직접 자극하고 위장 배출을 지연시키고 전정기관의 민감도를 증가시킴으로써 메스꺼움을 유발한다. **위장관운동촉진제**(예; metoclopramide 10 mg 하루 3회 경구 또는 피하주사) 또는 중추신경계에 작용하는 **phenothiazine**(예; haloperidol[10] 0.5 mg 하루 3회 경구 또는 1 mg을 하루 8-12시간마다 피하주사[11])을 시작할 수 있다. 위장관운동촉진제나 phenothiazine을 처방할 때는, 노인 환자에서는 추체외로 부작용[12]을 조심해야한다.

또한 opioid 투여 시 변비를 예측하고 **완화제**를 처방한다. 변비에 대한 정의는 임상의와 환자 간에 차이가 있다. 기능성 변비는 Rome III 진단기준이 가장 좋은 진단 방법이며, 이는 대변을 볼 때 과도하게 힘을 주어야 하거나, 변이 덩어리지거나 단단하게 나오는 것, 변을 보고 나서 변이 남은 느낌 또는 변을 볼 때 항문이 막혀 있는 느낌, 변을 볼 때 손가락으로 후벼 내거나 손으로 항문을 벌리는 등의 조작이 필요한 것, 그리고 대변 횟수가 주 3회 미만으로 정의된다[11]. 정의가 암시하듯이, 변비는 여러 병리 생리학 기전이 관련되어 있다.

---

8   1 mg/mL, 15 mg/3 mL 제형이 있다.

9   1정에 0.5 mg, 1 mg 제형이 있다.

10   1정에 1 mg, 1.5 mg, 5 mg, 10 mg등의 제형이 있다.

11   1앰플 1 mL에 5 mg 제형이 있다.

12   Opioid의 추체외로 부작용은 계속해서 다리를 흔드는 정좌불능(akathisia)이나 근육긴장이상(dystonia)이 대표적이다.

Opioid는 중추 신경계와 위장관에 대한 매개 작용에 의해 장의 긴장도와 수축력을 줄여 대장 통과 시간을 연장함으로써 변비를 유발한다. Opioid 유발 변비의 비약물적 관리, 수분 섭취량 증가, 식이 섬유 및 신체활동 증가로는 변비 예방에 충분하지 않은 경우가 많은데, 특히 기능이 감퇴된 고령환자에서는 더 그러하다 [11]. 가장 흔한 처방법은 opioid 치료를 시작할 때부터 대변 연화제[13]와 함께 장운동 자극제, 가령 senna 또는 bisacodyl 등을 처방하는 것이다. Senna 1–2정씩 하루 2회 및 Movicol[14] 같은 삼투압 연화제를 1봉지 매일 1회 추가하는 것이 적절하다.

병동으로 옮기기 전에, 케어 이전을 원활하게 하기 위해, 필요시 약물이나 구조 약물을 제공해야 한다. 피하주사로 간헐적으로 투여하는 기관지분비억제 약물과 더불어, 모르핀, midazolam, metoclopramide 등이 흔히 처방된다.

예를 들어 opioid를 처음 복용하는 환자에서는

- Morphine 2.5–5 mg을 2시간마다 피하주사로 필요시
- Metoclopramide 10 mg을 6시간마다 피하주사로 필요시
- Midazolam 2.5–5 mg을 2시간마다 피하주사로 필요시
- Glycopyrrolate[15] 200 mcg 6시간마다 피하주사로 필요시

중요한 것은, 현재 상태의 심각성과 더 악화될 가능성에 관하여 환자 및 가족과의 가벼운 논의를 응급실을 떠나기 전에 해야 한다. 이 시점에서는, 소생술 금지 명령에 대한 동의를 구해야 하며, 이를 얻은 후에는 이 내용을 우선 메모에 명확하게 기록하고 입원 내내 지리적, 임상적인 환자 이동이 있을 때 구두로 전달되어야 한다.

---

13 대변연화제란 원래는 docusate처럼 변의 투과성을 높이면서 수분을 끌어들여 변을 부드럽게 하는 약제를 말하지만, 여기서는 삼투성 하제를 말하는 것으로 보인다. 삼투성 하제에는 락툴로스, 수산화 마그네슘, polyethylene glycol 등이 있다.

14 Polyethylene glycol로서 삼투성 하제의 일종이다.

15 항콜린제로 기관지 분비물 감소를 위해 사용한다.

Good 부인은 병실에서 밤새 잘 지냈지만 조금만 활동을 해도 숨이 찬 증상이 남아 있다. 다음 날 오후 그녀는 왼쪽 후방 가슴에 깊고 범위가 넓은 흉통이 있는데 간헐적으로 맞는 모르핀 주사에 의해 완화된다고 간호사에게 호소하였다. 자세히 물어보니 그녀는 3개월 동안 간헐적으로 이 고통을 경험해 왔다고 말한다. 의료진은 진찰을 통해 왼쪽 흉막 삼출 소견이 있다고 기술했다. Good 부인은 흉부 CT 촬영을 하였고 그 결과 왼쪽 하엽에 크고 뾰족한 병변, 작은 흉막 삼출 및 두 개의 종격동 림프절 소견이 보였다. 의료 팀은 Good 부인과 이 소견들을 논의하고 이것이 악성 종양일 가능성을 암시하면서 병변의 본질을 해명하기 위해 심장흉부외과 의사에게 의뢰를 제안하였다. Good 부인과 그 가족은 그 의뢰를 거절하고 현재 상태로 놔두기를 희망한다고 하였다.

통증은 감각과 정서적 측면의 주관적인 경험(즉, 환자가 말하는 그대로)이다. 병원에서 사망하는 환자의 약 40%는 생애 마지막 3일 동안 중등도에서 중증의 통증을 경험한다[12].

통증은 특성상 통각수용성 또는 신경병성 통증으로 분류되며, 치료는 각 기전마다 다르다. 통각수용성 통증은 고통스러운 자극이 통각수용체(nociceptors)에 의해 감지되고 말초신경들을 통해 중추 신경계에 전달될 때 발생한다. 각기 다른 특징을 가진 두 가지 주요 유형의 통각수용성 통증이 있다.

- 근골격계에서 발생하는 체성통(somatic pain)은 흔히 특정 부위에 국한되고, "지속적이며", "날카롭고", "쑤시거나", "욱신거린다"고 표현한다. 골관절염이나 골절의 통증이 예가 된다.
- 흉부 또는 복부 내장에서 발생하는 내장성통증(visceral pain)은 종종 한 부위에 국한되지 않고, 간헐적이며, 통증이 "깊고", "쑤시며" 때로는 "쥐어짜는" 통증이다. 창자 폐쇄나 신장 결석에 의한 통증이 좋은 예가 된다.

반면에, 신경병성 통증은, 말초신경 또는 중추신경계의 손상에서 주로 발생하는 통증이며 종종 "타는 듯한", "찌르는 듯한" 또는 "쑤시는듯한"으로 표현되며, 특성상 지속적인 혹은 간헐적일 수 있고, 때로는 감각장애(paraesthesia)를 동반한다. 삼차신경통의 통증이 신경병성 통증의 전형이다.

정확한 병력청취가 통증 유형을 밝혀내고 가장 적합한 치료를 결정하는 열쇠가 된다. 노인 환자에서는 시력, 청력 및 인지기능이 나이가 들면서 감소하기 때문에 어려울 수 있다. Opioid 중독에 대한 두려움 때문에 과소 보고하기도 쉽다. 통증행동[16]에 대한 질문은 가족이나 보호자에게 물어봐야 하며, 통증 유의어를 사용하면 더 많은 정보를 수집할 수 있다. "통증이 있습니까? 아픈가요? 몸이 불편한 데가 있습니까?" 통증이 있다고 대답하면 진찰을 하면서 환자에게 "어디가 아픈가요?" 또는 "아픈 곳은 어디입니까?" 라고 물어보면 임상상을 이해하는 데 부가적인 도움이 된다.

통증의 강도는 말로 표현하는 등급척도나 통증설명척도로 정량화할 수 있다. 통증 특성은 통증 지속 시간, 발병 시점 및 주기 그리고 동반증상에 대해 문의함으로써 더 구체화될 수 있다. 통증의 비언어적 지표, 예로 신음, 찡그림, 안절부절, 행동 변화는 추가 단서를 제공하며, 특히 구두로 의사 소통을 할 수 없는 사람을 평가할 때 중추적인 역할을 한다. '가벼운' 또는 10점 만점의 1–3점의 등급척도로 표현된 고통을 가진 환자는 비스테로이드성 항염증제 약물 또는 일반 paracetomol만으로 충분할 수 있다. Opioid는 중등도에서 중증의 통증에 최우선 선택 약물이다.

Good 부인은 폐 악성 종양으로 인한 통각성 내장통(nociceptive visceral pain)이 있다. 호흡곤란에 대해 간헐적으로 사용 중인 opioid가 통증에도 도움이 되지만, 현재 그녀의 진통제 필요도에 비해서는 불충분하다. 서방형 모르핀인 MS 콘틴 10 mg을 하루 2회, 일반 paracetomol 1 g을 하루 3회 또는 구조 약물[17] (예; Ordine[18] 2 mg/1 mL 1–2 mL 4시간마다), Coloxyl with Senna[19] 2정 자기 전, 그리고 metoclopramide 10 mg 하루 3회로 시작하면 그녀의 증상 조절을 완성할 수 있다. 이러한 조치에 대한 Good 부인의 반응은 매일 모니터링해야 하며, 그녀가 불편하거나 고통이 계속되면 약물을 조정해야 한다.

그녀의 통증이 안정되지 않으면, opioid 복용량을 조심스럽게 부작용이 나타나는 천장 복용량까지 적정 증량해 나갈 수 있다. **불응성 암 통증**(즉, 암 또는 치료와 관련된 통

---

16 통증행동이란 통증과 고통으로 인해 그 사람의 변화된 행동을 말하는데 "아야"라고 말하거나, 다리를 저는 것 같은 것이 여기에 속한다.

17 심각한 증상을 빠르게 완화하기 위해 사용하는 약물이다.

18 morphine hydrochloride trihydrate 시럽으로 한국에서는 시판되지 않는다.

19 docusate sodium (Coloxy) 50 mg(변 연화제), sennosides 8 mg(자극제)

증이 적어도 3개월동안 지속되고, opioid 및 진통제 동반 투여의 표준 치료에 반응하지 않은 것)은 환자의 최대 10-20%에서 발생할 수 있다[13]. 관리 방법에는 opioid 용량 변경, 비 opioid 및 진통제의 동시 복용(예를 들어 코르티코스테로이드, 항우울제 및 항경련제)의 사용과 중재요법(신경 차단술) 또는 종양학적 치료 방식(방사선 요법 또는 화학요법)의 고려를 포함한다.

> 입원 3일 후, Good 부인은 기침, 발열, 흉벽 통증 증가로 갑자기 악화되었다. 그녀는 약물을 삼킬 수 없고 지남력을 상실하였다. 의료 팀은 임상적 근거로 폐렴으로 진단했다. 정맥 내 항생제 치료가 시작되었다. 그러나, 그녀의 상태는 다음 48시간 동안 계속해서 악화되어 갔다. 그녀는 기면 상태이고 안절부절해하며 실금과 함께 약간의 발열, 꼬르륵거리는 호흡(rattly respiration)[20], 구강 건조 및 발 뒤꿈치와 천추에 조기 압창 변화가 있다.

임종의료가 시기 적절하고 효과적이기 위해서는 생명이 몇 시간에서 며칠 정도 남아 있을 때를 알아채는 것, 즉 '임종 진단'이 필수적이다. 이것은 주관적인 훈련을 통해서가 아니라 오히려 복잡하고 '객관적인 징후와 증상의 평가'[14]로 가능하다. 많은 의사들이 그러한 진단을 내리는 것을 두려워하고 자신 없어 한다. 이러한 불확실성은 다음과 같은 문제를 유발한다.

- 의사와 환자/보호자 사이, 의사와 의료진 사이의 의사 소통 불량
- 불필요한 조사, 시술 및 치료
- 환자에 대한 신체적, 정서적 부담
- 환자의 보호자에 대한 신체적, 정서적 부담
- 복잡한 사별 문제
- 치료에 대한 정식 고소

---

20 임종이 임박했을 때의 꼬르륵 소리로서 임종 전에 기침반사의 소실과 침이나 기관지 분비물이 목에 차서 발생한다.

이러한 진단이 환자와 보호자들에게 부드럽게 그리고 공개적으로 전달될 때까지, 환자의 치료에 대한 접근 방식은 종종 '보는 사람의 생각'에 달려 있으며 거짓 희망과 철저한 거부 사이에서 요동칠 수 있다. 그러나 임종이 다가왔다는 진단은 문제 해결을 위한 관점에 초점을 맞추게 되며 환자와 가족 또는 보호자가 임종 전 마지막 며칠을 준비할 수 있는 정서적 공간을 가능하게 된다. 즉, 죽음의 장소를 선택하는 것, 죽음에 대한 선호도와 그 선호도에 따라 필요한 자원들을 대략 기술해보는 것, 장례 및 사별 준비를 강화하는 것. 임종의 진단은 '하나로 단합하게 하고 명확하게 하며'[15] 의사–환자 관계에 대한 신뢰를 구축하는 데 도움이 된다[16].

사람이 임종이 임박함을 알리는 중요한 징후와 증상이 있으며, 이는 만성 난치성 질병을 가진 사람들보다는 암 환자에서 흔히 더 쉽게 인지된다.

임종 단계

- 임종단계 이전에 대개 기능 상태의 점진적 저하가 선행된다.
- 대상자가 약물을 변경해도 상태의 변화가 없다.
- 위약, 피로, 졸음이 증가하면서 침대에 누워있게만 된다.
- 식욕과 수분 섭취량이 감소한다.
- 약물을 삼킬 수 있는 능력이 상실된다.
- 좋았다 나빴다 요동하는 의식 상태, 정신상태의 혼란 및 안절부절의 신경 징후가 있다.
- 호흡 패턴의 변화, 으르렁거리는 또는 꼬르륵거리는(rattly) 호흡 및 호흡보조근육의 사용[21]과 같은 호흡의 변화가 있다.

대부분의 환자는 수시간에서 수일간 의식을 잃게 되고, 궁극적으로 혼수 상태에 이르게 된다. **섬망**은 삶의 마지막 몇 주 동안 임종 환자의 85%에서 발생한다[17]. 어느 유형(초조형[agitated]이든 비초조형이든)의 섬망 상태는 임박한 죽음을 의미한다. 섬망이 있

---

21 횡격막과 늑간 근육이 아닌 목빗근(sternocleidomastoid) 등의 목의 근육을 사용하는 것이다.

는 환자의 최대 80%는 저활동성 비초조형 섬망을 보인다[17]. 섬망은 흔히 과소 치료되고 그 결과로 겁에 질린 환자와 고통스러워하는 보호자를 만들게 될 수 있다. 원인은 종종 다양하며 중요한 생리적장애의 징후이다. 섬망의 회복가능성은 원인에 따라 매우 다르며[2], 따라서 섬망의 원인과 치료를 추구하는 것의 이득 대비 부담을 신중하게 고려해야 한다. 우선, 환자가 초조해하거나(agitated) 안절부절해한다면 항정신병 약물(예를 들어 **haloperidol**[22] 1-5 mg을 24시간 동안 주사기 드라이버를 통해)을 주사하고 항정신병 약물이 효과가 없거나 부작용이 발생되면 **벤조디아제핀**(예; midazolam[23] 5-10 mg)을 24시간 동안 주사기 드라이버를 통해 주사하는 것을 권장한다.

일단 진단이 이루어지고 임종의 임박이 인지되면, '집중적인 완화의료를 시작해야 한다'[16]. Good 부인은 죽어가고 있다. 그녀는 말기 폐암의 합병증으로 발생한 폐렴에 이차적으로 발생한 불가항력적인 패혈증을 가지고 가능성이 높다.

환자와 보호자에게 이 사실을 부드럽고 정중하게 전달하는 것 외에도 **'임종 중'**이라는 단어를 의료기록에 기록하고 임상 미팅에서 제출해야 한다. Good 부인과 그녀의 가족과 의논하며 그녀의 바람직한 임종돌봄 장소(예; 병원 또는 가정 또는 노인 요양 시설)에 대해 논의해야 하며, 이러한 요청을 용이하게 진행할 수 있게 하기 위한 적절한 조치를 취해야 한다. 가정이나 노인 요양 시설에서의 돌봄은 완화의료 지원이 용이한지와 편안함과 안전을 보장할 장비가 구비되어 있는지에 달려있다. 병원에서는 1인실 또는 다인실에 대한 선호도를 조사해야 한다. 종종 1인실은, 방이 있다면 죽어가는 사람에 대한 가족/보호자의 접근을 쉽게 할 수 있으며 다인실에 비해 개인 정보 보호 및 조용한 환경을 제공하는 장점이 있다.

Good 부인은 더 이상 약물을 삼킬 수 없기 때문에 필수 약물(진통제, 항불안제, 항구토제 및 분비 억제제)만 공급해야 하며, 이들은 경주 주사로 전환되야 한다. 가능한 경우 시린지 펌프[24] 로 24시간 이상 지속적인 약물 주입을 제공해야 한다. 모르핀을 경구 복용에서 경주 주사로 변환할 때는 총 24시간 용량을 2로 나눈 것, 즉 50%를 주입한다.

---

22 주사제 1앰플 5 mg 제제가 있다.
23 주사제 1앰플 5 mg, 15 mg 제형이 있다.
24 Syringe driver, infusion pump로도 불린다.

예를 들어, MS Contin 60 mg 하루 2회를 복용하던 분은 시린지 펌프를 통해 24시간 동안 60 mg 모르핀을 투입하면 된다. 주의사항으로, 시린지 펌프에 들어가는 약물은 현재 경구/비경구 약물들 및 개별 환자의 증상 조절에 필요한 추가 약물을 모두 반영한 것이다. 시린지 펌프 지시처방은 모든 환자에게 매번 제공하는 고정 처방내용(모든 상황에 두루 사용되는 만능)이 되어서는 안된다.

Opioid를 주사제로 정규적으로 주입하는 환자에게 필요시 약물 처방을 하는 경우는 총 24시간 용량의 1/6에서 1/10으로 계산된다. 예를 들어, 주사제로 100 mg의 모르핀을 24시간에 걸쳐 투여 중이면, 돌발통증 발생 시 용량은 10-15 mg의 모르핀이 4시간마다 필요하게(사용 편의를 위해 반올림해서) 된다.

다음과 같은 임종의료(comfort measures)를 시작해야 한다.
1. 현재 사용 중인 모든 약물은 검토해야 하며 필수적이지 않은 약물은 중단한다.
2. 통증, 오심/구토, 초조/의식 혼란 및 호흡 분비물 증가를 조절하기 위해 필요시 약물(PRN) 처방을 해야 한다.
3. 중재를 중단하거나 최소화해야 한다.
   • 활력 징후 기록 중지
   • "의사 호출 기준" 변경
   • 혈액 검사, 항생제, 정맥 수액공급 및 정맥 약물을 중지(인공적인 수분 공급을 지속하는 것이 유익하다고 시시하는 증거는 제한적이다)[16].
   • 욕창 예방을 위한 자세교환 조치를 최소화
4. 소생술 금지(NFR[25]) 지시서(또는 이에 상응하는 것)를 검토하거나 실현한다(심폐소생술은 임종 단계에서 쓸데없고 부적절한 의학적 중재이다)[16].

환자에 대한 일상적인 관찰은 활력징후들을 측정하는 것에서 필수적인 완화에 관심을 갖는 것으로 옮겨져야 한다.
   • 눈 관리: 일상적인 안구 물세수 하루 4회는 안구의 통증성 건조를 방지한다.

---

25 Not-for-resuscitation, 심폐소생술 포기 각서

- 입 관리: 임종환자에서 일상적이고 세심한 구강 관리는 궤양, 곰팡이 감염 및 구강건조를 방지하기 위해 필수적이다. 인공 타액, 항진균제 약물방울, 소금 및 소다 구강 세척제를 직접 또는 구강 면봉을 사용하여 제공할 수 있다. 입을 촉촉하고 깨끗하게 유지하면 갈증이 최소화된다.
- 피부 관리: 피부 보호를 위해 매일 보습제를 바르고 가족/보호자가 환자에게 시각/청각적으로 편안함을 제공하도록 장려한다. 욕창의 예방은 압력 완화 장치로 관리한다. 욕창 손상의 모든 등급에 대해 특정한 상처 소독 및 상처 관리를 시작한다.
- 대변 관리: 배변이 편안한지 확인하고 배변 횟수와 유형을 기록한다. 말기 단계에서 침습적인 장 중재술은 필요가 없다.
- 소변 관리: 요실금은 흔히 카테터를 사용하지 않고 관리 할 수 있다. 패드를 사용하여 피부에 소변이 닿지 않게 한다. 유치 카테터가 필요한 경우에는, 회음부위와 요도 입구의 피부박리가 없는지 매일 확인한다.
- 시린지 펌프 관리: 주사 부위, 약물 전달 용량 및 배터리 성능의 정기적인 점검이 환자에 대한 표준 평가에 포함되어야 한다.
- 보호자 케어: 시설(주차 및 24시간 상시 방문)과 직원과의 의사 소통과 지원에 대한 상시 접근성을 확인한다. 필요에 따라 상담 및 목회자의 돌봄을 제안하고 이용할 수 있게 도와준다.

가족이 환자를 돌보는 것이 편안하다고 느낀다면 돌봄을 돕도록 권장한다. 심리사회적, 영적 완화 돌봄은 민감하고 정중하게 추구해야 한다. 임종 환자에게 정기적으로 어떤 감정이고 어떤 것이 우려되는지를 점검하는 것 그리고 가능하다면 그것들을 처리해주는 것은 환자와 가족 모두의 고통을 감소시킬 수 있다. 적절한 상황이고 요청이 있는 경우, 환자와 가족에게 임종 과정과 그 모습에 대한 정보를 제공하면 불안을 최소화하는데 도움이 된다.

대상자의 종교적, 영적 요구에 대한 관심은 필수적이며, 이것이 임종 단계와 사후 단계 모두에서 돌봄의 방향을 결정할 수 있다.

Good 부인은 입원한 지 4일 만에 가족이 지켜보는 가운데 평화롭게 죽음을 맞이했다.

Reference

1.   Hall S, Petkova H, Tsouros AD, Constantion M, Higginson I, editors. Palliative care for older people: better practices. Europe: World Health Organization; 2011.
2.   Chai E, Meier D, Morris J, Goldhirsch S, editors. Geriatric palliative care: a practical guide for clinicians. Oxford: Oxford University Press; 2014.
3.   Sutton LM, Demark-Wahnefried W, Clipp EC. Management of terminal cancer in elderly patients. Lancet Oncol. 2003;4(3):149–57.
4.   Bunch-O'Neill L, Morrison RS. Palliative care issues specific to geriatric patients. Up-to-Date. www.uptodate.com. Accessed Jan 2016.
5.   Kapo J, Morrison LJ, Liao S. Palliative care for the older adult. J Palliat Med. 2007;10(1):185–209.
6.   The GSF prognostic indicator guidance. Gold Standards Framework, 4th edn. 2011.
7.   Bhatnagar M, Palmer R. The frail elderly. In: Walsh D, editor. Palliative medicine. Philadelphia, PA: Saunders Elsevier; 2009. (Chapter 205).
8.   Weissman DE. Dyspnoea at end of life. In Fast facts and concepts, July 2005: 27. http://www.eperc.mcw.edu/fastfact/ff_027.htm. Accessed Jan 2016.
9.   Kamal AH, et al. Dyspnoea review for the palliative care professional: treatment goals and therapeutic options. J Palliat Med. 2012;15(1):106–14.
10. Smith HS. Opioid Metabolism. Mayo Clin Proc. 2009;84(7):613–24.
11. Kumar L, Barker C, Emmanuel A. Opioid-induced constipation: pathophysiology, clinical consequences and management. Gastroenterol Res and Pract. 2014;2014. doi:10.1155/2014/141737.
12. Binderman CD, Billings JA. Comfort care for patients dying in hospital. N Engl J Med. 2015;373:2549–61.
13. Afsharamani B, Kindl K, Good P, Hardy J. Pharmacological options for the management of refractory cancer pain-what is the evidence? Support Care Cancer. 2015;23:1473–81.
14. Kennedy C, Brooks-Young P, Braunton-Gray C, et al. Diagnosing dying: an integrative literature review. BMJ Support Palliat Care. 2014;4:263–70. doi:10.1136/bmjspcare-2013-000621.
15. Davis GF. The diagnosis of dying. J Clin Ethics. 2009;20(3):262.
16. Ellershaw J, Ward C. Care of the dying patient: the last hours or days of life. BMJ. 2003;326:30–4.
17. Breitbart W, Alici Y. Agitation and delirium at the end of life: "We couldn't manage him". JAMA. 2008;300(24):2898–910.

Index

ㄴ

ㄷ ㄹ

ㅁ

ㅇ

ㅈ

ㅊ

ㅋ

ㅌ

영어

M

N

O

P

R

S